Biomechanik im Sport

D. Wick

Biomechanik im Sport

Lehrbuch der biomechanischen Grundlagen sportlicher Bewegungen

2. überarbeitete und erweiterte Auflage

Herausgegeben von D. Wick, Potsdam

Spitta Verlag GmbH & Co. KG · Ammonitenstraße 1 · 72336 Balingen · www.spitta.de

Anschrift des Herausgebers:

Apl. Prof. Dr. Ditmar Wick
Universität Potsdam
AB Trainings- und Bewegungswissenschaften
Am Neuen Palais 10
14469 Podsdam

Mitautoren:

Dr. Wolfgang Thielscher	Kapitel 7.1
Dr. Hans-Henning Ohlert	Kapitel 6.1 und 7.3
Dr. Tom Krüger	Kapitel 7.4
Dr. Martin Fritzenberg	Kapitel 7.7
Dr. René Kittel	Kapitel 7.5 und 7.6

Bibliografische Information der Deutschen Bibliothek
Die Deutsche Bibliothek verzeichnet diese Publikation in der Deutschen Nationalbibliografie;
detaillierte bibliografische Daten sind im Internet über http://dnb.ddb.de abrufbar.
ISBN 978-3-938509-59-3

Ammonitenstraße 1, D-72336 Balingen
www.spitta.de
www.sport.spitta.de

Projektleitung: Redaktionsbüro Jürgen Liegibel, Freiburg
Covergestaltung: Johannes Kistner
Sportfotos: SIMI Reality Motion Systems GmbH, Unterschleißheim
Lektorat: Hannelore Stix, 90475 Nürnberg
Satz: Banholzer Mediengestaltung, 78628 Rottweil
Druck: Kessler Druck und Medien, 86399 Bobingen
Printed in Germany

Inhalt

Vorwort zur 2. Auflage

Die erste Ausgabe des »kleinen« Lehrbuches der Biomechanik sportlicher Bewegungen wurde sowohl von Studierenden der Sportwissenschaft als auch Schülern von Physiotherapieschulen, von Übungsleitern und Trainern sehr gut angenommen. Die Autoren und insbesondere der Initiator der ersten Ausgabe waren und sind überrascht über diese große Nachfrage.
Der Spitta-Verlag und die Autoren sahen sich deshalb bereits nach zwei Jahren veranlasst, die Vorbereitung der 2. Auflage in Angriff zu nehmen. Dabei galt es, technische Fehler zu eliminieren und eine Erweiterung der Anwendungsaspekte in die Planungen mit einzubeziehen.

Ich bedanke mich auch im Namen meiner Mitstreiter für das positive Feedback und die konstruktiv kritischen Hinweise.

Auf der Seite vier dieses Buches sind die Autoren genannt, die an der zweiten, stark überarbeiteten und erweiterten Auflage mitgewirkt haben. Neben den bereits an der Erstauflage beteiligten Mitautoren Henning Ohlert, Tom Krüger und Wolfgang Thielscher haben zwei weitere Kollegen aus ihren jeweiligen Spezialgebieten einen »biomechanischen Blick« auf die Sportspiele (Martin Fritzenberg), auf die Kampfsportarten und das Sportklettern (René Kittel) sowie auf das Segeln und Surfen (Henning Ohlert) geworfen.

Bei den redaktionellen Korrekturen waren in ganz besonderem Maße Olaf Prieske und Patrick Lohnau behilflich. Olaf Prieske hat darüber hinaus den Abschnitt 5.2.1 inhaltlich mit gestaltet. Ihnen gilt mein ganz herzlicher Dank.

Der Herausgeber und die Verfasser danken allen, die mit konstruktiver Kritik an der Qualifizierung des Lehrbuches für die Biomechanik sportlicher Bewegungen beteiligt waren und hoffen auf weitere, fördernde Hinweise. Ein besonderer Dank gilt Herrn Jürgen Liegibel, der als Redakteur des Spitta-Verlages den Prozess der Überarbeitung intensiv begleitet hat, und unserer Lektorin Frau Hannelore Stix.

Potsdam 2008

Ditmar Wick

1 Einführung

Der Autor dieses Lehrbuches ist seit mehr als 20 Jahren in der Lehre der Biomechanik sportlicher Bewegungen an verschiedenen Universitäten in der Sportlehrer- und Diplomsportwissenschaftlerausbildung sowie in jüngerer Vergangenheit auch in der Biophysik- und Biomechanikausbildung von Physiotherapeuten tätig. In beiden Bereichen zeigt sich eine zum Nachdenken anregende Entwicklung. Das naturwissenschaftliche Vorwissen der Bewerber für ein Sportstudium wie auch der Schüler der Physiotherapieausbildung hat sich in den letzten Jahren deutlich verschlechtert. Diese Beobachtung steht im krassen Widerspruch zur nationalen und internationalen Entwicklung der Biomechanik im Allgemeinen und in der Sportwissenschaft im Besonderen.

Ohne Zweifel hat sich die Biomechanik als eine anerkannte Lehr- und Wissenschaftsdisziplin etabliert. Mit der fortschreitenden wissenschaftlich-technischen Entwicklung haben sich die Untersuchungsmethoden einerseits vervollkommnet, andererseits sind sie für breite Anwendungsfelder nutzbar. Besonders deutlich wird diese Entwicklung bei Fernsehübertragungen von sportlichen Ereignissen, wie den Olympischen Spielen oder Weltmeisterschaften. In vielen Reportagen werden heute Informationen aus biomechanischen Untersuchungen genutzt und während der Übertragungen werden biomechanische Objektivierungsmethoden eingesetzt. Unter anderem werden die Absprunggeschwindigkeiten beim Skispringen, die Wurfparabeln beim Speerwerfen, die Aufschlaggeschwindigkeit beim Tennis oder zwei Videoaufzeichnungen synchron eingeblendet.

Diese Aspekte berühren die Allgemeinheit insgesamt. Für die Studenten der Sportwissenschaft wie auch für Physiotherapieschüler und Personen, die als Übungsleiter und Trainer in den Verbänden ausgebildet werden, sind die von *Bäumler* und *Schneider* (1981) zu ihrer »Sportmechanik« geäußerten Bemerkungen so aktuell wie vor 20 Jahren.

»Das Wissen um Gesetze der Mechanik sollte zum Rüstzeug der Sportwissenschaftler, Sportlehrer und Trainer gehören. Kenntnisse dieser Art können den sportwissenschaftlich und sportpraktisch Interessierten in die Lage versetzen, sportliche Bewegungen selbständig zu analysieren und unter Umständen auch konstruktiv zu verbessern.« (*Bäumler* und *Schneider* 1981, S. 7)

Die grundlegende Literatur der Sportstudenten der neuen Bundesländer bildeten die Lehrbücher von *Donskoi* »Grundlagen der Biomechanik« und *Hochmuth* »Biomechanik sportlicher Bewegungen«. Ergänzt wurden diese Standardwerke durch Studienbriefe der Deutschen Hochschule für Körperkultur in Leipzig. In den alten Bundesländern standen den Studenten die Werke von *Bäumler* und *Schneider* »Sportmechanik«, *Grosser* et al. »Die sportliche Bewegung«, *Ballreich* und *Kuhlow* sowie *Willimczik* »Biomechanik der Sportarten« zur Verfügung.

Alle diese Veröffentlichungen stammen aus den 1980er Jahren. In den 90ern und nachfolgend sind mit Ausnahme der »Biomechanik für Nichtbiomechaniker« von *Kassat* (1993) insbesondere biomechanische Lehrbücher für die Physiotherapie wie *Hüter-Becker* et al. »Biomechanik, Arbeitsmedizin, Ergonomie«, *Schewe* »Biomechanik – wie geht das?« und

Dobner und *Perry* »Biomechanik für Physiotherapeuten« erschienen.
Biomechanische Wissensinhalte für das Anwendungsfeld Sport werden aktuell in vielen Publikationen als Exkurs stark vereinfacht und verkürzt dargestellt, u.a. in *Loosch* »Allgemeine Bewegungslehre« (2000), in den Kursbüchern Sport 3 »Bewegungslehre« von *Scheid* und *Prohl* (2001) oder in den »Grundlagen der Bewegungswissenschaft und -lehre« von *Olivier* und *Rockmann* (2003).
Mit der vorliegenden Publikation soll das bestehende Defizit in der Ausbildung von Sportlehrern, Sportwissenschaftlern, Trainern und Physiotherapeuten abgebaut werden. Hierbei ist sich der Autor durchaus im Klaren, dass eine notwendige Reduktion und teilweise Vereinfachung der tatsächlichen Sachverhalte bei den Biomechanikern kritisch vermerkt werden könnte. Für eine Basisausbildung unter den gegebenen Bedingungen sieht er jedoch keine andere Möglichkeit.
Das Lehrbuch informiert über grundsätzliche mechanische und biomechanische Gesetze und Erkenntnisse, die innerhalb der Abschnitte als Merksätze zusammengefasst hervorgehoben werden. Zu den einzelnen Abschnitten sind relevante Fragen formuliert. Diese haben überwiegend den Charakter einer praxisorientierten Prüfung. Im Kapitel 7 werden die biomechanischen Grundlagen auf ausgewählte Sportarten exemplarisch übertragen und angewandt. Für diese Aufgabe haben sich fachkompetente Kollegen eingebracht, denen ich an dieser Stelle herzlich danken möchte.
Die Grundlagen der Biomechanik des Schwimmens bearbeitete *Dr. Wolfgang Thielscher*. Er war bis 2003 Leiter der Fachausbildung Schwimmer an der Universität Potsdam und ist Lehrwart des Landesschwimmverbandes Brandenburg.
Dr. Henning Ohlert verfasste den Abschnitt »Muskelkraftfähigkeiten«. Er kann auf eine langjährige Lehre in der Trainingswissenschaft und auf eigene Trainingserfahrungen (u.a. Junioren-Europameister über 800 m in der Leichtathletik) zurückgreifen. Er besitzt mehrere Trainerlizenzen (u.a. in der Leichtathletik, Trainer A im Kanu sowie Rudern). Gegenwärtig ist er Lehrwart im Landesruderverband Brandenburg.
Für den Abschnitt zur Leichtathletik zeichnet *Tom Krüger* verantwortlich. Selbst langjährig in der Leichtathletik trainierend und zum Trainer B qualifiziert, leitet und unterrichtet er an der Universität Potsdam in der Leichtathletik.
Ein herzlicher Dank geht an Herrn *Dr. Siegfried Ellwanger*, der Fotos zu den Zweikampfsportarten Judo und Boxen aus seinem Privatarchiv zur Verfügung stellte.
Nicht zuletzt möchte sich der Autor bei den Firmen SIMI Motion und BIOVISION für die Unterstützung dieser Publikation bedanken. Beide Firmen sind auf dem Gebiet der Objektivierung von Bewegungen tätig. Sie entwickeln Soft- und Hardware für die biomechanische, trainingswissenschaftliche und sportmedizinische Forschung und Diagnostik. Erfreulich ist dabei ihr Engagement für eine breitensportlich und schulsportliche Anwendung entsprechender Systeme.

Potsdam, 2008

Ditmar Wick

2 Komplexität sportlicher Bewegungen

Bewegungen des Menschen, auch sportliche Bewegungen, werden erst durch das abgestimmte Zusammenspiel einer ganzen Reihe von Prozessen und Faktoren möglich. In diesem Kapitel wird ausgehend von einem theoretischen Modell von *Gundlach* (1968) der Zugang unterschiedlicher sportwissenschaftlicher Disziplinen diskutiert und der Beitrag der Biomechanik an der Beschreibung und Erforschung von Bewegungen des Menschen dargestellt. Dabei soll der integrative Charakter der Sportwissenschaft verdeutlicht werden, der das Fundament für eine erfolgreiche Tätigkeit bildet, ob als Trainer, Übungsleiter, Sportlehrer, Sporttherapeut oder Physiotherapeut.

Zur Verdeutlichung dieses Zuganges wählen wir einen bekannten und besonders eindrucksvollen Bewegungsablauf aus dem Turnen am Hochreck, den Riesenfelgumschwung, aus (Abb. 2.1). Wenn wir diese Bewegung eines Turners als Zuschauer beobachten, dann erfassen wir zuallererst die Erscheinungsform und die Energetik, also den mechanisch-physikalischen Vorgang. Er ist durch Ortsveränderungen der Körperteile des Turners in Raum und Zeit sowie durch mechanische Energieerzeugung und Energieumwandlung bestimmt.
Aus eigenen Bewegungserfahrungen wissen wir, dass dieser Vorgang mit erheblichen Muskeltätigkeiten verbunden ist, die ihrer-

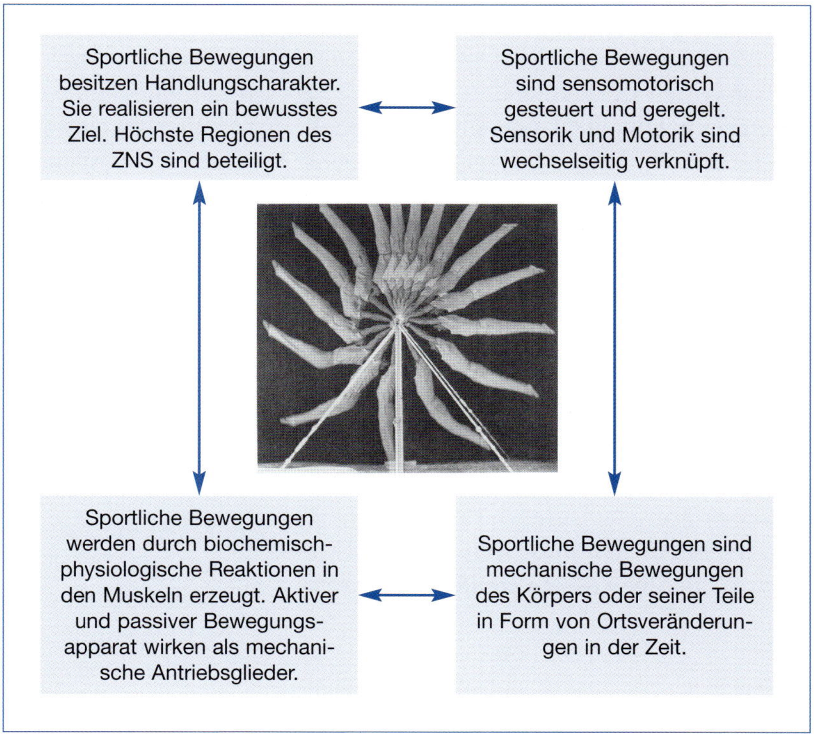

Abb. 2.1: Komplexe Betrachtung sportlicher Bewegungen

seits mit physiologischen und biophysiologischen Prozessen einhergehen. Im Muskel findet eine Vielzahl von Prozessen der Energiebereitstellung, -umwandlung und des Energietransportes statt. Um diese Bewegung so eindrucksvoll turnen zu können, müssen die Muskelaktivitäten neurophysiologisch koordiniert und durch die sensomotorischen Regelkreise gesteuert werden. Wir können ebenfalls davon ausgehen, dass der Turner diese Bewegung bewusst geplant hat und deren Ergebnis als Ziel und Zweck antizipiert, d.h. vorweggenommen hat. Eine gewisse Motivation wird ebenfalls vorausgesetzt.

Aus diesen wenigen einleitenden Bemerkungen ist zu erkennen, dass die sportlichen Bewegungen[1] sehr komplexe Erscheinungen sind, die u.a. mechanisch-physikalische, biologische und psychosoziale Aspekte enthalten. Eine detaillierte Beschreibung und Erfassung kann nur durch die Kombination einer Reihe von Wissenschaftsdisziplinen hinreichend genau erfolgen. Die Biomechanik ist eine Wissenschaftsdisziplin, die hierzu einen Beitrag leisten kann und muss.

Ausgehend von einem Vier-Ebenen-Modell, wie es in Abbildung 2.1 dargestellt ist, werden nachfolgend stark vereinfacht und verkürzt die Wissenschaftsdisziplinen gekennzeichnet, die gemeinsam mit der Biomechanik diese Aufgaben erfüllen.

2.1 Die psychologische Ebene

Der Mensch lebt und bewegt sich in einer konkreten sozialen Umwelt. Er ist tätig in ihr und erschließt sich diese durch sein zielgerichtetes und bewusstes Handeln. Mit Ausnahme von wenigen Aktionen, u.a. den unbedingten Reflexen und Affekten, besitzen alle Bewegungen Kriterien einer Handlung. Sie sind zielgerichtet, werden bewusst gesteuert, bilden eine komplexe Struktur von Prozessen der Handlungsvorbereitung, -durchführung und -kontrolle.

Gerade beim sportlichen Handeln werden die engen Beziehungen und Beeinflussungen zwischen den psychischen Funktionen der Motivation, Emotion, Volition, Kognition und den motorischen Aktionen sichtbar. Die Beobachtungen bei einem Fußballspiel zeigen uns die Wechselwirkungen und Beeinflussungen dieser Prozesse auf die motorische Steuerung und Regelung. Eine unberechtigte Foul- oder Abseitsentscheidung führt zu emotionalen Äußerungen der benachteiligten Sportler sowie der Zuschauer, die ihrerseits entweder eine positive (anspornende) oder eine negative (resignierende) Wirkung auf die Spieler haben können. Die Abbildung 2.2 zeigt die Freude der Spielerinnen nach einem erfolgreichen Torschuss. Dieser Freudentaumel ist als Ergebnis einer motorischen Aktion, des Torschusses, entstanden und führt nicht nur bei der erfolgreichen Spielerin, sondern auch bei den anderen Beteiligten zu ähnlichen Reaktionen.

Merke

Sportliche Leistungsvollzüge sind Handlungen, d.h. in sich geschlossene, zeitlich und inhaltlich strukturierte Einheiten der sportlichen Tätigkeit, die auf das Erreichen eines bestimmten Zieles gerichtet und durch Vorausnahme des Handlungsergebnisses und des Handlungsprogramms im Bewusstsein durch bewusste Entscheidungen sowie durch ständige analytisch-synthetische Kontroll- und Regulationsprozesse gekennzeichnet sind.

[1] Diese Aussage trifft selbstverständlich für alle Bewegungen des Menschen zu.

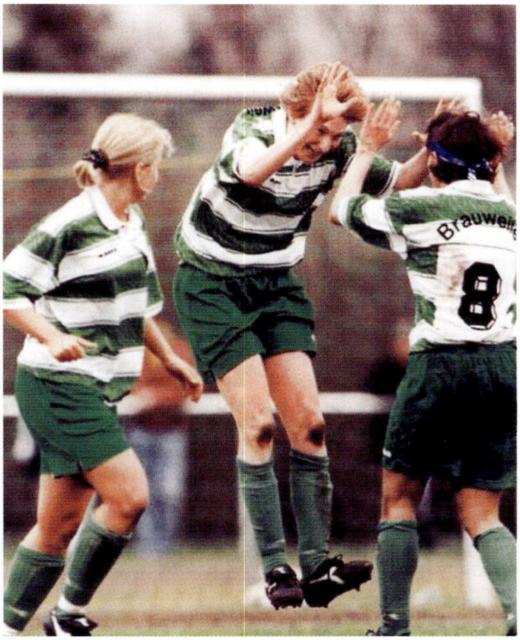

Abb. 2.2: Emotionale Reaktionen nach einer erfolgreichen Spielaktion beim Fußball

Kontrollfragen

1. Begründen Sie den Handlungscharakter sportlicher Bewegungen.
2. Warum müssen Sie als Trainer, Übungsleiter oder Sportlehrer die Handlungsvorbereitung besonders aus psychologischer Sicht beachten?

2.2 Die sensomotorische Ebene

Das Verständnis der Umsetzung von Zielen in Bewegungen, wie es im vorherigen Abschnitt dargestellt ist, setzt Kenntnisse zum anatomischen Aufbau und der Funktion der für die Steuerung und Regelung verantwortlichen Strukturen voraus. Dieses Wissen wird hauptsächlich durch die Sportmedizin (Physiologie) und die Bewegungswissenschaft bzw. Sportmotorik vermittelt.

An dieser Stelle werden aspekthaft wesentliche Details der sensomotorischen Regulationsebene beschrieben. Diese Komponenten (Hardware) sind einerseits für die erste Ebene der bewussten Zielstellung durch Prozesse der Informationsaufnahme, -weiterleitung und -verarbeitung verantwortlich und bilden andererseits gleichzeitig die Grundlage für die motorische Steuerung und Regelung.

Für die Aufnahme von Informationen besitzt der Mensch eine ganze Reihe von Sensoren. Wesentlich für die Bewegungssteuerung sind dabei das Auge, das Gehör, der Tastsinn, der Gleichgewichtssinn sowie der Muskelsinn. Sie werden in der Einheit von Rezeptoren (Informationsaufnahme), Nervenbahnen (Informationsweiterleitung) und den spezifischen Arealen auf der Großhirnrinde (Informationsverarbeitung) als *Analysatoren* bezeichnet (siehe Abb. 2.3).

Insgesamt sind für die Steuerung und Regelung von Bewegungen wesentliche Teile des menschlichen Nervensystems verantwortlich. In den verschiedenen Teilen des Gehirns und des Rückenmarkes befinden sich Strukturen, die Bewegungsentwürfe, -vorstellungen und -programme entwerfen, weiterleiten und die Ergebnisse der Bewegungen registrieren und wieder an die Zentrale zurückmelden.

Bewegungskoordination und Regelkreismodelle

Die Umsetzung eines Zieles, einer Bewegungsvorstellung, kann sowohl in Form einer offenen Steuerkette (open loop) wie auch als geschlossener Regelkreis (closed loop) erfolgen. Hierbei wird die Beziehung der Zielvorstellung zum Resultat der Bewegung betrachtet. Ohne Rückinformation besteht nur ein Weg, eine Steuerkette. Werden dagegen Informationen zur Programmrealisierung und zum Ergebnis mit in den Prozess einbezogen, werden Reafferenzen genutzt (vgl. Abb. 2.4).

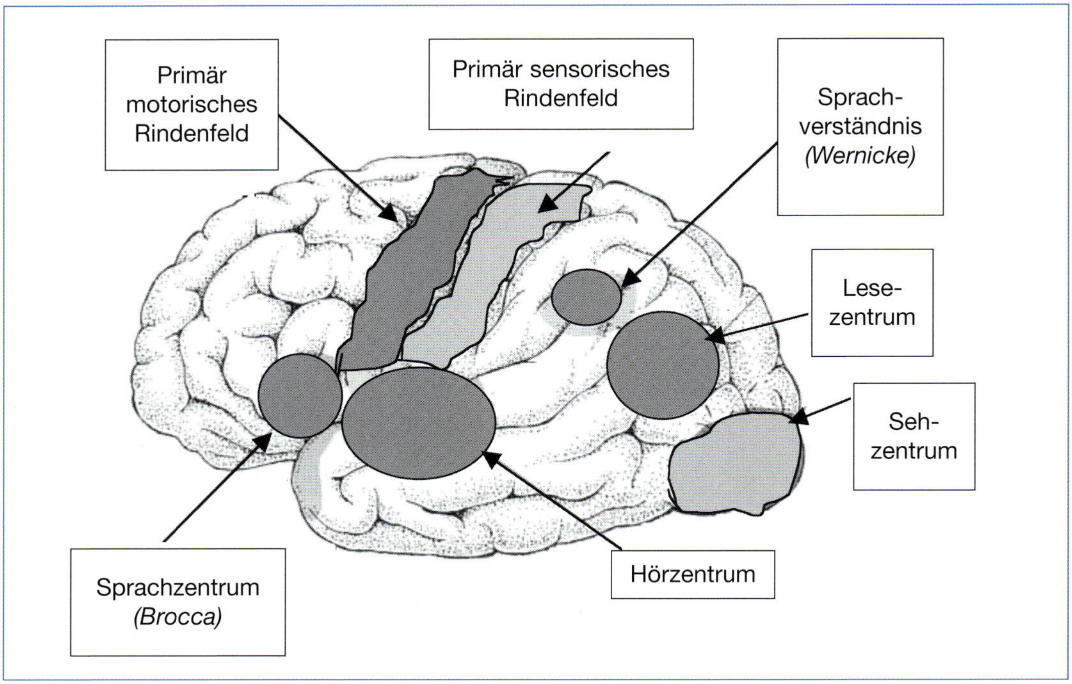

Abb. 2.3: Sensorische und motorische Areale des Cortex

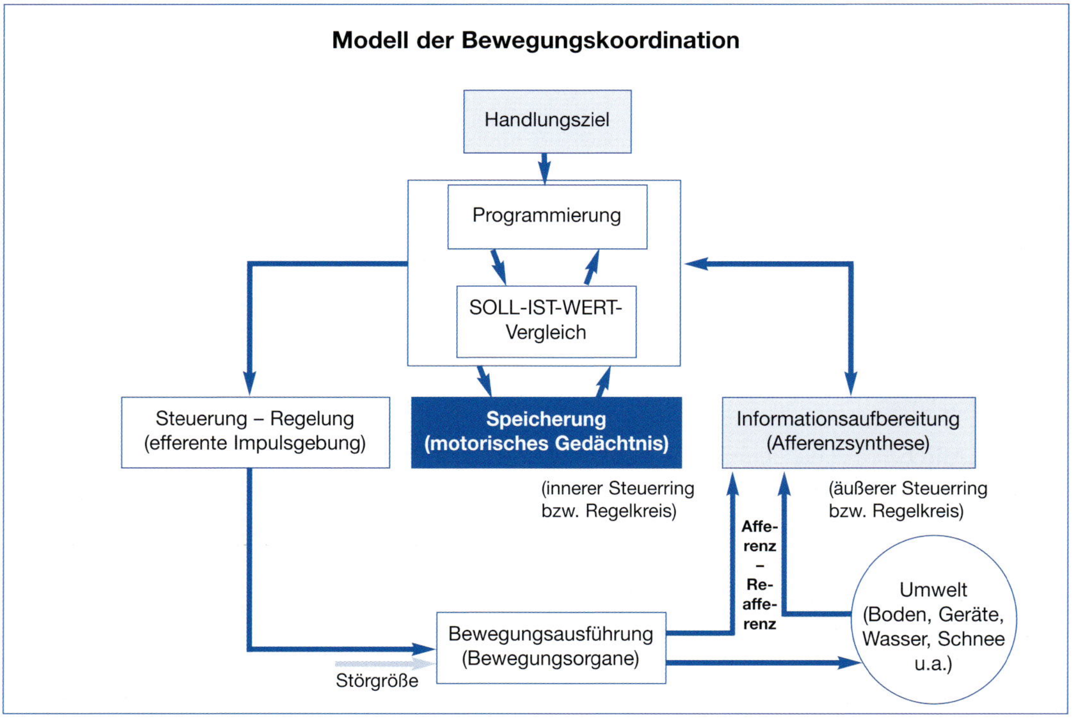

Abb. 2.4: Sensomotorischer Regelkreis nach *Meinel* und *Schnabel* 1998

Merke

- Die Gesamtheit aller Prozesse der Informationsaufnahme, -verarbeitung und -weiterleitung wird durch das Nervensystem realisiert. Dafür haben sich für die verschiedenen Informationsarten spezifische Strukturen, die Analysatoren, entwickelt. Die Regulation und Steuerung der motorischen Aktionen wird durch abgrenzbare Strukturen des Zentralnervensystems übernommen.
- Komplexe sportliche Bewegungshandlungen können als kybernetische Regelkreise interpretiert werden.

Kontrollfragen

1. Nennen Sie die Analysatoren, die an der Bewegungssteuerung beteiligt sind.
2. Welche Areale des Cortex sind an der Steuerung und Regelung der Bewegung beteiligt?
3. Welche Aufgaben haben das pyramidale und das extrapyramidale Nervensystem?
4. Welche Bausteine bilden die motorische Einheit?
5. Erklären Sie das Reafferenzprinzip!
6. Beschreiben Sie ein Closed-loop-Modell der Bewegungskoordination.

2.3 Die biochemisch-physiologische Ebene

Die eigentlichen Bewegungen des Menschen werden durch die Arbeit der Muskeln realisiert. Der »Auslöser« dieser Muskelarbeit sind überschwellige Reize (Aktionspotenziale), die an den Wänden der Muskelzellen eine Veränderung des Ruhepotenzials herbeiführen und dabei in den Zellen Prozesse in Gang setzen, die eine Verkürzung bzw. einen Spannungsanstieg in den Sarkomeren induzieren. Dabei verbraucht der Muskel Energie. Diese Energie kann der Muskel auf verschiedenen Wegen und aus unterschiedlichen Produkten gewinnen. Zu diesen Energielieferanten zählen u.a. ATP (Adenosintriphosphat), Kreatinphosphat, Glykogene, Kohlehydrate und Fette.

Je nach Belastungsintensität, Belastungsumfang, Trainingszustand werden aerobe (mit Sauerstoffverbrauch), anaerobe (ohne Sauerstoffverbrauch), laktazide (mit Bildung von Laktat), alaktazide (ohne Bildung von Laktat) und/oder glykolytische Stoffwechselprozesse genutzt. Präzisere und ins Detail gehende Erörterungen werden durch die Physiologie des Trainings geliefert. Auf dieser Ebene kann und muss die Schnittstelle zur Biomechanik[2] definiert werden. Eine Unterteilung in eine »innere« und »äußere« Biomechanik berücksichtigt diesen Sachverhalt.

Merke

- Bewegungen des Menschen werden durch die Verkürzung der Muskeln erzeugt. Bei dieser Muskelarbeit wird Energie verbraucht. Für unterschiedliche Bewegungsintensitäten werden jeweils entsprechende Stoffwechselprozesse angesprochen.
- Das sportliche Training zielt u.a. darauf ab, diese Stoffwechselprozesse auszubauen, so dass der Sportler in der Lage ist, immer höhere Leistungen zu vollbringen.
- Eine Optimierung dieser Prozesse geschieht auf der Basis von Trainingsprinzipien, die auf objektiven biologischen Gesetzen aufbauen.

[2] Die Biomechanik der Muskulatur – als aktiver Bewegungsapparat – und des passiven Systems (Knochen, Sehnen, Knorpel, Bänder) wird als innere Biomechanik verstanden.

Kontrollfragen

1. Welches Gewebe des menschlichen Körpers ist für die Erzeugung von Bewegungen maßgeblich verantwortlich?
2. Beschreiben Sie den Prozess, der zu einer Verkürzung der Muskelzelle führt.
3. Welche Stoffwechselprozesse kann die Muskulatur für ihre Arbeit grundsätzlich nutzen?
4. Mit welchen Systemen sind die Muskeln verbunden? Und wie arbeiten sie während der Bewegung zusammen?

2.4 Die biomechanische Ebene

Die Arbeit der Muskulatur führt unter bestimmten Bedingungen zu einer Bewegung von Körperteilen oder des gesamten Körpers. Durch ihre spezifische Konstruktion und ihre Anordnung über den Gelenken entstehen an den beteiligten Knochensystemen *Muskelkraftmomente*, die in den Gelenken zu Drehbewegungen führen. In Verbindung mit dem axialen Knochensystem entstehen *Hebelsysteme*, die eine wesentliche Grundlage für die sichtbaren Bewegungen bilden.

Auf der biomechanischen Ebene werden die menschlichen Bewegungen mithilfe von *mechanischen Gesetzen und Prinzipien* beschrieben. Der Mensch kann sich bei Bewegungen im Alltag, im Arbeitsbereich sowie im Sport nicht den wirkenden Kräften (u.a. Gravitation) entziehen. Gleichzeitig sind im Bewegungsprozess Wechselwirkungen mit anderen Körpern (u.a. Erde, Gegner, Luft und Wasser sowie Sportgeräte) vorhanden.

Auf der biomechanischen Ebene werden die Bewegungen von Körpern als Ortsveränderungen in der Zeit betrachtet. Ihre Qualität und Quantität wird mithilfe *biomechanischer Kennlinien und Parameter* beschrieben. Sie bilden eine wesentliche Grundlage für Interventionen im Techniktraining, im motorischen Lernprozess, bei der Leistungsermittlung usw.

Biomechanische Grundlagen

Die Biomechanik bildet eine entscheidende wissenschaftliche Grundlage für die Beschreibung und Erklärung der Erscheinungen und Ursachen von Bewegungen des Menschen. Dazu ist die Kenntnis der Grundgesetze der klassischen Mechanik erforderlich.

Der Name Biomechanik charakterisiert den Inhalt recht treffend. *Bios* – das Leben – und *Mechane* – das Starre – weisen darauf hin, dass an Lebewesen das mechanisch zu erklären ist, was seinem Wesen nach mechanisch ist, und dass dabei die biologischen Bedingungen eine wichtige Rolle spielen (vgl. *Kassat* 1993, S. V).

Als Vorläufer der Biomechanik gelten die philosophisch-mechanischen Betrachtungen von *Aristoteles* (384–322 v. Chr.) und die mechanischen Überlegungen von *Leonardo da Vinci* (1452–1519).

Aristoteles versuchte die Bedingungen beim Zustandekommen von Bewegungen der unbelebten und belebten Körper zu erkennen. Dazu stellte er die Klärung des Verhältnisses zwischen den Begriffen *Ort* und *Zeit* einerseits und die äußere Form eines Körpers und ihren Einfluss auf die Bewegung sowie die Intensität und Wirkungsweise der Bewegungsursache andererseits in das Zentrum seiner Überlegungen.

Regeln der Mechanik wandte *Leonardo da Vinci* als erster Wissenschaftler auf die grundlegenden Fortbewegungsarten des Menschen (Gehen, Laufen, Schwimmen) sowie auf die Untersuchungen des Körperschwerpunktes an. Mithilfe der Anatomie, der Aktivität und der Funktion von Organen, Knochen und Nerven erfasste er die Bewegung systematisch. Über die Darstellung der »Maschine«

menschlicher Körper führte seine Arbeit zur Erfindung künstlicher Automaten und Maschinen im physikalischen und mechanischen Bereich. Dabei untersuchte er in unzähligen Experimenten mit Rollen, Hebeln, Spiegeln und Wasser die *vier Kräfte der Natur*, die er als *Bewegung*, *Gewicht*, *Kraft* und *Impuls* verstand.

Ähnliche Ansätze und Sichtweisen nutzte *Giovanni Alfonso Borelli* (1608–1679). Mit seinen Untersuchungen zu den Hebelwirkungen der Muskeln beim Gehen, Fliegen und Schwimmen sowie zur Situation des Schwerpunktes belegte er die Gültigkeit von Naturgesetzen auch für lebende Körper (Abb. 2.5).

Einen weiteren wesentlichen Meilenstein bilden die Arbeiten von *Isaac Newton* (1643–1727). Er formulierte die nach ihm benannten *drei klassischen Gesetze der Mechanik* und begründete damit die moderne Naturwissenschaft mit ihren allgemeingültigen Naturgesetzen. Auch die heutige biomechanische Betrachtung von Bewegungen orientiert sich an den Newton'schen Gesetzen.

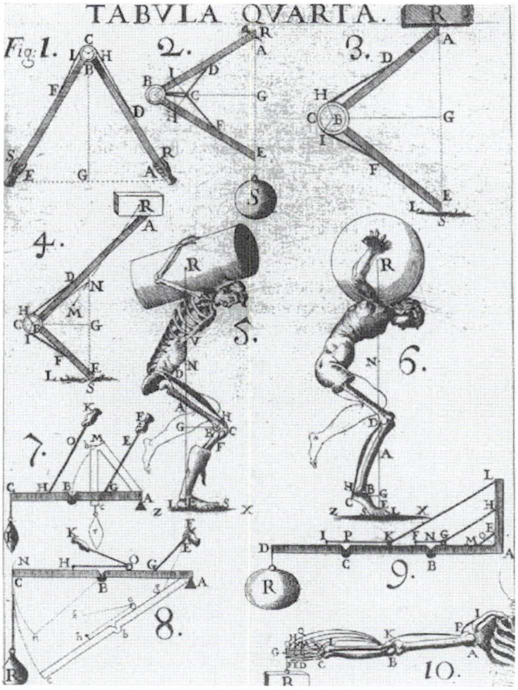

Abb. 2.5: Skizzen von *Borelli* (aus *Hüter-Becker* et al. 1999)

Die Schwerpunkte biomechanischer Arbeiten findet man im Sport, in der Rehabilitation/Prävention, der Ergonomie und der Orthopädie. Eine wesentliche gemeinsame Aufgabe stellt die Optimierung von Bewegungen des Menschen dar.

In der Prävention und Rehabilitation:

Verbesserung und Ökonomisierung von Bewegungsmustern sowie Wiederherstellung mit dem Ziel, langfristig beschwerdefreie und beschwerdearme Formen anzuwenden.

In der Ergonomie:

Optimierung des Zusammenwirkens der mechanischen Arbeitsumgebung mit den mechanischen und bewegungskontrollierenden Voraussetzungen des menschlichen Bewegungssystems. Ein wesentliches Anwendungsfeld stellt die Autoindustrie dar. Hier werden »stressarme« Sitze entwickelt und die Konsolen und Bedienelemente ergonomischen Normen angepasst.

In der Orthopädie:

Aufdecken der mechanischen Entstehungsbedingungen von orthopädischen Beschwerden des menschlichen Körpers und Entwicklung von Prothesen, Endoprothesen sowie von technisch-mechanischem Zubehör (siehe Abb. 2.6).

Im Sport:

Optimierung von Bewegungstechniken der Sportarten mit dem Ziel der Leistungsentwicklung. Daneben leistet die Biomechanik einen wesentlichen Anteil bei der Entwicklung und Objektivierung von Leistungskomponenten insbesondere der motorischen Fähigkeiten.

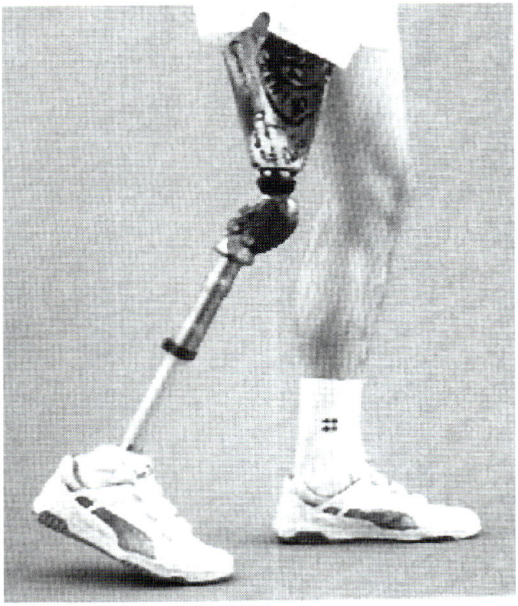

Abb. 2.6: Moderne Beinprothese

Ein weiterer Gegenstand der Biomechanik des Sports ist die Entwicklung von *Messverfahren* zur objektiven Erfassung und Bewertung von Bewegungstechniken und motorischen Fähigkeiten. Der menschliche Körper als Bewegungssystem steht in allen beschriebenen Anwendungsbereichen im Zentrum der Betrachtungen.

Die Untersuchungsziele der Biomechanik des Sports (auch Sportbiomechanik) unterteilte *Ballreich* (1988) in drei Kategorien: Leistungsbiomechanik, anthropometrische und präventive Biomechanik (siehe Abb. 2.7). Alle drei Bereiche finden im modernen Sport ihre Anwendung und sind für die Entwicklung von Weltspitzenleistungen aus dem Trainingsprozess nicht mehr wegzudenken.

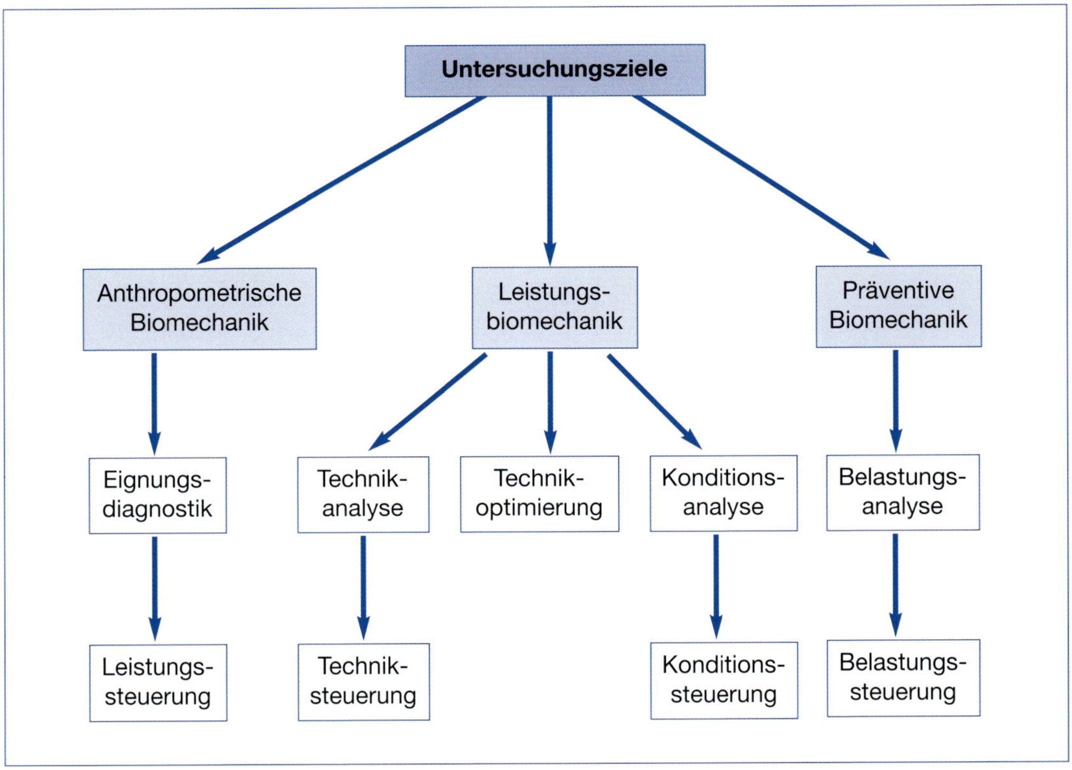

Abb. 2.7: Untersuchungsziele der Sportbiomechanik (nach *Ballreich* 1988)

Merke

- Bewegungen des Menschen werden nur auf der mechanischen Ebene wahrgenommen. Sie sind Ortsveränderungen in einer Zeitdauer. Diese Ortsveränderungen werden von den Muskeln über die Gelenke und Knochenhebel erzeugt. Sie lassen sich mechanisch beschreiben.
- Die Biomechanik definiert die Bewegungen des Menschen mithilfe der mechanischen Gesetze und Prinzipien. Sie betrachtet dabei den Körper des Menschen als ein Bewegungssystem. Ihre Anwendungsfelder erstrecken sich von der Orthopädie über die Prävention/Rehabilitation und die Ergonomie bis zur Sportwissenschaft.
- Wesentliche Anwendungsfelder im Sport bilden eignungsdiagnostische, präventive und leistungsorientierte Fragestellungen. Ein wesentlicher Schwerpunkt liegt auf der Entwicklung und dem Einsatz von Objektivierungsmethoden für das »Sichtbarmachen« und die Messung sportlicher Bewegungen.

Kontrollfragen

1. Charakterisieren Sie die biomechanische Ebene bei Bewegungen des Menschen.
2. Mit welchen Wissenschaften muss die Biomechanik bei der Erforschung der menschlichen Bewegungen zusammenarbeiten?
3. Beschreiben Sie Aufgaben und Anwendungsfelder der Biomechanik.
4. Diskutieren Sie den Differenzierungsansatz nach einer »inneren« und »äußeren« Biomechanik.
5. Welche Ziele werden von der Biomechanik des Sports realisiert? Wo sehen Sie Grenzen für diese sportwissenschaftliche Disziplin?

3 Mathematische Grundlagen

Will man physikalische Zusammenhänge und Prozesse verstehen, exakt beschreiben und sinnvoll anwenden, sind mathematische Grundkenntnisse eine notwendige Vorbedingung. In den folgenden Abschnitten werden elementare mathematische Kenntnisse wiederholt und zusammengefasst. Es werden Grundbegriffe der Vektor-, Differential- und Integralrechnung sowie bei physikalischen Prozessen oft vorkommende Funktionen (Potenz- und Winkelfunktionen) erläutert.

Durch die Verbindung der in der Mathematik zur Bezeichnung von Variablen und Konstanten verwendeten Buchstaben (a, b, c, v, x, y usw.) mit den physikalischen Größen (z.B. Länge, Zeit, Beschleunigung usw.) soll der Einstieg in die physikalisch-mechanischen Gesetze erleichtert werden. Mathematische Begriffe und Symbole sind in den Tabellen 3.1 und 3.2 zusammengefasst.

3.1 Skalare und Vektoren

Wie später zu sehen ist, können viele physikalische Größen mit den bekannten Rechenregeln bearbeitet werden. Addiert man zwei Volumina (2 Liter + 3 Liter = 5 Liter) oder zwei Teilzeiten für die 400-m-Rundenzeiten beim 800-m-Lauf (1:02:57 s + 1:03:23 s = 2:06:20 s), dann erhält man eindeutige Ergebnisse.

Es gibt jedoch in der Physik Größen, auf die sich diese Regeln nicht anwenden lassen. Die Mathematik unterscheidet deshalb zwischen *skalaren* und *vektoriellen* Größen.

Ein *Skalar* ist eine Größe, die allein schon durch eine Zahl verbunden mit einer physikalischen Einheit vollständig charakterisiert ist (z.B. das Lungenvolumen mit 3,5 Litern, die Zeit für 100 m von 10,21 s). Folgende physikalische Größen sind Skalare: die Länge (s), die Zeit (t), die Temperatur (T), die Masse (m), das Massenträgheitsmoment (J), das Volumen (V), die Dichte (ρ), der Impuls (p), der Drehimpuls (L), die Arbeit (W), die Leistung (P) und die Energie (E).

Vektoren besitzen eine höhere Qualität. Sie sind durch einen *Ansatzpunkt*, eine *Richtung* und einen *Betrag* gekennzeichnet. Zu dieser Kategorie zählen die Geschwindigkeiten (v, ω, u), die Beschleunigungen (a, α), die Kraft (F) und das Drehmoment (M).

Vektoren spielen in der Biomechanik eine wichtige Rolle. Sie dienen der eindeutigen quantitativen Beschreibung von Eigenschaften und Merkmalen physikalischer Körper. Sie sind gekennzeichnet durch ihre Messbarkeit.

Physikalische Größe = Zahlenwert · Einheit
Symbolisch: $G = \{G\} \cdot [G]$

Bevor die mathematischen Operationen für die vektoriellen Größen besprochen werden, sollen die am häufigsten auftretenden Fachbegriffe und Symbole nachfolgend kurz erläutert werden. In der Tabelle 3.1 sind die wesentlichen mathematischen Fachbegriffe zusammengefasst. Diese bilden auch die Grundlage für die eindeutige Beschreibung von mechanischen Prozessen. So werden die Gesetze der Kinematik und Dynamik als Terme (Formeln) definiert (u.a. Dynamisches Grundgesetz $\vec{F} = m \cdot a$).

Die überwiegenden mechanischen Merkmale sind Variablen. Muskelkräfte sind während einer Kontraktion veränderlich und entwickeln sich durch Training positiv oder bilden sich durch Inaktivität zurück. Sie sind also variabel.
Neben den vier Symbolen für die Grundrechenarten Addition (+), Subtraktion (–), Multiplikation oder Produkt (·) und Division (: oder /) sind in der Tabelle 3.2 weitere wichtige Symbole zur Beschreibung von Beziehungen oder Abhängigkeiten mechanischer Größen aufgeführt.

Beispiele für die Addition und Subtraktion von Skalaren und Vektoren

In einem Stadion findet ein Volkslaufwettbewerb mit hundert Teilnehmern statt. Die ersten Runden legen die Läufer teilweise nebeneinander auf den Bahnen zurück. Es ist verständlich, dass die Läufer auf den Außenbahnen einen längeren Weg zurücklegen als

Begriff	Erläuterung	Beispiel
Ausdruck, Term	Formel, die durch mathematische Zeichen und Zahlen gebildet wird	$s = \vec{v} \cdot t$
Konstante	eine Größe, die immer den gleichen Wert hat	Pi; $\pi = 3{,}14159265$
Menge	die Gesamtheit bestimmter, unterscheidbarer Objekte	Menge der Kanuten in Brandenburg
Potenz	Produkte aus gleichen Zahlen lassen sich vereinfacht als Potenz schreiben	$2 \cdot 2 \cdot 2 \cdot 2 = 2^4 = 16$
Produkt	Ergebnis einer Multiplikation aus mindestens zwei Faktoren	$25 = 2 \cdot 12{,}5$
proportional	zwei Größen, die bis auf einen konstanten Faktor gleich sind	$U = 2\,\pi\,r$ Umfang eines Kreises ist zum Radius proportional
Quadrieren	eine Zahl mit sich selbst multiplizieren	$3 \cdot 3 = 3^2 = 9$
Variable	veränderliche mathematische Größe, die zur Formulierung allgemeiner mathematischer oder mechanischer Sachverhalte verwendet wird	$F_R = \mu \cdot F_n$ Die Normalkraft F_n ist variabel bzw. veränderlich.
Vorzeichen	Zahlen können entweder größer oder kleiner als null sein. Alle Zahlen größer null sind positiv (+), die kleiner null negativ (–). Null ist weder positiv noch negativ.	Angaben der Temperaturen in Grad Celsius bei Frost mit Minus (unter Null) und normalerweise im Sommer in Mitteleuropa mit Plus
Zahlen	Es werden ganze Zahlen und reelle Zahlen unterschieden.	Ganze: -2; +45; -142 Reelle: 1,24; π, 2/3

Tab. 3.1: Mathematische Fachbegriffe

Symbol	Bedeutung	Beispiel
=	gleich	80 = 80
≠	ungleich	10 ≠ 100
≈	ungefähr gleich	1/3 ≈ 0,3
~	proportional	F ~ a
<	kleiner als	5 < 7
>	größer als	7,5 > 5,3
∞	unendlich	
%	Prozent	10 % von 150 = 15
|x|	Betrag einer Zahl ohne Berücksichtigung des Vorzeichens	|+13,5| = 13,5 |-28| = 28
√	Wurzel aus einer Zahl	

Tab. 3.2: Mathematische Symbole

die auf der Innenbahn. Will man die genauen Bahnlängen ermitteln, muss man jeweils die Beträge der zwei geraden und gekrümmten Streckenabschnitte für die einzelnen Bahnen addieren. Auf jeden Fall kann man von der Innenbahn von idealen 400 m ausgehen.
Die Gesamtzeit für einen Triathlon setzt sich aus den Teilzeiten für das Schwimmen, Radfahren, Laufen und den zwei Wechselzeiten zusammen. Will man die Effektivität für die

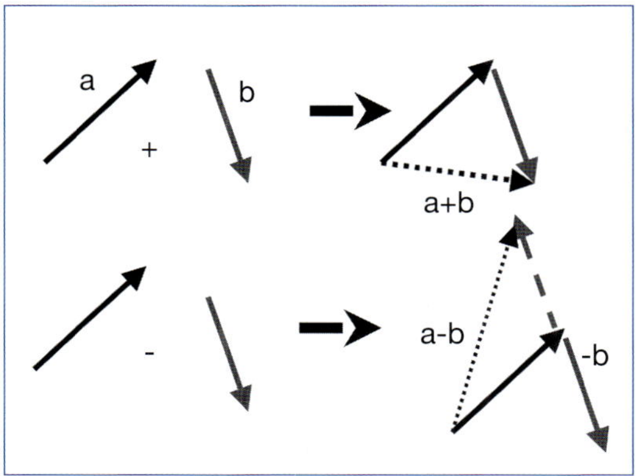

Abb. 3.1: Grafische Addition und Subtraktion von Vektoren

Übergänge (Schwimmen-Radfahren und Radfahren-Laufen) bestimmen, muss man von der Wettkampfzeit die Teilzeiten für das Schwimmen, Radfahren und Laufen subtrahieren.
Weg und Zeit sind skalare Größen. Für die beiden Beispiele sind keine Besonderheiten zu beachten. Alle skalaren Größen können nach den mathematischen Grundrechenregeln bearbeitet werden.
Vektoren haben neben einem Betrag auch einen Ansatzpunkt und eine Richtung. Sie müssen also mindestens zwei- oder sogar dreidimensional betrachtet werden.[1] Zur Bestimmung der Summe von zwei oder mehreren Vektoren können grafische (Abb. 3.1) oder rechnerische Methoden benutzt werden.

[1] In der elementaren Biomechanik wird überwiegend eine zweidimensionale Abbildung der Körper betrachtet.

3.2 Differentialrechnung

Wie in der Physik allgemein, spielt auch in der Mechanik die Abhängigkeit zwischen zwei physikalischen Größen eine wichtige Rolle. In vielen Fällen wird diese Abhängigkeit mathematisch in einem formelhaften Zusammenhang ausgedrückt. Wesentlich anschaulicher ist für diesen Sachverhalt die grafische Darstellung in Form eines Diagramms. Als Beispiel können die Weg-Zeit-Verläufe der Abbildung 3.2 herangezogen werden. Mit etwas Verständnis und Übung kann auf einen Blick ein Eindruck von der Bewegung eines Körpers gewonnen werden.

In der Abbildung 3.2 sind drei mögliche Bewegungsarten als s-t-Diagramm dargestellt:

a. Der Körper bewegt sich nicht.
b. Der Körper bewegt sich gleichförmig.
c. Der Körper bewegt sich immer schneller (er wird beschleunigt).

Um den Bewegungszustand eines Körpers zu beschreiben, wird in diesem Beispiel aus den beiden Größen Weg und Zeit die Geschwindigkeit definiert.
Das Kapitel 4.1 »Kinematik« gibt genauere Informationen über diese physikalische Größe. An dieser Stelle soll sie nur als Beispiel

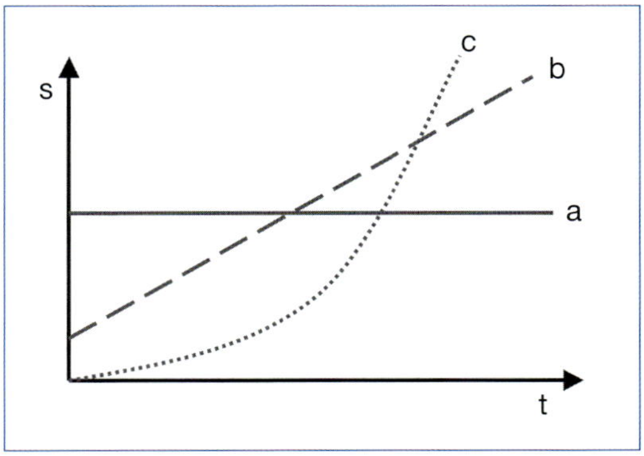

Abb. 3.2: Weg-Zeit-Diagramm für drei verschiedene Bewegungen

für den mathematischen Hintergrund der Differentialrechnung dienen.

Die Geschwindigkeit ist ein Maß dafür, wie rasch sich der Weg (s) als Funktion der Zeit (t) ändert. Aus der Steilheit (Steigung) der Weg-Zeit-Kurve zu einem bestimmten Zeitpunkt kann man auf die Geschwindigkeit des Körpers zu diesem Zeitpunkt Rückschlüsse ziehen:

1. Keine Wegänderung, gleicher Ort bei fortschreitender Zeit, Geschwindigkeit gleich null: horizontale Gerade.
2. Gleiche Wegänderung in gleichen Zeitabständen, Geschwindigkeit konstant: ansteigende Gerade.
3. In gleichen Zeitabschnitten werden immer größere Strecken (Wege) zurückgelegt, die Geschwindigkeit wächst: immer steiler verlaufende Kurve.

Eine exakte Behandlung dieser Sachverhalte ist mithilfe der *Differentialrechnung* möglich. Dazu wird der *Differentialquotient* als Steigungsmaß berechnet.
Es muss an dieser Stelle bemerkt werden, dass von einem beliebigen Zusammenhang zwischen zwei physikalischen Größen x und y (nicht nur wie im vorherigen Beispiel Weg und Zeit) ausgegangen werden kann. Es interessiert, wie rasch sich y(x) bei einem bestimmten x-Wert (siehe Abb. 3.3 z.B. x_0) ändert.

Zur Lösung dieser Aufgabe stehen zwei Verfahren zur Verfügung:

1. Ist der Zusammenhang beider Größen als mathematische Funktion bekannt, kann der Differentialquotient dy/dx nach den Regeln der Differentialrechnung berechnet werden. Damit erhält man für jeden beliebigen x-Wert, der interessiert, die gesuchte Steigung.

2. Ist der Zusammenhang beider Größen lediglich in Form einer Kurve bekannt, kann an den Punkt x_0 eine Tangente gezeichnet werden und mithilfe eines beliebigen Steigungsdreieckes das Steigungsmaß bestimmt werden. Wenn es möglich ist, kann dafür ein Winkelmesser benutzt werden.

Des Weiteren kann es erforderlich sein, dass der Anstieg genau für einen diskreten Punkt oder für einen Abschnitt ermittelt werden muss. Dazu muss zum einen die momentane und zum anderen die mittlere Steigung berechnet werden. In Abbildung 3.3 sind beide Fälle modellhaft skizziert.

Zum besseren Verständnis soll mit der mittleren Steigung begonnen werden. Wir betrachten die Änderung der Funktion zwischen den Punkten P_0 und P_1. Aus der Abbildung kann man folgenden Zusammenhang ableiten:

$$\frac{\Delta y}{\Delta x} = \frac{y_1 - y_0}{x_1 - x_0} = m$$

Der sich ergebene Wert m ist das Steigungsmaß der Sekante (P_0 bis P_1) gegen die x-Achse. m ist ein Maß für die mittlere Änderung von y im gesamten Bereich von Δx.

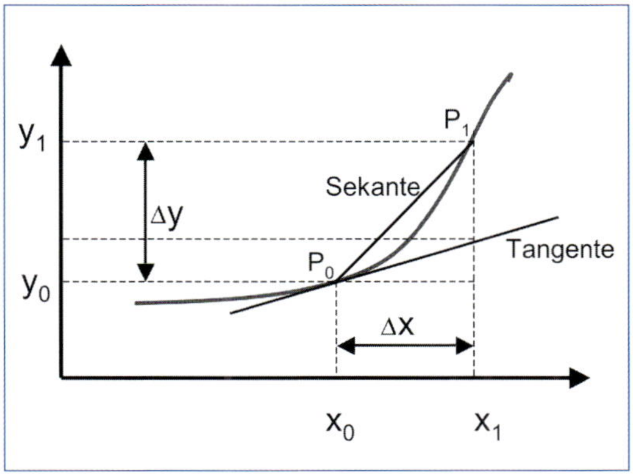

Abb. 3.3: Beispiel zur Bestimmung des Differentialquotienten als Steigungsmaß

Um den exakten Wert für die momentane Steigung von y bei x_0 zu erhalten, lässt man den Punkt P_1 gegen den Punkt P_0 wandern. Aus der Sekante wird dadurch die Tangente an der Kurve im Punkt P_0. Die Differenzen von Δx und Δy bewegen sich auf null zu. Man nennt sie dann differentielle Größen dx und dy. Ihr Verhältnis behält jedoch einen endlichen Wert. Als Formel wird geschrieben:

$$\lim_{x_1 \to x_0} \frac{\Delta y}{\Delta x} = \frac{dy}{dx} = m$$

dy / dx heißt Differentialquotient oder erste Ableitung von y nach x. Sie entspricht geometrisch dem Anstieg der Tangente an der Kurve y(x) gegenüber der x-Achse.

Mit dieser Operation kann man an jedem beliebigen Punkt einer Kurve den Anstieg m bestimmen. Zu den sportlichen Fragestellungen gehören in diesem Zusammenhang u.a. die Bestimmung der Geschwindigkeit zu definierten Zeitpunkten (Absprung-, Abwurfgeschwindigkeit, der Anstieg der Kraft-Zeit-Funktion als Ausdruck einer Schnellkraftfähigkeit u.v.m.).

3.3 Integralrechnung

Die Integralrechnung kann man mathematisch als die Umkehrung der Differentialrechnung bezeichnen. Aber auch physikalisch sind die damit verbundenen Fragestellungen eng miteinander verknüpft.
Zur Veranschaulichung soll folgendes Beispiel dienen: Ein Bahnradsportler hat die Geschwindigkeiten von zwei unterschiedlichen Traininingsabschnitten mit einem Tachometer mit Speichereinheit aufgezeichnet. Die Abbildung 3.4 entspricht vereinfacht den gemessenen Geschwindigkeits-Zeit-Funktionen. Eine

Frage könnte lauten: Wie viel Weg hat er in beiden Fällen zurückgelegt?
Für den Fall a ist die Beantwortung relativ einfach, da sich die Geschwindigkeit nicht geändert hat. Mithilfe der Gleichung

$$s = v \cdot t$$

kann als Produkt aus 10 ms^{-1} und 6 s das Ergebnis 60 m ermittelt werden.

Das Produkt bildet demnach die gekennzeichnete Fläche unter der v(t)-Kurve zwischen den beiden Zeitpunkten ($t_0 = 0$ und $t_1 = 6$). Dieses Ergebnis kann für beliebige Kurven verallgemeinert werden.

Ist die Funktion mathematisch definiert, wie im Fall b, kann mithilfe der Integralrechnung ebenfalls der zurückgelegte Weg berechnet werden. Die Gerade b in Abbildung 3.4 entspricht der Bewegung des Radsportlers beim Beschleunigungsvorgang mit konstanter Beschleunigung von 10 bis 25 ms^{-1}. Welchen Weg legt er in 6 s zurück? Es können zwei Verfahren genutzt werden, um die Frage zu beantworten.

1. Variante: Mathematische Berechnung mit der Funktion

$$v(t) = v_0 + a \cdot t$$

Die Anfangsgeschwindigkeit v_0 beträgt 10 ms^{-1}, die Beschleunigung a wird mit der Formel

$$a = \Delta v / \Delta t$$

zu

$$a = [(25 - 10) / 6]\ m/s^2 = 2{,}5\ m/s^2.$$

Mit dem Wert für die Beschleunigung kann man jetzt den Weg berechnen. Durch Integration der Geschwindigkeitsfunktion erhält man den zurückgelegten Weg.

$$s(t) = \int v(t)dt = v_0 \cdot t + \frac{a}{2} \cdot t^2$$

Durch das Einsetzen von t = 6 s ergibt sich das gewünschte Ergebnis:

$$s(t = 6\ s) \\ = (10\ m/s) \cdot (6\ s) + \frac{1}{2} \cdot (2{,}5\ m/s^2) \cdot (6\ s)^2 \\ = 105\ m$$

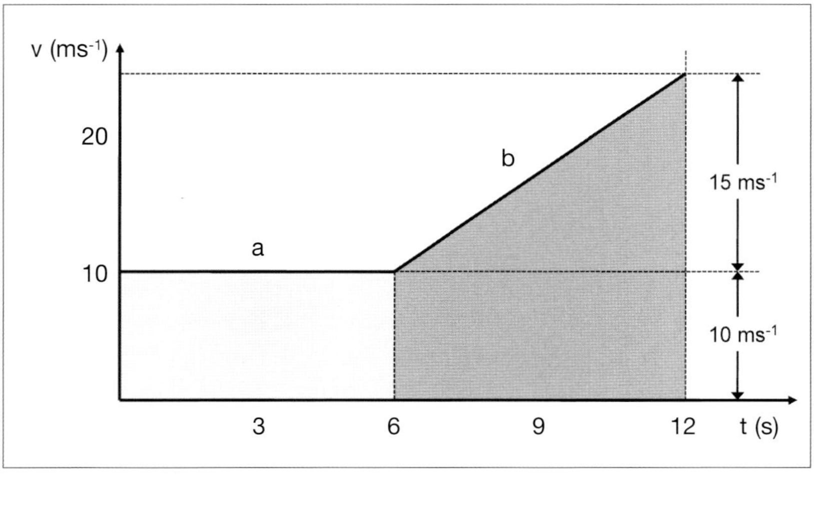

Abb. 3.4: Grafische Darstellung der Geschwindigkeits-Zeit-Funktion: (a) Der Radsportler ist 6 s mit 10 ms^{-1} gefahren; (b) anschließend beschleunigte er in 6 s von 10 ms^{-1} auf 25 ms^{-1}

2. Variante: Geometrische Bestimmung. Die Gesamtfläche setzt sich aus einer Rechteckfläche und der Fläche des aufgesetzten Dreieckes zusammen.

$$\begin{aligned} Fläche &= s\ (t = 6\ s) \\ &= (10\ m/s) \cdot (6\ s) + \frac{1}{2}(6\ s) \cdot (15\ m/s) \\ &= 105\ m \end{aligned}$$

Der Radsportler legt demnach in den 6 s des Beschleunigungsvorganges eine Strecke von 105 m zurück.
Allgemein kann für das Integral formuliert werden:
Das bestimmte Integral F(x) über die Funktion y(x) zwischen den Grenzen x_1 und x_2 stellt geometrisch die Fläche unter der Kurve y(x) in diesem Bereich dar. Physikalisch entspricht es einem Maß für die durch das Integral $\int y(x)dx$ definierte physikalische Größe F(x) zwischen diesen Grenzen.

Mithilfe der Integralrechnung kann damit aus einen Zusammenhang von zwei physikalischen Größen eine dritte physikalische Größe bestimmt werden, z.B. der Weg aus der Geschwindigkeits-Zeit-Funktion, die Geschwindigkeit aus der Kraft-Zeit-Funktion oder die Arbeit aus der Kraft-Weg-Funktion.

3.4 Arten von Funktionen

Wie im Kapitel 2 deutlich wurde, ist es in der Biomechanik erforderlich, die mechanischen Gesetze zu kennen und ihre Wirkungen zu interpretieren. Eine Vereinfachung stellt hierbei die Aufzeichnung von Funktionen der mechanischen Größen dar. Ein großer Teil von mechanischen Zusammenhängen lässt sich mit wenigen mathematischen Funktionen beschreiben. Es vereinfacht das Verständnis von Bewegungen, wenn man sich diese grundsätzlichen Zusammenhänge einprägt. Es folgt eine kurze Zusammenstellung dieser Funktionen mit beispielhaften Interpretationen ihrer wichtigsten Eigenschaften.

Potenzfunktionen

Die allgemeine Formel für die Potenzfunktionen ist:

$$y = a \cdot x^n$$

Für die Bedingungen in der Mechanik ist n eine positive oder negative ganze Zahl. Daraus lassen sich drei Potenzfunktionen unterscheiden:

n = 1: $y = a \cdot x + b$

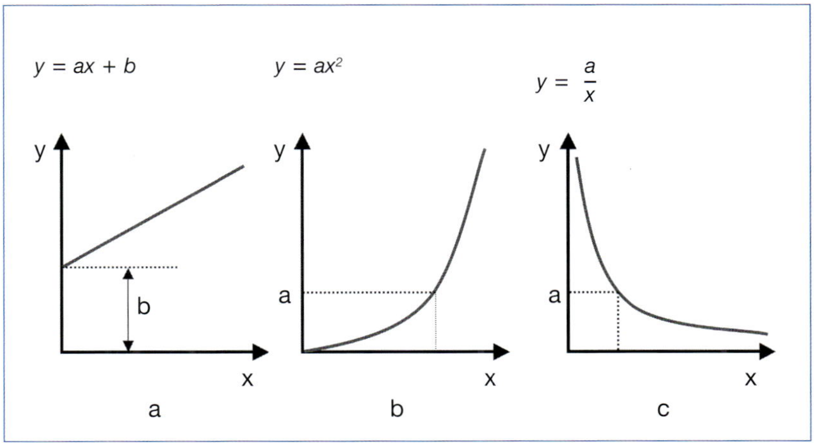

Abb. 3.5:
Grafische Darstellungen für den linearen (a), quadratischen (b) und reziproken (c) Zusammenhang zwischen zwei Größen

Dies wäre ein linearer Zusammenhang, deren Graph eine Gerade bildet (siehe Abb. 3.5 a). In dieser Formel bildet a den Anstieg gegenüber der x-Achse und b ist der Schnittpunkt mit der y-Achse.
Als Beispiele für diese Funktion wären zu nennen: die Weg-Zeit-Funktion bei einer gleichförmigen Bewegung, die Geschwindigkeits-Zeit-Funktion bei einer gleichmäßig beschleunigten Bewegung, die Spannungs-Dehnungs-Funktion eines Expanders und die Längen-Dehnungs-Funktion der thermischen Beeinflussung fester Körper.

n = 2: $y = a \cdot x^2$

Beim quadratischen Zusammenhang entsteht als Kurve eine Parabel (vgl. Abb. 3.5 b).

Als Beispiele aus der Praxis treffen darauf u.a. der zurückgelegte Weg beim freien Fall, die potenzielle Energie einer gespannten Feder und die kinetische Energie in Abhängigkeit von der Geschwindigkeit zu.

n = –1: $y = \frac{a}{x}$

In diesem Fall bestehen indirekte oder reziproke Beziehungen zwischen den Größen: Wenn eine Größe ansteigt, fällt die andere ab (vgl. Abb. 3.5 c). Das Produkt aus beiden Größen bleibt konstant.

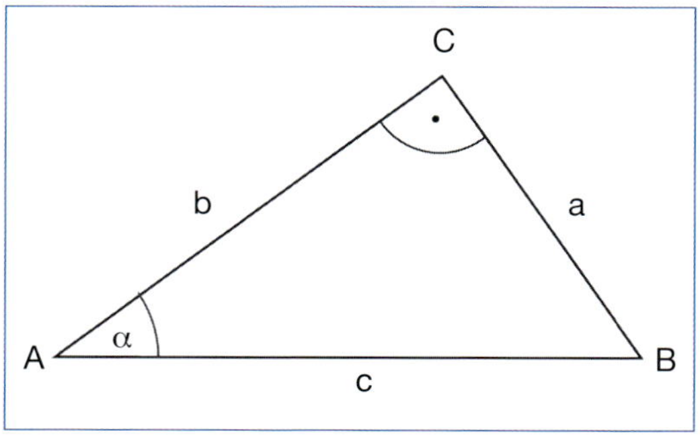

Abb. 3.6: Definition der Winkelfunktionen

Aus dem Sportbereich entsprechen dieser Funktion u.a. der Drehimpulserhaltungssatz und die Muskelleistungsgleichung.

Winkelfunktionen

Die bekannten vier Winkelfunktionen werden an einem rechwinkligen Dreieck definiert (Abb. 3.6).

Sinusfunktion: $sin\ \alpha = \frac{a}{c}$

Cosinusfunktion: $cos\ \alpha = \frac{b}{c}$

Tangensfunktion: $tan\ \alpha = \frac{a}{b}$

Cotangensfunktion: $ctg\ \alpha = \frac{b}{a}$

Wie aus den vier Funktionen zu erkennen ist, handelt es sich in allen Fällen um Streckenverhältnisse, d.h. um Zahlenwerte. In der Abbildung 3.7 sind die Funktionsverläufe für den Sinus und Cosinus dargestellt. Für beide Funktionen gilt eine Schwankungsbreite der Werte zwischen 1 und -1. Die Cosinusfunktion ist gleich der Sinusfunktion, jedoch um Pi Halbe verschoben.
Bei Berechnungen von Resultierenden in Kräfteparallelogrammen ist die Kenntnis dieser Funktionen unumgänglich.

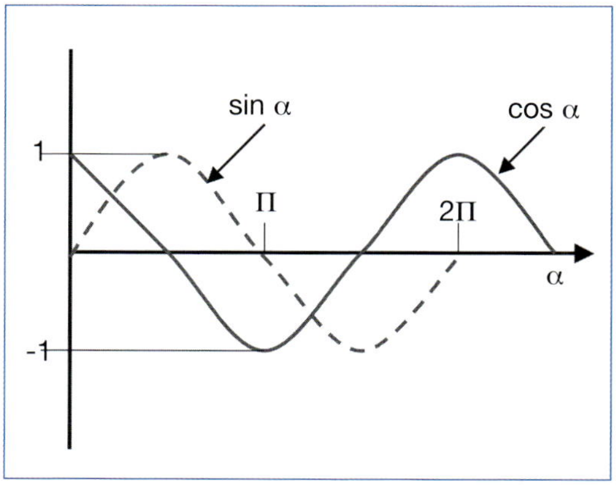

Abb. 3.7: Sinus- und Cosinusfunktion

4 Mechanische Grundlagen und Gesetze von Bewegungen des Menschen

Die Mechanik (griechisch Werkzeug) bildet ein grundlegendes Teilgebiet der Physik. In der klassischen Mechanik werden Ursachen und Wirkungen von Bewegungen unterschieden und ihr Zusammenhang beschrieben.
Im weitesten Sinne können als Grundlagen die Ursachen von Bewegungen und die Wirkungen als Bewegungsformen und -arten definiert werden. Die Zusammenhänge zwischen den Ursachen und den Wirkungen werden in mathematischer Form, den mechanischen Gesetzen, formuliert.
Bezüglich der eingangs genannten Beziehung lässt sich die Mechanik in die *Kinematik* und die *Dynamik* gliedern. Die Kinematik als die Lehre von möglichen Bewegungen erfasst diese deskriptiv, indem sie ihren Verlauf in Raum und Zeit als Geometrie der Bewegungen mathematisch formuliert.
Im Gegensatz zur Kinematik ist die Dynamik eine erklärende Wissenschaft. Sie beschreibt und definiert die wirklichen Bewegungen, die aufgrund der einwirkenden Kräfte auf Körpermassen entstehen. Die Dynamik wird formal in den Spezialfall der Statik (Lehre vom Gleichgewicht der Kräfte) und die Kinetik (Lehre von Körperbewegungen, die durch Kräfteungleichgewichte entstehen) untergliedert (vgl. Abb. 4.1).

4.1 Kinematische Grundlagen

In der Kinematik wird der kausale Zusammenhang zwischen Kräften, Kraftwirkungen und den Bewegungen von Körpern unberücksichtigt gelassen (*Hochmuth* 1987). Hier werden die verschiedenen Bewegungsformen und Bewegungsarten von Körpern mithilfe der physikalischen Größen Geschwindigkeit und Beschleunigung beschrieben, denen wiederum Weg- und Zeitinformationen (-werte) zugrunde liegen.

Bevor die kinematischen Größen und Gesetze erörtert werden, ist es erforderlich, auf einige

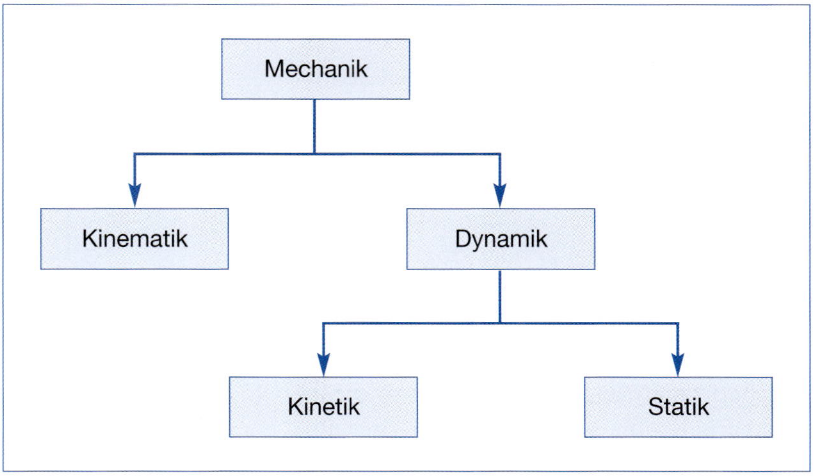

Abb. 4.1: Differenzierung der Mechanik

grundlegende Bedingungen für die Bewegungen eines materiellen Körpers hinzuweisen.

4.1.1 Bezugssysteme

Wie bereits einleitend (s. S. 29) bemerkt, ist Bewegung im mechanischen Sinne eine Ortsveränderung eines Körpers während einer bestimmten Zeitdauer. Eine solche Ortsveränderung kann nur eindeutig festgestellt werden, wenn ein Vergleich zu einem zweiten Körper hergestellt wird.

So können die Anschieber und der Bremser im Bobsport während der Fahrt, in der sie sich möglichst klein machen und keine Sicht zur Eisrinne haben, die genaue Geschwindigkeit ihres Sportgerätes nicht einschätzen. Ihnen fehlt die Information zum zurückgelegten Weg in der Zeiteinheit. Erst mit dem Blick zur Zeitmessung im Zielbereich wissen sie, wie schnell oder langsam sie waren. Dabei legen sie ihren Einschätzungen die festgelegte Wettkampfstrecke in Relation zur verbrauchten Zeit zugrunde.

Die Bilder einer mitlaufenden Kamera beim 100-m-Sprint vermitteln den Zuschauern zwar einen optischen Eindruck von der Lauftechnik und eventuell von der differenzierten Leistung der beteiligten Sportler, die Schnelligkeit der Bewegung jedoch geht weitgehend verloren. Diesen Eindruck haben die Zuschauer an der Wettkampfstrecke viel deutlicher, denn sie sehen die Laufbahn bzw. das Stadion als Bezugssystem.

Die Bedeutung eines Bezugssystems wird im alltäglichen Sportbetrieb nur sekundär bemerkt. Wer ist schneller oder langsamer, wer hat weiter geworfen, gestoßen, wer hat übertreten usw. sind berechtigte Fragestellungen. Bei der Bestimmung von Leistungen, egal auf welcher Qualifikationsebene, wird dieser Sachverhalt zum entscheidenden Kriterium. Insbesondere in der Leistungsdiagnostik, so im Leistungssport, der Rehabilitation oder in der Orthopädie, kommt man ohne Definition von Bezugssystemen nicht aus. Es müssen der Beginn, die Richtung und das Ende der Bewegung bestimmt und festgelegt werden. Im Sport bildet die Erde das entscheidende Bezugssystem. Hier werden Bezugspunkte oder -linien fixiert, so u.a. die Start- oder Ziellinien in allen Lauf-, Fahrrad- und anderen Wettbewerben, die Spielfelderlinien bei den Spielsportarten, Beckenränder beim Schwimmen u.v.m. Man geht dabei von ruhenden Bezugspunkten aus. Das stimmt nicht grundsätzlich, denn die Erde dreht sich um ihre eigene Achse und führt gleichzeitig eine Rotation um die Sonne durch. Unser gesamtes Sonnensystem bewegt sich innerhalb der Galaxis, d.h., alle Bewegungen des Menschen auf der Erde sind damit relativ.

In der Sportwissenschaft wird für die physikalisch-mechanische Bestimmung von Bewegungen, Körpern und Teilkörpern im Allgemeinen das dreidimensionale kartesische Koordinatensystem gewählt (s. Abb. 4.2). Dieses System besteht aus drei senkrecht aufeinander stehenden Achsen (x-, y- und z-Achse),

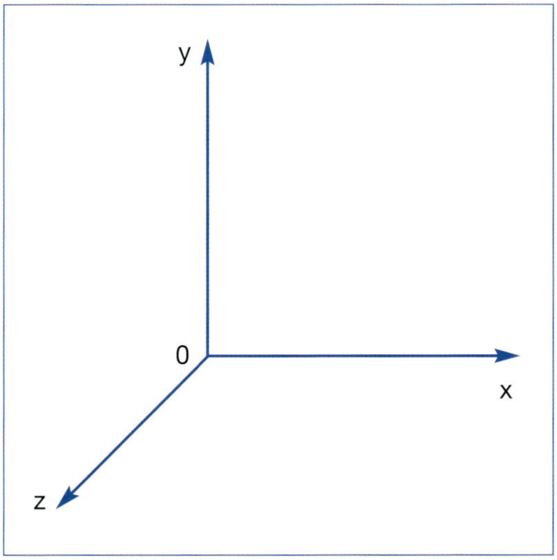

Abb. 4.2: Koordinatensystem

den Koordinatenachsen. Der Schnittpunkt der drei Koordinatenachsen wird als Koordinatennullpunkt oder Bezugspunkt bezeichnet. Mithilfe dieser Festlegungen (Bezugspunkt und Koordinatensystem) lässt sich die Lage eines Punktes, Objektes, Körpers oder Teilkörpers eindeutig im Raum definieren. Auf den drei Achsen können die Entfernungen zu einem definierten Zeitpunkt der Bewegung zum Bezugspunkt gemessen werden. Weiterhin werden damit auch Veränderungen in der Lage, d.h. Bewegungen, in Richtung und Betrag sichtbar und bestimmt.

Hochmuth (1987, S. 16) schlägt folgende Zuordnung der Koordinaten- bzw. Bezugsachsen bei sportlichen Bewegungen vor:

- Horizontal- oder x-Achse in der Hauptbewegungsrichtung und parallel zur Erdoberfläche,
- Vertikal- oder y-Achse in Richtung der Erdanziehung, damit senkrecht zur Erdoberfläche,
- Quer- oder z-Achse quer zur Hauptbewegungsrichtung und parallel zur Erdoberfläche.

Für Bewegungsanalysen im Sport wären beispielhaft folgende Bezugspunkte denkbar:

Startlinie	→ Sprintläufe
Beckenrand/ Startblockkante	→ Schwimmen
Sprungbalken	→ Weitsprung
Reckstange	→ Turnen
Dolle	→ Rudern
Netzkanten	→ Tennis/Volleyball

Die Wahl des Bezugspunktes verbunden mit der zu beobachtenden Bewegung kann auch zu negativen Achsenwerten führen (siehe Abb. 4.3).

Um jedoch eine Bewegung eines Körpers nicht nur in Bezug zum Raum zu beschreiben, ist eine zeitliche Zuordnung erforderlich. Im Sport werden die Zeiten in all den Disziplinen, die ihre Leistung in einer Minimierung der Zeit für eine definierte Strecke bestimmen, vom Start der Sportler bis zur überquerten Ziellinie erfasst. Damit wird neben den abgemessenen Wettkampfstrecken (z.B. 100, 200, 400, 1500 m in der Leichtathletik) die Zeit als zweite bedeutsame kinematische Bezugsgröße bestimmt.

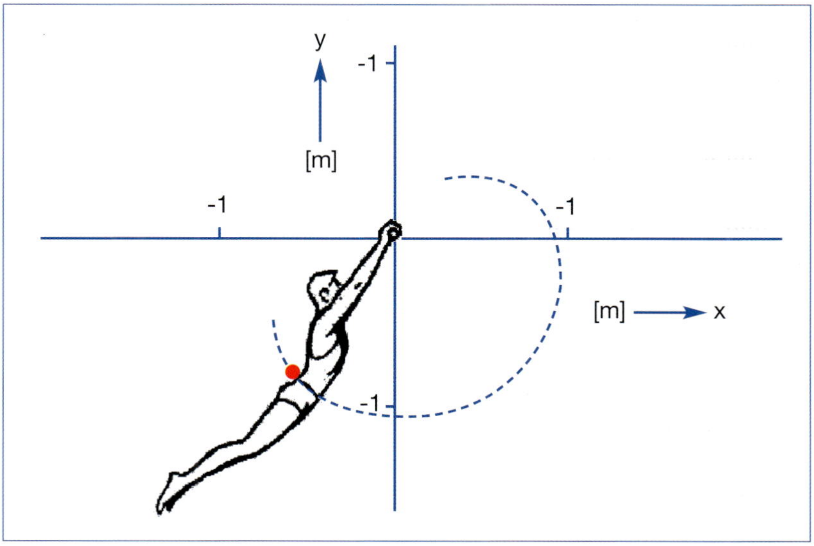

Abb. 4.3:
Bezugspunkt und Koordinatensystem beim Reckturnen

Merke

- Mithilfe kinematischer Grundlagen und Gesetze werden Bewegungen qualitativ und quantitativ beschrieben, ohne dabei die Ursachen für die konkrete Bewegung zu berücksichtigen.
- Alle Bewegungen des Menschen, aber auch anderer Objekte, sind relativ. Zur genauen Wertung und Beschreibung sind Bezugssysteme erforderlich.
- Bei sportlichen Bewegungen sind je nach Aufgabenstellung drei-, zwei- oder eindimensionale Analysen notwendig.
- Weg- und Zeitmessungen bilden die grundlegenden Voraussetzungen für eine kinematische Beschreibung.

4.1.2 Bewegungsformen

Betrachten wir beispielhaft verschiedene sportliche Bewegungen, u.a. einen 100-m-Sprintlauf, einen Hüftumschwung oder eine Rolle am Boden, so erkennen wir jeweils Ortsveränderungen von Körperteilen oder des gesamten Körpers. Dieser Sachverhalt bildet eine grundlegende Gemeinsamkeit, die sich hinsichtlich ihres geometrischen (räumlichen) Bezuges unterteilen lässt.

Konzentrieren wir uns bei der Beobachtung des 100-m-Laufes auf den Körperschwerpunkt des Läufers, so bewegt sich dieser annähernd geradlinig horizontal vom Start bis ins Ziel. Diese Bewegung wird als *Translation* bezeichnet.

Demgegenüber bewegen sich der Kopf und alle anderen Körperteile beim Hüftumschwung nach der Aushol- und Anschwungbewegung auf nahezu konzentrischen Kreisen um die Reckstange. Diese Bewegungen werden *Rotationen* (Drehbewegungen) genannt. Für das letztgenannte Beispiel, die Rolle vorwärts, wird eine Kombination oder Überlagerung (*Bäumler* und *Schneider* 1981, S. 26) von Translation und Rotation beschrieben. Der Körper legt einen horizontalen Weg vom Beginn bis zum Ende der Bewegung zurück und dreht sich gleichzeitig um eine Achse.

Schaut man jedoch genauer auf die Bewegungen von Sportlern, so muss konstatiert werden, dass bei fast allen Bewegungen Rotationen bzw. Teilrotationen in den beteiligten Gelenken die Grundlage bilden. Die translatorischen Bewegungen bei einer Kniebeuge,

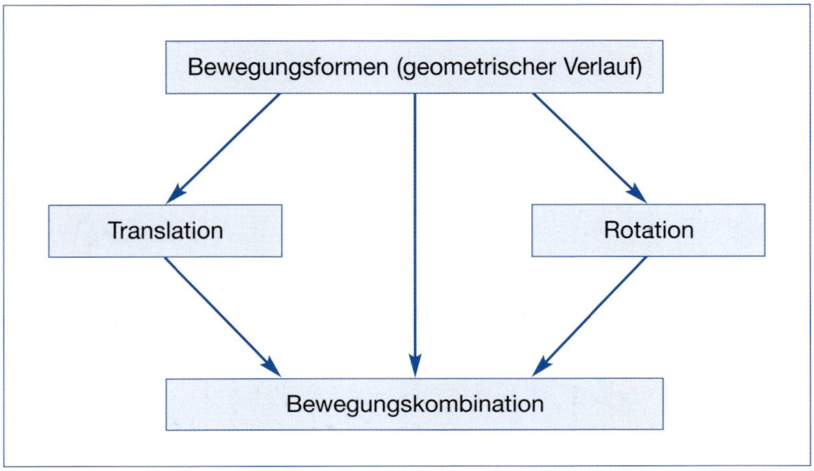

Abb. 4.4: Kinematische Charakteristik von Bewegungen I

einem Klimmzug oder beim Schwimmen entstehen nur als Ergebnis der Addition dieser Drehbewegungen in den beteiligten Gelenken der Extremitäten.
Weiterhin ist zu berücksichtigen, dass selbst bei einer geradlinig erscheinenden Bewegung wie dem 100-m-Lauf keine hundertprozentige Geradlinigkeit für einzelne Körperteile festgestellt werden kann. Bei einer differenzierten Bewegungsanalyse würden für den Kopf, aber auch für den Körperschwerpunkt Schwankungen sowohl in der Horizontalen und Vertikalen als auch nach der linken und rechten Seite aufgezeichnet werden.
Es existieren im Sport nur wenige Ausnahmen, in denen sich der Köper oder Teile des Körpers rein translatorisch bewegen. Ein gestelltes Beispiel wäre das Gleiten beim Eiskunstlaufen oder Skilaufen, ohne dabei die Körperhaltung zu ändern. Alle Körperteile müssen sich auf parallelen Bahnen geradlinig bewegen.

4.1.3 Bewegungsarten

Im Zusammenhang mit der kinematischen Betrachtung von Bewegungen sind weitere Differenzierungen notwendig. So sind aus dem Sportunterricht z.B. die Beschreibungen eines Weitsprunganlaufes als ein Steigerungslauf, der Endspurt in den Mittel- oder Langstreckendisziplinen der Leichtathletik oder eine möglichst gleichförmige Bewegung im Grundlagenausdauertraining bekannt. Mit diesen Beschreibungen wird auf ein weiteres Unterscheidungskriterium hingewiesen: das der zeitlichen Struktur bzw. der Bewegungsarten.
Körper können ihre Geschwindigkeit (v) im Verlaufe der Zeit beibehalten oder sie verändern. Diese zwei Möglichkeiten werden als gleichförmig (v = konstant, also unveränderlich) bzw. ungleichförmig (v kann ansteigen oder abfallen) charakterisiert. Die entscheidende Ursache für beide Fälle bildet die Beschleunigung (a).
Im ersten Fall der gleichförmigen Bewegung ist sie gleich null, es existiert also keine Beschleunigung. Im zweiten Fall (der noch weiter zu gliedern ist) wirken Beschleunigungen, die auf die Geschwindigkeit eine positive (sie steigt an) oder eine negative (die Geschwindigkeit wird kleiner) Wirkung haben können. Man bezeichnet die positive Wirkung als Beschleunigung und die negative Wirkung als Verzögerung oder Abbremsen.
Aus mechanischer Sicht werden beide Fälle den Beschleunigungen zugerechnet. Einmal wirkt der Vektor der Beschleunigung in gleicher Richtung wie der Geschwindigkeitsvektor und führt somit zum Ansteigen der Geschwindigkeit: Der Körper wird schneller wie im Beispiel 1 der Abbildung 4.5.
Im zweiten Fall richtet sich der Vektor der Beschleunigung gegen den Geschwindigkeitsvektor und verkleinert somit den Geschwindigkeitsbetrag: Der Körper wird abgebremst (Abb. 4.5, Beispiel 2).

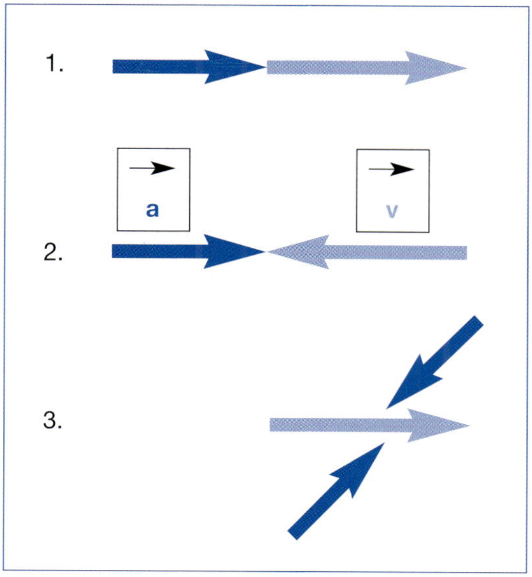

Abb. 4.5: Vektoren a und v

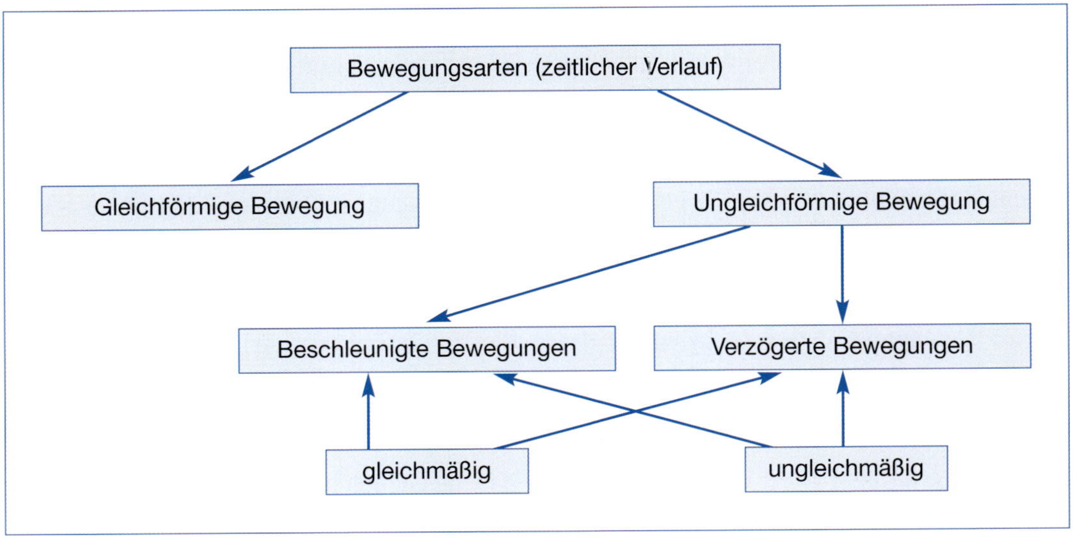

Abb. 4.6: Kinematische Charakteristik von Bewegungen II

In der Praxis können Bedingungen eintreten, bei denen der Beschleunigungsvektor eine andere Richtung hat als der Geschwindigkeitsvektor (siehe Abb. 4.5, Beispiel 3). Hier muss – entsprechend der Vektorrechnung – die auf die Geschwindigkeit wirkende Komponente der Beschleunigung bestimmt werden. Diese führt je nach Richtung zu einem Anstieg oder zum Absinken der Geschwindigkeit. Danach bleibt ein Betrag übrig, der genau senkrecht auf dem Geschwindigkeitsvektor wirkt. Dieser Anteil führt unter bestimmten Bedingungen zu einer Richtungsänderung des Körpers (siehe Abb. 4.5).

Die Beschleunigung bzw. Verzögerung gliedert sich weiter in eine gleichmäßig und eine ungleichmäßig beschleunigte bzw. verzögerte Bewegung. Bei einer gleichmäßig beschleunigten bzw. verzögerten Bewegung ist der Betrag der Beschleunigung während der gesamten Zeitdauer der Beschleunigungswirkung konstant. Dieser Fall tritt insbesondere beim Wirken der Erdbeschleunigung ($g = 9{,}81\ ms^{-2}$) auf einen Körper während der Flugphase ein.

Ein repräsentatives Beispiel hierfür ist der Hochsprung. Betrachten wir die vertikale Bewegung des Springers nach dem Absprung, so erfährt der Körper bis zur Lattenüberquerung durch die Erdbeschleunigung solange eine gleichmäßige Verzögerung, bis die Geschwindigkeit auf null absinkt. Nach der Lattenüberquerung wird die Geschwindigkeit des Körpers wieder größer und erreicht bei der Landung auf den Matten ihren höchsten Wert.

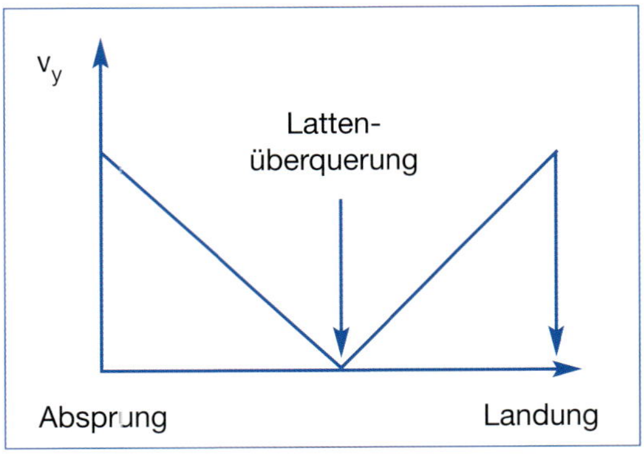

Abb. 4.7: Schematisierter vertikaler Geschwindigkeits-Zeit-Verlauf des Körperschwerpunktes beim Hochsprung vom Absprung bis zur Landung

Der Abfall bzw. der Anstieg der Geschwindigkeit erfolgt kontinuierlich. In gleichen Zeiteinheiten nimmt die Geschwindigkeit mit gleichen Beträgen zu. Der Anstieg der Geschwindigkeits-Zeit-Funktion bleibt im gesamten Zeitabschnitt gleich groß.
Im Sport wird dieses Beispiel zu den Ausnahmen gerechnet, denn bei der Mehrzahl der Bewegungen ist die wirkende Beschleunigung nicht konstant, sondern verändert sich während des Beschleunigungszeitraumes. Wenn die Muskulatur des Menschen eingesetzt wird, muss mit ansteigenden und abfallenden, auf relativ kurzfristige Zeitspannen begrenzten Beschleunigungen gerechnet werden.

Merke

- Bewegungen im Sport lassen sich jeweils in den Dimensionen der Form und der Zeit weiter differenzieren.
- Die geometrische (Form-)Gliederung ergibt die geradlinigen (translatorischen), die drehenden (rotatorischen) und die kombinierten bzw. überlagerten Bewegungen.
- Aus der zeitlichen Perspektive werden gleichförmige und ungleichförmige Bewegungen unterteilt, wobei sich die letztgenannten in gleichmäßig und ungleichmäßig beschleunigte und verzögerte gliedern lassen.
- Die »normale« Bewegung, ohne beeinflussende Komponenten, ist die geradlinige gleichförmige Bewegung eines Körpers. Alle davon abweichenden Bewegungsformen und -arten entstehen nur, wenn auf den bewegenden Körper andere Körper Einfluss nehmen.
- Bewegungen von Sportlern und Sportgeräten sind überwiegend ungleichförmig.

4.1.4 Kinematische Gesetze bei Translation und Rotation

Translation

Aus der Sportpraxis oder auch aus Übertragungen von Sportveranstaltungen im Fernsehen sind Begriffe wie Startgeschwindigkeit, Absprung-, Abwurf-, Schussgeschwindigkeit oder Durchschnittsgeschwindigkeit bekannt. Allgemein ist die Geschwindigkeit eines Körpers ein Raum-Zeit-Maß. Für eine genaue Beschreibung von Bewegungen im Sport werden zwei Varianten unterschieden. So ist zum einen die Information zur Geschwindigkeit zu einem bestimmten diskreten Zeitpunkt von Interesse, z.B. die Geschwindigkeit beim Absprung vom Schanzentisch beim Skispringen, am Absprungbalken beim Weitsprung oder des Sportgerätes im Moment nach dem Abwurf oder Abschuss (Handball, Tennis, Fußball).

Andere wichtige Informationen in Bezug zur Geschwindigkeit sind die Durchschnittsgeschwindigkeiten in den vorwiegend ausdauerorientierten Disziplinen. Um die vorhanden energetischen Ressourcen effektiv zu nutzen, sollte die Geschwindigkeit nicht schwanken, d.h., sie sollte gleichförmig sein. Alle Teilabschnitte müssten in gleichen Zeiten absolviert werden.

Für den ersten Fall wird die Geschwindigkeit über das Differential bestimmt.

$$\vec{v} = \lim_{\Delta t \to 0} \frac{\Delta \vec{s}}{\Delta t} = \frac{d\vec{s}}{dt} \quad (\mathrm{ms}^{-1})$$

Der Zeitanteil wird also gegen null verschoben und dazu die Wegdifferenz ins Verhältnis gesetzt. Diese Prozedur setzt voraus, dass man den Weg-Zeit-Verlauf der Bewegung als analytische Funktion s = f(t) darstellen kann.

Diese Voraussetzung ist im Sport oftmals nicht gegeben.
Mithilfe von biomechanischen Untersuchungsmethoden (High-speed-Kameras) können kleine Zeitintervalle bestimmt werden. Es können aber auch Lichtschranken eingesetzt werden, die einen definierten kleinen Wegabstand (unter 1 m) haben, um die Zeit zu messen.

$$\vec{v} = \frac{\Delta\vec{s}}{\Delta t} = \frac{(s_2 - s_1)}{(t_2 - t_1)} \qquad (ms^{-1})$$

Diese Gleichung wird auch benutzt, um mittlere oder Durchschnittsgeschwindigkeiten für definierte Wegabschnitte, so u.a. für Rundenzeiten oder Laufabschnitte und Schwimmbahnen (50 m oder 25 m), zu bestimmen. Hierbei werden deutlich längere Wegstrecken zu der benötigten Zeit ins Verhältnis gestellt. Der so ermittelte Geschwindigkeitsbetrag gibt aber keine Auskunft über das Geschwindigkeitsverhalten des Sportlers innerhalb dieser Streckenabschnitte. Um die Geschwindigkeit genau zu kontrollieren, müssen Geschwindigkeitsmesser in Form von Tachometern benutzt werden. Im Motorrennsport gehören diese Systeme zur Grundausstattung, aber auch im Ruder- und Kanurennsport werden Impeller-Systeme zur Ermittlung der Momentangeschwindigkeit eingesetzt.
Für das Training sind Informationen zur Bewegungsgeschwindigkeit unerlässlich. Im Wettkampf fließen jedoch taktische Konzepte in die Überlegungen der Sportler mit ein, so dass die aktuelle Geschwindigkeit in den Hintergrund rückt.

Neben der Geschwindigkeit wird zur kinematischen Charakterisierung einer Bewegung die Beschleunigung herangezogen. Wie bei der Geschwindigkeit bereits beschrieben, muss die Beschleunigung ebenfalls in eine Momentan- und eine Durchschnittsbeschleunigung unterteilt werden.

$$\vec{a} = \frac{\Delta\vec{v}}{\Delta t} \qquad (ms^{-2})$$

$$\vec{a}(t_0) = \lim_{t \to t_0} \frac{\vec{v}(t) - \vec{v}(t_0)}{t - t_0} = \left(\frac{d\vec{v}}{dt}\right) \qquad (ms^{-2})$$

Die Beschleunigung ($\vec{a}$) einer Bewegung ist bestimmt durch den Quotienten einer Geschwindigkeitsdifferenz ($\Delta\vec{v}$) und einer Zeitdifferenz (Δt).

Rotation

Im Sport sind Rotationen der Sportler um feste Achsen (wie Reckstange und Barrenholme) sowie Rotationen um fiktive, durch den Körperschwerpunkt verlaufende Achsen (z.B. bei Saltos oder Schrauben) zu unterscheiden.
Daneben müssen die Rotationen oder Teilrotationen der oberen und unteren Extremitäten in den Gelenken beachtet werden (siehe Abb. 4.8). In den Gelenken werden mit wenigen Ausnahmen (bei Bewegungen im Kniegelenk

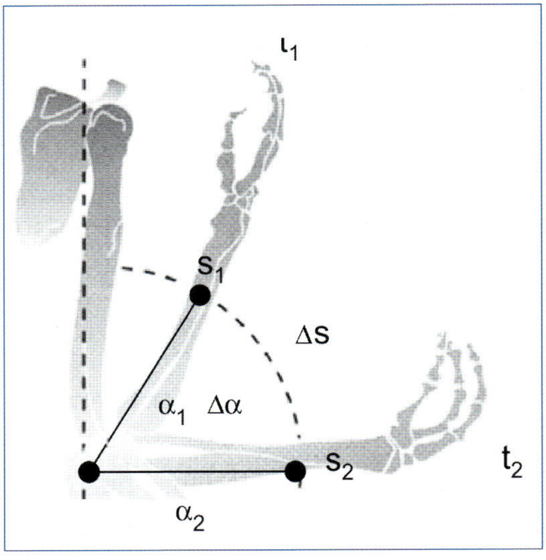

Abb. 4.8: Rotation des Unterarmes im Ellenbogengelenk

spricht man vom Roll-Gleit-Mechanismus, da bei einer Kniebeugung zuerst eine Rotation einsetzt, die durch die Kreuzbänder gestoppt wird, und der Femurkopf anschließend über der Tibia weitergleitet) Drehbewegungen durch die Muskelkontraktion erzeugt. Erst die Summe mehrerer Gelenkdrehbewegungen macht es möglich, dass sich der Gesamtkörper geradlinig bewegen kann (vgl. Abb. 4.9). Ähnlich wie bei der Translation können die Rotationen durch die kinematischen Charakteristika Weg, Zeit, Geschwindigkeit und Beschleunigung definiert werden. Eine Besonderheit gibt es jedoch: Der Winkel φ muss als weitere kinematische Größe beachtet werden. Um sich auf die Drehbewegungen zu orientieren, wird die Geschwindigkeit als Winkelgeschwindigkeit (ω) und die Beschleunigung als Winkelbeschleunigung (α) definiert.

$$\vec{\omega}(t_0) = \lim_{\Delta t \to 0} \frac{\Delta\varphi}{\Delta t} = \frac{d\varphi}{dt} \qquad (°s^{-1})$$

$$\vec{\omega}_m = \frac{\varphi_2 - \varphi_1}{t_2 - t_1} = \frac{\Delta\varphi}{\Delta t} \qquad (°s^{-1})$$

In Bezug auf die Geschwindigkeit eines rotierenden Körpers unterscheidet man neben der Winkelgeschwindigkeit die Umfangs- oder Bahngeschwindigkeit u.

$$\vec{u}_m = \frac{s_2 - s_1}{t_2 - t_1} = \frac{\Delta s}{\Delta t} \qquad (ms^{-1})$$

Die verschiedenen Bahnen der einzelnen Körperpunkte eines rotierenden Körperteils ergeben bei gleicher Winkelgeschwindigkeit unterschiedliche Bahngeschwindigkeiten. Je weiter der Punkt von der Drehachse entfernt ist, desto höher ist die Bahngeschwindigkeit. Dieser Sachverhalt kann mit der folgenden Gleichung mathematisch begründet werden:

$$u = r \cdot \omega$$

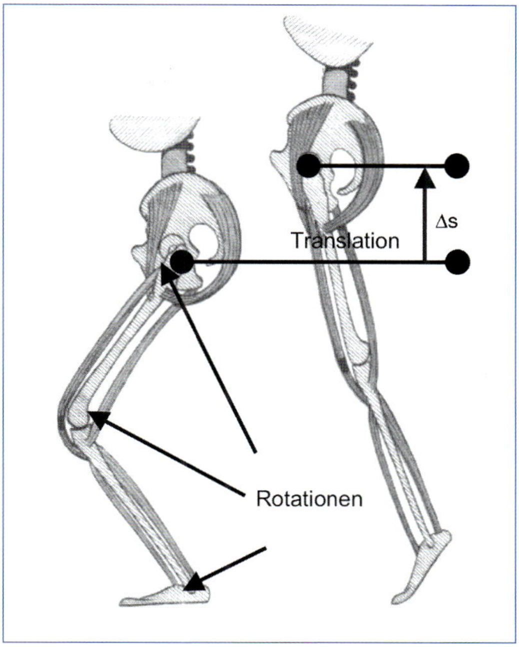

Abb. 4.9: Strecksprung als Translation des Hüftgelenkpunktes durch Summe der Teilrotationen des Sprung-, Knie- und Hüftgelenkes

Dieser gesetzmäßige Zusammenhang wird erst bei der Betrachtung von rotierenden Massen in der Dynamik relevant. Körpermassen, die weiter von der Drehachse entfernt sind, besitzen eine größere kinetische Energie, da die Geschwindigkeit im Quadrat in die Energieformel eingeht (siehe Abschnitt 4.2.3)

4.1.5 Kinematische Gesetze für Fall- und Wurfbewegungen

Im Sport ist eine Reihe von Situationen bekannt, in denen Sportler oder Sportgeräte sich im Fallen oder in einer Flugphase befinden. Abgänge von den Sportgeräten Reck, Barren, Ringe, aber auch das Turmspringen und Fallschirmspringen können als Fallbewegungen gekennzeichnet werden. Sprünge in der Leichtathletik oder im Gerätturnen haben eine oder sogar zwei Flugphasen. Die Sportge-

räte Kugel, Diskus, Speer und Bälle fliegen nach dem Abwurf.
In den anschließenden Erörterungen werden die Körper als Massepunkte und der Luftwiderstand als nicht vorhanden betrachtet. Diese Einschränkungen entsprechen nicht den im Sport vorhandenen Bedingungen, sind aber für das Verständnis hilfreich.

Der freie Fall

Beim freien Fall wirkt die konstante Erdbeschleunigung von g = 9,81 ms^{-2}. Damit sind diese Bewegungen gleichmäßig beschleunigte Bewegungen. Körper, die sich im freien Fall befinden, werden demnach kontinuierlich immer schneller. So steigt beispielsweise die Eintauchgeschwindigkeit beim Wasserspringen mit der Höhe des Absprunges von 1 m über 3 m bis 10 m.

Beim Fall aus der Ruhe können die kinematischen Parameter nach folgenden Formeln berechnet werden:

Fallhöhe: $s = \frac{1}{2} g \cdot t^2$ (m)

Fallgeschwindigkeit: $v = g \cdot t$ (ms^{-1})

oder $v = \sqrt{2 \cdot g \cdot s}$ (ms^{-1})

Fallzeit: $t = \sqrt{\frac{2s}{g}}$ (s)

Der senkrechte Wurf oder Sprung nach oben

Obwohl die kinematische Bezeichnung als »Wurf« festgelegt wurde, unterliegen auch die senkrechten Sprünge, wie z.B. der Angriffsschlag, der Sprung zum Block aus dem Stand beim Volleyball oder der Sprungwurf beim Basketball, den nachfolgend dargestellten Gesetzen. Auch bei diesen Bewegungen handelt es sich um gleichmäßig beschleunigte Bewegungen (siehe S. 34). Sie bestehen jedoch aus zwei Abschnitten: der Steigphase bis zum Umkehrpunkt (v = 0) und dem anschließenden freien Fall. Der erste Abschnitt ist eine gleichmäßig verzögerte und der zweite eine gleichmäßig beschleunigte Bewegung.

Es gelten folgende Berechnungsformeln:

Flughöhe: $s_{max} = \frac{v_0^2}{2g}$ (m)

(v_0 entspricht der Absprunggeschwindigkeit)

Steigzeit bis zum Umkehrpunkt:

$t_s = \frac{v_0}{g}$ (t)

Flugzeit: $t = \frac{2v_0}{g}$ (t)

Der schräge Wurf

Der schräge Wurf ist eine überlagerte Bewegung. Sie setzt sich zusammen aus einer Translation in horizontaler Richtung und einer Bewegung, die dem senkrechten Wurf entspricht. Größe und Richtung des Vektors der Abwurfgeschwindigkeit ergeben sich aus den Beträgen der vertikalen und horizontalen Vektoren (siehe Abb. 4.10).
Der schräge Wurf ist die im Sport am häufigsten auftretende kinematische Bewegungsform. In seiner klassischen Form erkennt man ihn beim Kugelstoßen oder Weitspringen. Aber auch bei jedem Laufschritt und anderen Sprüngen folgt der Körperschwerpunkt der Flugkurve des schrägen Wurfes.
Die Flugkurven entsprechen weitgehend einer Parabel, wenn der Luftwiderstand nicht berücksichtigt wird. Die Form der Flugparabel wird maßgeblich durch den *Abwurfwinkel* α_0 und *Abfluggeschwindigkeit* v_0 bestimmt. Befinden sich die Abflughöhe und

die Landehöhe nicht auf einer Ebene, wie das bei dem überwiegenden Teil der sportlichen Wurf-, Stoß- und Sprungbewegungen der Fall ist, hat die Abflughöhe ebenfalls Einfluss.
Aus der Sicht der Sportpraxis haben die beiden Parameter Flughöhe und -weite einen besonderen Stellenwert. Sie können bei Kenntnis der Abfluggeschwindigkeit und des Abflugwinkels durch folgende Formeln berechnet werden:

Flughöhe: $$s_H = \frac{v_0^2 \cdot sin^2\, \alpha_0}{2g} \text{ (m)}$$

Flugweite: $$s_w = \frac{v_0^2 \cdot sin\, 2\alpha_0}{g} \text{ (m)}$$

Aus beiden Formeln wird deutlich, dass neben den Abfluggeschwindigkeiten auch der Abflugwinkel die Flughöhe sowie die Flugweite determiniert. Die maximale Höhe wird bei einem Winkel von 90° und die maximale Weite bei einem Winkel von 45° erreicht. Diese Aussage gilt aber nur dann, wenn die Abflughöhe und die Landehöhe auf gleicher horizontaler Ebene liegen. Im Kapitel 7.4 werden die konkreten Bedingungen für Flugbewegungen vorgestellt, bei denen eine Abflughöhe vorhanden ist.

Merke

- Die Geschwindigkeit wird als Quotient aus einer Weg- bzw. einer Winkeldifferenz und einer Zeitdifferenz berechnet.
- Die Beschleunigung ist der Quotient aus einer Geschwindigkeitsdifferenz und einer Zeitdifferenz.
- Geschwindigkeit und Beschleunigung sind vektorielle Größen.
- Man muss eine mittlere Geschwindigkeit/Beschleunigung (auch Durchschnittsgeschwindigkeit/-beschleunigung) von einer Momentangeschwindigkeit/-beschleunigung unterscheiden.
- Bei Drehbewegungen haben alle Punkte eines Körpers die gleiche Winkelgeschwindigkeit, aber unterschiedliche Umfangs- oder Bahngeschwindigkeiten. Je weiter der beobachtete Punkt von der Drehachse entfernt ist, je höher ist seine Umfangsgeschwindigkeit.

Kontrollfragen

1. Begründen Sie, warum alle Bewegungen des Menschen relativ sind!
2. Beschreiben Sie drei Bezugssysteme zur Charakterisierung von Bewegungen in verschiedenen Sportarten!

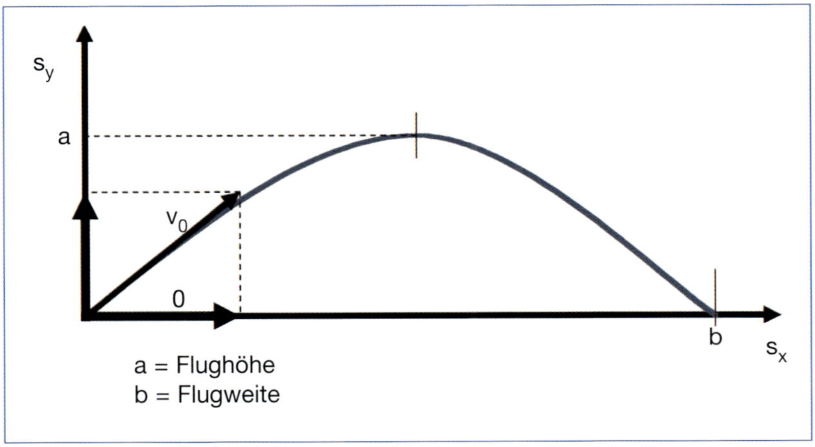

Abb. 4.10:
Ortskurve des schrägen Wurfes

3. Nennen Sie den Unterschied zwischen gleichförmigen und ungleichförmigen Bewegungen.
4. Begründen Sie, warum Drehbewegungen von Körpern »Zwangsbewegungen« sind.
5. Begründen Sie, warum sportliche Bewegungen überwiegend ungleichmäßig beschleunigte/verzögerte Bewegungen sind.
6. Nennen Sie Beispiele aus der Sportpraxis, bei denen man annähernd von einer Gleichförmigkeit sprechen kann!
7. Welchen Weg legt ein Athlet zurück, der 20 Minuten auf einem Laufband trainiert, das mit einer Bandgeschwindigkeit von 8,5 km pro Stunde eingestellt ist?
8. Berechnen Sie den Vorsprung in Metern, den der Weltrekordler im 100-m-Sprint (WR 9,87 s) bei einem Wettkampf gegen Sie erreichen würde! Sie gehen davon aus, dass der Weltrekordler diesen Rekord einstellt.
9. Bei welchen Bewegungen können Sie von einer negativen Beschleunigung ausgehen? Nennen Sie mindestens drei Beispiele und zeichnen Sie das verallgemeinerte Geschwindigkeits-Zeit-Diagramm!
10. Welche Zeit benötigt ein Stabhochspringer vom Überqueren der Latte bei 6,10 m bis zur Landung auf der Matte (diese ist gegenüber der Absprungstelle um 60 cm erhöht)?
11. Erklären Sie den Zusammenhang von Bahn- und Winkelgeschwindigkeit bei Drehbewegungen! Nutzen Sie dazu das Beispiel eines Hüftumschwunges am Stützreck.
12. Berechnen Sie die Fallzeit und die Eintauchgeschwindigkeit für einen Turmspringer, der vom 10-m-Turm einen Abfaller springt!
13. Berechnen Sie die Sprungweite einer Schülerin, die mit einer Absprunggeschwindigkeit von 5,5 ms-1 und einem Absprungwinkel von 18° abspringt. Die Absprunghöhe soll 0 betragen.
14. Erklären Sie den schrägen Wurf als eine zusammengesetzte Bewegung und charakterisieren Sie die horizontale und vertikale Geschwindigkeit!
15. Begründen Sie, warum ein Hochspringer bei einen Absprungwinkel von 90° keinen Erfolg erzielen kann!

4.2 Grundlagen der Dynamik

Vereinfacht kann die Dynamik als die Lehre von den wirkenden Kräften bezeichnet werden. Wir haben im vorherigen Kapitel die Bewegungen definiert. Jede Bewegung bedarf einer Kraft als Ursache.

4.2.1 Kräfte als Ursache von Bewegungen

Der Kraftbegriff ist von grundlegender Bedeutung für die Beschreibung von Bewegungen. Es werden in der Ursache-Wirkungs-Beziehung zwei grundlegende Wirkungen der Kraft unterschieden:

- die *verformende* und
- die *beschleunigende* Wirkung.

Die beschleunigende Wirkung kann nochmals in zwei Richtungen unterteilt werden.

So führen *beschleunigende Kraftwirkungen* zur Veränderung der Geschwindigkeit (Zunahme oder Reduzierung) oder zu einer Richtungsänderung.

Die *verformende Wirkung* ist besonders eindrucksvoll im Zustand der Ruhe (statische Bedingung) zu erkennen, wenn zwei oder

mehrere Körper aufeinander wirken.[1] Es entstehen Spannungen und Deformationen.
Spannungen sind nicht direkt visuell wahrnehmbar. Sie werden erst deutlich bei der Auflösung dieses Gleichgewichtszustandes der Kräfte. Ein Beispiel dafür bildet ein gespannter Bogen während des Zielvorganges beim Bogenschießen.
Deformationen sind mehr oder weniger deutlich bei der Wechselwirkung von Körpern erkennbar, z.B. das Durchbiegen der Barrenholme beim Handstand eines Turners auf dem Parallelbarren.
Sind Körper frei beweglich, so führen einwirkende Kräfte zu einer Bewegungsänderung. Hierbei sind zwei Varianten zu differenzieren (vgl. Abb. 4.11).
Ist die Wirkungslinie der Kraft genau auf den Körperschwerpunkt gerichtet (Abb. 4.11 F1 und F4), wird sich der Körper geradlinig (translatorisch) bewegen.
Trifft die Kraft jedoch außerhalb des Körperschwerpunktes auf den Körper, ist eine wesentliche Bedingung für die Erzeugung einer Drehbewegung gegeben, die als Drehmoment bezeichnet wird. Es kann dann eine Rotation des Körpers eintreten (F2 und F3), die Winkelgeschwindigkeit vergrößert oder verkleinert sich. Weitere Ausführungen zum »Sonderfall« der Drehbewegungen werden im Abschnitt 4.2.4 beschrieben.
Grundsätzlich ist zu konstatieren, dass bei Veränderungen des Bewegungszustandes von Körpern immer das Wirken von mindestens einer Kraft (mit entsprechender Gegenkraft) vorliegt.
Im Sport ist der Körper des Sportlers Gegenstand der analytischen Betrachtungen. In der

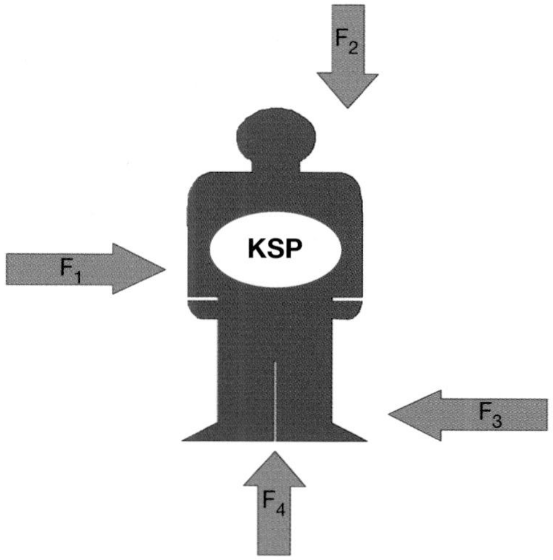

Körper ist frei beweglich:
F1- und F4-Wirkungen führen zu Translationen
F2- und F3-Wirkungen führen zu Rotationen

Abb. 4.11: Kräfte und ihre Wirkungen

Wechselwirkung mit seiner Umwelt und den unterschiedlichen Sportgeräten ist eine Reihe von Kräften zu berücksichtigen. Generell werden die wirkenden Kräfte in zwei Gruppen differenziert:

1. die äußeren Kräfte
2. die inneren Kräfte

Als *äußere Kräfte* sind die Kräfte zusammengefasst, die von außen auf den Körper des Sportlers wirken. Sie können sowohl eine positive – die Bewegung unterstützende – als auch eine negative – die Bewegung behindernde – Wirkung aufweisen.

Innere Kräfte entstehen im Körper des Athleten. In dieser Gruppe nimmt die Muskelzugkraft eine dominierende Position ein.
Einige Kräfte treten sowohl als äußere wie auch als innere Kräfte auf. Dazu zählen u.a. die Reibungskraft und die Trägheitskraft.

[1] Selbstverständlich können die Verformungen und Spannungen durch Kraftwirkungen auch bei Bewegungen von Körpern auftreten, so z.B. das Durchbiegen der Skull oder Riemen beim Rudern während des Durchzuges oder des Stabes beim Stabhochsprung.

Die äußeren Kräfte

- *Widerstandskräfte* der Luft und des Wassers: Sie werden als Flächenkräfte bei Bewegungen des Sportlers in Luft und im Wasser wirksam. Diese Kräfte sind von einer Reihe von Faktoren abhängig. Dazu zählen die Anströmfläche, der Widerstandsbeiwert (c_w-Wert), die Dichte des Mediums und die Strömungsgeschwindigkeit (bei sportlichen Aktivitäten ist es vorwiegend die Bewegungsgeschwindigkeit)[2].
- *Reibungskräfte* entstehen immer dann, wenn zwei Körper sich berühren, eine gemeinsame Kontaktfläche haben und dabei Bewegungen entstehen.[3] Physikalisch betrachtet sind es hemmende Kräfte, die der Bewegung entgegengesetzt sind und stets parallel zur Berührungsfläche wirken. Es können drei Formen von Reibungen auftreten: die *Haft-*, die *Gleit-* und die *Rollreibung*. Die Stärke nimmt in der aufgezählten Reihenfolge ab.
  Im Sport gibt es zwei gegensätzliche Tendenzen, um die Ausprägung dieser Kräfte zu beeinflussen. Zum einen wird die Haftreibung gesteigert, z.B. durch Spikes in der Leichtathletik, die Stollen der Schuhe beim Fußball oder das Harz für die Hände beim Handball. Zum anderen soll die Gleit- und Rollreibung minimiert werden, z.B. durch das Wachsen der Skier und Snowboards, das Ölen von Rolllagern beim Rudern, Radfahren usw. Es gibt aber auch Beispiele, bei denen beide Tendenzen gleichzeitig zu beachten sind, so z.B. bei der Diagonaltechnik im Skilanglauf oder beim Gerätturnen an Reck, Barren oder Ringen. Hier sind Phasen der Bewegung vorhanden, die eine optimale Haftreibung voraussetzen, und Phasen, die eine möglichst geringe Gleitreibung verlangen.
  Zwei Faktoren bestimmen die Beträge der Reibungskräfte: die *Normalkraft* und der *Reibungskoeffizient* (μ). Die Normalkraft ist der Teil einer Kraft, der in einem Winkel von 90° auf die Kontaktfläche wirkt. Der Reibungskoeffizient wird experimentell durch Schleppversuche von Körpern mit unterschiedlichen Oberflächenmaterialien bestimmt. Hieraus wird ersichtlich, dass die Größe der Kontaktfläche keinen Einfluss auf den Betrag der Reibungskräfte hat!

Die Reibungskraft berechnet sich wie folgt:

$$F_R = \mu \cdot F_N \quad (N)$$

Ist der Betrag von $\mu = 0$, so gibt es keine Reibung. Je größer der Reibungskoeffizient ist, umso stärker sind die sich berührenden Flächen miteinander verzahnt (vgl. Tab. 4.1).

- *Bodenwiderstandskraft* (Bodenreaktionskraft, Stützreaktion): Diese Kraft entsteht immer dann, wenn ein ruhender oder sich im Stütz befindender bewegter Körper (Stützphase beim Gehen oder Laufen) in

Materialpaar	μ_{Haft}	μ_{Gleit}
Stahl auf Stahl	0,15	0,12
Gummi auf Eis	0,20	0,15
Leder auf Holz	0,47	0,27
Holz auf Holz	0,65	0,30
Gummi auf Asphalt	0,90	0,80

Tab. 4.1: Reibungszahlen ausgewählter Materialien

[2] In den leichtathletischen Sprint-, und Sprungdisziplinen werden bei Rückenwind über 2 m/s keine Rekorde anerkannt.

[3] Von dieser äußeren Reibung an Mediengrenzen fester Stoffe ist die innere Reibung innerhalb flüssiger/gasförmiger Stoffe, als Viskosität bezeichnet, zu unterscheiden.

Wechselwirkung mit der Erde steht. Sie ist der Größe nach gleich der Kraft, mit der ein Körper auf den Stütz wirkt und dieser Kraft entgegengerichtet ist. Sie korrespondiert unter statischen Bedingungen meistens mit der Gewichtskraft eines Körpers, kann aber auch andere Beträge annehmen, insbesondere wenn dynamische Vorgänge betrachtet werden. So kann bei einem Strecksprung die Bodenreaktionskraft größer sein als das Körpergewicht. An einem Skihang dagegen wirkt nur ein Teil der Gewichtskraft als senkrechte Komponente (Normalkraft). Damit ist die Bodenwiderstandskraft auch kleiner als die Gewichtskraft. Während der Stützphase beim Gehen kann für diese Kraft eine ständige Veränderung aufgezeichnet werden.

Auf den Körper des Sportlers bezogen kann die Wirkungslinie dieser Kraft für den Ruhezustand die Richtung durch den Körperschwerpunkt annehmen. Ist der Sportler in Bewegung, variiert diese Wirkungslinie und führt meistens am Körperschwerpunkt vorbei. Diese Tatsache wird bei der Erzeugung von Drehbewegungen des Menschen (Saltos und Schrauben) ausgenutzt. Diese Kraft wirkt nicht ausschließlich direkt im Kontakt mit der Erdoberfläche (Boden), sondern auch, wenn der Sportler indirekt über Geräte, wie z.B. Barren, Reck, Ringe oder Pferd, mit der Erde verbunden ist.

- *Trägheitskräfte* von Sportgeräten, anderen Sportlern und auch Teilen des eigenen Körpers, die auf den sich bewegenden Athleten wirken, werden als fiktive oder Scheinkräfte bezeichnet.[4] Die eigentliche mechanische Eigenschaft, die hier besprochen wird, ist die Trägheit von Körpern (siehe Abschnitt 4.2.2).
- *Schwerkraft* (Gewichtskraft oder Erdanziehungskraft): Diese äußere Kraft wirkt ständig auf Sportler und Sportgeräte und ist zum Erdmittelpunkt gerichtet. Ihre Wirkung wird insbesondere bei Bewegungen mit Flugphasen sichtbar. Beim Weit- bzw. Hochsprung oder Kugelstoßen kehren die Sportler oder die Kugel nach der Flugphase zurück zur Erde. Wenn diese Erdanziehungskraft nicht wirken würde, würden die Springer oder die Kugel, der Speer und der Diskus geradlinig weiterfliegen. Diese Kraft ist abhängig von den Massen der beteiligten Körper. Entsprechend der enormen Größe der Erdmasse spielen die Massen der Sportler oder Sportgeräte eine untergeordnete Rolle.

Häufig werden die beiden Begriffe Masse und Gewicht synonym verwendet. Masse ist jedoch eine skalare Größe. Sie beschreibt die Stoffmenge eines Körpers und ist völlig ortsunabhängig. Ob man sich auf der Erde oder im Weltraum befindet, die Masse bleibt immer konstant. Die Gewichtskraft verändert sich mit der Entfernung zum Erdmittelpunkt.

Die Maßeinheit für die Masse ist das *Kilogramm (kg)* und für die Gewichtskraft das *Newton (N).*

Die Maßeinheit auf vielen Körperwaagen ist fälschlicherweise das kg. Die Masse kann mit einer Personenwaage nicht bestimmt werden, sondern nur das Körpergewicht. Dafür müsste N als Maßeinheit stehen und die Zahlenangaben korrigiert werden. Wer bisher meinte 70 kg zu wiegen, könnte dann 700 N ablesen.

Interessant ist die Tatsache, dass die Masse eines Körpers mit dem Volumen und seiner Dichte korrespondiert. Eine größere Dichte bei gleichem Volumen bedeutet ei-

[4] Eine ausführliche Diskussion zum Begriff der Trägheitskraft führte *Kassat* 1993.

ne höhere Masse des Körpers. Insbesondere im Schwimmsport hat die Körperdichte eine leistungsbeeinflussende Bedeutung.

Durchschnittlich beträgt die Dichte des menschlichen Körpers 1,03 kg je m^3. Damit ist der durchschnittliche Mensch um 0,03 kg je m^3 dichter als das Wasser und würde im Wasser sinken.

Newton beschrieb diese Wechselwirkung mit dem *Gravitationsgesetz*. Mit diesem Gesetz kann auch begründet werden, warum ein Weitspringer auf dem Mond mit gleicher Absprunggeschwindigkeit und -höhe sowie gleichem Absprungwinkel deutlich weiter springen würde als auf der Erde. Aber selbst auf der Erde ist die Schwerkraft an verschiedenen Orten nicht gleich. Sie ist entscheidend abhängig von der Entfernung vom Erdmittelpunkt. Ist dieser Abstand z.B. an den Polen oder auf Meereshöhe kleiner, wird die Schwerkraft größer. Oder umgekehrt: Ist der Abstand länger, z.B. am Äquator oder auf hohen Bergen (Himalaja), wird die Schwerkraft kleiner (vgl. *Bäumler* und *Schneider* 1981, S. 93).

Die inneren Kräfte

Diese Gruppe von Kräften wird von den äußeren Kräften dadurch abgegrenzt, dass sie innerhalb des menschlichen Körpers unter Wechselwirkung der Körperteile aufeinander entstehen. Diese Kräfte sind nicht in der Lage, den Körper zu beschleunigen, wenn nicht wenigstens eine passive äußere Kraft (anderer Körper) hinzukommt. Die Bewegung der Teilglieder des Körpers können sie jedoch in bestimmten Grenzen verändern oder erzeugen.
Donskoi (1975) nennt drei Gruppen von inneren Kräften des menschlichen Körpers:
1. die Zugkräfte der Muskeln
2. die inneren Reibungskräfte
3. die Kräfte des passiven Widerstandes der Gewebe

- *Muskelzugkräfte* sind die durch Muskelkontraktionen hervorgerufenen Spannungs- und Längenänderungen der beteiligten Muskeln, die entweder Bewegungen der Gliedmaßen und in der Summe

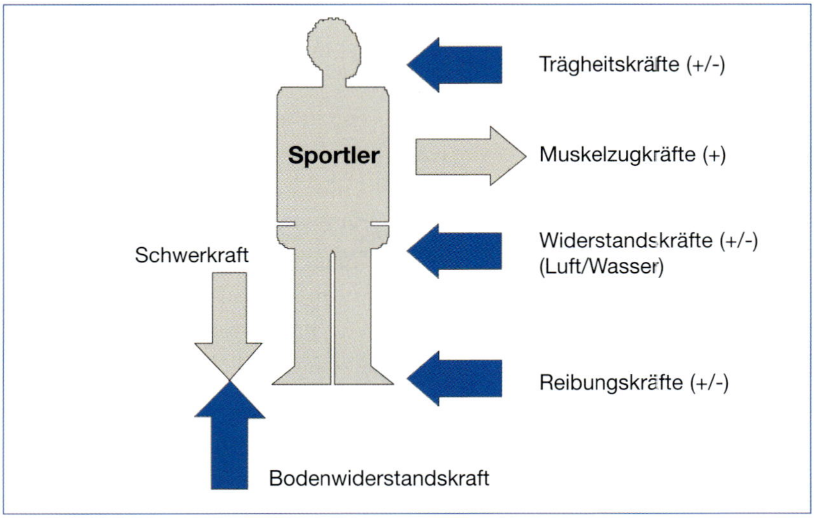

Abb. 4.12:
Modell der wirkenden äußeren und inneren Kräfte

des gesamten Körpers erzeugen bzw. abbremsen oder »Haltearbeit« leisten. Dabei wird aus chemischer Energie mechanische Spannung/Kraft bzw. Arbeit erzeugt (*Hüter-Becker* et al. 1999, S. 92). Der Muskel ist nur in der Lage eine Zugspannung zu entwickeln, die über Sehnen auf das Knochensystem übertragen wird und in den beteiligten Gelenken Rotationen initiiert.

- Diese »aktive« innere Kraft wird durch weitere innere Kräfte in ihrer Wirkung reduziert. Dazu zählen die *Reibungskräfte* in den Gelenken und zwischen den einzelnen Geweben, die *Trägheitskräfte* der zu bewegenden Körperteile, der *Fließwiderstand* (Viskosität) der Gewebe und die *Elastizität. Schewe* (2000) bezeichnet die Elastizität als restituierende Kraft, die durch wirkende Kräfte im beteiligten elastischen Material zu einer Verformung führt und dabei potenzielle Energie speichert.

Merke

- Veränderungen des Bewegungszustandes von Körpern sowie Zunahme bzw. Abnahme der Geschwindigkeit und/oder der Bewegungsrichtung sind immer auf das Wirken von Kräften zurückzuführen.
- Kräfte können dynamische und/oder statische Wirkungen haben.
- Befindet sich ein Körper in Ruhe oder in der gleichförmigen Bewegung, ist die Summe der angreifenden Kräfte gleich null.
- Liegt der Angriffspunkt der Kraft am Körperschwerpunkt, so entsteht bei einem frei beweglichen Körper eine Translation. Hat der Angriffspunkt einen Abstand zum Schwerpunkt, ist das Ergebnis der Kraftwirkung eine Rotation.
- Bei menschlichen Bewegungen können die wirkenden Kräfte in innere und äußere differenziert werden.
- Eine für sportliche Bewegungen besondere Kraft ist die Zugkraft der Muskeln. Sie wird auch als Fähigkeit in den Varianten Maximalkraft-, Schnellkraft- und Kraftausdauerfähigkeit definiert.

Kontrollfragen

1. Was sind Kräfte? Welche Kräfte treten bei sportlichen Bewegungen auf?
2. Kennzeichnen Sie statische und dynamische Kraftwirkungen, innere und äußere Kräfte!
3. Worin besteht der Unterschied zwischen der Masse und dem Gewicht eines Körpers?
4. Beschreiben Sie die Wirkung der verschiedenen Reibungskräfte beim klassischen Skilanglauf (Diagonalschritt). Nennen Sie weitere Sportarten, in denen ähnliche Verhältnisse berücksichtigt werden müssen.
5. In welchen Sportarten hat die Haftreibung einen besonderen Stellenwert? Beschreiben Sie, wie man diesen Faktor umsetzt!
6. Von welchen Faktoren wird die Widerstandskraft des Wassers bestimmt? Welche können Sie beim Schwimmen beeinflussen und welche sind nicht beeinflussbar?
7. Kennzeichnen Sie den besonderen Stellenwert der Muskelzugkraft bei sportlichen Bewegungen.
8. Fast alle Kräfte können sowohl eine positiv-fördernde als auch negativ-hemmende Wirkung auf den sich bewegenden Sportler haben. Skizzieren Sie an drei gewählten Beispielen diesen Sachverhalt!

4.2.2 Die Bewegungsgesetze von Newton

Der englische Naturwissenschaftler *Isaac Newton* (1643–1727) hat erstmalig in seinem Werk »Laws of motion« den Zusammenhang zwischen der Veränderung des Ruhe- oder Bewegungszustandes von Körpern und deren Ursache, den wirkenden Kräften, beschrieben. In drei Gesetzen der Bewegung fasst er diese Beziehungen und ihre Wirkungen zusammen. Auch für das Verständnis der Entstehung sowie der Beeinflussung von sportlichen Bewegungen haben diese Gesetze eine fundamentale Bedeutung.
In diesem Abschnitt werden die drei Newton'schen Axiome vorgestellt und an Beispielen aus der Sportpraxis diskutiert.

Allgemein und verkürzt werden diese Gesetze wie folgt genannt:

- das *Trägheitsgesetz*
- das *Beschleunigungsgesetz*
- das *Gegenwirkungsgesetz*

Das Trägheitsgesetz

Die Eigenschaft eines Körpers, seinen Bewegungszustand beizubehalten, wird als *Trägheit* (Beharrungsvermögen) bezeichnet. Diese drückt sich im Beharrungsvermögen des Körpers aus, d.h., der Körper übt einen Widerstand gegenüber Änderungen seines Bewegungszustandes aus. Daraus folgt: Soll der Bewegungszustand eines Körpers verändert werden, müssen Kräfte wirken.
Newton formulierte diesen Zusammenhang wie folgt:

> Ein Objekt bleibt in seinem Zustand der Ruhe oder der gleichförmigen Bewegung, solange es nicht durch eine Kraft gezwungen wird, seinen Zustand zu ändern.

Eine Vielzahl sportlicher Bewegungen ist dadurch charakterisiert, dass aus einer Startposition heraus, in der sich der Sportler in relativer Ruhe befindet, z.B. einem 100-m-Sprintstart, allen Startaktionen im Schwimmen, dem Übungsbeginn im Turnen oder in den Sportspielen, die Bewegungen einsetzen. Als weitere Beispiele zählen Richtungsänderungen, z.B. eine Finte im Fußball, oder eine höhere Geschwindigkeit, z.B. ein Zwischenspurt im 1500-m-Lauf, das Abbremsen von Bewegungen, das Abfangen nach einem Pferdsprung, das Landen in der Weitsprunggrube. Diese kleine Auswahl von Beispielen sportlicher Bewegungen hat eines gemeinsam: Es müssen jeweils Kräfte wirken, um die Zustandsänderungen herbeizuführen.
Aus Beobachtungen und aus eigenen Erfahrungen ist bekannt, dass das Beharrungsvermögen eines Körpers direkt proportional seiner Masse wirkt. Eindrucksvoll wird diese Tatsache beim Sumo-Ringen sichtbar. Die Athleten mit den größeren Körpermaßen sind viel schwerer aus dem Bewegungszustand der Ruhe oder auch aus einer Bewegungsrichtung zu bringen. Gleichzeitig haben diese Athleten große Schwierigkeiten, bei einer Körpertäuschung des Gegners die eigene Bewegung zu beherrschen.
Die Masse und damit die Trägheit hat in den verschiedenen Sportdisziplinen einen differenzierten Einfluss auf die Leistung. Immer dann, wenn der eigene Körper über einen längeren Zeitraum beschleunigt werden muss, so z.B. in den Ausdauerdisziplinen Marathon, Straßenradsport, Klettern, tendieren die Körpermassen der Sportler gegen ein »optimales Minimum«. Jedes überflüssige Gramm Körpermasse erfordert, zusätzliche Kräfte für die Veränderung des Bewegungszustandes zu mobilisieren.
Als eine in den letzten Jahren wiederkehrende Diskussion zu diesem Sachverhalt ist die

Bewertung des Körpergewichtes von *Jan Ullrich* vor der Tour de France zu sehen. Journalisten schätzen *Jan Ullrichs* Chancen auf den Sieg anhand des Körpergewichtes ein, das nach ihrer Meinung ein Ausdruck des Trainingszustandes ist. Insbesondere auf den Etappen in den Alpen und Pyrenäen, auf denen viele tausend Höhenmeter zurückgelegt werden müssen, wirkt ein zu großes Körpergewicht leistungslimitierend.

Eine entgegengesetzte Tendenz ist z.B. beim Rodel- und Bobsport oder den Wurf- und Stoßdisziplinen der Leichtathletik zu beachten. Für die beiden Wintersportdisziplinen ist ein großes Körpergewicht leistungsfördernd, da die Hangabtriebskraft als Teil der Gewichtskraft der Athleten von deren Körpermassen abhängt. Je größer diese Masse ist, je größer ist auch die die Fahrgeschwindigkeit bestimmende Hangabtriebskraft. Um eine gewisse Chancengleichheit im Wettkampf zu garantieren, können leichtere Athleten zusätzliche Gewichte mitnehmen.

Es ist jedoch in allen Sportarten wie beim Straßenradsport eine Optimierungstendenz wirksam. Ein Sumo-Ringer mit 2 m Körperhöhe und 180 kg Körpermasse könnte niemals Weltmeister oder Olympiasieger in diesen Disziplinen werden.

Beobachtungen im Kugelstoßen, Diskuswerfen sowie beim Hammerwerfen lassen erkennen, dass die Körpergröße und damit korrespondierend die Körpermasse eine Leistungskomponente darstellt. Gleichzeitig bildet die Körpermasse auch hierbei einen limitierenden Faktor, denn alle drei Disziplinen werden in einem Wettkampfring mit einem Durchmesser von ca. 2,14 m ausgetragen. Für die Beschleunigung des Sportgerätes sind große Massen zuerst günstig (wenn es aktive Muskelmassen sind!), dieselben Massen müssen aber entsprechend den Wettkampfbestimmungen auch in diesem relativ kleinen Kreis wieder abgebremst werden. Genau diese Forderung grenzt die Körpermasse ein.

Dieses Problem wird besonders im Kugelstoßen mit der O'Brien-Technik (Angleittechnik) sichtbar. Der Kugelstoßer gleitet translatorisch in Richtung Stoßauslage und muss nach dem Abstoßen der Kugel relativ schnell seine Bewegung (Trägheit) abbremsen (s. Kap. 7.4.4).

Etwas günstiger gestaltet sich dieser Prozess bei der Baryschnikow-Technik (Drehstoßtechnik). Die zur Beschleunigung der Kugel erzeugte Rotation kann nach dem Abstoß weitergeführt, der Köper des Athleten ausgependelt werden.

Abschließend ist festzuhalten, dass alle Bewegungen im Sport, ob die Bewegungen der Athleten oder der Sportgeräte betrachtet werden, dem Trägheitsgesetz unterliegen.

Das Beschleunigungsgesetz

Im zweiten Newton'schen Axiom werden der Zusammenhang und die Abhängigkeit zwischen den mechanischen Größen Kraft $(\vec{F})$, Masse (m) und Beschleunigung $(\vec{a})$ beschrieben.

Die Änderung des Bewegungszustandes ist zur einwirkenden Kraft proportional und geschieht längs der Wirkungslinie der Kraft.

Dieser gesetzmäßige Zusammenhang wird wegen seiner fundamentalen Bedeutung für die gesamte Mechanik als *Grundgesetz der Mechanik* oder *Dynamisches Grundgesetz* definiert.

$$\vec{F} = m \cdot \vec{a} \quad \text{(N)}$$

Hiermit wird der quantitative Zusammenhang zwischen der Kraft und der durch sie an eine bestimmte Körpermasse erteilten Beschleunigung oder Verzögerung (*Hochmuth* 1987) erfasst.

Aus dem formulierten Gesetz werden bereits die vektoriellen Eigenschaften der Kraft deutlich: Betrag der Änderungen und Richtung der Wirkung (vgl. Abschnitt 4.2.1). Ebenfalls bedeutsam ist der Angriffspunkt der Kraft. Diese Tatsache wird insbesondere für die Techniken der einzelnen Sportarten von Interesse sein.

Aus dem formellen Zusammenhang kann die Abhängigkeit der Beschleunigung von den beiden Faktoren Kraft und Masse abgeleitet werden. Die Größe der Beschleunigung ist direkt proportional der Kraft und indirekt proportional der Masse.

$$\vec{a} = \frac{\vec{F}}{m}$$

In dieser »bescheidenen« Formel steckt die Erklärung für einen bedeutungsvollen Teil des sportlichen Trainings, die Entwicklung der konditionellen Fähigkeiten.

Die überwiegende Zahl der Disziplinen im Sport auf allen Leistungsebenen ist mit dem Faktor hoher Beschleunigungen verbunden. Und diese wiederum sind abhängig von der sie verursachenden Kraft. Bei den meisten Sportarten ist es die Muskelkraft der Athleten, die diese Beschleunigung realisiert. Deshalb wird ein großer Anteil des Trainings der Entwicklung der Muskelkraft in ihren spezifischen Erscheinungsformen der Maximal-, Schnell- und Ausdauerkraft gewidmet (siehe Kapitel 5.2 und 6.1). Sie bilden leistungsbestimmende Faktoren. Aber auch die Masse des Athleten limitiert die Leistung. Grundsätzlich ist zu erkennen, dass eine kleinere Masse die Beschleunigung positiv beeinflusst.

Eine sportartbezogene Diskussion reflektiert jedoch die Probleme, die im Kontext mit dem Trägheitsgesetz besprochen wurden. Bei der Betrachtung der Masse der Athleten muss immer die aktive Muskelmasse von einer passiven Masse (Unterhautfettgewebe) unterschieden werden.

Ein leistungsorientiertes Krafttraining führt automatisch zu einer Zunahme der Muskelmasse und damit verbunden der Gesamtkörpermasse. Es werden jedoch im Krafttraining auch Methoden eingesetzt, die eine Steigerung der spezifischen Muskelkraft ermöglichen, ohne eine übermäßige Hypertrophie der Muskulatur zu verursachen. Eine detaillierte Darstellung zu diesen Problemen findet sich im Kapitel 6.1.

Bisher wurde im Beschleunigungsgesetz ausschließlich die Kraft als Ursache von Bewegungen betrachtet. Eine exakte quantitative Bestimmung zwischen der Ursache und der Wirkung setzt jedoch auch die Kenntnis über die Dauer der wirkenden Kräfte voraus.

Eine Beschleunigung führt zu einer Änderung der Geschwindigkeit.

$$\vec{a} = \frac{\vec{v}_2 - \vec{v}_1}{t}$$

Für das Dynamische Grundgesetz ergibt sich:

$$\vec{F} = \frac{m(\vec{v}_2 - \vec{v}_1)}{t}$$

oder $\vec{F} \cdot t = m(\vec{v}_2 - \vec{v}_1)$ (Ns)

Dieser Zusammenhang wird als *Impulsgesetz* beschrieben. Das Produkt aus Kraft $(\vec{F})$ und Zeit (t) wird als Kraftstoß und das Produkt aus Masse (m) und Geschwindigkeitsänderung $(\vec{v}_2 - \vec{v}_1)$ als Bewegungsimpuls bezeichnet. Die Maßeinheit für den Impuls ist die Newtonsekunde (Ns). Auch der Impuls ist eine vektorielle Größe, abgekürzt mit p.

Der Kraftstoß stellt die entscheidende Ursache für die mechanische Leistung dar. Da sich der Kraftstoß aus zwei mechanischen Größen zusammensetzt, kann er grafisch als Fläche unter dem Funktionsverlauf bestimmt werden.
Je größer diese Fläche ist, je größer ist auch die Geschwindigkeit. Damit ergibt sich eine Optimierungstendenz für diese Impulsfläche. Sie sollte sich der Form eines Rechteckes (Abb. 4.13 b) anpassen. Da bei den meisten sportlichen Bewegungen die Muskeln die Kraft erzeugen, kann es eine solche ideale Fläche nicht geben. Das Beispiel der Abbildung 4.13 a entspricht eher einem durch Muskelkraft erzeugten Impuls. Für diesen Funktionsverlauf kann eine Reihe von beeinflussenden Faktoren genannt werden, u.a. die Elastizität der Sehnen und Muskeln, die neuronale Aktivierung, die Variabilität der wirkenden Knochenhebel sowie die Begrenzung der Aktivität der Muskelarbeit.

Für Leistungssteigerungen im Sport ergeben sich aus diesem mechanischen Gesetz folgende Orientierungen:

1. Vergrößerung der einwirkenden Kräfte, und zwar sowohl im absoluten Betrag als auch in der durch die entsprechende Technik der Disziplin geforderten Richtung.
2. Vergrößerung der Zeitdauer für die einwirkende Kraft. Diese Forderung zielt insbesondere auf das Techniktraining. Die Zeit kann nur vergrößert werden, wenn sich der Beschleunigungsweg verlängert. Ein Beispiel für diese Tendenz ist die Drehstoßtechnik im Kugelstoßen. Durch die Drehungen kann der Beschleunigungsweg gegenüber der Angleittechnik verlängert werden. Warum in der Praxis nicht alle Athleten diese Technik anwenden, hängt mit dem deutlich höheren koordinativen Anspruch für diese Drehstoßtechnik zusammen.
3. Verringerung der Masse gehört weiterhin dazu.

Für die quantitative und qualitative Gestaltung der Impulsflächen müssen die Anforderungen der einzelnen Sportarten beachtet werden. So sollten die Impulse für die Schnellkraftsportarten der Leichtathletik (Sprünge, Würfe, Stöße) maximiert werden. Für die Ausdauersportarten (Schwimmen 800 m, 1500 m; Mittel- und Langstrecken der Leichtathletik) ist eher eine Optimierungstendenz gefordert.

Aber auch der Funktionsverlauf kann disziplinspezifische Charakteristika aufweisen

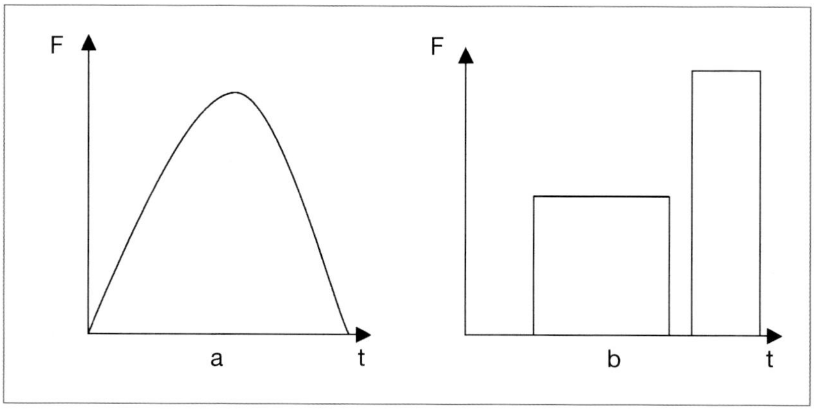

Abb. 4.13:
Impulsformen I

(siehe Abb. 4.14). Das Maximum kann z.B. gleich zu Beginn, in der Mitte oder am Ende der Kraftwirkung entstehen.
Zum zweiten Newton'schen Axiom muss bezüglich der sportlichen Bewegungen auf die Tatsache verwiesen werden, dass in der überwiegenden Zahl von Bewegungen nicht nur ein Impuls erzeugt wird, sondern mindestens zwei oder mehr. Diese Kraftstöße müssen zeitlich und räumlich entsprechend der technischen Zielstellung koordiniert werden. Mehr zu der Koordinierung der Kraft-Zeit-Verläufe findet sich in Abschnitt 6.2 »Biomechanische Aspekte zur sportlichen Technik und biomechanische Prinzipien«.

Das Gegenwirkungsgesetz

Um eine Bewegung eines Körpers zu erzeugen, ist ein zweiter Körper erforderlich. Ein einzelner Körper kann seinen Bewegungszustand allein nicht verändern, auch wenn dieser Körper aus vielen Teilkörpern besteht und diese wie bei vielen Lebewesen gelenkig miteinander verbunden sind. Ein simples Beispiel soll diese Aussage belegen. Ein Weitspringer kann in der Flugphase drei Laufschritte mit gleichzeitigen Rotationen der Arme ausführen, diese Aktionen verlängern die Flugphase aber nicht und können auch die Richtung des Fluges nicht beeinflussen. Natürlich bewegt sich der Springer in einem zweiten Körper, der Luft. Doch diese hat eine so geringe Dichte und der Springer eine so kleine Fluggeschwindigkeit, dass es kaum zu einer wirksamen Wechselbeziehung kommt. Beim Absprung vom Balken wirkt der Körper des Springers mit seinen Muskelkräften auf den Balken und damit auf die Erde, die ihrerseits mit einer Kraft auf den Sportler zurückwirkt. Den Absprung des Sportlers kann man gut erkennen, die Reaktion der Erde ist aufgrund ihrer enormen Masse praktisch nicht vorhanden.
Aus ähnlichen Beobachtungen hat *Newton* sein drittes Axiom, das Gegenwirkungsgesetz »actio et reactio« abgeleitet.

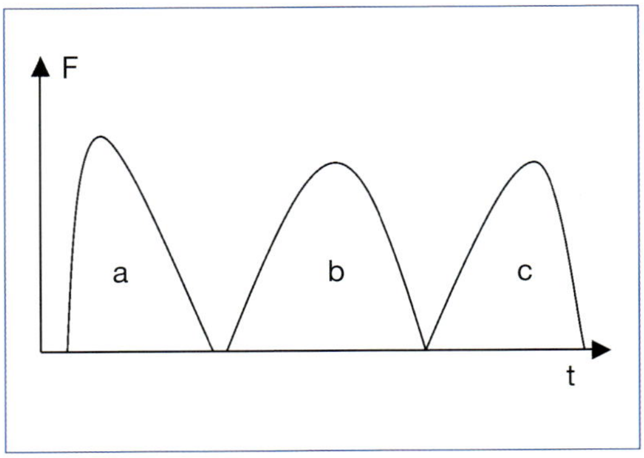

Abb. 4.14: Impulsformen II

> Zu einer Wirkung besteht immer eine entgegengesetzt gerichtete und gleiche Gegenwirkung.
>
> Es kann auch formuliert werden:
> Die Wirkungen zweier Körper aufeinander sind stets gleich und von entgegengesetzter Richtung.

Kassat (1993, S. 25 ff.) diskutiert anschaulich dieses Phänomen und weist auf wesentliche Konsequenzen im Zusammenhang mit der Anwendung und Nutzung dieses Gesetzes hin.

- Kräfte sind weder aktiv noch passiv.
- Überall müssen Kräfte und Gegenkräfte als Paar beachtet werden. Diese sind gleich groß und entgegengesetzt gerichtet.
- Unabdingbar für Kraft und Gegenkraft sind zwei Körper.

Die mathematische Gleichung für das Gegenwirkungsgesetz kann wie folgt formuliert werden:

$$m_1 \cdot \vec{a}_1 = m_2 \cdot \vec{a}_2$$

Wirken zwei Körper aufeinander, so werden die Aktion und die Reaktion in Abhängigkeit von den Massen beider Körper bestimmt, d.h., die jeweiligen Beschleunigungen verhalten sich umgekehrt proportional zu den Massen.
Ein treffendes Beispiel ist ein K.-o.-Schlag im Boxen. Der Angreifer »legt« nicht nur die Massen des Armes in den Schlag, sondern koordiniert ihn über die Beinarbeit und bringt die gesamte Rumpfmasse hinter den Schlag (s. Abb. 4.15).

Damit werden etwa 60 bis 70 % der Körpermasse des Angreifers wirksam, die dann bei Erfolg den Kopf des Verteidigers, der nur ca. 7 % der Körpermasse ausmacht, treffen. Wenn sich der Kopf des Verteidigers nur wenig bewegt, führt der Treffer zu einer vermutlich 10-fachen Beschleunigung des Kopfes. Die Folgen sind deutlich zu erkennen: Blackout, Gehirnerschütterung und schwerwiegendere Verletzungen wie Gehirnbluten können unweigerlich auftreten.
Aufgrund dieser mechanischen Tatsachen wurde für den Amateurbereich des Boxens das Tragen eines Kopfschutzes in die Wettkampfbestimmungen aufgenommen.

Die Gewichtsklasseneinteilungen in den Zweikampfsportarten, beim Gewichtheben und sogar im Rudern (Leichtgewichtsrudern!) können mit diesem Gesetz begründet werden.

Aus dem Gegenwirkungsgesetz leitet sich logisch der *Impulserhaltungssatz* ab. Eindrucksvoll kann dieses mechanische Gesetz am Billard beschrieben werden: Wird die weiße Kugel beschleunigt, bewegt sie sich mit einer bestimmten Geschwindigkeit. Trifft sie auf eine weitere Kugel, wird ein Teil dieser Geschwindigkeit an die zweite Kugel »abgegeben« und beide Kugeln rollen nach der Karambolage weiter; die weiße Kugel mit genau der reduzierten Geschwindigkeit, die jetzt die zweite Kugel hat. Wenn beide Kugelmassen genau identisch sind, müssten auch die Geschwindigkeitsbeträge gleich groß sein!

$$m_1 \cdot v_1 + (-m_2 \cdot v_2) = 0$$

Der Gesamtimpuls eines geschlossenen Systems bleibt immer konstant.

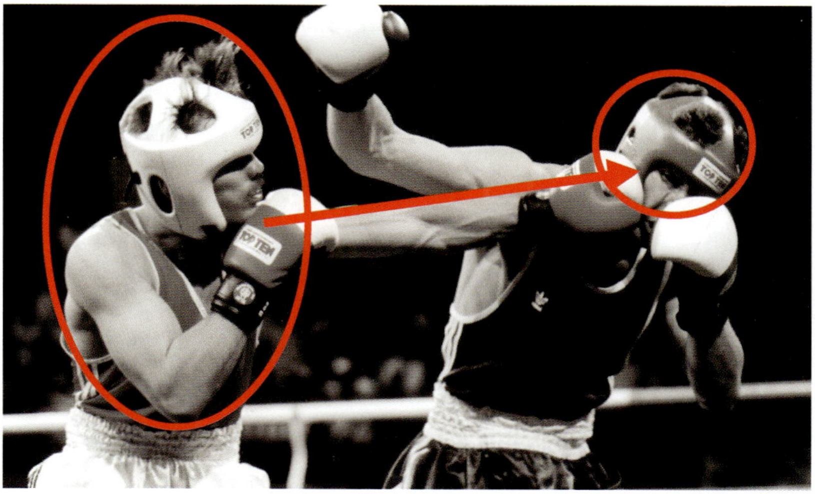

Abb. 4.15: Kopftreffer von *M. Rudolph* gegen *V. Nistor*, Vorrunde OS 1992

Der Körper des Menschen ist ebenfalls ein geschlossenes System. Die alternierenden Bewegungen von Armen und Beinen beim Laufen gleichen sich jeweils aus, so dass es beim Abstoß von der Erde zu keiner Drehbewegung kommt.

Noch deutlicher wird die Wirkung dieses gesetzmäßigen Zusammenhanges in den Flugphasen beim Weit- und Hochsprung. Bei Bewegungen der Oberkörpers und der Arme müssen die Beine eine entgegengerichtete Bewegung ausführen. Zu erkennen ist das beim Weitsprung in der »Klappmesserposition« zur Landeanflugphase oder beim Hochsprung mit der Brückenposition während der Lattenüberquerung und der anschließenden L-Position (weiterführend s. Kap. 7.4.3).

Merke

- Bei allen Bewegungen des Menschen, einschließlich der sportlichen Bewegungen, wirken die drei Newton'schen Kraftgesetze.
- Die Kenntnisse zum Trägheits-, Beschleunigungs- und Gegenwirkungsgesetz bilden die Grundlage für ein effektives und ökonomisches Techniklernen und -anwenden in den Sportarten.

Kontrollfragen

1. Beschreiben Sie den Unterschied zwischen der Trägheit und der Gewichtskraft eines Körpers!
2. Nennen Sie Beispiele aus dem Sport, bei denen die Trägheit von Körpern eine leistungslimitierende Größe darstellt!
3. Wie würden Sie argumentieren, wenn jemand umgangssprachlich behauptet: »Der hat aber viel Kraft!«?
4. Welche Konsequenzen ergeben sich z.B. bei den Würfen und Sprüngen in der Leichathletik aus dem Beschleunigungsgesetz?
5. Erklären Sie die Begriffe Kräftepaar und Reaktionskraft!
6. Nennen Sie Beispiele aus dem Sport, bei denen es zur Vermeidung von Verletzungen notwendig ist, die Beträge der auf den Sportler wirkenden Kräfte zu reduzieren.
7. Welche Kraft wirkt beim Aufprall eines Sumo-Ringers gegen seinen stehenden Gegner, wenn der Angreifer eine Masse von 190 kg hat, er sich mit einer Geschwindigkeit von 6 km pro Stunde bewegt und der Aufprall 0,1 s dauert?
8. Begründen Sie, warum es in den Zweikampfsportarten und beim Gewichtheben Gewichtsklassen gibt!
9. Auf einen Schwimmer/Kugelstoßer wirken verschiedene Kräfte. Nennen Sie diese für die beiden genannten Beispiele und stellen Sie ein vereinfachtes Modell des Kräftespiels vor.

4.2.3 Hilfsbegriffe der Mechanik

Der Sport und die sportlichen Bewegungen des Menschen haben sich kulturhistorisch aus dem Arbeitsprozess entwickelt. Sie werden in der Mehrzahl aller Bereiche mit Leistung verbunden bzw. die Leistung bildet eine imaginäre Zielstellung. Das Absolvieren eines Marathons oder die Bezwingung des Mount Everest setzt eine große Energie voraus.
Diese drei Begriffe – Arbeit, Leistung und Energie – werden umgangssprachlich in einer weiten Begriffsinterpretation verwendet. Im nachfolgenden Abschnitt sollen die mechanischen Grundlagen dargestellt und ihr Bezug zum Sport hergestellt werden.

Arbeit

»Das war eine schwere Arbeit«, stöhnt ein Student nach Abschluss der Lernzielkontrolle in Biomechanik. War das eine Arbeit? Hier wird von einer geistigen Arbeit gesprochen, die – wie bekannt – sehr schwer zu definieren ist. Eindeutiger verhält es sich mit der mechanischen Arbeit. Sie ist das Produkt aus Kraft und Weg, wobei die Kraft und der Weg gleichgerichtet sind, d.h., ihre Richtungen müssen identisch sein.

In den meisten Sportarten bewegen sich die Sportler, d.h., es müssen Kräfte wirken und die Sportler oder Sportgeräte legen einen Weg zurück. Damit können wir feststellen: Im Sport wird zunächst mechanische Arbeit geleistet.

Die Arbeit wird in der Mechanik mit W (englisch: **w**ork) abgekürzt.

$W = \vec{F} \cdot s$ (Nm oder Joule)

Ein Joule ist die Einheit der Arbeit. Wie beim Drehmoment ergibt das Produkt aus Kraft und Weg als Einheit ebenfalls das Newtonmeter (Nm). Beide dürfen jedoch nicht als gleiche Größen betrachtet werden. Beim Drehmoment gibt die Wegkomponente die Länge eines wirkenden Hebels an und die Arbeit den Weg, den ein Körper aufgrund einer wirkenden Kraft zurückgelegt hat.

Des Weiteren ist zu beachten, dass mit der einfachen Formel nur dann gearbeitet werden kann, wenn die Kraft konstant ist und in Richtung des Weges wirkt. Dieser Fall trifft, wie bereits im Abschnitt 4.2.1 konstatiert, mit wenigen Ausnahmen für sportliche Bewegungen nicht zu (siehe Abb. 4.16).

In vielen sportlichen Disziplinen sind die sportlichen Techniken so definiert, dass die eingesetzten Muskelkräfte möglichst zu 100 % in Richtung des Beschleunigungsweges wirken sollen. Einige Beispiele sollen dies belegen.

Beim Canadierfahren wird das Stechpaddel möglichst weit vorn eingesetzt und parallel zum Boot und damit zur Fahrtrichtung weit nach hinten gezogen. Beim Speerwerfen wird durch das Rückführen des Wurfarmes, verbunden mit der Verwringung von Hüfte und Schulterachse sowie der Bogenspannung, ein langer Beschleunigungsweg erreicht, auf dem die Muskelkräfte durch bestimmte Gelenkbewegungen möglichst geradlinig in Wurfrichtung wirken müssen. Die Anschubphase im Bobsport beweist, dass auch hier alle beteiligten Athleten versuchen, ihre Kräfte während der Beschleunigungsphase möglichst geradlinig in Richtung der Bobbahn wirken zu lassen.

Jeder Kraftbetrag, der nicht in Beschleunigungsrichtung wirkt, geht dem Arbeitsbetrag verloren.

In einigen Sportarten werden durch die Sportgeräte »Zwangsbewegungen« vorgegeben, so u.a. beim Rudern. Durch die Dolle werden die Ruder in eine Drehbewegung gezwungen. Die Krafteinwirkung durch die Sportler kann eigentlich nur beim Ruderwinkel von 90° hundertprozentig in die Bewegungsrichtung übertragen werden. Je kleiner oder größer der

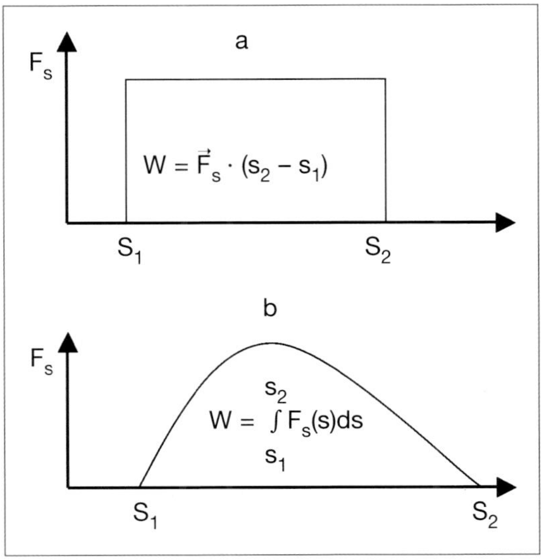

Abb. 4.16: Arbeit als Wegintegral (a) einer konstanten und (b) einer variablen Kraft

Ruderwinkel wird, desto mehr verkleinert sich der vortriebswirksame Kraftanteil für die Antriebsarbeit. Im Rudern spricht man von einem optimalen Ruderwinkelbereich von 70 bis 110°. Dies bedeutet jedoch nicht, dass ein Ruderschlag nur in diesem Bereich realisiert werden sollte (siehe Abschnitt 7.2.4).

Dobner und *Perry* (2001) unterscheiden weitere Formen der mechanischen Arbeit. Sie nennen die *Hubarbeit* als Arbeit, die entsteht, wenn ein Objekt mit der Gewichtskraft F_G um die Höhe h angehoben wird. Diese Art der Arbeit wird als klassischer Fall für den Sport bezeichnet. In vielen Disziplinen müssen der eigene Körper oder Sportgeräte angehoben werden, u.a. im Gewichtheben, im Krafttraining beim Bankdrücken oder beim Bergfahren im Straßenradsport. Entscheidend für den Betrag der Arbeit sind jeweils die Größe der Gewichtskraft G und die Höhe h, die überwunden wird.

Ob ein Bergsteiger einen möglichst geradlinigen Weg zur Spitze geht oder Serpentinen nutzt, die verrichtete Arbeit ist in beiden Fällen gleich groß (siehe Abb. 4.17), obwohl er, wie im Fall b, einen deutlich längeren Weg zurücklegt. Dabei spart er jedoch im Fall b deutlich an Kraft.

An diesem Beispiel wird die *»Goldene Regel der Mechanik«* deutlich: Was man an Kraft einspart, muss man beim Weg zulegen.

Als eine weitere Variante wird die *Verformungsarbeit* genannt, die auch im Sport eine Bedeutung hat. Im Krafttraining werden u.a.

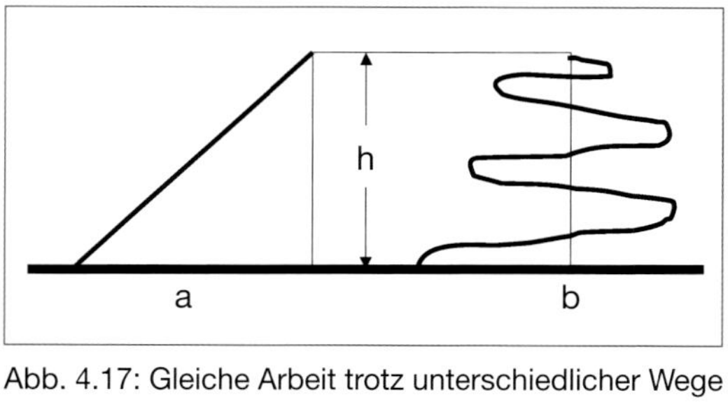

Abb. 4.17: Gleiche Arbeit trotz unterschiedlicher Wege

Expander genutzt. Durch die einwirkende Muskelkraft werden die Federn oder Gummibänder verlängert. Eine Kraft wirkt demnach auf einem Weg. Die Berechnung der Verformungsarbeit erfolgt nach der Formel:

$$W_{Verform} = \frac{1}{2} \cdot F_E \cdot s$$

Des Weiteren zählen die *Beschleunigungs-* und *Reibungsarbeit* als Varianten. Die Beschleunigungsarbeit tritt eigentlich bei allen Bewegungen auf, sie ist die grundlegende Arbeitsform und schließt die Reibungsarbeit mit ein.

Arbeit kann nur bestimmt werden, wenn ein Weg zurückgelegt wird. Damit kommen die Gleit- bzw. Rollreibung als »Bewegungserscheinungen« zum Tragen. Gleichzeitig wird der Körper auch beschleunigt. Eine eindeutige Abgrenzung dieser beiden Formen ist in der Praxis schwierig.

Ein weiteres Problem verbindet sich mit dem Begriff der *Muskelarbeit*, der in der Physiologie häufig benutzt wird. Hierbei werden noch drei verschiedene Arbeitsformen der Muskelspannung differenziert: die statische oder isometrische Arbeit, die dynamisch-positive oder konzentrische sowie die dynamisch-negative oder exzentrische Arbeit. Im Sinne der Mechanik können nur die beiden letztgenannten Formen als Arbeit definiert werden.

Für die Bewertung von sportlichen Bewegungen sollte der mechanische Arbeitsbegriff nicht außer Acht gelassen werden. Bei vielen Grundübungen im Sportunterricht oder im Training, wie z.B. Kniebeuge oder Klimmzüge, werden ausschließlich die Zahlen der realisierten Wiederholungen gewertet. Gehen wir jedoch von den sehr unterschiedlichen Körpergewichten der beteiligten Sportler aus, ergeben sich bei gleichen Wiederholungszahlen sehr unterschiedliche Arbeitswerte. Eine Berechnung der tatsächlich erbrachten Arbeit würde eine überhöhte Forderung darstellen. In Bezug zur sportlichen Leistungsermittlung und für die Motivation von Schülern könnte diese Prozedur hilfreich sein.

Leistung

Wie im vorherigen Abschnitt dargestellt, ist die Arbeit eine zeitunabhängige mechanische Größe. Sie steht in der sportlichen Praxis nicht im Vordergrund der Betrachtungen, obwohl wir wissen, dass bei jeder Bewegung Arbeit verrichtet wird.

Anders verhält es sich mit dem Begriff der *Leistung*. Allen Siegern in den verschiedenen sportlichen Disziplinen wird eine höhere Leistung gegenüber weiter hinten platzierten Sportlern unterstellt. Diese Bewertungen orientieren sich am allgemeinen Leistungsbegriff, der nicht immer mit dem mechanischen übereinstimmt. So ist die im Stabhochspringen erreichte Höhe von 6 m zwar eine sehr gute sportliche Leistung, aus mechanischer Sicht ist es aber »nur« eine sehr gute Hubarbeit des Athleten.

All jene Disziplinen, in denen eine Zeitminimierung angestrebt wird, entsprechen der Forderung nach mechanischen Leistungswerten.

In den Sportarten und Disziplinen, in denen der Zeitfaktor keine Rolle spielt, wie z.B. bedingt im Gerätturnen, in Zweikampfsportarten und Sportspielen, werden zwar auch sportliche Leistungen realisiert, diese sind aber nicht identisch mit der mechanischen Leistung.

Die *mechanische Leistung P* (englisch: **p**ower) ist der Quotient aus der Arbeit (W) und der Zeit (t).

$$P = \frac{W}{t} = F \cdot \frac{s}{t} = F \cdot v \quad \left(\frac{\mathrm{Nm}}{\mathrm{s}} = \mathrm{Watt}\right)$$

Nehmen wir noch einmal das Beispiel mit den Bergsteigern: Sollte der Sportler, der den geraden Aufstieg gewählt hatte, eher die Spitze erreicht haben als der andere, so hat er bei gleicher Arbeit eine größere mechanische Leistung vollbracht. Dabei muss aber von einem gleichen Gewicht beider Sportler ausgegangen werden.

$$P_1 = \frac{800\ N \cdot 200\ m}{3600\ s} = 44{,}44\ Watt$$

$$P_2 = \frac{800\ N \cdot 200\ m}{4200\ s} = 38{,}1\ Watt$$

Der Leistungsunterschied zwischen beiden Sportlern beträgt 6,34 Watt.

Eine genaue Analyse von sportlichen Leistungen führt zu einer kritischen Wertung dieser Leistungen. Nehmen wir an, bei einem 60-m-Sprint laufen vier Schüler mit sehr unterschiedlichen Körpergewichten (a = 500 N, b = 800 N, c = 650 N, d = 620 N) und sie erreichen folgende Zeiten: a = 9,2 s, b = 11,2 s, c = 8,1 s und d = 7,8 s. Eindeutig hat der Schüler d die beste Zeit und damit die höchste sportliche Leistung dieser vier Schüler erreicht. Hat er auch die größte mechanische Leistung vollbracht?

Die Leistung kommt im Sport besonders deutlich beim Einsatz von Ergometern (Laufband, Fahrradergometer, Stepper) zum Ausdruck. Bei Leistungsdiagnostiken wird jeweils die erbrachte mechanische Leistung in Watt bestimmt und für die Bewertung der physischen Leistungsfähigkeit von Sportlern und von Patienten genutzt.

In der Tabelle 4.2 sind beispielhaft die durchschnittlichen Leistungswerte beim Einsatz verschiedener Sportgeräte aufgeführt. Wie die Zahlen in der dritten Spalte belegen, sind die vollbrachten Leistungen auf den drei Ergometern deutlich unterschiedlich. Die höchsten Werte werden am Stepper erzielt, dann auf dem Laufband und erst dann auf dem Rad.

Übungsgerät	Parameter	Leistung
Fahrrad	9 km/h 15 km/h	20 W 120 W
Laufband	5 km/h 7 km/h	60 W 200 W
Stepper	300 m/15 min	234 W

Tab. 4.2: Ergometerleistungen eines 70 kg schweren Probanden (nach *Dobner* und *Perry* 2001, S. 136)

Diese Kenntnisse sind bedeutsam, um den Einsatz dieser Geräte im Training und noch stärker in der Rehabilitation zu planen. Will man mit dem Fahrradergometer – das gilt auch für das Radfahren auf geraden Strecken – die gleiche Leistung und damit verbunden die gleiche Belastung erzielen, muss der Umfang und/oder die Intensität gegenüber dem Laufen vergrößert werden.
Als beeindruckendes Beispiel für die vorher diskutierten Positionen zur mechanischen Leistung kann eine Reportage des Zeitfahrens der Tour de France 2004 nach Alpe-d'Huez herangezogen werden. Der Reporter schilderte die teils übermenschlichen Leistungen des Siegers *Lance Amstrong*, der die ca. 1000 Höhenmeter auf einer Strecke von 55 km in 1:06 h mit einer durchschnittlichen Leistung von mehr als 400 W realisierte. Wer einmal einen Stufentest auf dem Fahrradergometer bei einer sportärztlichen Untersuchung absolviert hat, wird dieser Leistung Hochachtung zollen. Die meisten nicht trainierten Personen schaffen in der letzten Stufe gerade 150 bis 200 W und sind nach 9 bis 12 min völlig ausgepowert. Die Radsportler der Tour realisieren diese 400 W eine ganze Stunde lang!

Energie

Energie ist eng mit der mechanischen Arbeit verbunden. Wird z.B. ein Gegenstand mit dem Gewicht G um eine Höhe h angehoben, wurde die Hubarbeit $W_{hub} = G \cdot h$ verrichtet. Diese geleistete Arbeit geht nicht verloren. Sie ist in Form von *Lage- bzw. potenzieller Energie* im Körper gespeichert. Der Körper ist in der Lage, diese Energie wieder zurückzugeben; nämlich dann, wenn man ihn loslässt, fällt er wieder nach unten. Die Größe dieser potenziellen Energie entspricht der zum Heben geleisteten Arbeit. Sie ist somit ein Maß für die einem Objekt zugeführte Arbeit, ganz speziell ein Maß für die Hubarbeit.

Die mechanische Energie (englisch: **e**nergy) wird mit E abgekürzt. Die potenzielle Energie wird nach folgender Formel berechnet:

$$E_{pot} = G \cdot h \qquad \text{(Nm = Joule)}$$

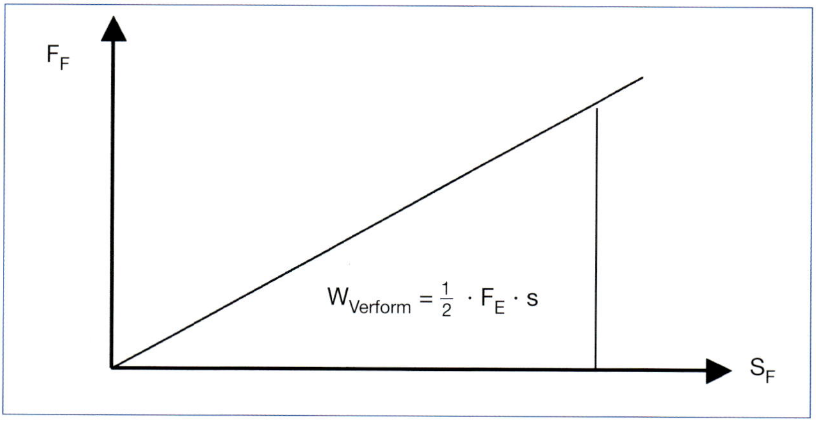

Abb. 4.18: Arbeit als Wegintegral einer linear mit dem Weg anwachsenden Kraft

Werden Körper nur horizontal verschoben, verändert sich der Wert für die potenzielle Energie nicht!
Auch eine gespannte Feder, ein Expander oder ein Deuser-Band besitzen potenzielle Energie. Die potenzielle Energie ergibt sich in diesem Fall aus der Federkraft F_F und dem Federweg s_F.

$$E_{pot} = \frac{1}{2} F_F \cdot s_F \qquad \text{(Joule)}$$

Wer mit einem Expander bereits gearbeitet hat, wird wissen, dass die Federkraft und damit die potenzielle Energie mit dem Federweg linear ansteigen. Diese Tatsache ist für das Krafttraining praxisrelevant. Die Belastung für die arbeitenden Muskeln wird hierbei am Ende am größten. Nicht alle sportlichen Bewegungen entsprechen einer derartigen Belastungsstruktur. Ein ausschließlich mit Expandern realisiertes Training kann in einigen Sportarten, u.a. beim Rudern, zu Leistungsminderungen führen.
Auch ein sich bewegender Körper besitzt Energie. Um in Bewegung zu geraten, muss Arbeit verrichtet werden und diese bleibt als Bewegungsernergie oder *kinetische Energie* erhalten.
Wird ein Körper der Masse m mit einer Geschwindigkeit v bewegt, so besitzt er kinetische Energie E_{kin}, die nach der folgenden Formel berechnet wird:

$$E_{kin} = \frac{1}{2} \cdot m \cdot v^2 \qquad \text{(Joule)}$$

Zwei Faktoren beeinflussen den Betrag der kinetischen Energie: erstens die *Masse eines Körpers* und zweitens die *Bewegungsgeschwindigkeit*. So besitzt ein Körper mit einer kleinen Masse, wie z.B. ein Ball von 500 g, der sich mit einer Abfluggeschwindigkeit von 100 km/h bewegt, einen ähnlichen Energiebetrag wie ein Sprinter mit 76 kg, der sich mit 8 m/s bewegt (Ball ca. 2500 Joule, Sprinter 2440 Joule).

Energieerhaltungssatz

Wir haben in den vorherigen Ausführungen zwei Arten der mechanischen Energie vorgestellt, die eng miteinander verbunden sind. Denn bevor ein Körper seine Lage in Bezug zum Erdmittelpunkt verändern kann, muss er bewegt werden. Kommt er wieder zurück zur Ausgangslage, bewegt er sich erneut. Diese Tatsache mündet in eine wichtige mechanische Erkenntnis, den *Energieerhaltungssatz*. In abgeschlossenen Systemen wandeln sich die verschiedenen Energieformen ineinander um. Energie kann nicht verloren gehen und kann auch nicht neu hinzukommen.
Neben den beiden mechanischen Energieformen sind noch die Elektro-, Licht-, Strahlungs-, Schall-, Wärme- und chemische Energie bekannt.
Als ein praktisches Beispiel soll das Pendelschwingen am Hochreck herangezogen werden. Aus der Hangposition wird der Körper nach vorn-oben beschleunigt und pendelt dann wieder über die Hangposition nach hinten-oben, erneut geht es wieder zurück usw. Irgendwann, wenn sich die gesamte durch die Muskelaktivität erzeugte Energie in Reibung und Wärme umgewandelt hat, bleibt der Körper wieder in der Hangposition (siehe Abb. 4.19).
Aus diesen realen Bedingungen wird der Energieerhaltungssatz definiert als:

$$E_{pot} + E_{kin} + E_{Wärme} = constant$$

Eine ausgeglichene Energiebilanz für sportliche Tätigkeiten ist von großer Bedeutung. Ist zum Beispiel der Energieverbrauch der Muskulatur zu groß, kann es während der Bewegungen zum Abbruch der Muskelarbeit kommen. Insbesondere in den Ultraausdauersportarten sind solche Situationen nicht selten und werden als »Hungerast« beschrieben. Der menschliche Körper verbraucht ständig Energie, alle Lebensfunktionen können nur funktionieren, wenn die nötigen Energien in Form von chemischen Verbindungen vorhanden sind. Einen beträchtlichen Teil der durch die Nahrung aufgenommenen Energie verbrennt der aktive Muskel. Die mechanische Arbeit der Muskeln, die letztendlich in Bewegungen sichtbar wird, beruht auf biochemischen Prozessen in den Muskeln.

Merke

- Auch wenn beim Training und bei Wettkämpfen im Sport der Begriff der Arbeit kaum erwähnt wird, sind alle Bewegungen der Sportler und der Sportgeräte durch die Verrichtung von Arbeit bestimmt.
- Arbeit ist eine zeitunabhängige Größe. Pausen, die während der Arbeit realisiert werden, beeinflussen das Ergebnis der Arbeit nicht und sind auch nicht erkennbar.
- Durch die Arbeit verändern sich der Zustand und die Lage von Körpern. Sie werden beschleunigt oder ihre Gestalt/Form wird verändert.
- Arbeit ist das Produkt aus der Kraft und dem Weg.
- Arbeit wird an einem Körper oder Objekt verrichtet.
- Mit dem Begriff der Leistung kann bestimmt werden, wie viel mechanische Arbeit pro Zeit verrichtet wird. Eine hohe sportliche Leistung muss nicht zwangsläufig auch einer hohen mechanischen Leistung entsprechen.
- Die Leistung ergibt sich als Quotient aus der Arbeit und der Zeit. Sie kann auch als das Produkt aus der wirkenden Kraft und der Geschwindigkeitsänderung bestimmt werden, denn die Arbeit besteht aus Kraft und Weg. Wird der Quotient aus Weg und Zeit gebildet, erhält man die Geschwindigkeit.
- Energie definiert die an einem Körper geleistete Arbeit. Arbeit und Energie haben die gleiche Einheit (Joule). Sie dürfen jedoch nicht verwechselt werden. Wird an einem Körper Arbeit »verrichtet«, so verändert sich sein Energiezustand. Es wird also Energie gespeichert,

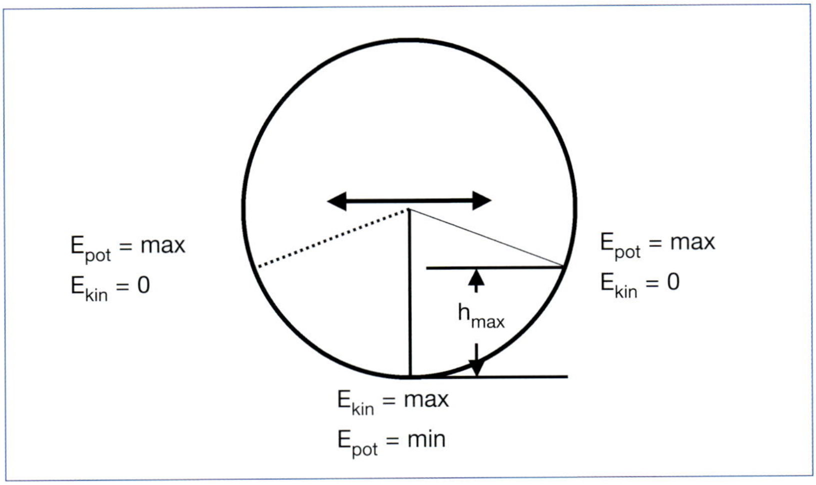

Abb. 4.19: Energieumwandlung $E_{pot} \rightarrow E_{kin} \rightarrow E_{pot}$ bei einem Pendel

die, wenn sie freigesetzt wird, wieder Arbeit leisten kann.
- Energie kann nicht verloren gehen und kann auch nicht aus dem Nichts entstehen. Sie kann nur von einem Körper auf einen andern übertragen werden oder aus einer in eine andere Energieform umgewandelt werden.

Kontrollfragen

1. Wie kann man die geleistete mechanische Arbeit berechnen?
2. Diskutieren Sie den Differenzierungsansatz der Formen der Arbeit!
3. Wenn Sie eine Hantel anheben und sie dann in Hüfthöhe auf einen anderen Platz tragen, können Sie dann von einer Arbeit im mechanischen Sinn sprechen?
4. Worin besteht der Zusammenhang bzw. der Unterschied zwischen der Arbeit und der Leistung?
5. Wie groß sind die Arbeitswerte von zwei Sportlern, die jeweils 20 Kniebeugen realisieren? Die Masse der Sportler beträgt a = 80 kg, b = 90 kg und die Hubhöhen entsprechen bei a = 50 cm und bei b = 48 cm.
6. Welche Arbeit erbringt ein Straßenradsportler, der auf einem Fahrradergometer eine durchschnittliche Leistung von 450 W bei 40 km/h erzielt?
7. Wodurch unterscheiden sich Arbeit und Energie?
8. Wie groß ist die Geschwindigkeit und die Energie einer 20 kg schweren Hantel, die einem Sportler aus 1 m Höhe aus der Hand fällt?
9. Beim Bankdrücken soll eine Hantel mit 40 kg in einer Minute 20-mal über 70 cm hoch gestreckt werden. Welche Leistung vollbringt der Athlet?
10. Nennen Sie Energieformen, die im Sport auftreten, und beschreiben Sie die Umwandlung dieser Formen an zwei Beispielen!
11. Welche Bedeutung hat der Energieerhaltungssatz für die sportliche Praxis?
12. Warum wird beim Steppertraining die im Körper auf der erhöhten Stufenposition vorhandene potenzielle Energie bei Abwärtsbewegung nicht zurückgewonnen?

4.2.4 Gesetze bei Drehbewegungen

Wir sind von der Dynamik und der Ästhetik einer Pirouette beim Eiskunstlaufen oder einem dreifachen Auerbach-Salto beim Turmspringen vom 10-m-Turm gefesselt. Als Zuschauer einer Reckübung im Turnen sind wir begeistert und fragen uns, wie die Sportler eine solche Kraftanstrengung mit der gezeigten Leichtigkeit realisieren.

Wo bleibt die Energie der Drehbewegung am Ende der Bewegung? Wie schaffen es Sportler, aus einer Breitenachsen- in eine Längsachsendrehung überzugehen? Bevor diese komplexen Zusammenhänge beantwortet werden können, sind einige grundlegende Fragen zu klären.

- Wann und wie entstehen Drehbewegungen im Sport?
- Wie werden Drehbewegungen gesteuert?

Einteilung von Drehbewegungen

Drehbewegungen lassen sich aufgrund ihrer verschiedenartigen mechanischen Bedingungen in Drehbewegungen um *feste* (oder annähernd feste), um *momentane Achsen* und in Drehbewegungen im *Übergang von fester zu freier Drehachse* einteilen. Beispiele sind:

- Riesenfelge am Reck (Abb. 4.20)
- Salto (Abb. 4.21)
- Felgumschwung mit Abgang als Salto

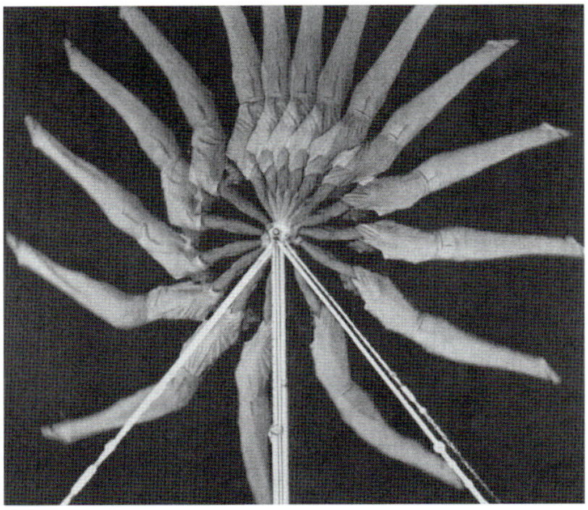

Abb. 4.20: Riesenfelgumschwung

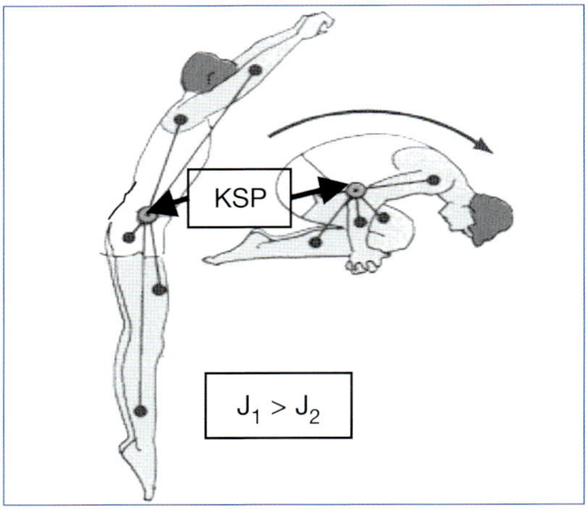

Abb. 4.21: Salto vorwärts

Drehbewegungen um feste Achsen im Gerätturnen kann man unterteilen in Ganzrotationen, Teilrotationen, Abschwungrotationen und Aufschwungrotationen. Sie gehören zu Drehbewegungen in peripherer Aufhängung, d.h., der Körperschwerpunkt des rotierenden Körpers befindet sich nicht auf der Drehachse.

Drehbewegungen um freie Achsen werden zu den Drehbewegungen in zentraler Aufhängung gezählt. Die Drehachse geht dabei durch den Körperschwerpunkt. Hierbei muss jedoch bei sportlichen Bewegungen davon ausgegangen werden, dass sich der Sportler immer im Schwerefeld der Erde befindet und somit eine Überlagerung durch geradlinige Bewegungswirkung auf die Rotation stattfindet (siehe Abb. 4.22).

Darüber hinaus können die einzelnen (Gerätturn-)Elemente bestimmten Strukturgruppen zugeordnet werden, z.B. Rollbewegungen, Überschlagsbewegungen, Felgbewegungen usw. (*Boddien* 1986, 29).

Entstehung von Drehbewegungen

Die Entstehung einer Drehbeschleunigung und somit die Drehbewegung eines Körpers ist durch eine an dem Körper *exzentrisch* wirkende Kraft, das *Drehmoment*, zu erklären. Die Bezeichnung »exzentrisch« bezieht sich dabei auf das Drehzentrum (vgl. Abb. 4.23). Das Drehmoment M wird definiert als das Produkt aus der Kraft F und dem senkrechten Abstand r zur Drehachse (Einheit: Nm).

$$\vec{M} = \vec{F} \cdot r \quad \text{(Nm)}$$

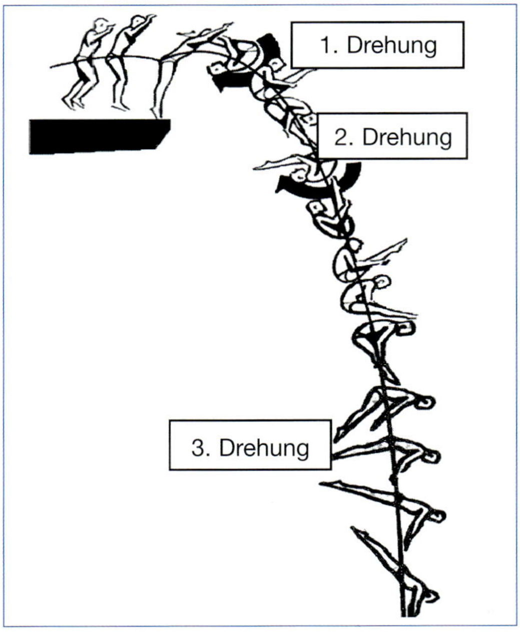

Abb. 4.22: Dreifachsalto vom 10-m-Turm

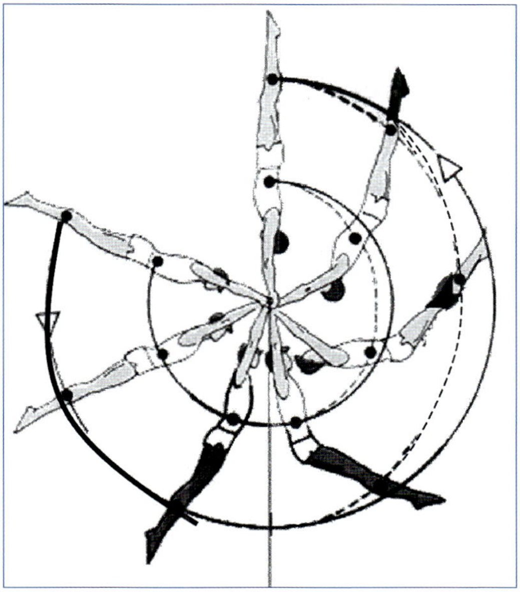

Abb. 4.23: Erklärung des Drehmomentes M

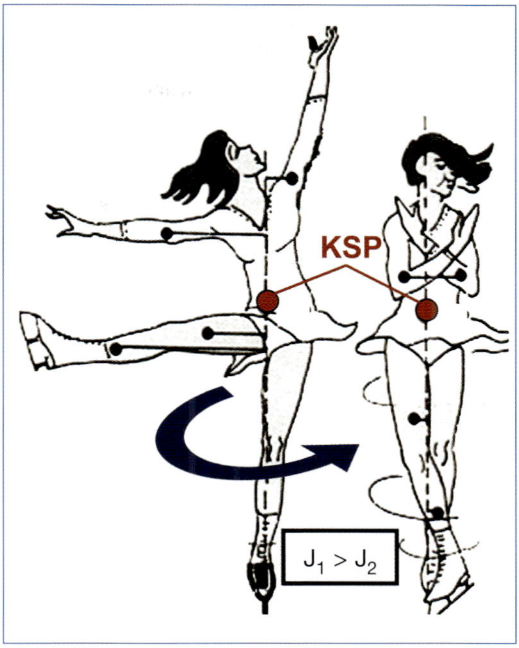

Abb. 4.24: Pirouette: Veränderung des Massenträgheitsmomentes

Mit diesen Betrachtungen sind die Faktoren bezeichnet, welche die Voraussetzungen für die Erzeugung einer Drehbewegung darstellen:

1. ein frei bewegliches System
2. eine Drehachse
3. eine exzentrisch wirkende Kraft (ein Drehmoment)

Drehwiderstand oder Massenträgheitsmoment

Auch bei der Rotationsbewegung haben Körper die Eigenschaft, träge zu sein. Der Körper setzt dem angreifenden Drehmoment einen Widerstand entgegen. Es gilt, dass ein Drehmoment M einem Körper eine Winkelbeschleunigung α erteilt, indem der Trägheitswiderstand der Drehmasse J überwunden wird.

$$\vec{M} = \vec{J} \cdot \vec{\alpha} \quad \text{(Nm)}$$

Der Drehwiderstand wird durch die Masse und die Massenverteilung (im Verhältnis zur Drehachse) bestimmt. Daraus folgt, dass beim menschlichen Körper der Drehwiderstand durch seine enorme Variabilität eine entscheidende bewegungstechnische Rolle spielt.

Die physikalisch richtige Bezeichnung für den Drehwiderstand ist das *Massenträgheitsmoment J* (in der Literatur oft in der Kurzform »Trägheitsmoment« J oder I angegeben). Mit ihm werden die Einflüsse von *Körperform* und *Massenverteilung* zum Ausdruck gebracht (Abb. 4.25).

Das Massenträgheitsmoment J ist gleich dem Produkt aus der Masse m und dem Quadrat des senkrechten Abstandes r zur Drehachse, was jedoch nur für die Betrachtung eines Masseteilchens gilt.

$$J = m \cdot r^2 \quad \text{(kgm}^2\text{)}$$

Für die Betrachtung des gesamten Körpers müsste man die Summe aller Trägheitsmomente der Masseteilchen bilden. Dies wäre auch nur für die Berechnung regelmäßiger Körper mithilfe der Differentialrechnung möglich, wobei der Körper zusätzlich eine konstante Dichte besitzen müsste. Beim Menschen ist man bei der Berechnung auf experimentelle Verfahren oder aufwendige Computersimulationen angewiesen.
Es bleibt die Erkenntnis, dass der Lageverteilung der Masse, welche durch den Abstand r gegeben ist, eine besondere Bedeutung zukommt, da dieser als Quadrat in den Drehwiderstand eingeht.

Verläuft bei der Rotation die Drehachse nicht durch den Körperschwerpunkt (Bsp.: Drehungen um feste Achsen), kann die Formel $J = m \cdot r^2$ für die Berechnung des Massenträgheitsmomentes nicht angewandt werden, da sie nur für Rotationen um Drehachsen durch den Körperschwerpunkt (frei bewegliche Achsen) gilt (Abb. 4.26).

In solch einem Fall nimmt man den *Steiner'schen Satz* zu Hilfe. Er lautet:

Das Massenträgheitsmoment eines Körpers bezüglich einer beliebigen Achse A setzt sich zusammen aus dem Massenträgheitsmoment J_{KSP} für die Drehung der Körpermasse um den Schwerpunkt und aus dem Massenträgheitsmoment ($m \cdot r^2$) für die Rotation der Körpermasse im Abstand r um die Achse A.

$$J_A = J_{KSP} + \sum m \cdot r^2 \qquad (\text{kgm}^2)$$

Mithilfe des Steiner'schen Satzes ist es unter anderem möglich, die Massenträgheitsmomente der einzelnen Körperteile zu ermitteln, um so den Wert des gesamten Massenträgheitsmomentes eines menschlichen Körpers relativ genau bestimmen zu können. Außerdem erkennt man, dass ein Körper sein kleinstes Massenträgheitsmoment besitzt, wenn er sich um eine Achse dreht, die durch den Körperschwerpunkt verläuft. Das Produkt $m \cdot r^2$ wäre hier null.
Wie bei der Translation immer zwei Kräfte in ihrer Existenz voneinander abhängig sind (Kraft = Gegenkraft), so gehören bei der Rotation immer Drehmoment und ein gleich

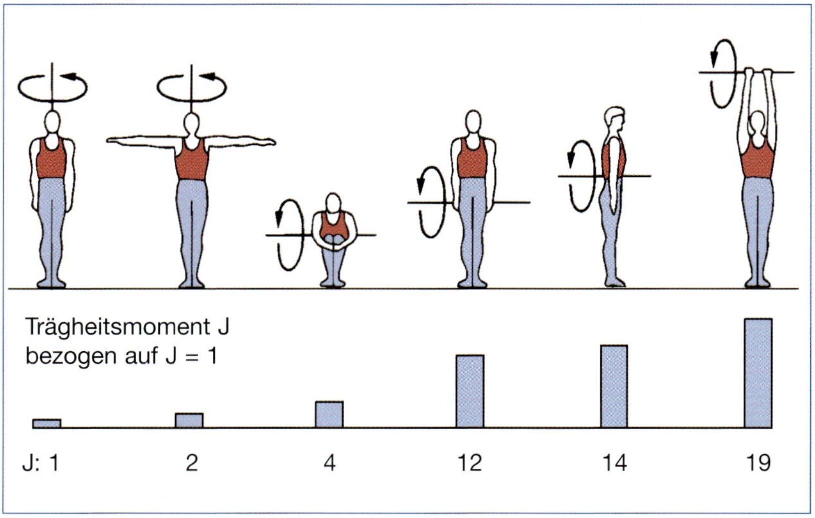

Abb. 4.25:
Das Massenträgheitsmoment des Menschen bei unterschiedlichen Drehachsen

großes entgegengesetzt (entgegengesetzte Drehrichtung) gerichtetes Drehmoment zueinander (Abb. 4.27).

Es gilt: $|M| = |-M|$
und nach $M = J \cdot a$
ebenfalls $|J \cdot \alpha| = |-(J \cdot \alpha)|$

Sind auf beiden Seiten die Massenträgheitsmomente verschieden, dann müssen beide Seiten ebenfalls verschiedene Werte für die Winkelbeschleunigung haben, was sich in unterschiedlichen Winkelgeschwindigkeiten äußert.

Wird ein Drehmoment und die dazugehörige Reaktion durch eine Rotation des Gesamtkörpersystems überlagert, dann ist auf der einen Seite mit überlagerter Rotation eine Verstärkung der Drehung sichtbar, während auf der anderen Seite nur eine geringe oder manchmal auch keine Drehung stattfindet (*Kassat* 1993).

Drehimpuls

Um den Bewegungszustand der Rotation eines Körpers besser charakterisieren zu können, nimmt man den Drehimpuls L zu Hilfe, der Auskunft darüber gibt, welche sich drehende Masse (charakterisiert durch das Massenträgheitsmoment J) eine bestimmte Winkelgeschwindigkeit ω besitzt.

$$L = J \cdot \omega$$

Während das Drehmoment der Ausdruck eines momentanen Ergebnisses ist, beschreibt der Drehimpuls den Zeitverlauf eines wirkenden Drehmoments auf einen Körper. Wenn ein Drehmoment M eine Zeit t lang wirkt, dann erhält die sich drehende Masse das Massenträgheitsmoment J, über diese Zeit t eine Winkelbeschleunigung α, die in einer bestimmten Winkelgeschwindigkeit ω resultiert.

$$M \cdot t = J \cdot \alpha \cdot t \rightarrow M \cdot t = J \cdot \omega$$

Drehimpulserhaltungssatz

Das dynamische Grundgesetz gilt für Drehbewegungen in gleicher Weise wie für die fortschreitende Bewegung. Nach dem Trägheitsgesetz, formuliert für die Translation, verändert sich der Bewegungszustand eines Kör-

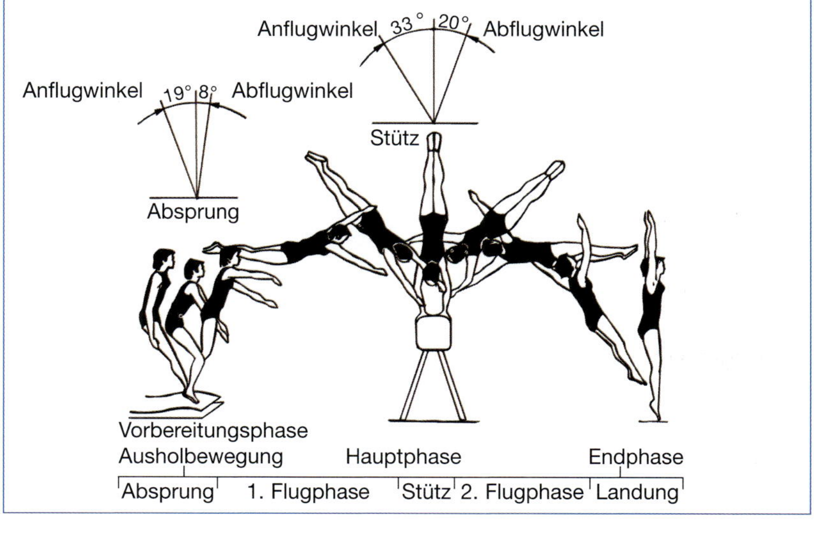

Abb. 4.26: Handstützüberschlag am Pferd: Drehung während der Stützphase findet um den Handstütz statt (peripher zum Körperschwerpunkt)

pers ohne äußere Einflüsse nicht. Formuliert für die Rotation gilt:

Der Bewegungszustand der Rotation, d.h. der Drehimpuls eines Körpers, bleibt erhalten, wenn auf ihn kein Drehmoment wirkt.

Es gilt der Drehimpulserhaltungssatz:

Der Gesamtimpuls der Drehung bleibt in einem abgeschlossenem Körpersystem (ohne äußere Drehmomente) nach Richtung und Größe konstant.

$$L = J \cdot \omega = constant$$

Die bewegungstechnische Bedeutung besteht in der Erkenntnis, dass man durch die Veränderung des Massenträgheitsmomentes J die Veränderung der Winkelgeschwindigkeit ω steuert.

Wenn aufgrund des Drehimpulserhaltungssatzes bestehende Drehimpulse erhalten bleiben,

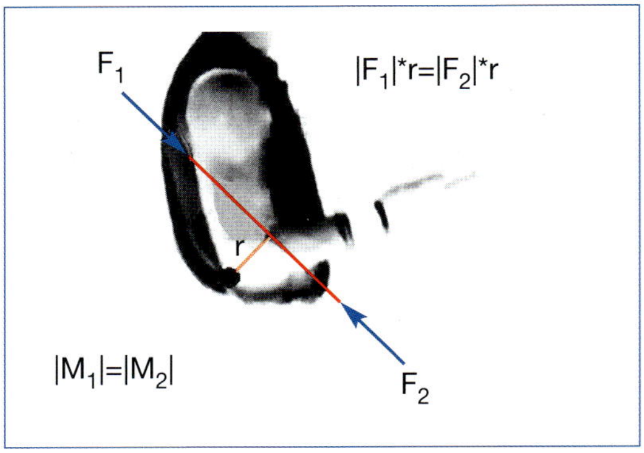

Abb. 4.27: Die Gegenwirkung der Muskelkontraktion

dann sind durch äußere Drehmomente hinzukommende Drehimpulse zu addieren bzw. zu subtrahieren, je nachdem, welche Richtung sie aufweisen (*Kassat* 1993). Durch die Möglichkeit, Drehimpulse aufsummieren zu können, ergibt sich eine große Variabilität der Ausführung.

Rotationsenergie

Auch wenn der Körperschwerpunkt keinerlei translatorische Bewegung ausführt, besitzt ein rotierender Körper kinetische Energie in Form von Rotationsenergie. Die lineare Ge-

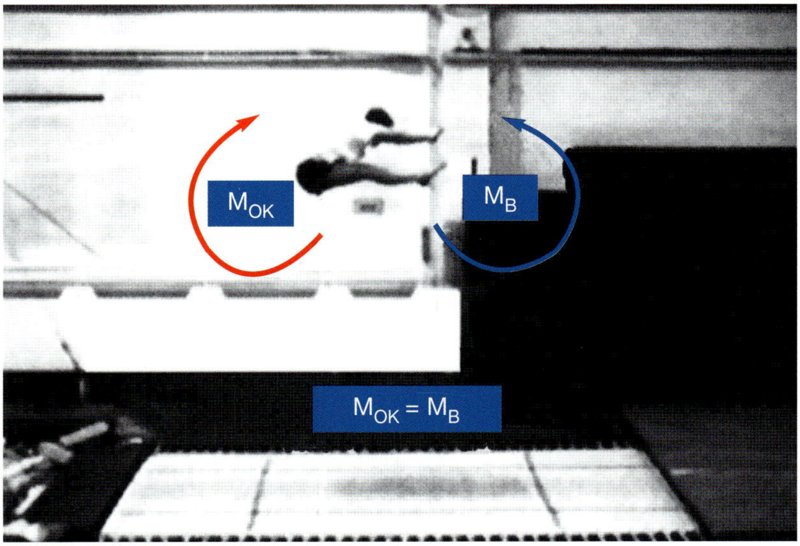

Abb. 4.28: Gegenwirkungsgesetz beim Winkelsprung

schwindigkeit eines rotierenden Körpers, der sich im Abstand r mit der Winkelgeschwindigkeit ω um eine Körperachse dreht, wird mit der Gleichung

$$v = r \cdot \omega$$

berechnet. Setzt man r · ω anstelle von v in die Gleichung für die kinetische Translationsenergie ein, erhält man für die Rotations- oder Drehenergie:

$$E_{rot} = \frac{1}{2}m \cdot v^2 = \frac{1}{2}m \cdot (r \cdot \omega)^2 = \frac{1}{2}J \cdot \omega^2$$

Merke

- Drehbewegungen oder Rotationen sind Zwangsbewegungen, die nur dadurch zustande kommen oder existieren, dass ein Körper durch eine Kraft, die Zentripetal- oder Radialkraft, die zur Drehachse gerichtet ist, auf der Kreisbahn gehalten wird.
- Die drehenden Körpermassen ihrerseits entwickeln Zentrifugal- oder Fliehkräfte, die nach außen wirken.
- Die Voraussetzungen für eine Drehbewegung sind: Der Körper muss frei beweglich sein, eine Drehachse muss vorhanden sein und ein Drehmoment muss wirken.
- Drehbewegungen können über die Veränderung des Massenträgheitsmomentes, d.h. durch die Körperform oder die Lage der Teilkörper zur Drehachse, gesteuert werden. Hierbei wirkt der Drehimpulserhaltungssatz.
- Auch ein rotierender Körper besitzt Energie. Diese wird als Rotationsenergie definiert und ist abhängig vom Massenträgheitsmoment und der Winkelgeschwindigkeit im Quadrat.

Kontrollfragen

1. Erläutern Sie, wie Drehbewegungen entstehen und wie sie gesteuert werden können.
2. Beschreiben Sie mithilfe des Drehimpulserhaltungssatzes die Technik des Knieumschwungs am Stützreck!
3. Erklären Sie das Drehmoment und begründen Sie, warum man beim Handstützüberschlag vorwärts die Hände nicht zu dicht an den zuletzt aufgesetzten Fuß setzen darf.
4. Was beinhaltet das Massenträgheitsmoment? Ist die Aussage richtig, dass schwerere Personen größere Probleme bei Drehbewegungen im Sport haben?
5. Warum führen die Eiskunstläuferinnen bei ihren Pirouetten die Arme an den Körper heran?
6. Nennen Sie Beispiele für das Vorkommen des Drehwiderstandes und beschreiben Sie Möglichkeiten, diesen zu beeinflussen.

4.2.5 Gleichgewicht und Standfestigkeit

Sport ist grundsätzlich mit Bewegungen verbunden. Es existieren jedoch in vielen Sportarten und -disziplinen Situationen, in denen die Sportler für kurze oder auch längere Zeitabschnitte in relativer Ruhe verharren. Alle Stände beim Turnen, Hand- und Kopfstand, Standwaage, alle Startpositionen, aber auch Situationen in den Zweikampfsportarten (siehe Abb. 4.29) entsprechen statischen Bedingungen.

Diese Zustände bedeuten auf keinen Fall, dass hierbei keine Kräfte wirken. Im Abschnitt 4.2.1 wurde die statische Wirkung von Kräften definiert. Soll sich ein Körper im statischen Gleichgewicht befinden, sind zwei Bedingungen zu erfüllen:

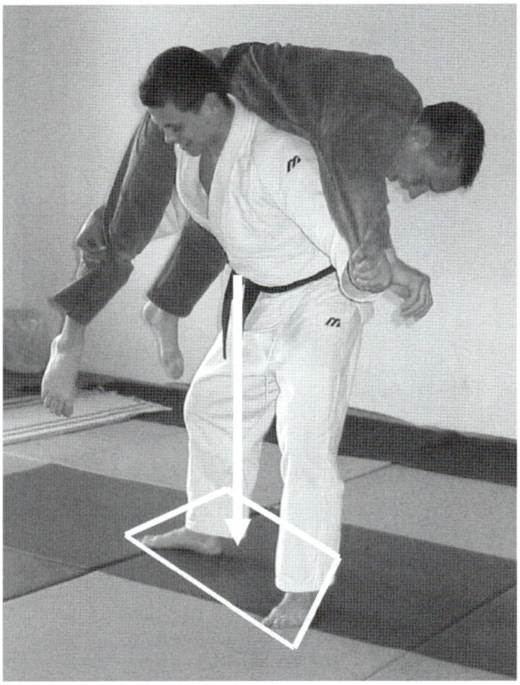

Abb. 4.29: Beispiel eines stabilen Gleichgewichtes bei einer Wurftechnik im Judo

1. Die Summe der auf ihn wirkenden Kräfte ist gleich null. Ihre Wirkungen heben sich gegenseitig auf.

$$\sum F = F_{res} = 0$$

2. Die Summe aller angreifenden Drehmomente ist ebenfalls gleich null.

$$\sum M = M_{res} = 0$$

Diese Voraussetzungen gelten jedoch nicht nur für einen ruhenden Körper, sondern auch dann, wenn sich dieser gleichförmig bewegen würde.

Für die Aufrechterhaltung des Gleichgewichtes beim Menschen muss sein Körper näher ins Blickfeld gerückt werden. Der Mensch ist kein starrer Körper. Er besteht aus einer Vielzahl von Teilkörpern, die zwar über Gelenke relativ fest miteinander verbunden sind, sich jedoch bewegen können. Soll das Gleichgewicht des menschlichen Körpers beibehalten werden, müssen die einzelnen Körperteile durch Muskelaktivität ihre augenblickliche Stellung beibehalten.

Eine wesentliche Grundbedingung für das Gleichgewicht besteht darin, dass das Lot der Gewichtskraft eines Körpers, das am Körperschwerpunkt ansetzt, sich im Bereich der Unterstützungsfläche befinden muss (vgl. Abb. 4.30).

In der Mechanik werden für starre Körper drei Arten des Gleichgewichtes unterschieden, die mit Einschränkungen auch für den Menschen zutreffen. Dabei wird von der Situation ausgegangen, dass der Körper ganz geringfügig aus der Gleichgewichtslage gebracht wurde.

Das indifferente Gleichgewicht

Diese Gleichgewichtsart ist dadurch gekennzeichnet, dass durch beliebige Einflüsse das Gleichgewicht beibehalten wird. Als Beispiel dient hierfür eine Kugel auf einer horizontalen Fläche. Sie kann von allen Seiten angestoßen werden. Sie rollt zwar, aber verändert ihre Gleichgewichtsbedingungen nicht (z.B. Billardkugel – die Schwerelinie [G] bleibt stets über der Kontaktfläche und wird durch die Bodenreaktionskraft kompensiert [Abb. 4.30]). Diese Variante des Gleichgewichtes kommt bei sportlichen Bewegungen des Menschen praktisch nicht vor.

Das instabile oder labile Gleichgewicht

Diese Art ist dadurch charakterisiert, dass eine geringe Abweichung aus der vorherigen Lage eine noch größere Veränderung hervorruft, der Körper sich in einer labilen Situation befindet und jederzeit nach irgendeiner Richtung kippen kann. Eine wesentliche Bedingung besteht darin, dass sich die Schwerelinie entweder genau auf der Kippkante befindet (dann könnte der Körper theoretisch noch zurück ins »alte« Gleichgewicht) oder die Kippkante bereits überschritten hat – dann fällt der Körper in eine neue Lage.

In der Abbildung 4.30 wird das labile Gleichgewicht dadurch bestimmt, dass durch die Lage eine Kraftkomponente der Gewichtskraft entsteht (Hangabtriebskraft), die die Kugel beschleunigt.

Das stabile Gleichgewicht

Diese Gleichgewichtsart ist dadurch charakterisiert, dass der Körper bei jeder Einwirkung immer wieder in die Ausgangslage zurückkehrt (*Donskoi* 1975).

Ein typisches Beispiel ist hierfür das Hängen am Reck oder an den Ringen. Sollte der Turner pendeln, so würde er nach einer gewissen Zeit wieder in die Ausgangstellung zurückkehren, denn wenn er sich von der Hangposition nach vorne oder hinten bewegt, verrichtet er Hubarbeit. Sein Körperschwerpunkt wird angehoben um Δh und besitzt damit eine größere potenzielle Energie. Gleichzeitig entsteht ein Drehmoment ($M = G \cdot d$), da der Körperschwerpunkt einen Abstand d zur Drehachse hat. Der Körper schwingt immer wieder zurück.

Von einem *begrenzt-stabilen* oder *metastabilen* Gleichgewicht (*Donskoi* 1975, S.188) kann gesprochen werden, wenn sich bei Bewegungen des Menschen der Körperschwerpunkt über einer Stützfläche befindet. Eine solche Situation ergibt sich immer dann, wenn der Sportler steht. Stellt er sich in den Zehenhochstand, auf ein Bein (z.B. Standwaage) oder wird er wie beim Judo oder Ringen durch den Angreifer nach oben gehoben, verkleinert sich seine Unterstützungsfläche und gleichzeitig wird sein Körperschwerpunkt angehoben.

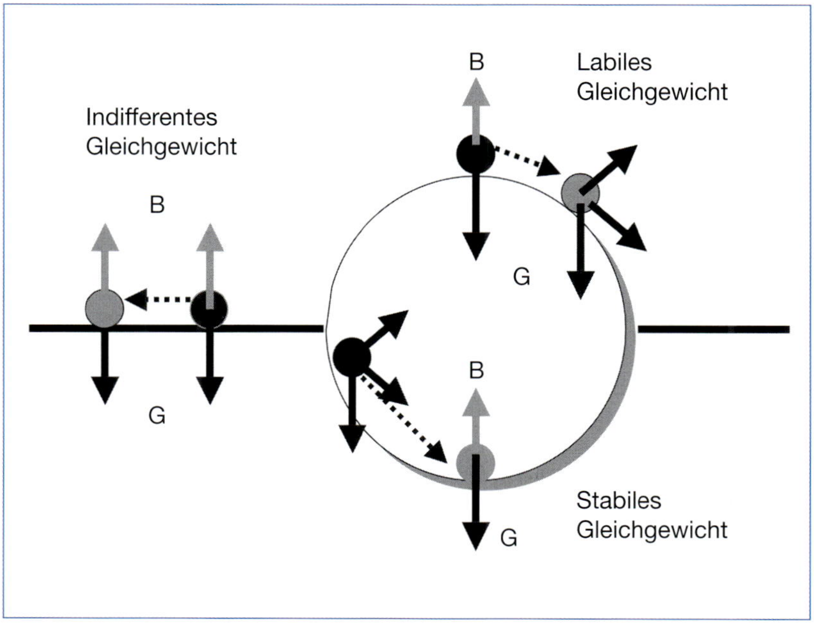

Abb. 4.30:
Arten des Gleichgewichtes einer Kugel

Diese Bewegungen können so weit geführt werden, bis sich der Körperschwerpunkt genau über der Kippkante befindet. Dann stellt sich ein labiles Gleichgewicht ein. Alle Situationen davor und danach können als metastabil definiert werden. Das entstandene Schweremoment würde den Körper wieder in ein stabiles Gleichgewicht zurückführen (siehe Abb. 4.32).

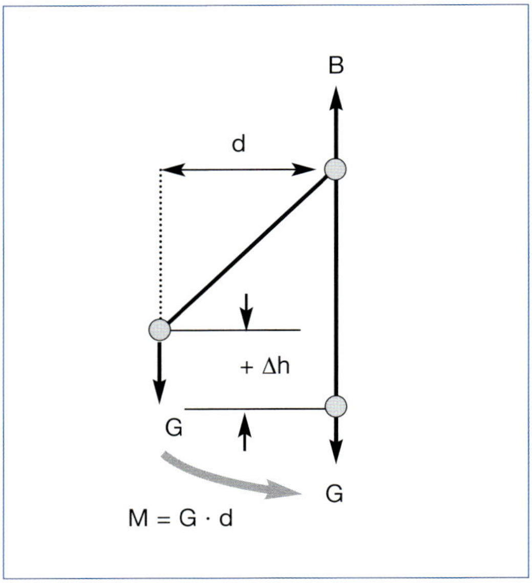

Abb. 4.31: Beispiel eines stabilen Gleichgewichtes

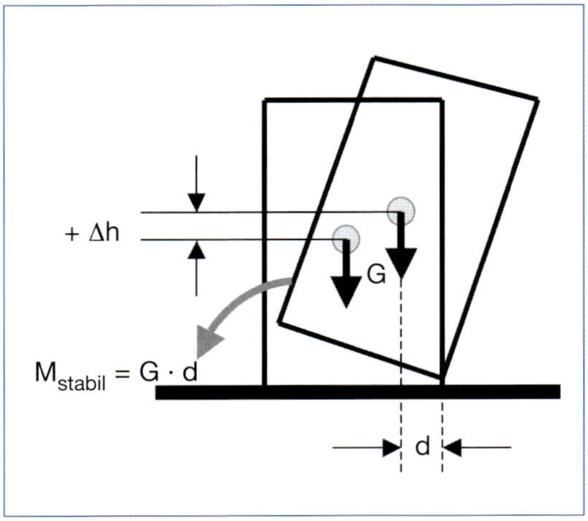

Abb. 4.32: Metastabiles Gleichgewicht

Standfestigkeit

Der Begriff »Standfestigkeit« orientiert sich auf die Sicherung eines stabilen Gleichgewichtes. Ein Körper ist solange standfest, wie er sich in einem stabilen Gleichgewicht befindet. Zur Beschreibung der Standfestigkeit muss der Begriff, der bereits zur Beschreibung der Gleichgewichtslagen weiter vorn benutzt wurde, näher erläutert werden.

Die Unterstützungsfläche ist jene projizierte Fläche, die von den Unterstützungspunkten eines Körpers eingegrenzt wird. In der Abbildung 4.29 sind es die Füße des Judoka. Ihre äußeren Ränder schließen diese Fläche ein. Auch wenn wir nur auf einem Fuß stehen, haben wir immer noch eine Unterstützungsfläche; selbst der Stabhochspringer, der sich am Stab hochschwingt, hat eine sehr kleine, aber immer noch eine Fläche zur Unterstützung.

Eine Grundvoraussetzung für die Bildung einer Fläche sind mindestens drei Unterstützungspunkte. Als Beispiel kann wieder das Sumo-Ringen angeführt werden. In den Ausgangspositionen nehmen die meisten Kämpfer in der Hockposition eine Faust als dritte Stütze zur Hilfe, um ihre Standfestigkeit zu erhöhen und eine günstigere Angriffsposition zu erlangen. Mit dieser Stütze können sie ihren Körperschwerpunkt vor beide Füße bringen und nach dem Kampfsignal sofort die Beinmuskulatur zur Beschleunigung des Körpers einsetzen.

Solange sich das Lot des Vektors der Gewichtskraft (Schwerkraftvektor G) innerhalb der Unterstützungsfläche befindet, ist der Körper im stabilen Gleichgewicht. Damit kann bereits die Größe der Unterstützungsfläche als ein Faktor für eine große Standfestigkeit hervorgehoben werden.

Aber die Flächengröße allein ist nicht hinreichend. Es muss auch ihre Form beachtet werden. Ist die Fläche schmal und lang, dann ist die Standfestigkeit des Körpers kleiner als bei einer eher quadratischen oder dreieckigen Form, wenn in beiden Fällen der Körperschwerpunkt die gleiche Entfernung zur Unterstützungsfläche besitzt. Dieser Zusatz ist unbedingt erforderlich. Denn diese Bedingung, die Höhe des Körperschwerpunktes über der Unterstützungsfläche, bildet einen dritten Faktor. Je tiefer der Körperschwerpunkt über der Unterstützungsfläche liegt, umso höher ist die Standfestigkeit.

Zur genauen Bestimmung der Standfestigkeit wurden drei Maße (*Hochmuth* 1987, S. 51) definiert:

- das geometrische Maß
- das energetische Maß
- das dynamische Maß

Das *geometrische Maß* entspricht dem sogenannten Kippwinkel. In Abbildung 4.33 ist dieser Winkel mit α bezeichnet. Um diesen Winkel muss der Körper gekippt werden, bis der Körperschwerpunkt sich genau über der Kippkante befindet.

Mathematisch kann er wie folgt berechnet werden:

$$\alpha = arc\ tan\ \frac{s}{h}$$

So wird deutlich, dass eine große Standfläche und eine tiefe Lage des Körperschwerpunktes (KSP) einen großen Kippwinkel induzieren und damit insgesamt eine hohe Standfestigkeit gegeben ist.

Eine ähnliche Erklärung bekommt man aus der Beschreibung des *energetischen Maßes*. Das energetische Maß entspricht der Hubhöhe des Körperschwerpunktes von der Ausgangslage bis zum Moment, an dem dieser

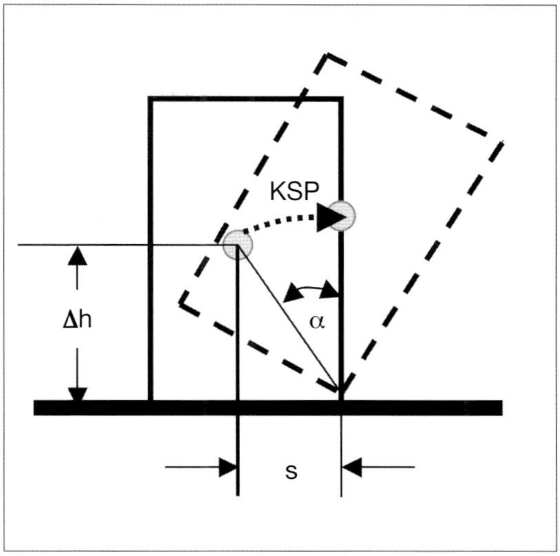

Abb. 4.33: Geometrisches Maß als Kippwinkel α

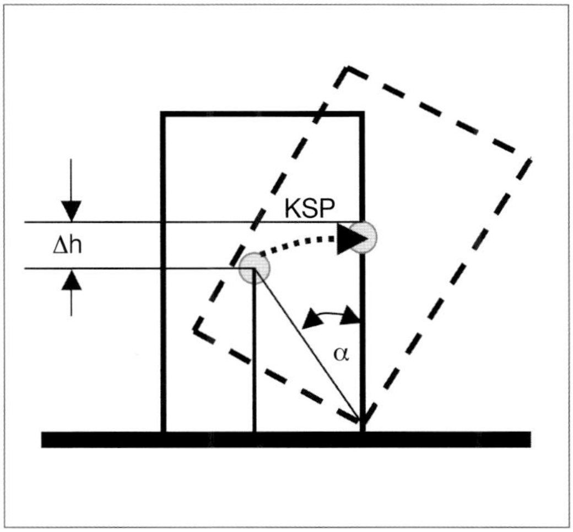

Abb. 4.34: Energetisches Maß als Hubweg Δh

genau senkrecht über der Kippkante liegt (siehe Abb. 4.34). Es muss demnach Arbeit verrichtet werden, um den Körperschwerpunkt auf die Kippkante zu heben. Und je mehr Arbeit verrichtet werden muss, umso höher ist die Standfestigkeit des Körpers.

Ein Beispiel aus dem Judo bzw. Ringen soll diese Aussage belegen. Während des Bodenkampfes breiten die in der Bauchlage unten

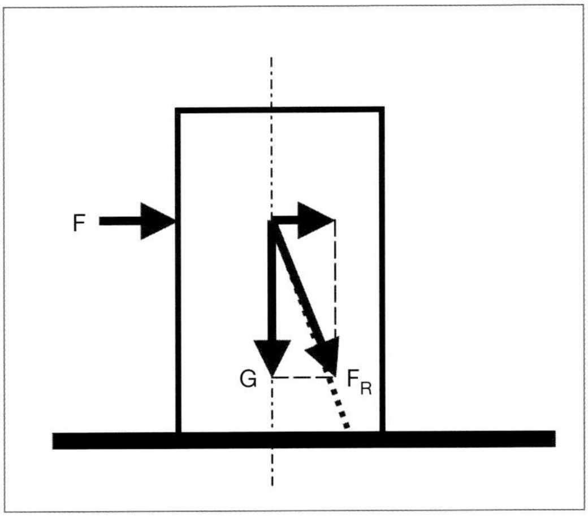

Abb. 4.35: Dynamisches Maß

liegenden Athleten ihre Arme und teilweise auch die Beine auseinander, um eine große Unterstützungsfläche zu erzeugen. Wenn der Angreifer sie auf den Rücken drehen will, muss er den Verteidiger sehr hoch über die Kippkante (ausgestreckte Arme und Beine) heben, dazu muss er viel Kraft einsetzen und diese über den langen Weg wirken lassen!

Wirkt auf einen ruhenden Körper eine seitliche Kraft, so bleibt er so lange im Gleichgewicht, wie der aus Seitenkraft F und Gewichtskraft G resultierende Kraftvektor F_R noch durch die Unterstützungsfläche verläuft (siehe Abb. 4.35).

Aus dieser Bedingung lassen sich folgende Schlüsse ziehen:

- Die angreifende Seitenkraft sollte möglichst weit oberhalb des Körperschwerpunktes ansetzen.
- Sie sollte größer sein als die Gewichtskraft.
- Der Verteidiger sollte seine Unterstützungsfläche vergrößern (Schrittstellung der Beine sowie Beine etwa schulterbreit auseinander setzen).
- Des Weiteren sollte er seinen Körperschwerpunkt senken, indem er leicht in die Hocke geht.

All diese Hinweise werden in den Zweikampfsportarten beachtet. Um jedoch erfolgreich zu sein, muss man sich nicht nur effektiv verteidigen, sondern auch angreifen können. Diese sehr dynamischen Prozesse werden näher und vertiefend im Kapitel 7.5 diskutiert.
An dieser Stelle muss auf einen Unterschied zwischen einem festen Körper, z.B. einem Schrank, und dem Körper eines Sportlers verwiesen werden. Ist der Schrank erst einmal aus seinem stabilen Gleichgewicht über die Kippkante bewegt worden, dann kippt er um (wenn keine Gegenkraft ihn abfängt!). Ein Sportler ist in bestimmten Grenzen in der Lage, sein leicht »gebrochenes« Gleichgewicht wieder in ein stabiles zu überführen.
Eine Turnerin auf dem Schwebebalken kommt beispielsweise nach einem Sprungelement nicht sicher in den Stand. Ihr Körperschwerpunkt befindet sich leicht außerhalb der Unterstützungsfläche. Eigentlich müsste sie durch das entstehende Kippmoment vom Balken fallen. Dies geschieht nicht immer.

Gute Turnerinnen setzen mehrere Korrekturen ein. Einmal verschieben sie Körperteile auf die andere Seite weg von der Körperschwerpunktverlagerung, z.B. das freie Bein, den Arm oder sogar den gesamten Oberkörper, oder/und sie gehen blitzschnell in einen Ausfallschritt und gleichzeitig in die Hocke und können dann mit den Händen den Balken greifen und sich festhalten. All diese Maßnahmen sehen nicht elegant aus und werden wahrscheinlich zu Punktverlusten führen. Diese sind aber deutlich geringer, als wenn die Sportlerin vorzeitig vom Gerät fallen würde.

Merke

- Bei sportlichen Bewegungen müssen die Athleten dynamische und statische Gleichgewichtssituationen beherrschen. Dabei sind jeweils die Summen der angreifen Kräfte und Drehmomente gleich null.
- Mechanisch lassen sich drei Gleichgewichtslagen unterscheiden: die stabile, die labile und die indifferente. Für den Sportler werden jedoch nur zwei wirksam, das labile und das stabile Gleichgewicht. Die Symbiose beider wird von *Donskoi* 1975 als begrenzt-stabil oder metastabil bezeichnet.
- Zur Beschreibung der Standfestigkeit (des stabilen Gleichgewichtes!) werden drei Maße definiert, das geometrische, das energetische und das dynamische Maß.
- Aufgrund der hohen Beweglichkeit seines Körpers ist der Mensch in der Lage Gleichgewichtsanforderungen im Sport, aber auch im täglichen Leben grandios zu lösen. Dazu muss er neben den mechanischen Gesetzen die bewegungssteuernden und -regelnden Prozesse kennen und beherrschen. Er hat die Voraussetzungen, sein Gleichgewicht zu entwickeln.

Kontrollfragen

1. Beschreiben Sie die Bedingungen für das statische und dynamische Gleichgewicht an jeweils zwei Beispielen aus der Sportpraxis! Skizzieren Sie die dabei wirkenden Kräfte!
2. In welchen Sportarten befinden sich die Sportler in labilen Gleichgewichtslagen?
3. Durch welche mechanischen Faktoren ist eine hohe stabile Gleichgewichtslage gekennzeichnet?
4. Wie kann eine Turnerin auf dem Schwebebalken ihr leicht gestörtes Gleichgewicht wieder herstellen? Und ab wann ist sie dazu nicht mehr in der Lage?
5. Beschreiben Sie die Maßnahmen, die Sie anwenden, um im Judo einen erfolgreichen Wurf durchzuführen.
6. Erklären Sie die Gleichgewichtsbedingungen bei einer Standwaage im Turnen!

5 Biomechanik des menschlichen Bewegungsapparates

Aus mechanischer Betrachtungsweise kann der menschliche Bewegungsapparat in zwei große Komplexe gegliedert werden: den *passiven* und den *aktiven* Teil.[1]

Als passiv werden alle Bausteine gewertet, die eine Stütz-, Bewegungs- und/oder Kraftübertragungsfunktion haben. Der aktive Teil wird ausschließlich durch die Bewegung erzeugenden Muskeln gebildet. In dieser Betrachtung werden die inneren Organe, das Herz-Kreislauf-System sowie das Nervensystem ausgeblendet, obwohl sie durchaus eine wesentliche Bedeutung für Bewegungen haben.

Donskoi (1975, S. 32) schreibt dem Bewegungsapparat nachfolgende Funktionen zu:

- Energieursprung
- Mechanismus der Übertragung von Kräften
- Bewegungsobjekt
- Steuerungssystem

Teilsystem	Funktion	Mechanische Eigenschaften	Material in der Technik
Knochen	Stützelemente	druck-, zug-, biege- und scherfest	Hartholz
Faserknorpel	Stützelemente	druckfest, elastisch, stoßdämpfend	Hartgummi
hyaliner Knorpel	Gelenke	minimale Reibung	Kugellager
Synovialflüssigkeit	Schmierung	minimale Reibung	Öl
Bänder	Gelenkführung	zugfest	Seil
Sehnen	Kraftüberträger	zugfest	Seil
Muskeln	Motor	kontraktil	nicht bekannt
Nervensystem	Kontroll- und Steuerorgane		Regelsysteme, Computer
Gefäßsystem	Versorgung	feine Vernetzung, Kapillarisierung	nur in lebenden Systemen
Haut	Schutz	zugfest	Leder

Tab. 5.1: Teilsysteme des Menschen, ihre Funktion und mechanischen Eigenschaften

[1] *Donskoi* (1975) unterscheidet aktive (der ganze Körper, der Bewegungsapparat) und passive (innere Organe, weiche und flüssige Gewebe) Systeme.

5.1 Passiver Bewegungsapparat

Zum passiven Bewegungsapparat zählen das *axiale Knochensystem*, das *Knorpelgewebe*, *Sehnen* und *Bänder*. In der anatomischen Verbindung bilden sie die *kinematischen Ketten*, die unter Wirkung der Muskulatur statische (Halte-) und dynamische (Bewegungs-) Funktionen zu erfüllen haben. Auf diese Systeme wirken zum einen von außen und zum anderen von innen, von den Muskeln selbst, *Belastungen*, die entsprechende *Beanspruchungen* hervorrufen. Unter dem Aspekt der Bewegung bilden die langen Röhrenknochen mit ihren gelenkigen Verbindungen *Hebelsysteme*, die die Muskelzugkraft übertragen.

5.1.1 Axiales Knochenskelett

Um ihre Aufgabe als Stütz-, Halte- und Bewegungssystem zu erfüllen, sind die Knochen aus zwei Bausteinen zusammengesetzt, die scheinbar gegensätzliche mechanische Eigenschaften repräsentieren. Die anorganischen Bestandteile (etwa 56 % sind Salze) geben den Knochen seine große *Festigkeit und Härte*, die organischen Anteile (etwa 27 %) seine *Elastizität*.

Knochen besitzen die gleiche Elastizität wie Eichenholz (130.000 kg/cm^2), dieselbe Zugfestigkeit wie Kupfer oder Duraluminium (1.700 kg/cm^2), ihre Druckfestigkeit ist mit 1.500 kg/cm^2 größer als die des Baumaterials unserer höchsten Dome, Sand- bzw. Kalkstein, und ihre statische Biegefestigkeit entspricht sogar der des besten Flussstahls (1.800 kg/cm^2). Trotz dieser hohen Werte für die verschiedenen mechanischen Eigenschaften können deutlich geringere Werte bei ungünstigen Belastungsrichtungen bzw. in Kombinationen zur Zerstörung der Knochen führen.

Die Abbildung 5.2 zeigt eine typische Verletzung beim Skifahren, wenn bei einem Schwung die Ski in eine Schneewehe rutschen. Es entstehen Biege- und Torsionsbelastungen, die zu einem Spiralbruch des Schienbeins (Tibia) führen können.
Entsprechend der Lage und der Funktion der Knochen variiert die Zusammensetzung der

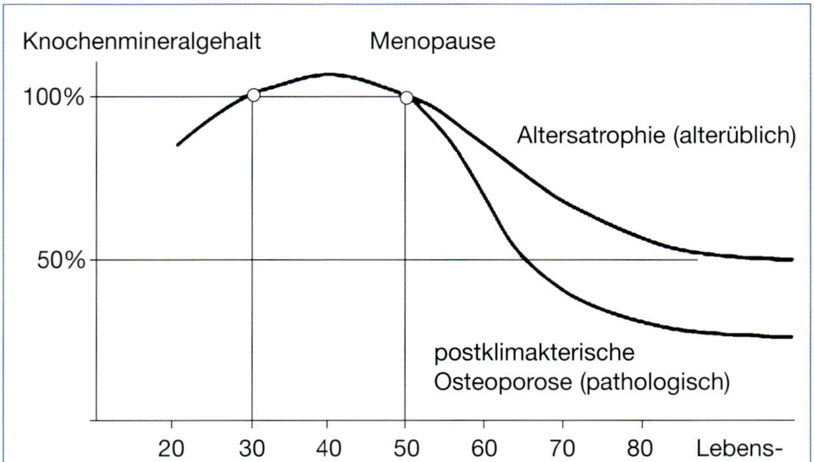

Abb. 5.1: Der Knochenmineralgehalt im Altersgang (nach *Weineck* 2007)

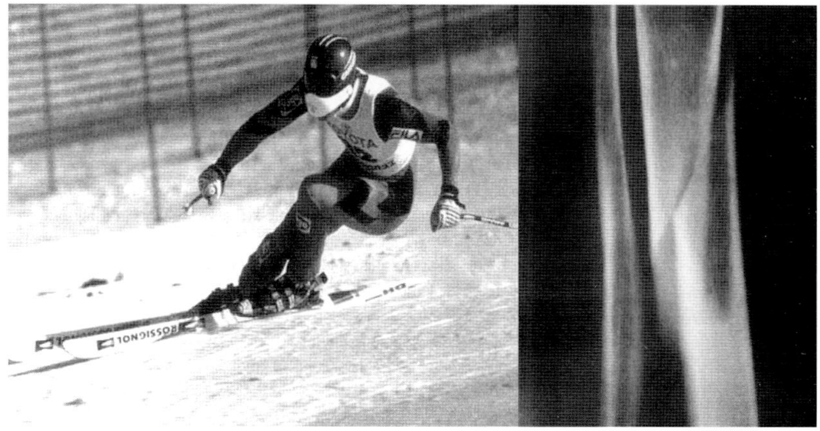

Abb. 5.2: Richtungsänderung beim alpinen Skifahren und typischer Spiralbruch der Tibia

organischen und anorganischen Bestandteile. Grob lassen sich zwei Typen bilden: die *platten Knochen* und die *Röhrenknochen.*[2]

Aus mechanischer Sicht haben die *platten Knochen* vor allem Schutz-, Halte- und Tragefunktion. Typisches Beispiel dafür ist das Becken. Es schützt die Eingeweide, trägt den Torso mit Kopf, Wirbelsäule, Armen usw. und bietet große Flächen für Muskelansätze (u.a. für den Musculus gluteus maximus, den Gesäßmuskel) (Abb. 5.3).

Dieser Knochen hat eine hohe Dichte mit einer festen kompakten Struktur (hoher Anteil an Salzen), um den statischen Kraftwirkungen zu widerstehen.

Von den 206 bis 212 Knochen des Skelettsystems des Menschen sind etwa 180 direkt an Bewegungen beteiligt. Dabei sind besonders die *Röhrenknochen* für die Kraftübertragung und als Bewegungsorgane tätig. Für diese Funktion sollten sie nicht zu träge sein, also nur eine geringe Masse besitzen, und dabei doch fest und elastisch sein. Diese Anforderungen werden durch ihren Aufbau und ihre Zusammensetzung erfüllt. Der Röhrenaufbau

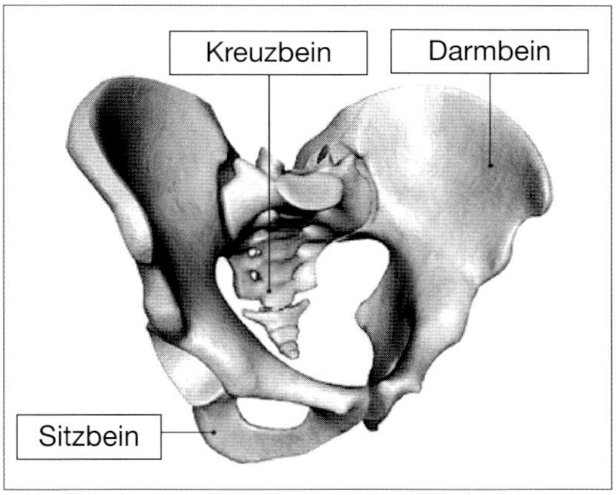

Abb. 5.3: Das Becken

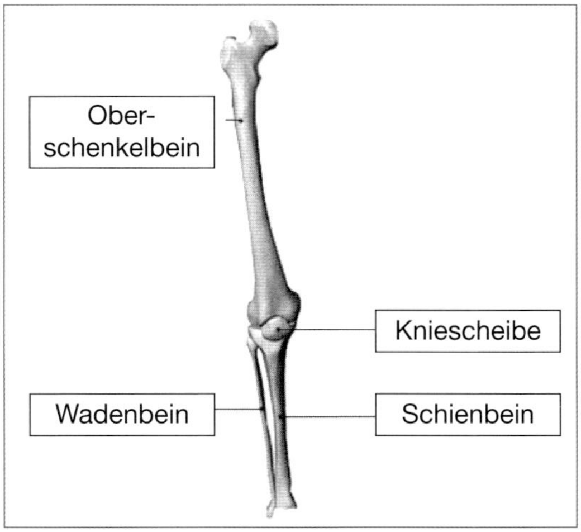

Abb. 5.4: Knochen der unteren Extremität

[2] Daneben werden noch kurze (z.B. Fingerknochen) und unregelmäßige (z.B. Wirbelkörper) Knochen unterschieden.

garantiert eine geringe Dichte (geringe Trägheit) und die Konstruktion der Knochenbälkchen (*Spongiosa*), verbunden mit höheren Anteilen organischer Substanzen, ist die Grundlage für die Festigkeit und die Elastizität.
Knochen sind entwicklungsgeschichtlich (phylogenetisch) durch Anpassung optimierte Gebilde. Das äußert sich in einem optimalen Verhältnis der Masse zu ihrer Festigkeit (siehe Abb. 5.5: Trajektorien der Röhrenknochen). Kräften gegenüber sind sie bis zu einem bestimmten altersabhängigen und individuell variierenden Grenzbereich widerstandsfähig. Der aktuelle Bereich der *Widerstandsfähigkeit* ist ontogenetisch geprägt.

Schon Ende des 19. Jahrhunderts haben u.a. *Meyer* und *Culmann*, *Wolff* sowie *Roux* auf das Bauprizip der Spongiosa entsprechend der Beanspruchung und auf die funktionelle Anpassung der Knochen hingewiesen.
Pauwels (1965) konnte nachweisen, dass sich die Spongiosastruktur entsprechend den Spannungslinien ausrichtet und dass sich ebenfalls die Dicke der Kortikalis bzw. Kompakte anpasst. Die Belastbarkeit der Knochen erweitert sich mit zunehmendem Alter bis zu einem Maximalwert und nimmt danach durch chemische und hormonelle Prozesse bedingt wieder ab. Individuell und durch aktuelle Anpassungen (u.a. Sport, Krankheiten) können Schwankungen auftreten. Ganz allgemein reagieret ein Knochen auf optimale Trainingsreize durch Dickenzunahme, Verbreiterung seines Schaftes (Diaphyse) sowie Verdickung seiner inneren Bälkchenstruktur (Spongiosa).

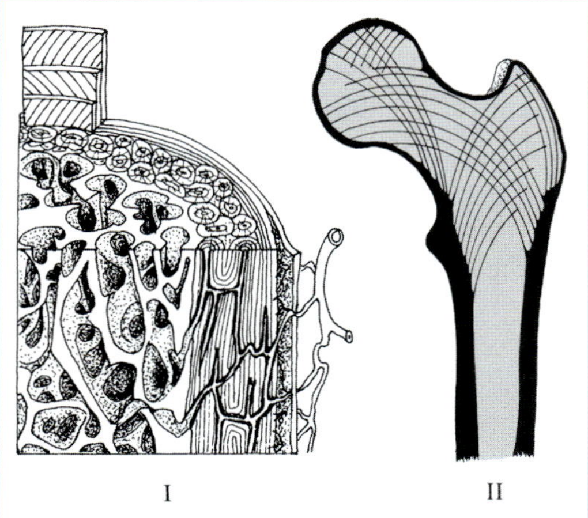

Abb. 5.5: Schematische Darstellung der dreidimensionalen Anordnung der belastungstragenden Spongiosastruktur (Trajektorien) am Beispiel des Femurkopfes

In Abbildung 5.6 sind zwei Beispiele für die Adaptation des Knochengewebes an Belastungen dargestellt. Im Fall der Unterschenkelknochen weisen das Schienbein wie auch das Wadenbein des trainierten Sportlers einen größeren Querschnitt auf. Die schematische Wirbelsäule auf der rechten Seite stellt einen Entwicklungsprozess eines Athleten dar, der sehr viel mit Hanteln trainierte. Die Wirbelkörper wurden dadurch breiter, aber gleichzeitig wurden sie auch gestaucht. Eine größere Querschnittsfläche kann höhere Druckkräfte kompensieren. Die Stauchung kann jedoch im Alter ein Problem darstellen, wenn die Muskulatur schwächer wird und die Wirbelsäule nicht mehr optimal stützen kann.
Für einen normalen Bau sowie für die Gesunderhaltung des axialen Skeletts sind Druck- und Zugbelastungen ausschlaggebend. Das Überschreiten der aktuellen Grenzwerte der Widerstandsfähigkeit führt spontan oder prozesshaft zu Schädigungen des Knochens (Abb. 5.7).

Die verschiedenen Kraftwirkungen ergeben folgende mechanische Belastungsmöglichkeiten:

- Zugbelastungen
- Druckbelastungen
- Biegebelastungen
- Torsionsbelastungen

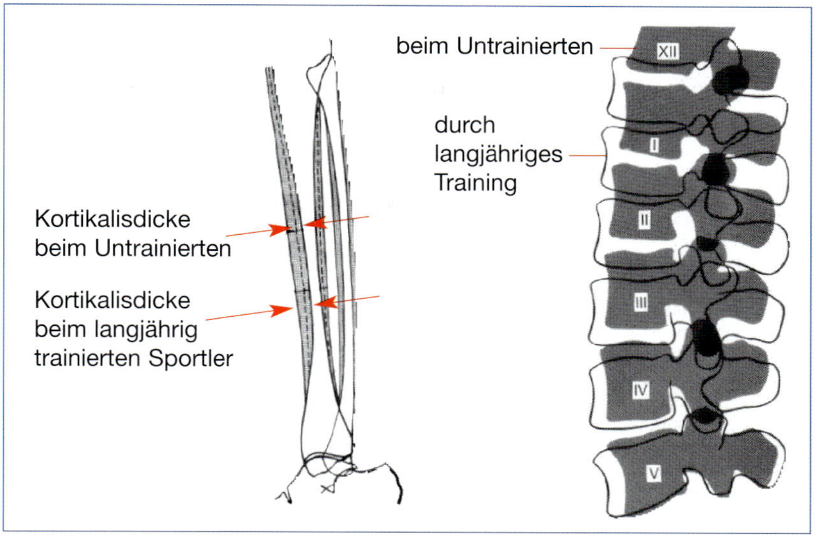

Abb. 5.6:
Adaptation der Unterschenkelknochen und der Wirbelsäule an sportliche Belastungen

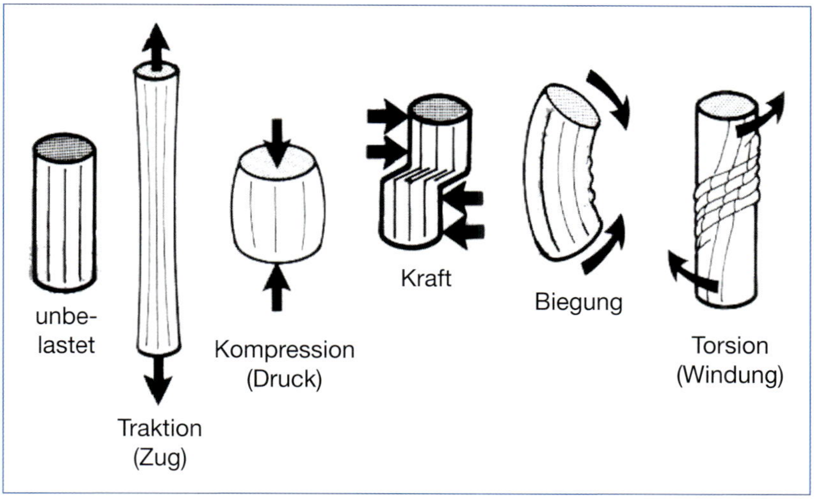

Abb. 5.7:
Schematische Darstellung von mechanischen Belastungen

Diese Belastungen treten vorwiegend in gemischter Form auf und wirken auf den Bewegungsapparat in seiner Gesamtheit (Knochen, Knorpel, Sehnen, Bänder, Muskeln). Sie gehen mit elastischen Deformationen der in die Belastung einbezogenen Systeme einher.

Knochen als Hebel

Bewegungen des Menschen werden durch die Extremitäten (Beine, Arme) realisiert, wobei die Röhrenknochen als mechanische Hebel wirken. Ihre grundlegenden mechanischen Eigenschaften, Festigkeit und Länge, sind die Voraussetzung zur Übertragung von Kräften (F) über Hebel (l), d.h. zur Bildung von Kraftmomenten (M), konkret von Muskelkraftmomenten.

$$M_M = F \cdot l \cdot sin(F; l) \qquad (Nm)$$

Die langen Röhrenknochen der Extremitäten bilden durch ihre Verbindungen, die Gelenke,

Hebelsysteme. Je nachdem, auf welcher Seite der Drehachse innere oder äußere Kräfte angreifen, entstehen einarmige oder zweiarmige Hebel (Abb. 5.8 und 5.9).

Aus den Zeichnungen in Abbildung 5.8 ist ersichtlich, dass der Kraftarm (Ansatz der Muskelsehne bis Gelenkdrehpunkt) im Verhältnis zum Lastarm relativ klein ist.

Daraus kann die Aussage getroffen werden, dass das menschliche Bewegungssystem mit *Kraftverlust*, aber mit *Weggewinn* arbeitet.

Am menschlichen Skelettsystem wirkt das klassische *Hebelgesetz*, die »Goldene Regel der Mechanik«:

$$F_M \cdot K_a = L \cdot L_a$$
$$F_1 \cdot s_1 = F_2 \cdot s_2$$

Wenn zum Beispiel der Bizeps sich um 1 cm verkürzt, legt die Hand einen Weg von ca. 10 cm zurück. Gleichzeit muss der Bizeps zum Halten von 50 N eine Muskelspannung von 500 N entwickeln!

Als ein unter täglichen Bedingungen ständig auftretendes Beispiel können die unterschiedlichen Belastungen zwischen Zweibein- und Einbeinstand betrachtet werden. *Dobner* und *Perry* (2001) analysierten für die Hüftgelenke beim Zweibeinstand (siehe Abb. 5.9 links) eine Belastung von je *270 N* bei einer 810 N schweren Person. Beim Einbeinstand der gleichen Person werden Kräfte von *2700 N* im Gelenk wirksam! Hierbei müssen die ausgleichend arbeitenden Muskeln eine Spannung von 2025 N erzeugen (siehe Abb. 5.9 rechts). Diese nahezu zehnfache Belastung im Einbeinstand resultiert aus dem Wirken eines zweiarmigen Hebels, dessen Lastarm dreimal länger ist als der Kraftarm. Hinzu kommt noch die Spannung der Hüftmuskeln. Die relativ hohe Mobilität ist für das tägliche Leben eine grundlegende Notwendigkeit. Die individuellen Ausprägungen der Knochenhebellängen und der Sehnenansätze der Muskeln bilden eine Grundlage für die unter-

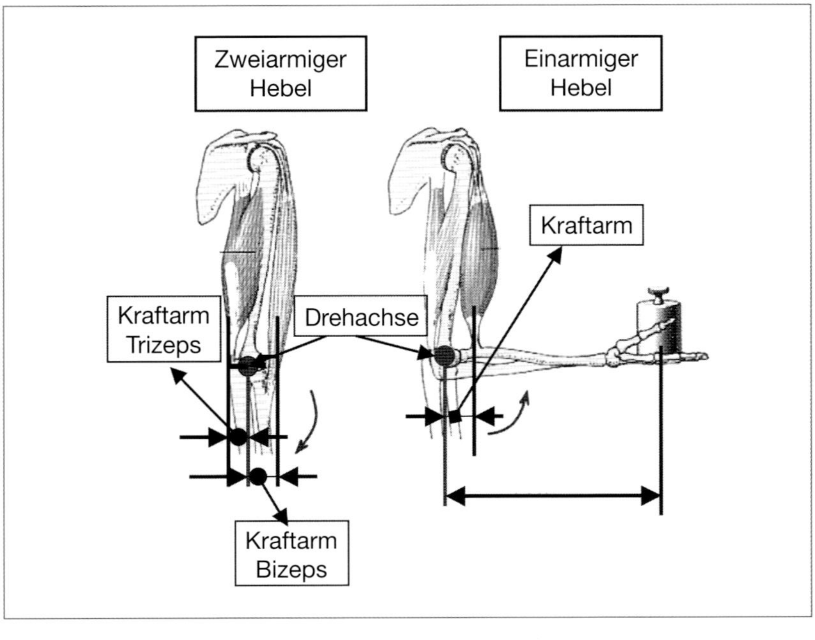

Abb. 5.8: Einarmiges Hebelsystem am Beispiel des Ellenbogengelenkes

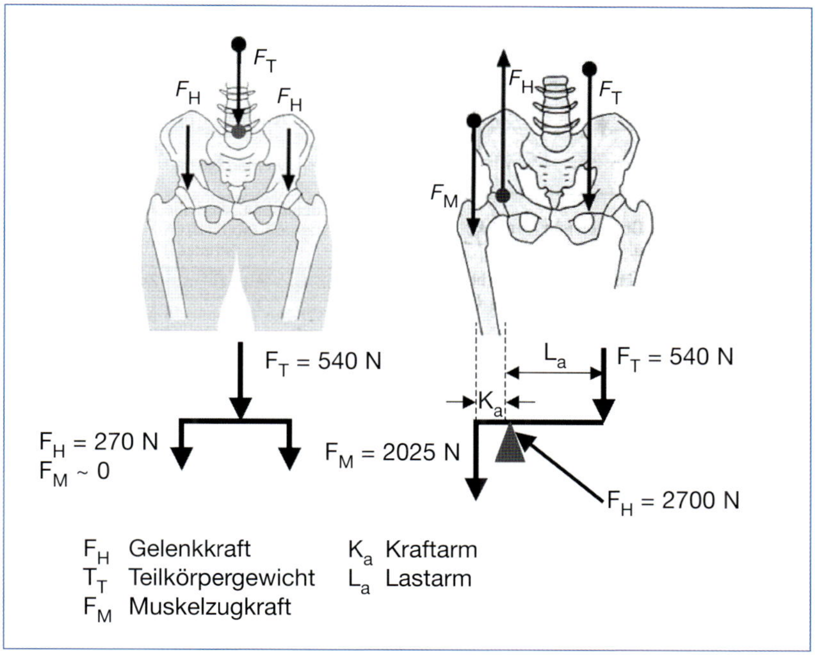

Abb. 5.9: Belastungen in den Hüftgelenken beim Zweibein- (links) und Einbeinstand (rechts)

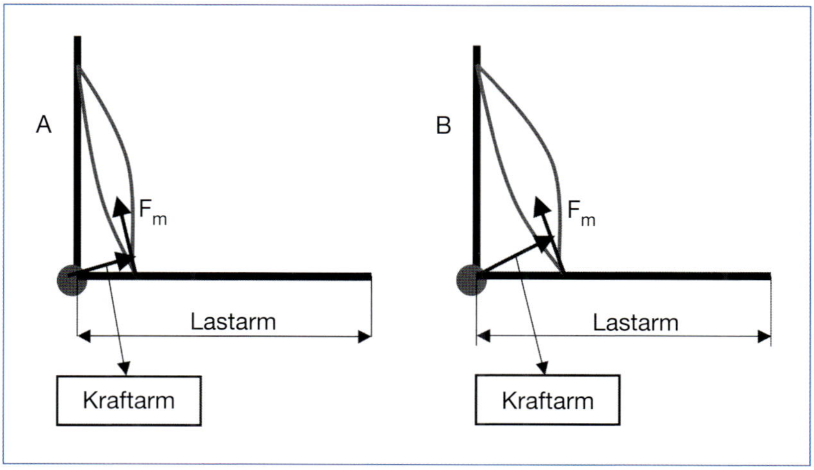

Abb. 5.10: Unterschiedliche Längen der Kraftarme des M. brachialis

schiedlichen Kraftübertragungen und damit auch für die sportliche Eignung in bestimmten Disziplinen.
In Abbildung 5.10 sind zwei mögliche Kraftarmlängen bei gleichen Lastarmlängen dargestellt. Bei gleicher Muskelkraft ist das Muskelkraftmoment bei B um 50 % größer als bei A.

$$A \rightarrow M_M = 1.000 \cdot 0{,}04 = 40 \text{ Nm}$$

$$B \rightarrow M_M = 1.000 \cdot 0{,}06 = 60 \text{ Nm}$$

Wenn sich der Muskel bei beiden Personen um 3 cm verkürzt, bewegt sich der Unterarm bei A innerhalb eines größeren Winkels als bei B (Abb. 5.11).

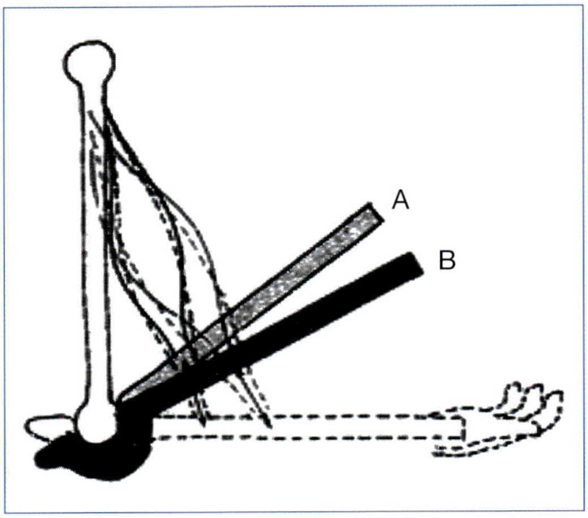

Abb. 5.11: Bewegungsamplitude bei verschiedenen Muskelansätzen

Betrachtet man die Oberflächengestalt der Gelenkköpfe, so erkennt man eine Ähnlichkeit mit Rotationskörpern wie Kugel, Ellipse oder Zylinder. Dementsprechend werden Gelenke auch als Kugelgelenk (Hüftgelenk), Ellipsoidgelenk (Handgrundgelenk) oder Zapfengelenk (Ellenbogengelenk) gekennzeichnet (Abb. 5.12). Neben der Anzahl der Drehachsen interessiert die mögliche Bewegungsamplitude der Gelenkdrehung. Die Problematik der Beweglichkeit oder Gelenkigkeit beeinflusst nicht nur die sportliche Leistung, sondern hat auch Auswirkungen auf Alltags- und Arbeitsbewegungen (vgl. Abb. 5.13).

Mechanische Eigenschaften der Gelenke

Gelenke sind Verbindungselemente, die Rotationsbewegungen der Knochen bzw. der mit den Gelenkteilen verbundenen Glieder zueinander gewährleisten. Die Drehungen in den Gelenken erfolgen auf den gekrümmten Oberflächen der verbundenen Knochenenden. Das eine Knochenende ist in der Regel als Kopf und das andere als Pfanne ausgebildet. Je nach Oberflächengestalt dieser zwei Hauptbestandteile einschließlich der Anordnung und Beschaffenheit des Bandapparates sind Drehbewegungen im Gelenk um eine oder mehrere Achsen möglich (Freiheitsgrade).

Unter Bewegungsamplitude versteht man den Winkelbereich, in dem die Bewegung der Körperteile in einer bestimmten Ebene erfolgen kann. Der Winkelbereich wird durch folgende Faktoren bestimmt:

- Aufbau der Knochenteile (Kopf und Pfanne)
- Anordnung, Spannung und Dehnbarkeit der Bänder und der Kapsel
- Dehnbarkeit der Muskeln
- Kraft der Muskeln bzw. äußerer Belastungen
- Konturen des umgebenden Muskel- und Fettgewebes

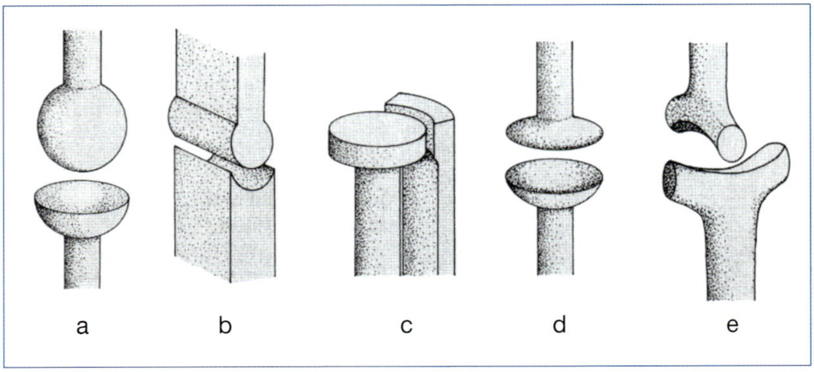

Abb. 5.12: Schematische Darstellung der Gelenktypen:
a = Kugelgelenk,
b = Scharniergelenk,
c = Zapfengelenk,
d = Ei- oder Ellipsoidgelenk,
e = Sattelgelenk

Insbesondere geeignetes Muskeltraining (Kräftigung und/oder Stretching) vergrößert die Bewegungsamplitude der Gelenke bzw. verringert ihre Einschränkung.

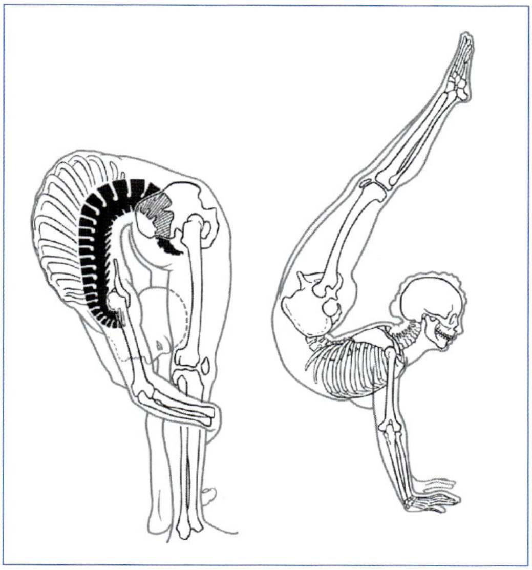

Abb. 5.13: Hypermobilität in der Hals- und Lendenwirbelsäule (nach *Tittel* 1994)

Merke

- Knochen bilden das innere Stützsystem des Körpers (axiales Skelett).
- Knochen entwickeln ein optimales Verhältnis zwischen ihren Masse- und entsprechenden Festigkeitseigenschaften, dabei entspricht der jeweilige Aufbau ihrer Funktion.
- Knochen sind aus mechanischer Sicht Elemente zur Kraftübertragung. Insbesondere die langen Röhrenknochen werden als einarmige oder zweiarmige Hebel wirksam.
- Knochen sind widerstandsfähig gegenüber Belastungen (Zug, Druck, Biegung, Torsion), unter denen sie eine elastische Deformation erfahren. Bei Überbelastungen kann die Knochenstruktur zerstört werden.
- Knochen können kurzzeitig Energie speichern, sie besitzen im beschränkten Maße Federeigenschaften.
- Gelenke verbinden die Knochen zu Gliedersystemen, die Rotationsbewegungen beteiligter Knochen ermöglichen.
- Entsprechend dem Aufbau der Gelenke ergeben sich ein bis drei rotatorische Freiheitsgrade, die ein-, zwei- oder dreiachsige Gelenke ergeben.
- Die Bewegungsweite oder -amplitude der Gelenke wird durch folgende Faktoren beeinflusst:
  1. knöcherner Aufbau von Gelenkkopf und -pfanne
  2. Anordnung, Spannung und Dehnbarkeit der Bänder und der Gelenkkapsel
  3. Dehnbarkeit des Sehnen-Muskel-Apparates
  4. Kraft des Muskelzuges bzw. des Betrages von äußeren Kräften
  5. Konturen des umgebenden Muskel- und Fettgewebes
- Dehnungs- und Krafttraining beeinflussen im Wesentlichen die Bewegungsamplitude der Gelenke.

Kontrollfragen

1. Beschreiben Sie die Zusammensetzung der Knochen sowie davon abhängige mechanische Eigenschaften.
2. Weisen Sie den Zusammenhang zwischen Form bzw. Aufbau der Knochen und den mechanischen Funktionen nach!
3. Welche Aufgaben müssen die Knochen des axialen Skelettes für die Haltung und Bewegung des Menschen realisieren? Gehen Sie näher auf die Gruppen der platten Knochen und der Röhrenknochen ein.

4. Beschreiben Sie an jeweils zwei Beispielen das Wirken von einarmigen und zweiarmigen Hebelsystemen!
5. Begründen Sie die besondere Eignung von Menschen mit kurzen Extremitätenknochen mit einer guten Muskulatur für Sportarten wie z.B. Gewichtheben, Geräturnen und Ringen. Welche Proportionen sollten Sportler besitzen, die im Rudern, Kanu und Schwimmen zum Erfolg kommen wollen?
6. Welche Formen von Gelenken sind Ihnen bekannt und welche Bewegungsmöglichkeiten haben diese?
7. Vergleichen Sie das Schulter- und Hüftgelenk aus mechanischer Sicht und begründen Sie den unterschiedlichen Aufbau!
8. Von welchen Faktoren ist die Bewegungsamplitude eines Gelenkes abhängig und durch welche Maßnahmen können Sie diese beeinflussen?
9. Wie passen sich die Knochen an Belastungen an? Welche Konsequenzen ergeben sich für die Trainingspraxis?

5.1.2 Sehnen und Bänder

Sehnen und Bänder sind die Gewebe des Körpers, die vorwiegend auf Zug beansprucht werden. Verletzungen dieser Gewebe nehmen einen hohen Anteil ein. So berichten *Saziorski* et al., dass in den Sportspielen 66 %, beim Turnen 36 % der Verletzungen die Sehnen und Bänder betreffen (*Saziorski* et al. 1984, S. 51).

Die Aufgabe der *Sehnen* besteht darin, die Muskelzugspannung auf die Knochenhebel zu übertragen. Bei Willkürkontraktionen eines Muskels liegt die Belastung der Sehnen nicht höher als 30 % ihres maximalen Dehnungswiderstandes, somit besitzt das Sehnengewebe eine Sicherheitsmarge von ca. 200 % (*Stone* 1994). Dennoch kommt es zu Verletzungen dieser Strukturen (Sehnenrisse).

Die *Bänder* realisieren vorwiegend eine Halte- und Führungsfunktion. Sie befinden sich an den Gelenkstrukturen und der Wirbelsäule und sollen die Gelenke nur in den vorgegebenen Freiheitsgraden unterstützen.

Sehnen und Bänder bestehen aus straffem, elastizitätsarmem (weiß glänzendem) Bindegewebe. Die straffen Gewebe (kollagene Fasern) sind leicht gewellt und parallel angeordnet. Bei starken Zugbelastungen heben sich diese Wellen auf, ohne dass eine nennenswerte Dehnung zu verzeichnen ist (*Tittel* 1994, S. 31).

Die Dehnbarkeit von Sehnen und Bändern ist nicht gleich groß. *Hüter-Becker* et al. (1999) gehen von 2–6 % Dehnbarkeit der Sehnen gegenüber 20–35 % der Bänder aus. Der relativ große Unterschied wird mit dem Anteil von kollagenen Fasern sowie deren Anordnung in beiden Geweben begründet. Dieser Mechanismus bietet für die Sehnen, Bänder und Knochen einen gewissen Schutz. Kräfte werden nicht abrupt auf die Ansatzstellen an den Knochen übertragen, sie werden leicht gedämpft (siehe Abb. 5.14).

Sehnen werden als Hilfsorgane des Muskels beschrieben. Sie besitzen für die Steuerung und Regelung der Muskeltätigkeit wichtige sensorische Bausteine, die Sehnenspindeln (Golgi-Sehnen-Apparate), die vorwiegend Spannungen und Spannungsänderungen erfassen und zur Zentrale melden.

Für die Sport- und Trainingspraxis sind die Erkenntnisse zur Adaptation von besonderer Bedeutung.

- Das Sehnengewebe passt sich zeitlich versetzt an Belastungen an.
- Bei jungen Menschen sind die Bedingungen einer Faserhypertrophie besonders günstig. Die maximale Festigkeit der Seh-

nen wird im 21. bis 25. Lebensjahr erreicht.

- Bei Erwachsenen verändert sich das vorhandene Material in der Form, dass die innere Struktur verbessert wird (*Tittel* 1994, S. 67).
- Die Anpassungsrate nimmt mit dem Alter ab.
- Moderates Training erhöht die Widerstandskraft der Sehnen und Bänder gegenüber Rissen.

Diese Erkenntnisse sind bei der Belastungssteigerung im Training zu beachten. Unter einem körperlich moderaten Krafttraining kann es zu einer Veränderung der mechanischen Eigenschaften der Sehnen und Bänder kommen. Sie werden größer, kräftiger und verletzungsresistenter.

In diesem Zusammenhang sollten auch die Erkenntnisse zum Einfluss von Medikamenten auf diese Gewebe beachtet werden. Die Gabe von entzündungshemmenden Präparaten (Kortikosteroide) wirkt katabol, sie schwächt das Bindegewebe bis zur Atrophie (kann zum Sehnenriss führen). Anabole Steroide, die häufig zur Steigerung der muskulären Leistungsfähigkeit eingenommen werden, schwächen die Bindegewebsfestigkeit und steigern damit das Verletzungspotenzial.

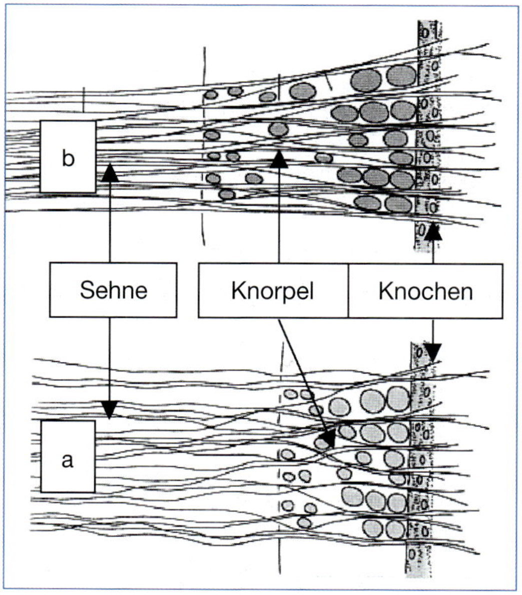

Abb. 5.14: Schematisierte Darstellung des Sehnenansatzes in Ruhe (a) und unter Zug (b)

Merke

- Sehnen und Bänder sind anatomisch aus ähnlichem Material aufgebaut, haben jedoch unterschiedliche Funktionen. Beide Strukturen bestehen aus kollagenen und elastischen Fasern, beide sind zugfest, teilelastisch und dehnbar.
- Sehnen übertragen die Muskelzugkräfte auf die Knochen, gleichzeitig schützen sie die Muskeln und Knochen.
- Beim Sehnengewebe nehmen mit fortschreitendem Alter die Zugfestigkeit und die Dehnbarkeit um etwa 20 % ab.
- Moderates Training kann zu einer Verstärkung der Sehnen und Bänder führen.

Kontrollfragen

1. Beschreiben Sie den Bau und die Funktion der Sehnen und Bänder des menschlichen Bewegungssystems!
2. Welche Ursachen können Verletzungen dieser Strukturen zugrunde liegen?
3. Welche Rolle spielt die Elastizität von Sehnen und Bändern aus biomechanischer Sicht?
4. Begründen Sie, warum die Häufigkeit von Achillessehnenrupturen nach dem 50. Lebensjahr zunimmt. Welche Empfehlungen geben Sie Personen dieser Altergruppe für ihre sportlichen Aktivitäten?
5. Welche mechanischen Belastungen sind für Sehnen und Bänder besonders gefährlich?

5.1.3 Knorpel

Neben den Knochen zählt der Knorpel als Stützgewebe zur Gruppe der Bindegewebe. Ihre Zusammensetzung aus Interzellularsubstanz mit Zellen und Fasern bildet die Grundlage für ihren Aufbau. Ihre Anordnung in der Grundsubstanz bestimmt die Art des Knorpelgewebes sowie seine mechanischen Eigenschaften, die Druckstabilität und Biegeelastizität. Für die Mechanik der menschlichen Bewegungen sind insbesondere die *Faserknorpel* und die *hyalinen Knorpel* von Bedeutung.[3]

Faserknorpel

Zu den wichtigsten Faserknorpeln des Bewegungssystems zählen *Menisken*, *Disken* sowie *Zwischenwirbelscheiben* (Bandscheiben). Des Weiteren findet man dieses Knorpelgewebe als Gelenklippen und an den Knochenansätzen verschiedener Bänder.

Für die Beweglichkeit der Wirbelsäule tragen die *Bandscheiben* den überwiegenden Anteil. Erst durch die Addition der elastischen Verformung der 23 Bandscheiben ergibt sich die Beweglichkeit der Wirbelsäule in den verschiedenen Ebenen. Die verschiedenen Abschnitte der Wirbelsäule sind unterschiedlich mobil. Besonders positiv heben sich die Hals- und die Lendenwirbelsäule heraus, wogegen die Brustwirbelsäule relativ unbeweglich ist. Der spezifische Aufbau der Bandscheiben (Anulus fibrosus mit hohem Anteil an elastischen Fasern, die gitterartig angeordnet sind, und Nucleus pulposus mit seiner Wasserkissenfunktion) garantiert die Sicherung ihrer mechanischen Aufgaben. Sie müssen Scher- und Gleitkräfte abbremsen, sind Abstandhalter zwischen den knöchernen Wirbelkörpern und puffern weiche Stoßbelastungen ab.[4]

Die wesentlichsten Funktionen der *Menisken* und *Disken* bestehen in der Stoßdämpfung und dem Ausgleich der beteiligten Gelenkflächen (s. Abb. 5.15). Aufgrund ihres hohen Anteiles an elastischen Fasern können sie Druck- und Zugbelastungen in bestimmten Grenzen ausgleichen. Damit realisieren sie eine Schutzfunktion für das Knochensystem. Überbelastungen, die häufig als Kombination aus Druck- und Torsionsbelastungen auftreten, führen zur Zerstörung der Struktur (Risse, Quetschungen) dieser Gewebe. Als typische Verletzungsbilder im Sport sind die Meniskusabrisse oder der Prolaps der Zwischenwirbelscheiben bekannt. Aber auch Unterbelastungen, z.B. durch Ruhigstellung nach Verletzungen, führen bei entsprechender Dauer zur Atrophie und damit zu einer verminderten Belastbarkeit dieser Strukturen.

Hyaliner (glasartiger) Knorpel

Dieser Knorpel ist im Körper des Menschen am häufigsten von allen Knorpelarten vertreten (*Tittel* 1994). Dabei unterscheidet man in der Anatomie zwei Formen: den hyalinen Knorpel mit und ohne Knorpelhaut (Perichondrium).

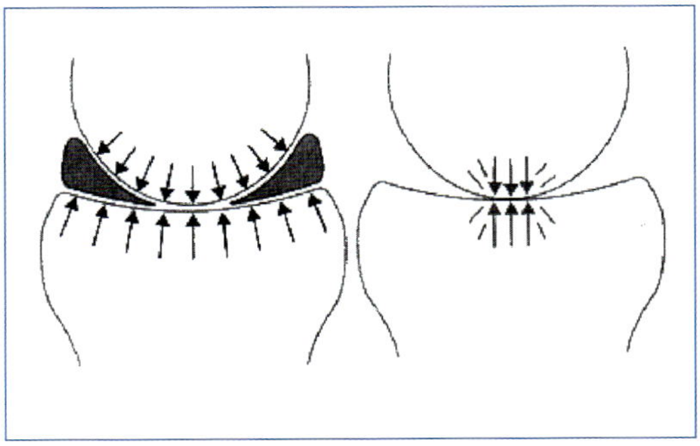

Abb. 5.15: Druckverteilung mit und ohne Menisken im Kniegelenk

[3] In der Anatomie wird noch der elastische Knorpel (Ohrmuschel, Wand des äußeren Gehörganges) zum Knorpelgewebe gezählt.

[4] Die Hauptpufferung bei harten Stößen wird über die Verbiegung der s-förmigen Wirbelsäule realisiert.

Hyaliner Knorpel mit Knorpelhaut bildet u.a. das Knorpelskelett der Nase, er kommt im Kehlkopf und in der Luftröhre vor.

Wichtiger für das richtige Funktionieren von Bewegungen ist der hyaline Knorpel ohne Knorpelhaut, der alle artikulierenden Flächen der Gelenke überzieht. Seine Aufgabe besteht im Abfangen von Druckbelastungen und einem möglichst reibungsfreien Gleiten der Gelenkanteile.

Die Struktur dieses Gelenkknorpels ist so aufgebaut, dass sie Druckbelastungen in Zugspannungen umwandelt (Wasserkissenprinzip). Bei kurzzeitig auftretenden Druckkräften werden die kollagenen Arkaden voneinander seitlich abgedrängt und dadurch gespannt. Damit werden punktuelle Belastungsspitzen, wie sie z.B. bei Druckübertragungen von Knochen zu Knochen bei Niedersprüngen auftreten, vermieden.

Ein Problem, das häufig eine Ursache von krankhaften Veränderungen dieses Gewebes bildet, ist die Ernährung. Sie geschieht durch Diffusion der Nährstoffe aus der Synovialflüssigkeit, denn das Knorpelgewebe besitzt keine Gefäße, es zählt zu den bradytrophen (sich langsam ernährenden) Geweben. Entzündungen, aber auch Über- oder Unterbelastungen können zu einer Minderversorgung führen, die ihrerseits den Abbau von Gewebe begünstigt. Beschädigungen der Knorpelschichten der Gelenke führen zu Bewegungseinschränkungen bis zur Gelenksteife.

Geschädigter hyaliner Knorpel regeneriert sich nur bei Kindern. Bei Erwachsenen wird der zerstörte Knorpel durch dichtes Bindegewebe ersetzt, welches nicht mehr die Funktion des intakten Knorpelgewebes erfüllen kann. Diese Deformationen können Folge traumatischer Ereignisse (Stöße, Schläge), aber vor allem degenerativer Prozesse durch wiederholte Über-, Unter- oder Fehlbelastungen sein.

Selbst ein Belastungsentzug führt zur Degeneration von Gewebe. Bereits nach 30 Tagen Immobilisation ist der Gelenkknorpel mit fett-fibrösem Bindegewebe bedeckt und nach 60 Tagen ist häufig die obere Tangentialschicht des Knorpels abgebaut.

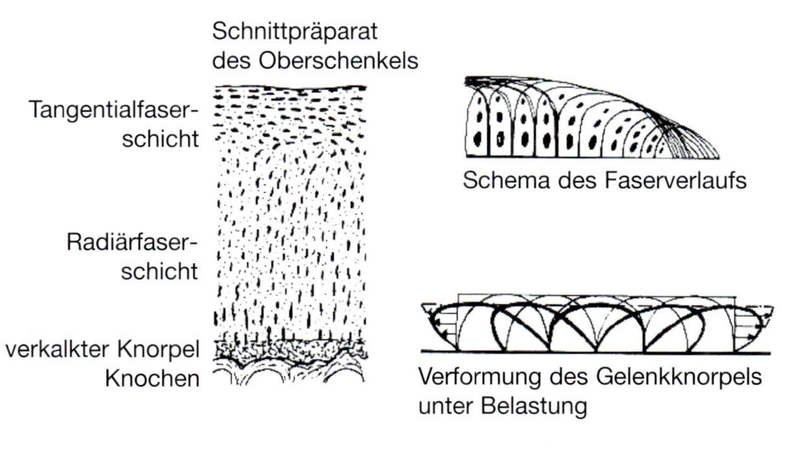

Abb. 5.16: Hyaliner Knorpel mit arkadenförmiger Anordnung der kollagenen Fasern sowie Verformung durch Belastungen

Merke

- Knorpel sind druck- und biegeelastisch, sie können im eingeschränkten Maße Druckstöße abpuffern.
- (Hyaliner) Knorpel ermöglicht mit der Synovia ein reibungsarmes Gleiten der Gelenkflächen.
- Knorpel werden passiv durch den Druck-Walk-Effekt beim Rollgleiten der Gelenkglieder (hyaliner) und durch den Wechsel von Druck und Entlastung (Bandscheiben/Menisken) ernährt.
- Bandscheiben und Menisken verteilen bei einer axialen Belastung die Druckkräfte in Zugspannungen.
- Bei Überbelastungen, die durch einen hohen kurzzeitigen Kraftstoß oder dauernde Kraftspitzen auftreten können, kommt es zu einer Zerstörung des elastischen Bindegewebes mit den Folgen eines Prolapses (Bandscheiben) oder Meniskusein- bzw. -abrisses.
- Unterbelastungen dieser Knorpelgewebe führen zur Atrophie und zur Minderung der Belastbarkeit.

Kontrollfragen

1. Beschreiben Sie den Aufbau und die Funktion des hyalinen Knorpels und des elastischen Knorpels!
2. Welche mechanischen Besonderheiten haben die Zwischenwirbelscheiben?
3. Welche Belastungen führen zur Verletzung dieser Gewebe?
4. Warum sind die verschiedenen Knorpelgewebe besonders durch Überbelastungen gefährdet?
5. Beschreiben Sie die Wasserkissenfunktion der Bandscheiben! Leiten Sie aus diesen Kenntnissen Konsequenzen für die Sportpraxis ab.

5.2 Aktiver Bewegungsapparat (Muskeln als Antriebssysteme)

Das Muskelsystem ist die »Antriebsmaschine«, der Motor des menschlichen Bewegungsapparates. Hier entsteht die Grundlage für die Veränderungen des Bewegungszustandes des Körpers. Sie erzeugen die Kraft (Spannung) für die Erhaltung des Gleichgewichtes in allen Positionen (Stehen, Sitzen, Liegen) und für Bewegungsänderungen, d.h. Geschwindigkeitsänderungen (schneller oder langsamer werden) sowie Richtungsänderungen. Dieses System wandelt chemische Energie in mechanische Energie um, die sich dann in der Arbeit des Muskels ausdrückt.

Die Abbildung 5.17 verdeutlicht, wie sich dieser »Motor« quantitativ verändert. So nimmt der Anteil der Muskulatur genetisch bedingt bis zum Erwachsenenalter von anfangs 20 % auf über 40 % zu. Gleichzeitig wird deutlich, dass sportliches Training zu einer weiteren Zunahme führt, bis hin zum Extremwert bei Bodybuildern von über 60 %!

5.2.1 Aufbau des Skelettmuskels

Die Muskulatur des menschlichen Bewegungsapparates als ausführende Instanz von (sportlichen) Bewegungen zeichnet sich aufgrund ihres prozentualen Anteils an der Gesamtkörpermasse (vgl. Abb. 5.17) als das größte Organ bei Erwachsenen aus. Sie grenzt sich von den übrigen Muskeltypen (Herzmuskulatur, glatte Muskulatur) hinsichtlich des spezifischen Aufbaus und der Funktionsweise ab, insbesondere durch die willkürliche Innervation, das Aussehen, die Energiebereitstellung und die Ermüdbarkeit. Diese morphologisch-anatomischen und funktionell-physiologischen Eigenschaften determinieren wesentlich die verschiedenen muskulären Anpassungsebenen (s. Kap. 6.1) (vgl. *Komi* 1994, *Friedmann* 2007, *Pette* 1999, *Steinacker* et al. 2002).

Der menschliche Skelettmuskel setzt sich aus einer großen Zahl von *Muskelfasern* zusammen, die wiederum, eingefasst durch eine bindegewebige Hülle, *Muskelfaserbündel* ergeben. Die Muskelfasern selbst stellen dabei spezialisierte Körperzellen mit einer Länge von bis zu 10 cm (einige bis 15 cm) dar, die mehrere 1000 Zellkerne enthalten können. Ihr Durchmesser ist zwar innerhalb eines Muskels relativ konstant, variiert jedoch intermuskulär mit der an den jeweiligen Muskel gestellten Aufgabe. So sind die Muskelfasern für eine feine Abstufung bzw. Koordinierung der Muskelspannung, wie z.B. die Augenmuskeln, sehr dünn.
Des Weiteren bestehen diese langen, zylinderförmigen Zellen aus speziellen, parallel angeordneten Eiweißstrukturen (Myofibrillen) im Zytoplasma, die sich ihrerseits im Wesentlichen aus den Strukturproteinen *Aktin* und *Myosin* zusammensetzen (vgl. Abb. 5.18). Der Aktin-Myosin-Komplex ist hierbei das eigentliche kontraktile Element des Muskels. Unter bestimmten mechanischen Bedingungen (äußere Last < Muskelkraft F_M) schieben sich die Myosin-Filamente während des Kontraktionsvorgangs teleskopartig in die Aktin-Filamente, welche über Titin-Fäden an den Z-Scheiben fixiert sind. Somit wird die mögliche Verkürzung des Sarkomers im Sinne eines Weggewinns gewährleistet (vgl. u.a. *Billeter* und *Hoppeler* 1994).

Hinsichtlich der strukturellen Grenzen ist ein Muskel in der Lage, sich auf einen Wert von 70 % der Ruhelänge zu verkürzen. Wirkt dagegen eine äußere Kraft auf einen entspannten Muskel, kann dieser auf 130-175 % gedehnt werden.
Für das Verständnis der muskulären Funktionsprozesse und der mechanischen Eigenschaften der Muskeln gilt es, den Blick auf eine weitere strukturelle Differenzierung zu lenken – die *motorischen Einheiten* und die *Faserstruktur*.

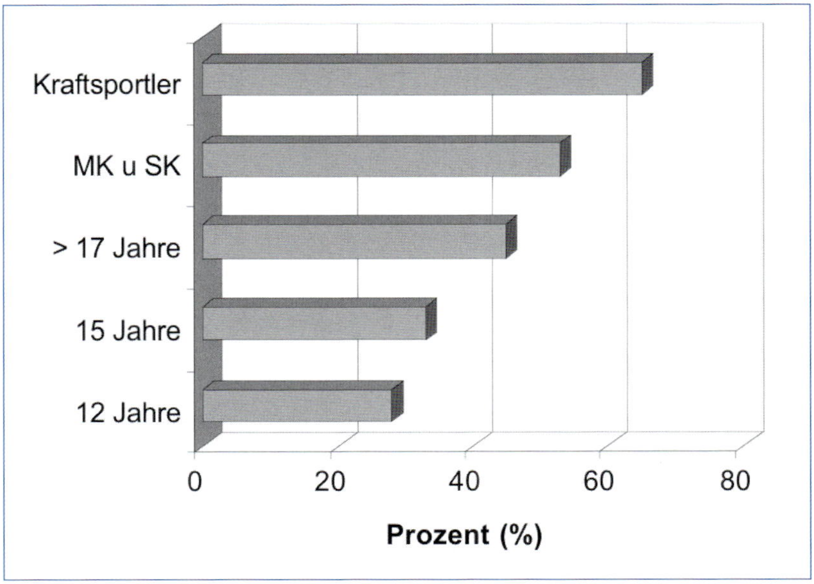

Abb. 5.17: Prozentualer Anteil der Muskelmasse am Körpergewicht (MK u SK = Maximalkraft- und Schnellkraftsportler)

Motorische Einheit

Alle aktiven Bewegungsformen des Menschen beruhen auf der Interaktion von nervalen und muskulären Strukturen. Aus funktioneller Sicht ist die motorische Einheit diesbezüglich als die kleinste Funktionseinheit des neuromuskulären Systems und die elementare Funktionsstruktur für alle aktiven Bewegungsformen definiert.

Diese Einheiten werden durch drei Bausteine gekennzeichnet:

- einer motorischen Vorderhornzelle (α-Motoneuron)

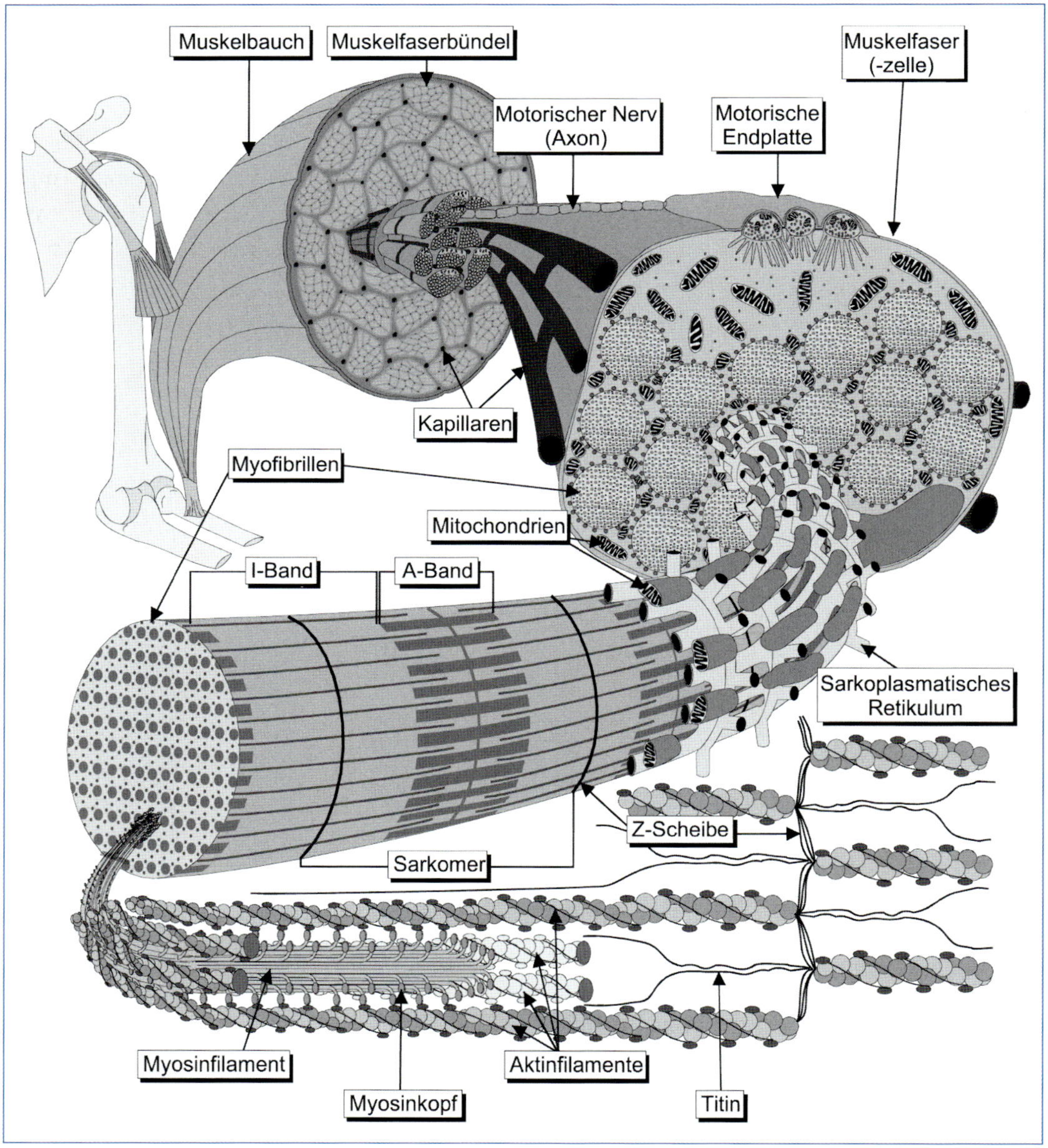

Abb. 5.18: Aufbau der quer gestreiften Muskulatur (nach *Hohmann* et al. 2002)

- der entsprechenden motorischen Nervenfaser (Neurit oder Axon) mit ihren motorischen Endplatten (Synapsen) und
- den versorgten Muskelfasern (Abb. 5.19).

Wird eine motorische Einheit aktiviert, verläuft die Erregung von dem Motoneuron über das Axon mit einer Geschwindigkeit von mehreren Metern pro Sekunde und erregt alle zu dieser motorischen Einheit gehörenden Muskelfasern. Die Übertragungsgeschwindigkeit ist wesentlich bestimmt durch den Grad der Myelinisierung des Axons und die Größe des Motoneurons.

Auf der anatomischen Ebene sind folgende Unterschiede bekannt:

- Die Größe der α-Motoneurone differiert in Abhängigkeit von den innervierten Muskelfasern. Während die Motoneurone der langsam kontrahierenden Muskelfasern (ca. 90 bis 140 m/s bis zum maximalen Spannungswert) klein und ihre Axone relativ dünn sind, können bei den schnellen Muskelfasern (ca. 30 bis 80 m/s bis zum Spannungsmaximum) größere Motoneurone mit ebenfalls dickeren Axonen und größerer motorischer Endplatte festgestellt werden. Dieser Aufbau ermöglicht mit zunehmender Größe der Nervenzellen eine höhere Leitgeschwindigkeit der Aktionspotenziale zu den entsprechenden Muskelfasern – 60 bis 70 m/s zu den langsamen, 80 bis 90 m/s zu den schnellen Fasern. Ausdruck findet diese Beziehung zudem in den Innervationsfrequenzen von 30 bis 60 Impulse/s der großen Motoneurone, gegenüber 10 bis 25 Impulse/s bei den kleineren (vgl. Kap. 6.1.2).
- Die Anzahl der Muskelfasern, die durch ein α-Motoneuron versorgt werden, schwankt mit der Größe des Muskels und den an ihn gestellten, koordinativen Anforderungen. Bei den kleinen Muskeln des Auges steuert ein α-Motoneuron lediglich bis zu 10 Muskelfasern, wohingegen in der Oberschenkelmuskulatur bis zu 1000 Muskelfasern von einem α-Motoneuron versorgt werden (s. Abb. 5.20). Demnach sind umso weniger Muskelfasern von ein und demselben Motoneuron angesteuert, je diffiziler die Koordinierung der Muskelspannung ist.

Eine regelmäßige Aktivierung der Skelettmuskulatur, wie es z.B. durch sportliches Training erfolgt, beeinflusst verschiedene

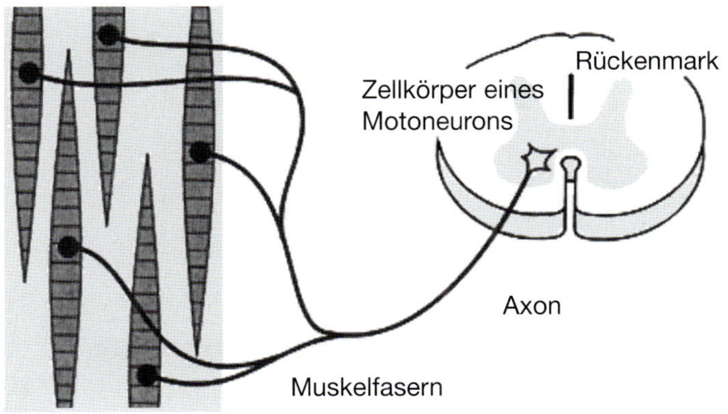

Abb. 5.19: Motorische Einheit (nach *Schewe* 2000)

Faktoren der Reizleitung von motorischen Einheiten (vgl. *Wirth* und *Schmidtbleicher* 2007):

- Die Verbesserung der Stoffwechselprozesse in den aktivierten α-Motoneuronen hat entsprechend deren Größe spezifische metabolische Adaptationen zur Folge.
- Durch die Verdickung des Axons und der Myelinscheide wird eine schnellere Nervenleitgeschwindigkeit gewährleistet.
- Die motorische Endplatte passt sich durch Flächenzunahme und eine Vermehrung der Überträgersubstanzen (Neurotransmitter) den Anforderungen an.
- Auf spinaler Ebene sind reduzierte Hemmungsprozesse als wesentliche Adaptationsprozesse zu nennen.

Muskelfasertypen

Skelettmuskeln können als extrem heterogenes Gewebe charakterisiert werden, denn sie setzen sich aus »strukturell, funktionell, molekular und metabolisch verschiedenen Fasertypen« zusammen (*Pette* 1999, S. 262). Da die Prävalenz bestimmter Phänotypen innerhalb der Faserpopulation zu unterschiedlichen Klassifizierungsschemata in der Literatur geführt hat, sind drei anerkannte Ansätze zu erwähnen:

- Zum einen führt der unterschiedliche Gehalt des in den Muskelfasern lokalisierten Myoglobins zur Differenzierung in *rote* und *weiße* Fasern. Unter mikroskopischer Betrachtung verleiht dieses Protein des intrazellulären Sauerstofftransports den roten Fasern ihr charakteristisches Aussehen, da hier die Konzentration nachweisbar höher ist.
- Des Weiteren können die Fasern anhand des ATPase-Gehaltes in den Myofibrillen – ein Enzym des Energiestoffwechsels – in schnell (FT = fast twitch) und langsam kontrahierende (ST = slow twitch) Fasern unterschieden werden. Aus einer Zuordnung von metabolischen Eigenschaften zu dieser Charakteristik resultieren schließlich die drei Fasertypen *FTG*- (fast twitch glycolytic), *FTO*- (fast twitch oxidative)

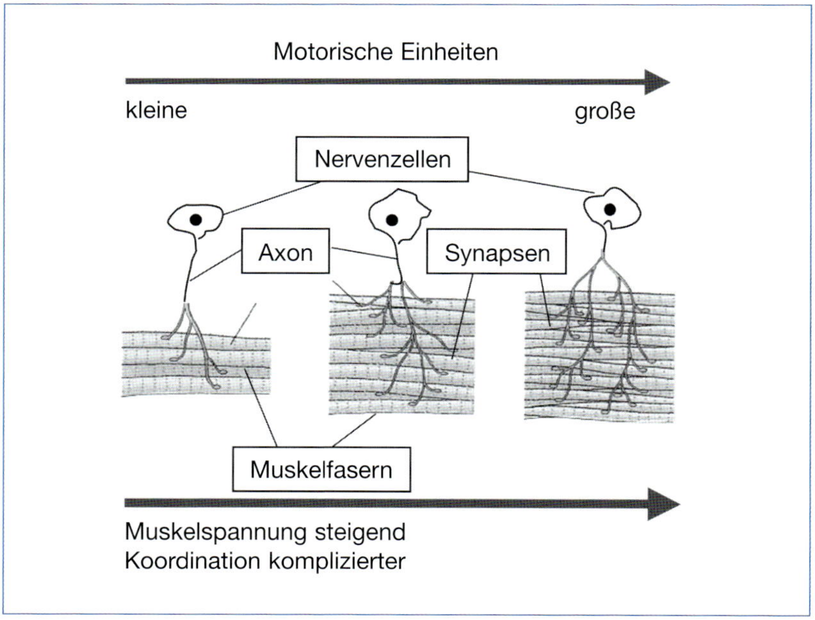

Abb. 5.20: Größenordnung motorischer Einheiten (mod. nach *Zalpour* 2002)

und *ST-Fasern* (langsame Fasern vorrangig aeroboxidativen Stoffwechsels).

- Die dritte Methode der Fasertypisierung, die in der wissenschaftlichen Forschung präferierte Variante, ergründet sich in der differenzierten ATPase-Aktivität der schweren Myosinketten (MHC, myosin heavy chain) bzw. ihrer Isoformen. Hier lassen sich beim menschlichen Skelettmuskel die schnellen *Typen IID* (in der englischsprachigen Literatur auch Typ IIX bezeichnet) und *IIA* sowie der langsame *Typ I* unterscheiden.

Ergänzend ist beim letzten Klassifikationsansatz der schnelle Typ IIB zu erwähnen, der bisher beim Menschen als schnellste Faser angesehen wurde. Mittlerweile gilt es aber als evident, dass der etwas langsamere Typ IID die schnellste Muskelfaser im menschlichen Faserspektrum ist, während der Typ IIB lediglich bei Faserpopulationen von Nagetieren beschrieben werden kann (*Pette* 1999; vgl. *Friedmann* 2007; *Steinacker* et al. 2002).

Aus der Differenzierung der Muskelfasern lassen sich unterschiedliche Eigenschaften ihrer Aktivität ableiten. So entwickelt der Typ IID mit hoher Kontraktionsgeschwindigkeit die größten Kräfte, ist jedoch relativ schnell ermüdbar. Für die schnelle Energiebereitstellung verfügen diese Zellen über einen entsprechend hohen Glykogengehalt und glykolytischen Enzymbesatz. Bei dem langsamen und weniger kraftvollen Kontraktionstyp I gestattet hingegen eine hohe Kapazität an oxidativen Enzymen eine ermüdungsresistente, ausdauernde Arbeit (vgl. Abb. 5.21 und Tab. 5.2).

Ungeachtet der unterschiedlichen Verteilung der Muskelfasertypen befinden sich in den

Eigenschaften	**Fasertyp**			
	I	**IIA**	**IID (IIX)**	**IIB**
Vorkommen	Mensch/ Nagetier	Mensch/ Nagetier	Mensch/ Nagetier	nur Nagetier
vorherrschende MHC-Isoform	I	IIA	IID (IIX)	IIB
Kontraktionstyp	langsam	schnell	schnell	sehr schnell
Ermüdbarkeit	niedrig	mittel	hoch	sehr hoch
ATPase-Aktivität	niedrig	mittel	hoch	hoch
Spiegel energiereicher Phosphate	niedrig	mittel	hoch	hoch
Glykolytische Kapazität	niedrig	mittel	hoch	hoch
Mitochondrienzahl	hoch	mittel – hoch	niedrig	niedrig
Oxidative Kapazität	hoch	hoch	mittel	niedrig
Fettstoffwechsel	hoch	mittel	niedrig	niedrig

Tab. 5.2: Übersicht über die Eigenschaften der Muskelfasertypen (mod. nach *Steinacker* et al. 2002)

einzelnen Muskeln generell jeweils Fasern aller drei Typen, welche in ihrer Summe die Gesamtcharakteristik des Muskels bestimmen. Das Verteilungsverhältnis ist hierbei von der Aufgabe des betreffenden Muskels abhängig. Hat dieser überwiegend Haltearbeit zu leisten, wie z.B. die Rumpfmuskulatur oder die Plantarflexoren (z.B. M. soleus), dominieren die Typ I-Fasern. Sind im Gegensatz dazu kurzfristig große Kräfte zu erzeugen, wie z.B. beim M. rectus femoris oder M. biceps brachii, gewinnt die Ausstattung mit Typ II-Fasern an Bedeutung (vgl. *Malisoux* et al. 2007).

Billeter und *Hoppeler* (1994) demonstrieren jedoch am Beispiel von Muskelbiopsien eines

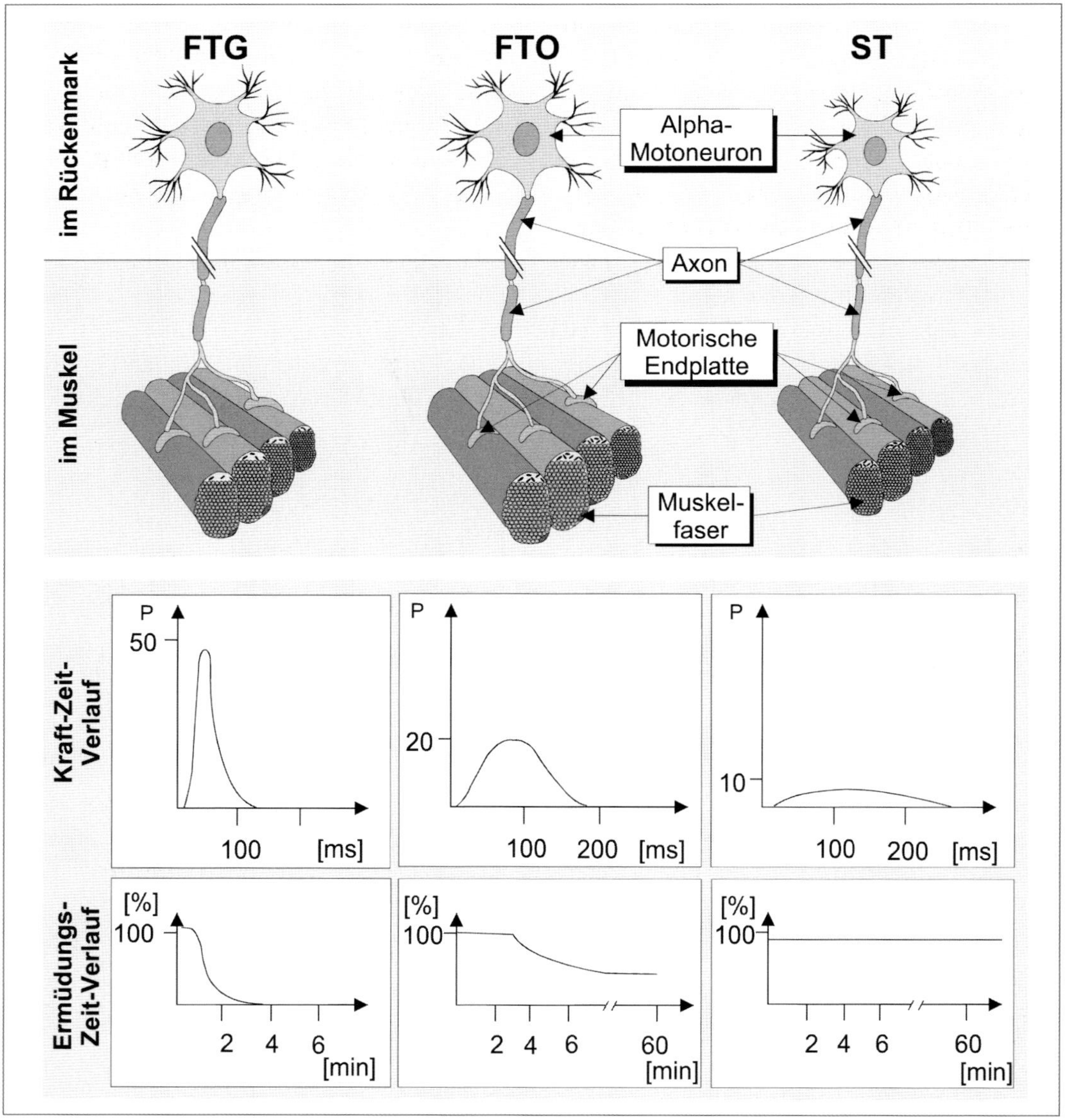

Abb. 5.21: Schematische Darstellung unterschiedlicher Muskelfasertypen und ihre mechanischen Eigenschaften (nach *Hohmann* et al. 2002)

Sprintertyps (50-m-Schwimmer) und eines Ausdauersportlers (Profiradfahrer) die interindividuelle Variabilität der Faserverteilung in ein und demselben Muskel. Im M. vastus lateralis des Schwimmers konnten 80 % schnellkräftige (Typ II-) und umgekehrt im gleichen Muskel des Radsportlers bis zu 80 % langsame (Typ I-) Fasern festgestellt werden.[5] Das entspricht zugleich der wissenschaftlichen Erkenntnis, »dass Spitzensportler aus Kraft- und Schnellkraftsportarten (...) durchschnittlich einen höheren prozentualen Anteil an schnellen Typ II-Fasern aufweisen als Ausdauersportler im Spitzenbereich, deren Muskeln einen sehr hohen Anteil an langsamen Typ I-Fasern besitzen«. (*Friedmann* 2007, S. 14; vgl. Abb. 5.22)

Dabei ist der Phänotypus der Muskelfaser nicht auf der DNA-Ebene festgelegt, vielmehr lassen sich seine Eigenschaften durch verschiedene Einflussfaktoren in einem begrenzten Rahmen modifizieren (Faserübergang bzw. *Fasertransformation*), z.B. durch Änderungen des neuronalen Impulsmusters (Denervation, Kreuzinnervation), kontraktile Aktivität und mechanische Be- bzw. Entlastung (Immobilisation, Schwerelosigkeit) oder endokrine Faktoren. Während eine gesteigerte neuromuskuläre Aktivität (z.B. Ausdauertraining) den Übergang von schnellen in langsame Fasern fördert, begünstigt verminderte neuromuskuläre Aktivität (z.B. Bettruhe) Übergänge in entgegengesetzte Richtung (*Pette* 1999; *Steinacker* et al. 2002).

Allerdings konnte in neueren Untersuchungen durch eine Schnellkraftmethodenkombination auch ein trainingsbedingter Transformationsweg von »langsam« zu »schnell«

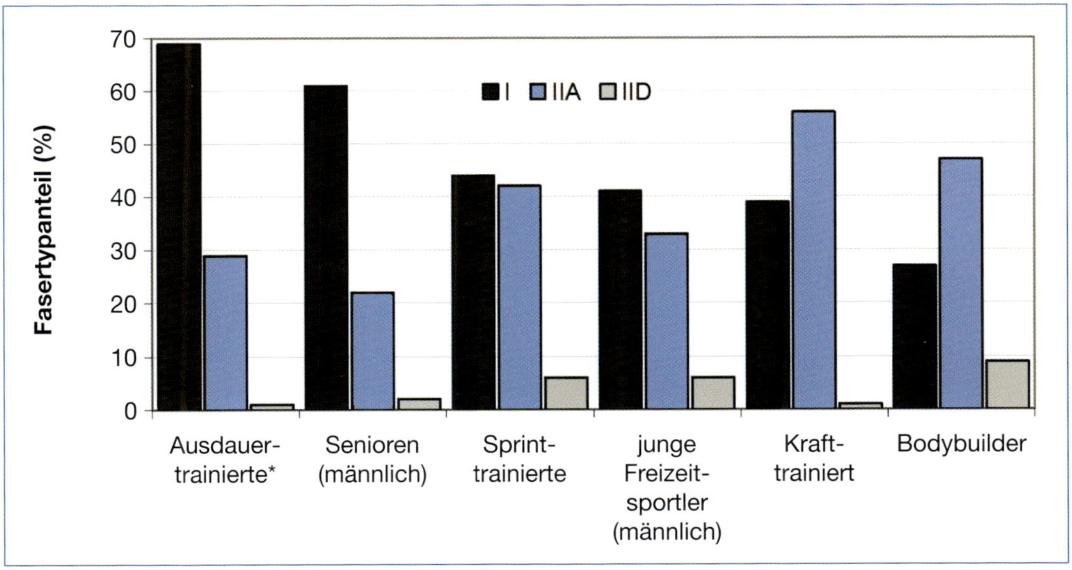

Abb. 5.22: Fasertypzusammensetzung im M. vastus lateralis und *M. gastrocnemius unterschiedlicher Personengruppen (nach *Malisoux* et al. 2007)

[5] *Dickhuth* (2004) geht sogar von einer Verteilung von 90:10 entsprechend der Spezialisierung in Weltklasseausdauersportler oder Weltklassesprinter aus.

festgestellt werden (*Liu* et al. 2003, *Paddon-Jones* et al. 2001, *Schlumberger* et al. 2003), wobei diesbezüglich vor allem eine explosive Aktivierung und wechselnde Bedingungen der Last und der muskulären Aktionsform entscheidend zu sein scheinen (vgl. *Schlumberger* et al. 2003).
Je nach funktioneller Anforderung ist die Muskelzelle also in der Lage, verschiedene MHC-Isoformen zu exprimieren und sich spezifisch zu adaptieren. So existieren neben den reinen Muskelfasern (Typ I, IIA, IID) auch sogenannte Übergangs- oder Hybridfasern. Diese sind aufgrund der Koexistenz bestimmter MHC-Isoformen zwischen den jeweils angrenzenden Fasertypen einzuordnen (Typ IIB/IID, Typ IID/IIA, Typ IIA/I) und erhöhen vorrangig bei Bedingungen der Typumwandlung ihren Anteil an der Faserpopulation (*Pette* 1999).

5.2.2 Mechanische Eigenschaften der Muskulatur

Die mechanischen Eigenschaften der Skelettmuskulatur sind unter dem Gesichtspunkt der »Kraftentfaltung« von besonderem Interesse. Außer der biologischen Eigenschaft, auf einen Reiz (elektrisch, chemisch, mechanisch) hin zu kontrahieren und dabei chemische in mechanische Energie umzuwandeln, besitzen die Muskeln die mechanischen Eigenschaften der *Dehnbarkeit*, der *Elastizität* und der *Viskosität*. Diese reinen mechanischen Eigenschaften resultieren aus dem Aufbau des Muskels.
Neben den kontraktilen Strukturen (Sarkomere) hat der Muskel einen mehr oder weniger großen Anteil an Bindegewebe. Dieses Bindegewebe teilt sich in die Sehnen, die als Übergänge (Ansätze und Ursprünge) der Muskeln zu den Knochen oder zu anderen Muskeln dienen, und in die Faszien, die alle Muskelfaserbündel, Muskel usw. umspannen. Wie im Abschnitt 5.1.2 beschrieben, haben sowohl die Sehnen als auch die Faszien neben kollagenen auch elastische Fasern.

Dehnung

Wirkt auf einen entspannten Muskel eine äußere Kraft, so kommt es zu einer Längenänderung. Die Aktin-Myosin-Filamente werden auseinandergezogen.
Anatomisch ohne Folgen bleibt dieser Vorgang solange, wie die beiden Eiweißstrukturen nicht vollständig voneinander getrennt werden, also noch teilweise überlappt sind.
Wird die Dehnung weitergeführt, kann es anschließend zu einer *Muskelzerrung*, einem *Muskelfaserriss* oder sogar zu einem *Muskelriss* kommen. Dehnungsübungen sind jedoch eine notwendige Maßnahme vor anschließenden Muskelbeanspruchungen. Sie verbessern die innere Gleitfähigkeit der Muskelbausteine und beugen somit Verletzungen vor.
Die Dehnung der Muskulatur kann unter verschiedenen Bedingungen realisiert werden. Einmal erfolgt eine Dehnung der Antagonisten, wenn die Agonisten (teilweise im Zusammenspiel mit Synergisten) innerhalb einer Muskelschlinge kontrahieren und dabei eine Bewegung des beteiligten Gelenkes stattfindet. Zum anderen kann von außen eine Kraft, z.B. durch einen Partner oder Physiotherapeuten, auf den Muskel einwirken und diesen dehnen.

Elastizität

Wenn nach einer Dehnung die zur Längenänderung führende Kraft aufhört zu wirken, verkürzt sich der Muskel wieder. Dies geschieht auch ohne Aktivität des betreffenden Muskels. Diese Eigenschaft wird mit Elastizität beschrieben. Sie wird durch die Faszien, die als *parallel-elastische Komponente* wirken, realisiert (siehe Abb. 5.23).

Diese Eigenschaft kann jedoch auch nach einer Kontraktion beobachtet werden. Hört die Innervation durch das Nervensystem auf, entspannt (verlängert) sich der Muskel wieder, um bereit zu sein, erneut durch eine Verkürzung Arbeit zu verrichten. Für diesen Prozess sind hauptsächlich die *serienelastischen Komponenten,* die Sehnen, verantwortlich. Er kommt nur am lebenden Organismus vor.

Das *viskose Element (Komponente)* kann als Dämpfungsmechanismus beschrieben werden. Das Muskelgewebe ist fließfähig und gleichzeitig zäh. Diese Eigenschaft wirkt sich sowohl bei der Dehnung als auch bei der Kontraktion aus. Sie bildet einen inneren Widerstand.

Nach einer maximalen Dehnung benötigt der Muskel eine gewisse Zeit, um wieder in eine optimale Ausgangslage zu gelangen. In einem Funktionsverlauf würde eine Hystereseschleife entstehen. Diese Eigenschaft kann auch nach einer Kontraktion beobachtet werden.

5.2.3 Schaltungen aus mechanischer Sicht

Wie bereits beschrieben, bestehen die Muskeln aus einer Vielzahl von Muskelfasern. Dabei unterscheiden sich die einzelnen Muskeln nicht nur durch die Anzahl der Fasern, sondern auch durch ihre Verschaltung.

Aus mechanischer Sicht lassen sich drei Kombinationen differenzieren:

- eine Reihenschaltung (Muskelfasern sind hintereinander in Reihe oder in Serie geschaltet),
- eine Parallelschaltung (Muskelfasern liegen nebeneinander) und
- eine gefiederte Schaltung (Muskelfasern liegen schräg). Hier wird noch eine einfache und eine doppelte Fiederung unterschieden (siehe Abb. 5.24).

In der Abbildung sind für jeweils gleiche Anzahlen von Muskelfasern (sechs Fasern) die drei Schaltungsvarianten dargestellt.

Diese drei Varianten haben auch sehr unterschiedliche mechanische Eigenschaften.

Bei der *Reihenschaltung* werden relativ kleine Kräfte, aber eine große Längenänderung erreicht. Die meisten Muskeln der oberen Extremitäten können diesen Typ zugeordnet werden. Sie werden als »Verkürzungsmuskeln« (*Gollhofer* et al. 2003) bezeichnet.

Die *Parallelschaltung* hat genau entgegengesetzte mechanische Wirkungen: eine hohe Kraftentfaltung mit kleinen Kontraktionswegen.

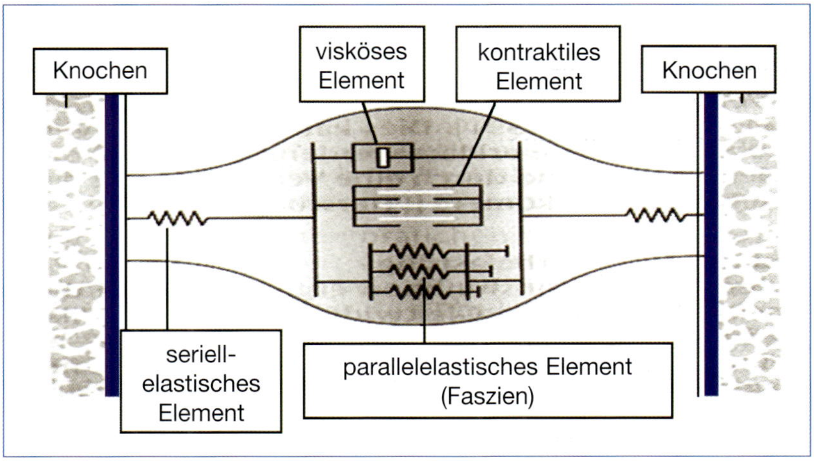

Abb. 5.23: Vier-Komponenten-Modell des Muskels

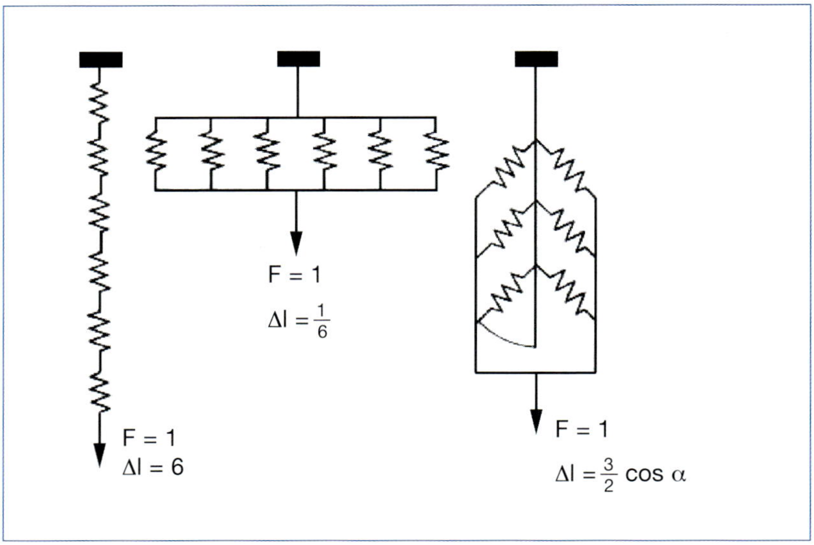

Abb. 5.24: Schematische Darstellung der Faserschaltung

Die *gefiederte Schaltung* positioniert sich zwischen diesen beiden Typen, also mit mittleren Kräften und Längenänderungen.
Es muss jedoch betont werden, dass diese Aussagen nur für die jeweils gleichen Faseranzahlen und Fasertypen zutreffen.
Aus anatomischer Sicht realisieren die gefiederten Schaltungsvarianten gegenüber den rein parallelen die höchsten Muskelspannungen, da in Bezug zum Volumen die höchsten Muskelfaserzahlen vorhanden sind.
Am Bewegungsapparat existieren diese reinen Schaltungsformen nicht. Es treten bei allen Muskeln Kombinationen auf. Jedoch können dominierende Tendenzen für einzelne Muskeln nachgewiesen werden. Beim Musculus gluteus maximus ist z.B. eine deutlich sichtbare Parallelschaltung zu erkennen, wogegen beim Musculus sartorius die Reihenschaltung dominiert.

Die Schaltungen der Muskelfasern haben auch Einfluss auf den Querschnitt eines Muskels. Hierbei muss aber der *anatomische* vom *physiologischen* oder *funktionellen Querschnitt* unterschieden werden. Während der anatomische Querschnitt eines Muskels der *physikalischen Schnittfläche* entspricht, berücksichtigt der physiologische Querschnitt die Schaltungen der Muskelfasern. Es werden alle Muskelfasern im 90°-Winkel erfasst, deshalb ist der physiologische Querschnitt bei

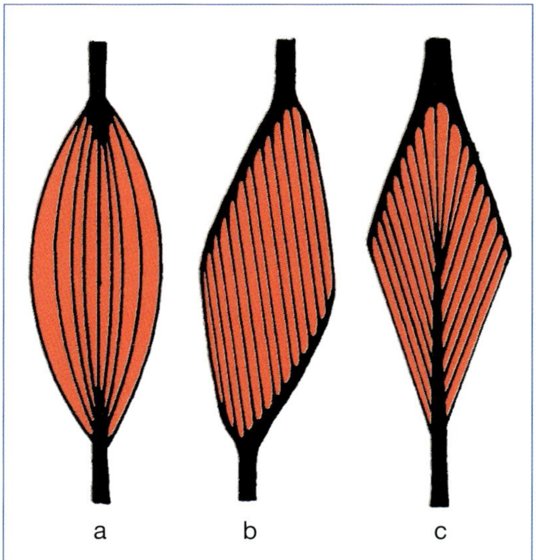

Abb. 5.25: Beispiele der Muskelfaserschaltungen: a = parallel, b = einfach gefiedert, c = doppelt gefiedert

gefiederten Muskeln sehr viel größer als der anatomische.
Der physiologische Querschnitt entscheidet über die Größe der Kraft, die ein Muskel erzeugen kann.

5.2.4 Die Muskelleistungsgleichung nach Hill

Die mechanische Leistung ist, wie im Abschnitt 3.2.3 beschrieben, der Quotient aus der Arbeit (W) pro Zeit (t). Für die Arbeit kann man auch das Produkt aus Kraft (F) und Weg (s) einsetzen.

$$P = F \cdot \frac{s}{t} \rightarrow \textit{für } \frac{s}{t} = v$$

$$P = F \cdot v$$

Auf den Muskel übertragen ergibt sich die Leistung als Produkt aus der Muskelkraft F_M, die der äußeren Last entspricht, und der Kontraktionsgeschwindigkeit v_k.
Der Physiologe *Hill* konnte in Experimenten nachweisen, dass die Leistung eines bestimmten Muskels bei unterschiedlichen Belastungen immer konstant ist. Dies bedeutet, dass bei steigenden zu bewegenden Lasten die Kontraktionsgeschwindigkeit abnimmt. Seine Erkenntnisse sind als *Hill'sche Muskelleistungsgleichung* bekannt.

$$(F_M + a) \cdot (v_K + b) = constant$$

Die beiden Faktoren a und b werden von *Hill* durch die inneren Bedingungen der jeweiligen Muskulatur bestimmt (Reibung, Viskosität etc.).
Wenn diese Funktion geometrisch dargestellt wird, ergibt sie eine Hyperbel und damit eine gegenläufige Beziehung zwischen der Muskelkraft und der Kontraktionsgeschwindigkeit (vgl. Abb. 5.26).

Trainingsexperimente haben belegt, dass der Verlauf der Kurve je nach Akzentuierung des Trainings beeinflusst werden kann. Wird überwiegend ein Maximalkrafttraining mit Lasten über 90 % der Maximalkraft realisiert, steigt der Schenkel A an. Ein Schnellkrafttraining mit Lasten unter 30 % des Maximal-

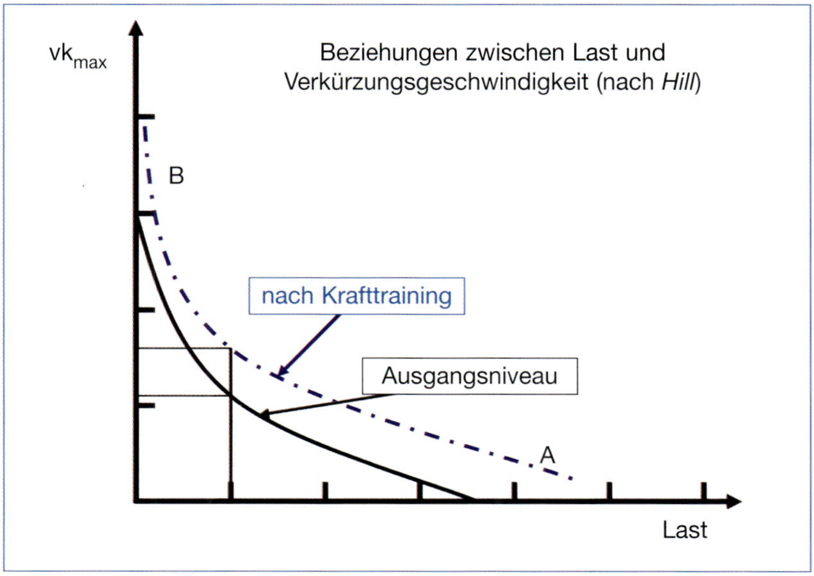

Abb. 5.26: Funktionsverlauf der Muskelleistung vor einem Krafttraining (unterer Verlauf) und danach (oberer Verlauf)

kraftwertes und höchsten Bewegungsgeschwindigkeiten lässt den Schenkel B der Kurve ansteigen.
Eine weitere Beobachtung, die für die Entwicklung der Leistung in den Schnellkraftsportarten eine Praxisrelevanz besitzt, ist der Anstieg der Schnellkraftkomponente auch durch ein Maximalkrafttraining. Im Funktionsverlauf stieg der Schenkel B nach einem Maximalkrafttraining an, zwar nicht so bedeutsam wie der Schenkel A, aber doch nachdrücklich.

5.2.5 Arbeitsweisen und Kontraktionsformen

Beide Begriffe werden für die Beschreibung der Aktivitäten der Muskeln herangezogen, dürfen aber nicht synonym verwendet werden. Sie repräsentieren unterschiedliche mechanische Inhalte.

Arbeitsweisen

Die Arbeitsweisen bezeichnen die von außen sichtbare Veränderung der Körperposition durch die Muskelaktivität. Dazu werden zwei Arbeitsweisen unterschieden:

- die *statische Arbeitsweise*: Sie führt zu keiner Lage- oder Bewegungsänderung. Ansatz und Ursprung des Muskels verändern sich nicht. Die Muskelkräfte stehen im Gleichgewicht mit den angreifenden äußeren Kräften. Es wird Haltearbeit geleistet, z.B. beim Kreuzhang an den Ringen oder der Standwaage am Boden.
- die *dynamische Arbeitsweise:* Diese wird nochmals untergliedert in die dynamisch überwindende (konzentrische) und in die dynamisch nachgebende (exzentrische). Der M. biceps brachii arbeitet beim Klimmzug in der Zugphase konzentrisch (Ansatz und Ursprung des Muskels nähern sich) und beim Herablassen exzentrisch (Ansatz und Ursprung entfernen sich wieder).

Konzentrisch kann ein Muskel nur arbeiten, wenn die Last kleiner als die Muskelkraft ist. Unter statischen Bedingungen sind die Verhältnisse der Last zur Muskelkraft mit »kleiner gleich« zu definieren. Eine »reine« exzentrische Arbeitsweise würde die Bedingung »Last ist größer als Muskelkraft« bedeuten.

- konzentrisch: Σ Last $<$ Σ Muskelkraft
- statisch: Σ Last $\leq$ Σ Muskelkraft
- exzentrisch: Σ Last $>$ Σ Muskelkraft

In der Abbildung 5.27 sind die Beziehungen zwischen der Muskelkraft und der Kontraktionsgeschwindigkeit dargestellt. Der rechte Teil entspricht der Funktion der Hill'schen Kraftleistungskurve.
Es wird deutlich, dass die höchsten Kräfte unter exzentrischen Bedingungen auftreten, also bei einer Kontraktion gegen eine Dehnung. Der Muskel verlängert sich. Diese Situationen bedeuten für den Muskel einen hohen Stressfaktor mit hohem Verletzungsrisiko!

Kontraktionsformen

Eine Muskelkontraktion ist unter mechanischer Sichtweise eine Verkürzung aufgrund eines überschwelligen Reizes. Ansatz und Ursprung nähern sich dabei einander an.

Theoretisch werden drei Formen der Kontraktion unterteilt:

- die *isometrische Kontraktion*: Merkmal dieser Kontraktionsform ist der Anstieg der Muskelspannung bei gleicher Muskellänge. Diese Kontraktion entspricht der statischen Arbeitsweise.
- die *isotonische Muskelkontraktion*: Sie ist die Umkehrung der isometrischen Kontraktion – Längenänderung bei konstanter

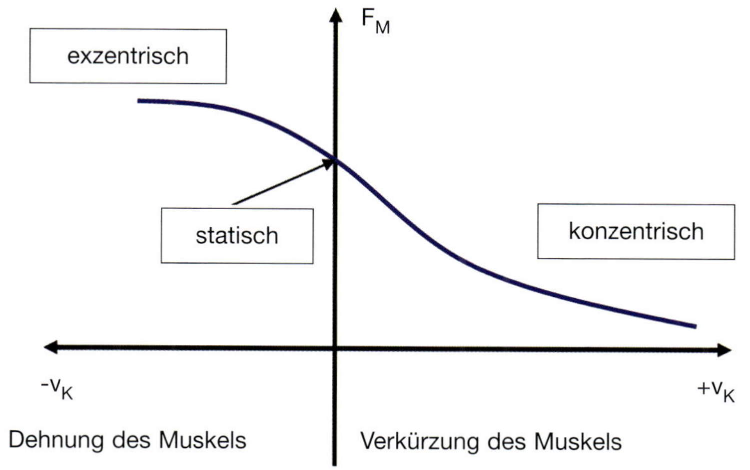

Abb. 5.27: Muskelkraft F_M und Kontraktionsgeschwindigkeit bei exzentrischer, konzentrischer und statischer Arbeitsweise

Muskelspannung. Unter den Bedingungen des Bewegungsapparates kann diese Kontraktionsform nicht realisiert werden! Sie ist eine theoretische, nur unter Laborbedingungen reproduzierbare Kontraktionsform.

- die *auxotonische Muskelkontraktion:* Kennzeichen dieser Form sind Spannungsänderungen mit gleichzeitigen Längenänderungen. Diese Kontraktionsform entspricht den überwiegenden Muskelaktivitäten des Menschen.

Merke

- Muskeln sind die aktiven Teile des menschlichen Bewegungsapparates, die in der Lage sind, aufgrund eines überschwelligen Reizes hin zu kontrahieren und dabei chemische Energie in mechanische Energie und Wärme umzuwandeln.
- Muskeln besitzen mechanische und biomechanische Eigenschaften. Dazu zählen die Dehnbarkeit, die Elastizität, die Viskosität und die Kontraktilität. Diese Eigenschaften beeinflussen sich und werden durch bestimmte strukturelle Bausteine bestimmt.
- Die Kontraktilität ist die herausragende biomechanische Eigenschaft und sie ist faserspezifisch. Sie wird durch unterschiedliche Reizschwellen und Impulsentladungsfrequenzen in differenzierten Stärken und Zeitdauer der Kontraktionen sowie Ermüdbarkeit sichtbar.
- Die Kraft eines Muskels ist von einer Reihe von Faktoren abhängig. Dazu zählen:
  1. die Schaltung der Fasern
  2. die Anzahl der erregten motorischen Einheiten (Rekrutierung)
  3. die Entladungsfrequenzen der Motoneurone (Frequenzierung)
  4. die Auswahl der motorischen Einheiten (FTO-, FTG- und/oder STO-Fasern) (Rampeneffekt)
- Es gilt grundsätzlich, langsame (Typ I) von schnell-kontrahierenden Muskelzellen bzw. Muskelfasern (Typ IIA, Typ

IID) zu unterscheiden, wobei diese in reiner Form oder als Hybridfasern auftreten können.
- Die einzelnen Muskelfasern arbeiten nach der Hill'schen Muskelleistungsgleichung, d.h., bei der Verkürzung gegen verschieden große Widerstände vollbringen sie immer die gleiche Leistung.
- Bei der Beschreibung der Muskelaktivitäten sind die Arbeitsweisen (konzentrisch, exzentrisch, statisch) von den Kontraktionsformen (isometrisch, auxotonisch) zu unterscheiden.

Kontrollfragen

1. Beschreiben Sie die Prozesse, die eine Muskelkontraktion auslösen und steuern!
2. Begründen Sie die Aussage, dass auch die Muskelarbeit dem Energieerhaltungssatz unterliegt.
3. Beschreiben Sie den strukturell-anatomischen Aufbau der Skelettmuskulatur!
4. Nennen Sie die verschiedenen Muskelfasertypen und ihre spezifischen Eigenschaften!
5. Beschreiben Sie die mechanischen Eigenschaften mithilfe des Vier-Komponenten-Modells.
6. Wie lautet die Hill'sche Muskelleistungsgleichung? Bei welchen trainingsmethodischen Konsequenzen bildet sie die Orientierung?
7. Was ist eine motorische Einheit? Aus welchen Bausteinen besteht sie?
8. Beschreiben Sie das Spannungs-Dehnungs-Diagramm eines ruhenden und eines erregten Muskels!
9. Was verstehen Sie unter dem Fiederungswinkel und welchen Einfluss hat er auf die Kraft des Muskels?
10. Bestimmen Sie die Querschnittsfläche Ihres M. biceps brachii sowohl in Ruhe als auch in Spannung! Berechnen Sie dann die Muskelkraft, die er potenziell aufbringen kann, wenn pro cm^2 75 N entwickelt werden.
11. Beschreiben Sie die Arbeitsweisen und Kontraktionsformen der Muskeln. Begründen Sie, warum es unter natürlichen Bedingungen keine isotonischen Muskelkontraktionen gibt.
12. Beschreiben Sie, wie sich die Körperpositionen (Beugestellung in den Gelenken) auf die Übertragung von Muskelzugkräften auswirken!
13. Erklären Sie, warum die vom Sportler auf die Sportgeräte oder den eigenen Körper übertragenen Kräfte in Richtung und Betrag nicht mit der Kontraktionskraft der Muskeln übereinstimmen!

5.3 Über- und Unterbelastungen des Stütz- und Bewegungsapparates

In den Kapiteln 5.1 und 5.2 wurde teilweise auf die Wirkungen von Belastungen und Überbelastungen auf die verschiedenen Strukturen des menschlichen Bewegungsapparates eingegangen. In der Tabelle 5.3 sind beispielhaft die Beanspruchungen von Teilsystemen und die pathologischen Folgen von Überbelastungen zusammengefasst.
Allgemein ist bekannt, dass sich die Organsysteme durch ihre Funktionen erhalten. Kann z.B. die Muskulatur nicht mehr kontrahieren, weil sie durch einen Gipsverband eingeschränkt ist, wird sie sich zurückbilden. Alle Organsysteme benötigen einen stimulierenden Reiz, eine Belastung, die Anpassungsreaktionen in den Systemen hervorruft. Feh-

Teilsysteme	Spezifisch mechanische Beanspruchungen	Pathologische Wirkung
Knochen	Biege-, Scher- und Torsionsbeanspruchungen	Frakturen, Ermüdungsbrüche
Knorpel	Druck-, Zug- und Torsionsbeanspruchungen	Risse, Verschleiß, Degeneration, Arthrosen
Bänder und Sehnen	Zugbeanspruchungen	Risse, Überdehnungen, Schlottergelenk, Tendoperiostitis
Muskulatur	Zugbeanspruchungen, Druckbeanspruchungen	Myogelosen, Kontrakturen, Hämatome

Tab. 5.3: Wesentliche Beanspruchungen und deren pathologische Wirkungen auf das Stütz- und Bewegungssystem

len Belastungen oder liegt die Intensität unterhalb der gewohnten Intensität, verliert das Organsystem an Belastbarkeit und Leistungsfähigkeit und bildet sich zurück. Dieser Prozess wird als *Atrophie* beschrieben.
Aber nicht nur Unterbelastungen wirken sich negativ aus. Werden bestimmte Belastbarkeitsgrenzen überschritten, führen sie zur Schädigung der Gewebe in Form von *Kontusionen* (Prellungen, Quetschungen), *Rupturen* (Risse) und/oder *Frakturen* (Brüche).
In der Abbildung 5.28 sind die Stufen der Deformation durch Zugkräfte für feste Körper, zu denen auch Knochen, Knorpel, Sehnen, Bänder und Muskeln zählen, vereinfacht dargestellt. Belastungen bis zur Zone der unlinearen Elastizität sind noch reversibel. Eine plastische Verformung führt zu dauerhaften Struktur- und Längenänderungen.

Diese Schädigungen können Folge eines traumatischen Ereignisses (kurzzeitige hohe Belastungswirkung, z.B. Sturz mit hoher Geschwindigkeit) oder eine länger einwirkende gering überschwellige oder falsche Belastung (Ermüdungsbrüche der Tibia beim Marathon

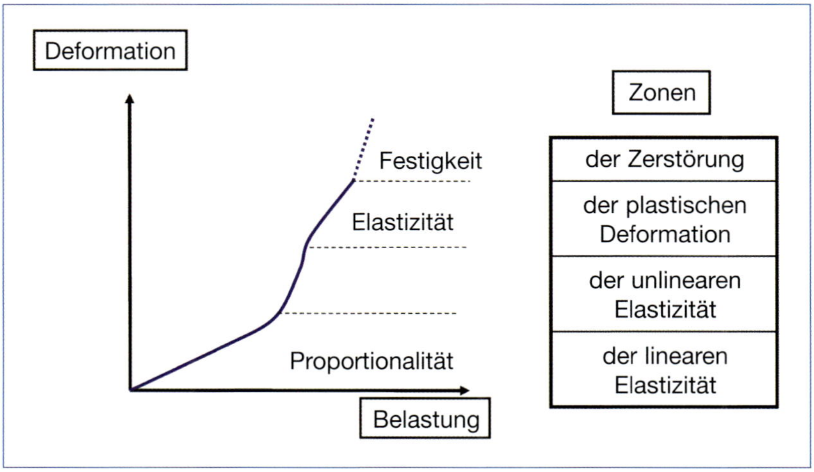

Abb. 5.28: Deformationen eines festen Körpers

oder Abnutzung der hyalinen Knorpel in den Hüftgelenken) sein.

In der Sportwissenschaft hat sich eine Differenzierung in die Bereiche der *Belastungen*, die alle Prozesse, Faktoren und Wirkungen umfassen, die von außen auf den Sportler einwirken, und der *Beanspruchungen*, welche die Reaktionen der verschiedenen Strukturen des Menschen auf diese Belastungen bilden, durchgesetzt.

Gleiche Belastungen können bei verschiedenen Sportlern zu unterschiedlichen Beanspruchungen führen. Dieser Tatbestand ist durch eine Reihe von Faktoren bestimmt, wie Trainingszustand, Körperbau, Alter, Geschlecht usw. Ein und dieselbe Bewegungsaufgabe kann für den einen Sportler eine Unterbeanspruchung, für einen anderen eine Überforderung und für einen dritten eine optimale Beanspruchung darstellen.

Für alle Gewebe des Menschen gilt die *Roux'sche Belastungsstufenregel*, nach der eine normale Belastung die Funktion erhält, eine optimale Belastung eine Adaptation auslöst, eine Unterbelastung zum Abbau der Funktion bzw. des Materials und eine Überbelastung zu einer Zerstörung der Funktion bzw. des Materials führt.

Sportliche Bewegungen wirken komplex auf den menschlichen Organismus. Die Beanspruchungen der einzelnen Gewebe auf eine Belastung können sehr unterschiedlich sein. Generell sollen sportliche Bewegungen zu einer Stärkung der Funktionen der Systeme und damit zu einer Erhöhung der Beanspruchung führen.

Die Adaptationsraten der an der Bewegung beteiligten Systeme sind jedoch sehr unterschiedlich (Abb. 5.29).

Eine Ursache für diese Unterschiede hängt mit den Prozessen der Energieversorgung zusammen. Knorpel wie auch Sehnen und Bänder besitzen keine Blutgefäße. Sie werden

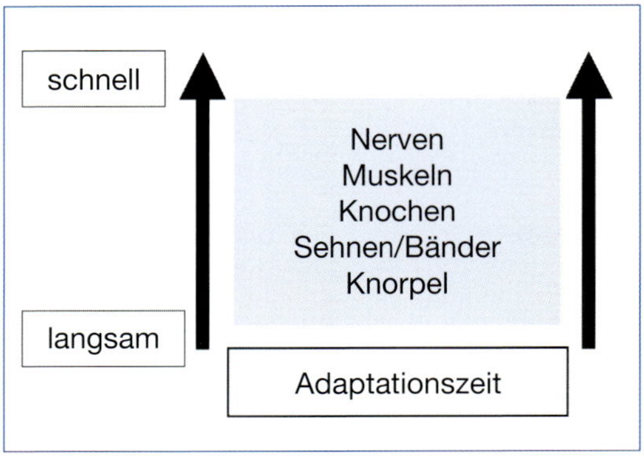

Abb. 5.29: Anpassung der Gewebe des Stütz- und Bewegungsapparates an sportliche Belastungen

über Diffusion ernährt und auch der Abtransport der Stoffwechselendprodukte erfolgt über die gleichen Wege. Diese Prozesse laufen gegenüber einer direkten Versorgung durch das Blutsystem deutlich langsamer ab. Die Adaptation an steigende Belastungen durch Umbau sowie Erweiterung dauert damit auch länger. Diese fundamentalen Erkenntnisse sind bei Planungen des konditionellen Trainings zu beachten. Zu große Steigerungsraten der Belastungen führen insbesondere im Knorpel- und Sehnengewebe zu Dysbalancen.

Des Weiteren kann es zu einem Missverhältnis zwischen sich entwickelnder Muskelkraft und den Kraftüberträgern, den Sehnen, kommen. Insbesondere an den Sehnenansätzen entstehen häufig Probleme in Form von Entzündungsherden.

Grundsätzlich treffen aus mechanischer Sicht während sportlicher Bewegungen die im Abschnitt 4.2.1 beschriebenen Kräfte auf den Körper des Sportlers ein, die folgende Wirkungen haben können:

- Druckbeanspruchungen
- Zugbeanspruchungen
- Biegebeanspruchungen
- Torsionsbeanspruchungen

Das bedeutet, eine belastende Kraft kann je nach Ort, Richtung und Kombination mit anderen Kräften unterschiedliche Beanspruchungen am Bewegungssystem erzeugen!
Die Mehrzahl der Sportverletzungen durch Überbelastungen entsteht als Folge traumatischer Ereignisse. Diese Ereignisse treten als Kraftstöße auf: Große Kräfte wirken relativ kurzzeitig auf den Körper. Den Hintergrund bildet der Impulssatz.

$$F_b \cdot \Delta t = m \cdot v$$

Der Belastungskraftstoß trifft auf die Masse des Köperteils und gibt ihm eine Geschwindigkeit, die sich aufgrund der Trägheit des Körperteils erst einmal als Deformation einstellt und dabei die Strukturen auf Zug, Druck, Biegung oder Torsion beansprucht. Reicht der Impuls aus, um die Beanspruchungsgrenze zu überschreiten, werden die Strukturen zerstört.

Knochengewebe

Das Knochengewebe reagiert vor allem auf Überbelastungen, die eine Biege- oder Torsionsbeanspruchung hervorrufen. Viele Knochenbrüche der oberen und unteren Extremitätenknochen sind Folge dieser Beanspruchung. Besonders dramatisch sind die Folgen von Torsionsbeanspruchungen. Sie führen häufig zu Splitterbrüchen und in der Folge zu offenen Brüchen, bei denen die Splitter des Knochens durch Muskeln und Haut dringen. Die platten Knochen sind anfälliger gegenüber Druckbeanspruchungen durch Schlagbelastungen.

Aber auch zu geringe mechanische Belastungen führen langfristig zu Knochenbrüchen. Bekannt sind die Trümmerbrüche der Wirbelkörper oder der Oberschenkelhalsbruch bei Osteoporosepatienten. Ein ähnlicher Prozess liegt auch den Ermüdungsbrüchen zugrunde. Durch die anhaltende Überbelastung an bestimmten Stellen des Knochens entmineralisiert sich dieser und ist damit bruchanfällig.

Bänder und Sehnen

Bänder und Sehnen sind insbesondere durch hohe Zugbeanspruchungen gefährdet. Obwohl sie eine sehr hohe Dehnungsreserve besitzen, können Vorschädigungen oder entzündliche Prozesse diese sehr stark herabsetzen.

In der Abbildung 5.30 ist ein typischer Verlauf für eine Überbelastung für ein Kreuz-

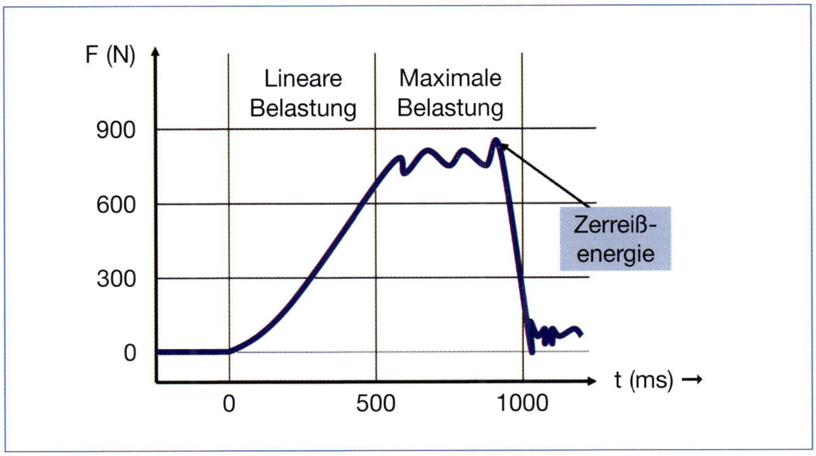

Abb. 5.30: Kraft-Zeit-Funktion bei Dehnung des vorderen Kreuzbandes mit einer Geschwindigkeit von 0,66 % der Länge je Sekunde (modifiziert nach *Saziorski* et al. 1984)

bandpräparat dargestellt. *Saziorski* et al. (1984, S. 52) unterscheiden vier Phasen:

- In der ersten Phase steigt die Spannung kaum an. Hier sollen die kollagenen Phasern ausgerichtet werden.
- Die zweite Phase ist durch eine Linearität zwischen Zeit und Kraft gekennzeichnet. Im zweiten Teil dieser Phase beginnen die Fasern Mikroschäden zu entwickeln.
- Die dritte Phase zeigt die höchste Festigkeit, führt aber schon zu ernsten Verletzungen der Fasern.
- Die vierte Phase beginnt mit einem drastischen Abfall der Spannung und hat die Zerstörung der wichtigsten strukturellen Elemente zur Folge.

Typisches Beispiel sind die Achillessehnen- und Kreuzbandrupturen in der Leichtathletik und bei den Sportspielen oder die Sehnenabrisse des großen Brustmuskels (M. pectoralis major) beim Krafttraining.

Eine dauernde Überdehnung durch Zugbeanspruchungen dieser Bindegewebsstrukturen führt zu irreversiblen Verlängerungen. Im Zusammenhang mit den Bändern entstehen die sogenannten Schlottergelenke.

Bei Unterbelastungen reagieren diese Gewebe mit Verkürzungen bei gleichzeitiger Verringerung ihrer Festigkeit. Bewegungseinschränkungen (Hypomobilitäten) der Gelenke sind die Folge.

Knorpel

Die Beanspruchung der drei großen Gruppen von Knorpelgewebe muss jeweils spezifisch betrachtet werden.

Der *hyaline Knorpel* der Gelenke reagiert auf Stoßbelastungen sowie auf andauernde Überbelastung und Fehlen der Synovia mit Abbau der Strukturen. Die häufig korrespondierenden entzündlichen Prozesse führen teilweise zum Einschwemmen von Salzen und Knochenzellen. Die Folgen sind arthrotische Veränderungen. Ähnliche Prozesse können auch entstehen, wenn die gelenkbildenden Knochen an einer Fraktur beteiligt sind. Fehlende Belastungen führen rasch zu einer Degeneration des hyalinen Knorpels.

Der Faserknorpel der *Menisken* gerät insbesondere durch Druck- und/oder Torsionsbeansprungen unter Stress. Meniskenein- und/ oder -abrisse sind die häufigsten Folgen.

Besonders empfindlich reagieren die *Bandscheiben* auf Fehl- und Überbelastungen. Auslöser sind ähnliche Mechanismen wie bei den Menisken. Durch Stauchungen (Druck) wird die Belastungsgrenze des Faserrandes überschritten und der Kern der Bandscheibe kann in den Wirbelkanal austreten, mit den bekannten Folgen. Die gleiche Situation tritt ein, wenn bei einer Rotation des Oberkörpers gleichzeitig hohe Druckbelastungen (Gewichte oder Gegner) vorhanden sind. Wie beim hyalinen Knorpelgewebe führt auch bei diesem Knorpelgewebe Unterbelastung zum Abbau von Substanz sowie zur Minderung der Belastbarkeit.

Merke

- Optimale Belastungen (Umfang, Intensität und mechanisch richtige Technik) durch sportliche Bewegungen stärken die Gewebe des Bewegungssystems.
- Über- und Unterbelastungen führen zur Degeneration und Atrophie bis hin zur Zerstörung der Gewebe.
- Die drei wesentlichen Gewebearten reagieren auf die Belastungen durch unterschiedliche Beanspruchungen.

Kontrollfragen

1. Welche mechanischen Bedingungen können zu Überbelastungen der Knorpel, der Knochen und der Sehnen und Bänder führen?
2. Wie lauten die Roux'schen Belastungsregeln? Welche Konsequenzen ergeben sich für den Sportunterricht, das Training im Hochleistungsbereich, in der Prävention und der Rehabilitation?
3. Welche mechanischen Bedingungen sind Ursache für ein Supinationstrauma im Sprunggelenk?
4. Nennen Sie die mechanischen Belastungen, die bei sportlichen Bewegungen auf den Körper der Athleten wirken, und geben Sie an, welche Teile des Bewegungsapparates besonders betroffen sind! Wie entsprechen diese Teile in ihrer Form und ihrem Aufbau diesen Belastungen?
5. Warum erleiden vorwiegend ältere Menschen einen Oberschenkelhalsbruch?
6. Welche Prozesse liegen den Ermüdungsbrüchen im Sport zugrunde?
7. Mit welchen Verletzungen ist bei einem Fußkick von der Seite gegen das Standbein des Angegriffenen im Karatesport zu rechnen?
8. Begründen Sie, warum es bei Verletzungen des inneren Menikus auch zu Seitenbandverletzungen kommt.
9. Beschreiben Sie den Verlauf einer Sehnenruptur mithilfe einer Kraft-Zeit-Funktion (Vier-Phasen-Modell)!

6 Faktoren der sportlichen Leistung aus biomechanischer Sicht und deren Objektivierung

6.1 Grundlagen der Muskelkraftfähigkeiten

6.1.1 Zum Fähigkeitsbegriff

Als Fähigkeit wird eine relativ stabile intrapersonale Bedingung als Leistungsvoraussetzung zum Tätigkeitsvollzug bezeichnet. Der Ausprägungsgrad dieser generalisierten Leistungsdisposition ist sowohl genetisch als auch extragenetisch (z.B. Training) determiniert.

Klassifizierungsversuche auf der Basis empirisch-analytischer oder phänomenologischer Betrachtungsweisen führten bisher zu keinem allgemein anerkannten System. Verbreitet ist eine Dreiteilung der Betrachtung in körperliche/motorische, intellektuelle/kognitive und emotionale/affektive Fähigkeiten. In der Sportwissenschaft ist eine Entsprechung in konditionelle/koordinative, volitive/motivationale/emotionale und intellektuelle/kognitive Fähigkeiten weitgehend akzeptiert.

Sportmotorische Fähigkeiten

Unter diesem Begriff werden die Voraussetzungen zusammengefasst, welche die Leistungsfähigkeit bestimmen. Der unterschiedliche Allgemeinheitsgrad dieser Dispositionen spiegelt sich in einer hierarchischen Struktur wider.

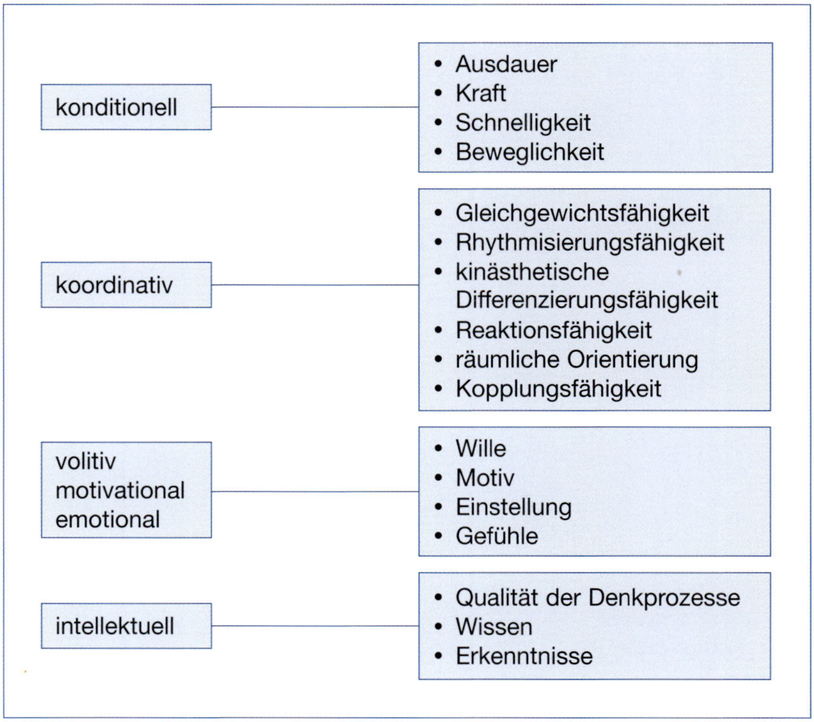

Abb. 6.1: Fähigkeitsgruppen aus sportwissenschaftlicher Sicht

Auf oberstem Niveau stehen nach *Gundlach* (1968) zwei von einander unabhängige Bereiche. Die akzentuiert von energetischen Prozessen determinierten *konditionellen Fähigkeiten* grenzen sich von den vorrangig Informationsprozess-gestützten *koordinativen Fähigkeiten* ab. Diese Einteilung folgt einer theoretischen Reduktion.

Hirtz (1994) entwirft ein Schema, das auf handlungs- oder tätigkeitsorientierte Konzeptionen zielt, wobei er Grundgedanken der Informationsverarbeitung sowie Erkenntnisse über anatomische, physiologische und andere Korrelate einbezieht.

Folgt man der hierarchischen Betrachtungsweise, so stehen auf der nächsten Ebene die Leistungsvoraussetzungen in ihren Wechselbeziehungen.

Während *Bös* (1987) von drei motorischen Basisfähigkeiten (Ausdauer, Kraft, Koordination) und zwei Mischformen (Schnelligkeit, Beweglichkeit) spricht, stellen *Hohmann* et al. (2002) ein »kombiniertes« Modell zu Kondition und Koordination vor, das explizit die Grauzonen im Bereich der koordinativ beeinflussten Schnelligkeit und der koordinativ determinierten Beweglichkeit zeigt.

Sportmotorische Fähigkeit – Muskelkraft

Die Verwendung des Kraftbegriffs kann in der Sportpraxis leicht zu Missverständnissen und Unsicherheiten führen, wenn keine einheitliche Terminologie verwendet wird. Zum physikalischen Grundsatz, wonach die Kraft – als Ursache jeder Bewegung – sich aus dem Produkt von Masse und Beschleunigung ergibt, wählt die Sportwissenschaft unterschiedliche Zugänge auf differierenden Abstraktionsebenen: nach Erscheinungsformen (Maximalkraft, Kraftausdauer, Schnellkraft), auf methodischer Ebene (Schlagkraft, Wurfkraft, Spurtkraft) oder verhaltenswissenschaftlich als Leistungsdisposition, Bewegungen mit differenzierten Krafteinsätzen ausführen zu können.

Die Kraft stellt unter generalisierten Bedingungen die Fähigkeit des Nerv-Muskel-Systems dar, Widerstände zu überwinden

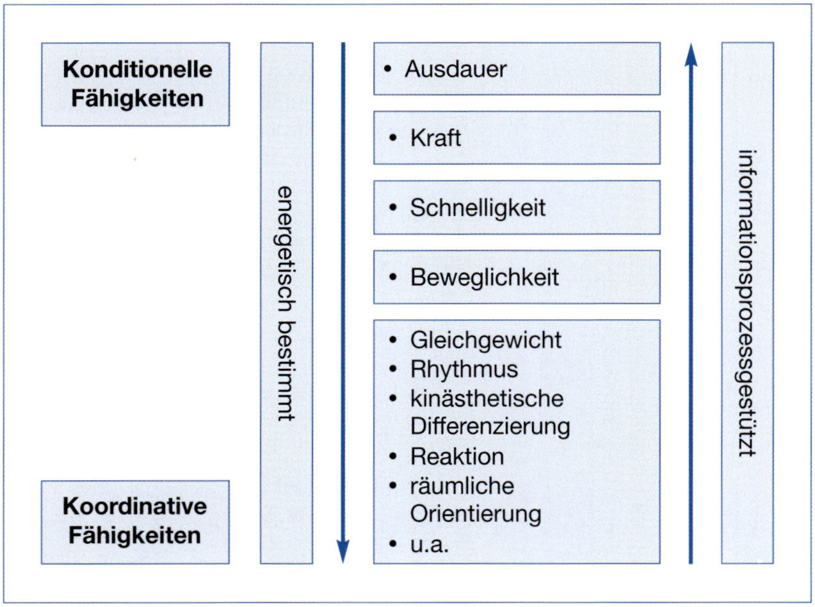

Abb. 6.2: Sportmotorische Fähigkeiten und ihre Abhängigkeiten

(konzentrisch), ihnen nachzugeben (exzentrisch[1]) und sie zu halten (isometrisch).

Merke

- Eine Fähigkeit ist eine generalisierte Leistungsvoraussetzung.
- Im Sport stehen konditionell/koordinative, intellektuell/kognitive und emotional/affektive Fähigkeiten in einem wechselnden Spannungsfeld und in Abhängigkeiten.
- Die Kraftfähigkeit stellt sich als Leistung des Nerv-Muskel-Systems dar, Widerstände zu überwinden, ihnen nachzugeben oder sie zu halten.

Kontrollfragen

1. Welche Fähigkeiten bestimmen die sportliche Leistungsfähigkeit?
2. Stellen Sie die Wechselwirkungen dieser Fähigkeiten am Beispiel einer Sportart dar!
3. Welche Leistungen dokumentieren sich in den unterschiedlichen Kraftfähigkeiten?

6.1.2 Physiologische und neuronale Einflussgrößen des Kraftverhaltens

Physiologische Einflussgrößen

Die detaillierte Kenntnis der Einflussgrößen, ihrer Komponenten und Bedeutung erlaubt eine gezielte Einflussnahme auf die leistungsbestimmenden Faktoren.

Die muskuläre Krafterzeugung basiert auf dem speziellen Aufbau und der Funktionsweise der Skelettmuskulatur. Der Unterschied zur Herz- und glatten Muskulatur zeigt sich in der Ermüdbarkeit, der Energiebereitstellung, dem mikroskopischen Aussehen (quer gestreift) und der willkürlichen Innervierung.

Die Längenänderung der Muskelfasern basiert auf der Gleitfilament-Theorie nach *Huxley*, wobei bei einer Kontraktion Myosin- und Aktinfilamente aneinander vorbeigleiten.

Die Muskulatur ist aus verschiedenen Muskelfasertypen zusammengesetzt (siehe auch Abschnitt 5.2.1). Unterscheidungskriterium ist das Kontraktionsverhalten auf eine provozierte Einzelzuckung. So wird die Slow-Twitch- von der Fast-Twitch-Faser unterschieden. Qualität und Spezifik der motorischen Einheiten hängen primär von den versorgenden Motoneuronen ab und lassen drei Typen von motorischen Einheiten erkennen (*Edington* und *Edgerton* 1976):

1. schnelle mit hoher Ermüdbarkeit (Typ FF = Fast Fatigue)
2. schnelle mit geringer Ermüdbarkeit (Typ FR = Fatigue Resistant)
3. langsame, nicht ermüdbare (Typ S = Slow)

Für alle gleichartigen motorischen Einheiten innerhalb eines Muskels ist eine Rekrutierungsabfolge von den kleinen zu den großen Einheiten, das *Hennemann'sche Größenordnungsprinzip*, festgelegt.

Primär hängt die Muskelkraft von der funktionellen Muskelquerschnittsfläche ab. Um diese zu vergrößern, bedarf es einer Hypertrophie, einer Verstärkung und Vermehrung der Myofibrillen innerhalb der Muskelfaser, nicht jedoch der Zahl der Muskelfasern.

Gesicherte Belege für eine Hyperplasie (Vermehrung der Muskelfasern) beim Menschen liegen nicht vor. Ergebnisse aus Tierexperimenten und Befunde bei extrem hypertrophierten Bodybuildern belegen einen

[1] Hier werden Unterschiede in der Betrachtungsweise zwischen Biomechanik und Trainingswissenschaft deutlich. Exzentrisch bedeutet nicht nur nachgebend, sondern muss der Bedingung genügen, dass die Last größer ist als die willkürlich aktivierte Muskelkraft.

Forschungsbedarf zur Klärung dieses Phänomens. Für die Ursachen der Hypertrophie als Adaptationswirkung gezielten Krafttrainings gilt derzeit die Theorie des vorübergehenden Energiemangels, auch leicht missverständlich als *ATP-Mangel-Theorie* bezeichnet, wobei es nach wiederholten submaximalen Muskelanspannungen bis zum ermüdungsbedingten Abbruch zu einem grenzwertigen Energiebedarf zur Aufrechterhaltung der Muskelkontraktionen kommt. Hierdurch wird ein momentanes Energiedefizit bei der Proteinsynthese während der Belastung provoziert. Dieser Reiz löst in der Phase der Wiederherstellung eine gesteigerte Proteinresynthese aus, die zu einem vermehrten Aufbau von kontraktilem Material führt.

Eine zweite Theorie ist die des *Proteinkatabolismus*, auch als Destruction-Repair-Mechanismus benannt. Infolge einer trainingsbedingten Ausbelastung des Muskels mit hohen und höchsten Lasten kommt es zu Zerstörungen von Myofibrillen. Innerhalb des Sarkomers reißen die Z-Scheiben ein, wodurch die beschädigten Sarkomere in Längsrichtung aufspleißen, was sich über die Gesamtlänge der Myofibrille fortsetzt. Durch ausgelöste Reparaturmechnismen entsteht eine Tochterfibrille, die durch eine fortlaufende Proteinresynthese zu einer kontraktilen Struktur ausgebaut wird. Gleichzeitig kommt es zum Abbau zerstörter Bestandteile in der Muskelfaser. Dieser Prozess reizt die umgebenen Nervenfasern und ruft unter Umständen die Symptome eines Muskelkaters hervor.

Neuronale Einflussgrößen der Kraftfähigkeit

Die Muskelkraft wird entscheidend von der willkürlichen neuromuskulären Aktivierungsfähigkeit bestimmt. *Bührle* (1985, S. 97) sieht darin die Fähigkeit, den Muskel nicht nur vollständig, sondern auch »möglichst hochfrequent immer und immer wieder zu aktivieren«. Die elektrische Aktivität kann einerseits durch eine Kontraktion gegen einen maximalen Widerstand und andererseits durch eine extrem schnelle Bewegungsausführung optimiert werden. Der Muskel lässt sich allerdings nur kurzfristig hochfrequent innervieren. Die Entladungsfrequenzen der Motoneuronen gehen von 150 Hz auf etwa 40–50 Hz zurück.

Bei einer willkürlichen Kontraktion ist es einem Untrainierten nur zu etwa 70 % möglich, die motorischen Einheiten eines Muskels zeitgleich zu aktivieren. Durch Training lässt sich die Ausbeute auf 90–95 % verbessern. Hierdurch kommt es zu einer qualifizierten Steigerung der intramuskulären Koordination – als zeitlich-dynamische Abstufung innerhalb des Muskels – und der intermuskulären Koordination als Abstimmung aller an einer Bewegung beteiligten Agonisten, Antagonisten und Synergisten. Die intramuskuläre Koordination bestimmt sich durch die Fähigkeiten der Rekrutierung (Einbeziehung aller motorischen Einheiten, auch unterschiedlicher Reizschwellen), Frequenzierung (möglichst schneller Einsatz der Einheiten mit der höchsten Entladungsfrequenz) und der Synchronisation (gleichzeitiger Einsatz der motorischen Einheiten in der Kontraktion).

Merke

- Die muskuläre Kraftbildung basiert auf dem Aufbau und der Funktionsweise der Skelettmuskulatur.
- Die Muskulatur differenziert sich in Fasertypen, deren Qualität u.a. von den versorgenden Motoneuronen bestimmt wird.
- Die Muskelkraft ist dominant vom Querschnitt des Muskels abhängig.

- Als Ursachen der Hypertrophie werden die Theorien des temporär bedingten Energiemangels und des Proteinkatabolismus präferiert.
- Die Muskelkraft bestimmt sich entscheidend durch die willkürliche neuromuskuläre Aktivierungsfähigkeit.
- Die intramuskuläre Koordination gilt als zeitlich-dynamische Abstufung innerhalb des Muskels.
- Die intermuskuläre Koordination bestimmt die Abstimmung aller an einer Bewegung beteiligten Muskeln.

Kontrollfragen

1. Beschreiben Sie den Aufbau des Skelettmuskels!
2. Wodurch unterscheidet sich der Skelettmuskel vom Herzmuskel und der glatten Muskulatur?
3. Erläutern Sie das Hennemann'sche Größenordnungsprinzip!
4. Nennen Sie unterschiedliche Muskelfasertypen und deren Charakteristik!
5. Nennen Sie Theorien zur Hyperthrophie und beschreiben Sie eine ausführlich.
6. Welche Fähigkeiten bestimmen die intramuskuläre Koordination?
7. Welche Vorteile bringt eine verbesserte intermuskuläre Koordination?

6.1.3 Erscheinungsformen der Kraftfähigkeit

Eine gezielte Entwicklung von Kraftfähigkeiten ist nur bei Beachtung der Struktur dieser konditionellen Fähigkeit möglich. Dabei interessieren die innere Hierarchie, wechselseitige Abhängigkeiten und die Einflussgrößen, welche die einzelnen Kraftfähigkeiten und deren Komponenten bestimmen.

Bewährt hat sich die Differenzierung in *Maximalkraft*, *Schnellkraft* und *Kraftausdauer*. Bei der Beschreibung der Abhängigkeit dieser Kategorien finden sich in der sportwissenschaftlichen Diskussion Unterschiede, die vor allem die Wertigkeit der speziellen Fähigkeiten, die Korrelation untereinander und die Beziehungen zu den anderen konditionellen Fähigkeiten betreffen.

Für *Güllich* und *Schmidtbleicher* (1999) bildet die Maximalkraft die Basisfähigkeit für Schnellkraft und Kraftausdauer. Das hat für die Sportpraxis weitreichende Konsequenzen. Die Maximalkraft bestimmt entscheidend das Ausprägungsniveau von Schnellkraft und Kraftausdauer.

Maximalkraft

Unter Maximalkraft wird die höchstmögliche Kraft verstanden, die das Nerv-Muskel-System bei einer willkürlichen maximalen Muskelkontraktion entwickeln kann. Da bei einer willkürlichen maximalen Kontraktion, je nach Trainingszustand, nur etwa 70–95 % der Fasern des jeweiligen Muskels aktiviert werden, ergibt sich stets eine Kraftreserve, die nur unter speziellen Bedingungen mobilisiert wird (z.B. Hypnose, Elektromyostimulation, Todesangst). Die Summe aus Maximalkraft und Kraftreserve stellt die *Absolutkraft* dar. Die Differenz aus Absolutkraft und Maximalkraft wird als Kraftdefizit bezeichnet.

In der Sportpraxis lässt sich die Absolutkraft bei einer supramaximalen exzentrischen Muskelaktion ermitteln. Ist das Kraftdefizit gering, empfiehlt es sich, sich auf eine Vergrößerung des Muskelquerschnitts zu konzentrieren. Bei einem Kraftdefizit von über 20 % kommt eine mangelnde neuronale Aktivierung als Ursache unzureichender Maximalkraft in Frage. Somit würde das methodische Vorgehen auf einen Abbau dieser momentanen Schwäche zielen.

Schnellkraft

Schnellkraft ist die Fähigkeit des neuromuskulären Systems, einen möglichst großen (maximalen) Impuls innerhalb kurzer Zeit zu entfalten. Ein Impuls definiert sich durch die Dauer, das realisierte Kraftmaximum und durch die Steilheit des Kraftanstieges.

Eine Verlängerung der Krafteinwirkungsdauer kann nur in einzelnen sportlichen Techniken über eine Erweiterung des Beschleunigungsweges erfolgen (Drehstoßtechnik im Kugelstoßen). Somit gilt das Augenmerk der Strukturdiskussion dem Kraftmaximum und Kraftanstieg.

Die Fähigkeit, einen möglichst steilen Kraftanstieg zu realisieren, wird als *Explosivkraft* bezeichnet. Beim Kugelstoßen zeigt sich die Explosivkraft in der Leistung durch die maximale Geschwindigkeit der Kraftentfaltung. Diese ist nach *Werchoshanskij* (1971) oberhalb von 20 % der Maximalkraft für alle Belastungen gleich.

Das Kraftmaximum wird als Fähigkeit definiert, in Abhängigkeit von der äußeren Last bei deren Überwindung einen großen Kraftwert zu realisieren. Je kleiner die zu beschleunigende Last ist, je geringer stellt sich das realisierte dynamische Kraftmaximum dar. Neben den äußeren Widerständen bestimmt auch die Dauer des Krafteinsatzes die Qualität der Schnellkraftfähigkeit.

Belastungen, die sich innerhalb von 200–250 ms realisieren, determinieren sich vorrangig durch die Explosivkraft, Leistungen von über 200–250 ms bestimmen sich vorwiegend über das dynamisch realisierte Kraftmaximum, das entscheidend vom Maximalkraftniveau bestimmt wird.

Als *Startkraft* wird die Fähigkeit verstanden, bei ballistischen Bewegungen gegen geringe Widerstände eine hohe initiale Kraftanstiegsgeschwindigkeit zu entwickeln. Innerhalb der Komponenten der Schnellkraftfähigkeit bilden die Parameter im Dehnungs-Verkürzungs-Zyklus, im Wechsel von exzentrischer und konzentrischer Muskelaktion eine relativ selbstständige Dimension.

Die Fähigkeit, eine exzentrische (nachgebende) Muskelaktion zur Verstärkung der sich anschließenden konzentrischen (überwindenden) Aktion zu nutzen, wird als *Reaktivkraft* bezeichnet. Die Reaktivkraft basiert neben

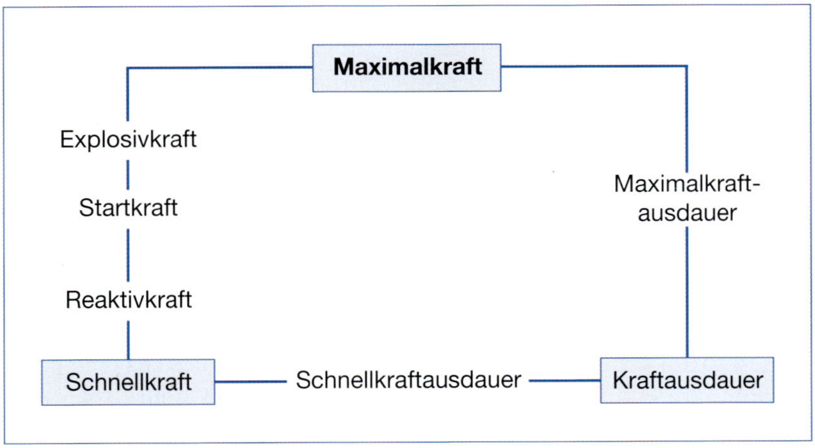

Abb. 6.3: Beziehungsgefüge der Kraftfähigkeiten

der willkürlichen neuronalen Aktivierung, in Abhängigkeit von der Dehnungsgeschwindigkeit in der nachgebenden Phase, auch auf elastischen Speicherungskräften der Sehnen, Bänder und Muskeln in der Wirkung einer Anfangskraft und der Maximalkraft.

Kraftausdauer

Kraftausdauer ist die Fähigkeit des neuromuskulären Systems, einen Widerstand wiederholt in einer gegebenen Zeit gegen höhere Lasten zu realisieren. Der zu bewältigende Bewegungswiderstand muss mindestens 30 % der Maximalkraft betragen, unterhalb dieses Wertes ist von einer aeroben Ausdauerbelastung auszugehen.

In der Sportpraxis erschöpft sich die Bedeutung von Kraftausdauerleistungen nicht in einer Verbesserung der Ermüdungswiderstandsfähigkeit und schnelleren Regenerationsfähigkeit. An der Leistungsstruktur klassischer Kraftausdauervertreter wie Kanu, Rudern, Ringen und Boxen orientiert, ist neben den genannten energetischen Komponenten auch die Summe der absolut realisierten Kraftstöße von leistungsbestimmendem Interesse.

Merke

- Maximalkraft ist der vom Nerv-Muskel-System bei einer willkürlichen maximalen Muskelkontraktion höchstmögliche realisierte Kraftwert.
- Die Maximalkraft bildet die Basisfähigkeit für Schnellkraft und Kraftausdauer.
- Eine Steigerung von Maximalkraftwerten ist über eine Muskelquerschnittsvergrößerung oder eine verbesserte neuronale Aktivierungsfähigkeit zu erzielen.
- Die Summe aus Maximalkraft und Kraftreserve stellt die Absolutkraft dar.
- Die Differenz aus Absolutkraft und Maximalkraft bezeichnet sich als Kraftdefizit.
- Liegt das Kraftdefizit über 20 %, kommt eine unzureichende neuronale Aktivierung als Ursache in Betracht. Bei einem Wert unter 20 % ist ein Hypertrophietraining angezeigt.
- Schnellkraft stellt sich als Fähigkeit des neuromuskulären Systems dar, einen maximalen Impuls in kürzester Zeit zu erzeugen. Methodisch lässt sich Schnellkraft über die Krafteinwirkungsdauer, das realisierte Kraftmaximum und durch die Steilheit des Kraftanstieges verbessern.
- Explosivkraft realisiert sich in der Fähigkeit, einen möglichst steilen Kraftanstieg zu erzeugen.
- Startkraft definiert sich durch die Fähigkeit, bei ballistischen Bewegungen eine hohe Kraftanstiegsgeschwindigkeit gegen geringe Widerstände zu entwickeln.
- Die Fähigkeit, eine nachgebende Muskelaktion zur Verstärkung der sich anschließenden Aktion zu nutzen, wird als Reaktivkraft bezeichnet.
- Kraftausdauer ist die Fähigkeit des neuromuskulären Systems, einen Widerstand wiederholt in einer bestimmten Zeit gegen höhere Lasten zu überwinden, wobei der zu bewältigende Widerstand mindestens 30 % der Maximalkraft betragen muss.
- Eine Verbesserung der Kraftausdauer ergibt sich neben einer erhöhten Ermüdungswiderstandsfähigkeit aus einer verkürzten Regenerationsfähigkeit und einer Zunahme der Gesamtsumme realisierter Kraftstöße.

Kontrollfragen

1. Definieren Sie die Maximalkraftfähigkeit!
2. Wie bestimmt sich das Kraftdefizit?
3. Welche Schlussfolgerungen lassen sich aus der Bestimmung des Kraftdefizits ziehen?
4. Was ist Schnellkraft?
5. Nennen Sie Faktoren, die einen Kraftimpuls bestimmen.
6. Bringen Sie ein Praxisbeispiel für die Verlängerung der Krafteinwirkungsdauer!
7. Definieren Sie die Explosivkraftfähigkeit!
8. Nennen Sie Parameter, die die Explosivkraft beeinflussen.
9. Wie definiert sich die Startkraft?
10. Beschreiben Sie einen Dehnungs-Verkürzungs-Zyklus und gehen Sie dabei auf die Reaktivkraftfähigkeit ein.
11. Was ist Kraftausdauer und in welchem Verhältnis steht sie zur Maximalkraft?
12. Welche Komponenten bestimmen die Kraftausdauerfähigkeit?

6.1.4 Theorien zum Muskelkater

Phänomenologie

Nach muskulärer Beanspruchung setzen mit einer Verzögerung von einem Tag die für Muskelkater typischen Symptome ein. Die Beschwerden erreichen bis zu 72 Stunden nach Belastungsabbruch ihren Höhepunkt und bilden sich im Laufe einer Woche vollständig zurück. Die betroffene Skelettmuskulatur ist kraftlos, hart, steif und schmerzt bei Aktivität und passiver Bewegung.

In der Sportpraxis wird das Auftreten eines Muskelkaters oft als ein Anzeichen einer besonderen Trainingswirkung aufgefasst. »Alles, was den Athleten nicht umbringt, macht ihn stark«, ist in so manchen Diskussionen zu vernehmen. Muskelkater ist immer ein Hinweis auf ein temporäres Missverhältnis von Belastung und Belastbarkeit und muss aufgrund der Schmerzsymptomatik als Beleg einer Fehl- oder Überbelastung gewertet werden. Da nicht jede Aktivität zu diesen Beschwerdebildern führt, ist eine Analyse möglicher Auslösemechanismen von besonderem Interesse.

Mögliche Auslöser eines Muskelkaters sind:

- Training nach Verletzung, Urlaub oder Trainingspause
- besonders intensive Belastungen (Tests, Wettkämpfe)
- koordinativ anspruchsvolles Training
- ungewohnte Bewegungs- und Belastungsabläufe
- ermüdende, lang andauernde Belastungen

Ursachen

In der sportwissenschaftlichen Diskussion werden zwei Hypothesen zur Entstehung von Muskelkater favorisiert.

Einerseits gibt es die Theorie, die von einer Stoffwechselstörung in der Skelettmuskulatur ausgeht, wobei eine anaerob-laktazide Belastung zur Anhäufung von Stoffwechselprodukten, insbesondere Milchsäure, führt und die Reizung freier Nervenendigungen das skizzierte Beschwerdebild hervorruft. Dieser Theorie folgend müssten nach einem 400-m-Hürdenlauf die stärksten Muskelkaterbeschwerden auftreten, da hier mit den höchsten Laktatkonzentrationen zu rechnen ist; dem ist aber nicht so.

Bereits 1956 lenkte *Asmussen* mit seinem klassischen Experiment die Aufmerksamkeit auf einen anderen Entstehungsmechanismus. Er ließ Versuchspersonen bis zur Erschöpfung mit einem Bein auf einen Stuhl hinauf-

und mit dem anderen herabsteigen. Die Probanden ermüdeten zuerst im Aufsteigebein und hatten am nächsten Tag Muskelkater im Absteigebein.
Andererseits wird eine muskuläre Mikrotraumatisierung präferiert. Hierbei kommt es speziell bei exzentrischen (nachgebenden) Bewegungen zu mechanischen Schädigungen an den Z-Scheiben oder Z-Linien, den schwächsten Stellen des kontraktilen Elements. Der elektronenmikroskopische Nachweis von Verletzungen als Zusammenhang von hoher Spannungsbelastung und Muskelkater gelang unter anderem *Friden* et al. 1983. Bei den Befunden war immer nur ein Teil der Z-Streifen bei bis zu 30 % aller Fasern beschädigt, vollständige Faserrisse fehlten.
Da eine einzelne Myofibrille nicht über Nozizeptoren verfügt, empfindet der Betroffene zum Zeitpunkt der Zerreißung keinen Schmerz. Die Schmerznervenendigungen liegen im umgebenden Bindegewebe; erst wenn die Kraftwirkung hier Rupturen hervorruft, wird Schmerz sofort fühlbar. Infolge dieser Mikrotraumen kommt es zu Faserschwellungen, lokalen Wassereinlagerungen und Gefäßverengungen mit einer Verschlechterung der Durchblutung und einer reflektorischen Muskelverspannung.
Für in letzter Zeit geäußerte Vermutungen über die schädigende Wirkung freier Radikale, die bei Belastungen mit hohen Energieflussraten freigesetzt werden und möglicherweise zu Membranschäden führen, besteht noch Forschungsbedarf.

Ableitungen für die Sportpraxis

Muskelkaterprophylaxe

- Ein gründliches, an der Leistungsstruktur der folgenden Belastung orientiertes Aufwärmen ist unabdingbar.
- Bei allen Techniken ist auf eine koordinativ korrekte Bewegungsausführung zu achten. Bewegungsvorstellung, Kontrolle und Korrektur sind den alters- und geschlechtsspezifischen Besonderheiten und Ausprägungsgraden der sportlichen Leistungsfähigkeit anzupassen.
- Übungen mit hohen exzentrischen Muskelkräften sind in der Phase des Bewegungslernens und der Wiederaufnahme des Trainings nach Verletzung, Urlaubs- und Trainingsunterbrechung zu meiden.
- Hohe Krafteinsätze in ermüdetem Zustand sind zu reduzieren, da von einer geminderten inter- und intramuskulären Koordinationsfähigkeit auszugehen ist.
- Die Pausen sind aktiv zu gestalten, um ein Auskühlen der Muskulatur zu vermeiden und den Abtransport von Stoffwechselprodukten zu unterstützen.
- Nach dem Training sind Maßnahmen, die einer beschleunigten Wiederherstellung dienen, ratsam (Auslaufen, Ausschwimmen, Ausradeln).
- Die beste Vorbeugung scheint ein Muskelkater, der zeitnah zurückliegt. Mögliche Erklärungen sind eine verbesserte intra- und intermuskuläre Koordination, eine verstärkte mechanische Belastbarkeit und eine mögliche selektive Zerstörung besonders empfindlicher Muskelfasern.

Muskelkatertherapie

- Hohe Kraftbelastungen sind in der Akutphase zu vermeiden, um eine weitere Schädigung der betroffenen Muskulatur auszuschließen.
- Durchblutungsfördernde Maßnahmen sind zu empfehlen (Wärmeanwendung, Sauna).
- Ein aerobes kreislaufforderndes Training zur Schmerzlinderung ist ratsam, da hierdurch die Gewebswasserausschwemmung unterstützt wird.

- Lokale Kälteanwendungen innerhalb der ersten Stunden erwiesen sich als wenig wirkungsvoll.
- Hyperbare Sauerstofftherapie erbrachte keine beschleunigte Wiederherstellung
- Therapeutische Massagen sind trotz ihrer möglichen durchblutungsfördernden Wirkung eher nicht zu empfehlen, insbesondere tief gehende und intensive.
- Kontrovers diskutiert wird die Wirkung von Schmerzmitteln. Es ist nicht sicher erwiesen, ob z.B. Muskelrelaxanzien den Heilungsverlauf beschleunigen.

Merke

- Muskelkater gilt als Beleg einer akuten Fehl- oder Überbelastung.
- Die Symptome stellen sich als schmerzende, kraftlose, harte Skelettmuskulatur dar.
- Zur Entstehung sind zwei Erklärungsversuche in der Diskussion: die Laktat- und die Mikrotraumen-Theorie.
- In der Sportpraxis gelten einige Hinweise für eine Muskelkaterprophylaxe und -therapie.

Kontrollfragen

1. Beschreiben Sie das Phänomen Muskelkater!
2. Nennen Sie Theorien der Entstehung!
3. Beschreiben Sie das Experiment von *Asmussen* und reflektieren Sie es kritisch.
4. Warum treten Muskelkaterbeschwerden mit einer zeitlichen Verzögerung auf?
5. Nennen Sie Ableitungen für die Sportpraxis zur Muskelkaterprophylaxe.
6. Nennen Sie Ableitungen für die Sportpraxis für die Muskelkatertherapie.

6.1.5 Trainingsmethodische Ansätze

Die Ermittlung der aktuellen Kraftleistungsfähigkeit durch eine geeignete Leistungsdiagnostik steht am Beginn jeglicher Intervention.

Entwicklung der Maximalkraft

Zur Bestimmung der Maximalkraft einzelner Muskeln oder Muskelgruppen wird die bei einer definierten Bewegung realisierte Maximallast, das Einer-Wiederholungs-Maximum (EWM, 1-RM), bestimmt. Diese Maximalkraftbestimmung erfolgt nur konzentrisch, was die Gefahr von Muskelverletzungen gegenüber exzentrischer Arbeit reduziert. Generell wird das Verletzungsrisiko überbewertet, da speziell wenig Trainierte und Untrainierte im Verhältnis zu ihrem Muskelquerschnittspotenzial weniger Maximalkraft entwickeln und damit hohe, gefährdende Muskelspannungen gar nicht erst auftreten. Zusätzlich reduzieren eine nicht optimale intra- und intermuskuläre Koordination und Hemmprozesse mögliche Verletzungsgefahren.

Eine Möglichkeit der indirekten Maximalkraftbestimmung ergibt sich über die erreichte Wiederholungszahl bei verschiedenen definierten submaximalen Lasten. Diese Methode ist heuristisch nicht unproblematisch, da hierbei die Kraftausdauerfähigkeit eine

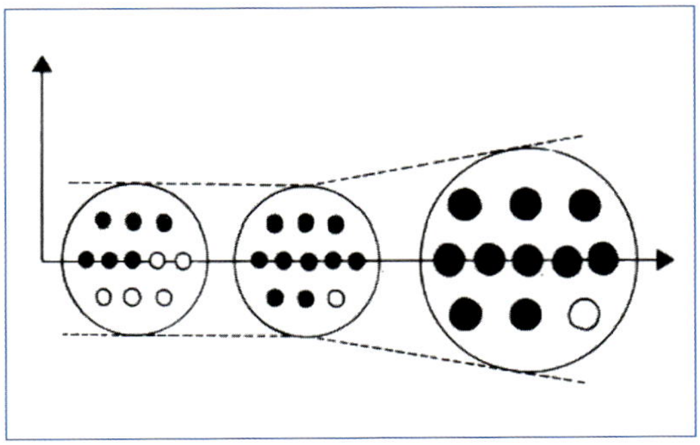

Abb. 6.4: Folgen des Krafttrainings: Zuerst verbessert sich die intramuskuläre Koordination, dann folgt eine Muskelhypertrophie (aus *Weineck* 2007, S. 392)

leistungsbeeinflussende Größe darstellt. Bemerkenswerte interindividuelle Unterschiede lassen sich feststellen, indem die maximale Wiederholungsanzahl bei 70 % der EWM-Last ermittelt wird (*Hoeger* et al. 1987). Zur Ermittlung von Ist-Zuständen und Leistungsentwicklungen ist diese Methode anwendbar, Aussagen zur Maximalkraft bergen eine gewisse Unsicherheit.
Die Maximalkraft ist über eine Muskelquerschnittsvergrößerung und eine Steigerung der willkürlichen Aktivierungsfähigkeit zu verbessern. Während die neuronale Aktivierungsfähigkeit bereits nach zwei bis drei Wochen spürbar optimiert wird, ist für ein effizientes Muskelquerschnittstraining eine Zeitspanne von vier bis sechs Wochen zu planen.

Trainingsmethoden zur Entwicklung der willkürlichen Aktivierungsfähigkeit

Da diese Methode vorrangig neuronale Adaptationen anstrebt, ist eine nahezu vollständige und schnelle Aktivierung der beteiligten Motoneuronen anzustreben. Dem Ziel folgend ist eine adäquate Reizkonfiguration erforderlich, die durch die Parameter Reizintensität, Reizumfang, Reizhäufigkeit, Reizdauer, Reizdichte und die Qualität der Bewegungsausführung beschrieben wird.

Methode der kurzzeitigen maximalen Anspannung oder Innervationstraining

Diese Methode kann nur in ermüdungsfreiem Zustand effektiv eingesetzt werden. In der Praxis entwickelte Variationen sind die Maximalkraft-, Explosivkraft- oder desmodromische Methode. Das Ziel bleibt aber immer eine verbesserte Kraftbildungsgeschwindigkeit über ein Training der intramuskulären Koordination und ein technikorientiertes Krafttraining zur Optimierung der intermuskulären Koordination.

Qualität der Bewegungsausführung:	explosiv
Intensität:	90–100 % des EWM
Wiederholungen:	1–3
Serien:	3–5
Pause:	> 5 min

Methode der wiederholten submaximalen Anspannung oder Hypertrophietraining

Als besonders wirkungsvoll in der Reizauslösung von Hypertrophieanpassungen hat sich ein Training bis zur muskulären Erschöpfung bei submaximalen Kontraktionen bewährt. Stimulierend wirken eine grenzwertige Ausschöpfung der energiereichen Phosphate der Muskelzelle und hohe muskuläre Spannungen.

Qualität der Bewegungsausführung:	langsam bis zügig
Intensität:	60–90 %
Wiederholungen:	6–20
Serien:	3–5
Pause:	> 2 min

Eine methodische Verbindung beider Vorgehensweisen stellt das *Pyramidentraining* dar. Liegt der Akzent auf einer mittleren Intensität und mittleren Wiederholungszahlen, so kommt es zu einer Muskelmassenzunahme; wird die Spitze mit geringen Wiederholungen und hoher Intensität betont, dann dominiert die Entwicklung der intramuskulären Koordination.

Entwicklung der Schnellkraft

Zur Diagnostik von Schnellkraftwerten kommen unterschiedliche Tests zur Anwendung: als Feldtest der Dreierhop (Sprungweite) und der Jump-and-reach-Test (Sprunghöhe), als

Labortest die Ermittlung von Flug- und Bodenkontaktzeiten mittels Bodenkontaktmatten.

Die Schnellkraft wird durch die Maximalkraft und durch die möglichst frühzeitige Rekrutierung der schnellen und schnellsten Muskelfasern begrenzt (*Tidow* und *Wiemann* 1993). Somit steht im Schnellkrafttraining die Verbesserung der schnellen Kontraktionsfähigkeit im Mittelpunkt, da diese die angestrebte Erhöhung der Kraftbildungsgeschwindigkeit verantwortet.

Qualität der Bewegungsausführung:	maximal
Intensität:	30–60 %
Wiederholungen:	6–12
Serien:	3–5
Pause:	> 2 min

Neben der Schnellkraftmethode entwickelten sich in der Praxis, an den Erfordernissen des Leistungssports orientiert, die *Kontrastmethode* und die *zeitkontrollierte Schnellkraftmethode*.

Entwicklung der Kraftausdauer

Zur Bestimmung der aktuellen Kraftausdauerfähigkeit bewähren sich in der Praxis das Bankdrücken oder das Anreißen eines Gewichtes im Liegen sowie die Beinpresse oder Kniebeuge bis zu einem definierten Kniewinkel. Um treffsichere Trainingsreize zu konfigurieren, ist eine vorherige Maximalkraftbestimmung Voraussetzung.

Die Kraftausdauer wird von der energetischen Ermüdungswiderstandsfähigeit, der Maximalkraft- und Schnellkraftkomponente bestimmt. Eine Kraftausdauerbelastung liegt vor, wenn mindestens 30 % der Maximalkraft zur andauernden oder wiederholten Überwindung eines zu bewältigenden Bewegungswiderstandes eingesetzt werden. Unterhalb dieses Wertes ist von einer aeroben Ausdauerbelastung auszugehen. Bei höheren Belastungswerten ermittelte *Pach* (1991) die drei Erscheinungsformen *hochintensive statisch-dynamische Kraftausdauer* (Ringen, Judo, Kanusprint), *mittelintensive statische Kraftausdauer* (Gerätturnen) und die *niedrigintensive Kraftausdauer* (1500-m-Lauf). Die Auswahl der geforderten Methode erfolgt über die Charakteristik der Impulsgestaltung in der Wettkampfstruktur, entweder anhand der Wettkampfübung oder einer geeigneten Trainingsübung.

Qualität der Bewegungsausführung:	statisch oder dynamisch langsam bis zügig
Intensität:	30–60 %
Wiederholungen:	20–40
Serien:	6–8
Pause:	> 1 min

Den Zielen des Gesundheits- und Fitnesssports verpflichtet, führte eine Reduzierung der Intensität auf 15–30 % der Maximalkraft bei gleichzeitiger spürbarer Anhebung der Wiederholungszahlen zu einer Variante: Callanetics.

Merke

- Am Beginn der Entwicklung von Kraftfähigkeiten steht eine Leistungsdiagnostik.
- Zur Bestimmung der Maximalkraft eignen sich das Einer-Wiederholungs-Maximum (EWM) und die Bestimmung über die Wiederholungszahlen mit submaximalen Lasten.
- Entscheidend für die Wirkung eines Reizes ist die Reizkonfiguration mit

den Parametern Reizumfang, -dauer, -dichte, -intensität und Qualität der Bewegungsausführung.
- Da die Trainingsmethoden unterschiedliche Adaptationen auslösen, empfiehlt sich eine zeitlich koordinierte Planung der einzelnen Trainingsziele.

Kontrollfragen

1. Nennen Sie Tests zur Bestimmung der Maximalkraft!
2. Nennen Sie trainingsmethodische Zugänge zur Entwicklung der Maximalkraft!
3. Benennen Sie Zeiträume, in denen es zu einer verbesserten intramuskulären Koordination und einer Muskelhypertrophie kommt.
4. Stellen Sie eine Reizkonfiguration für ein Innervationstraining dar.
5. Erstellen Sie einen Plan für ein Muskelquerschnittstraining!
6. Nennen Sie die Zielgrößen eines Schnellkrafttrainings!
7. Welche Ziele verfolgt ein Kraftausdauertraining?
8. Wie hoch muss der Maximalkraftanteil sein, um von einem Kraftausdauertraining auszugehen?

6.2 Biomechanische Aspekte zur sportlichen Technik und biomechanische Prinzipien

Die sportliche Technik bildet einen entscheidenden Gegenstand der Biomechanik. Begründungen für die Zweckmäßigkeit sportlicher Techniken, Objektivierung der sportlichen Techniken sowie Entwicklung von Sportgeräten sind einige Aufgaben, die durch die Sportbiomechanik gelöst werden.

6.2.1 Definition und Merkmale der sportlichen Technik

Die Biomechanik des Sportes kennzeichnet die Merkmale einer vollkommnen Technik, sie unterstützt Sportler und Patienten bei der Aneignung und Vervollkommnung der Bewegungstechniken und entwickelt diese auf der Grundlage von Prozessen des wissenschaftlich-technischen Fortschrittes weiter. Der Begriff der sportlichen Technik ist eng mit der sportlichen Leistung verbunden. Des Weiteren werden häufig die Effektivität und Ökonomie im Kontext mit der sportlichen Technik angesprochen.

Donskoi charakterisiert die sportliche Technik als ein Verfahren der Bewegungshandlung in der sportlichen Tätigkeit, das auf das Erreichen hoher Leistungen gerichtet ist. Unter optimaler Ausnutzung der physischen und technischen Möglichkeiten des Sportlers garantiert die sportliche Technik hohe sportliche Leistungen (vgl. *Donskoi* 1975, S. 286).

Hochmuth (1981) definiert die sportliche Technik als ein biomechanisches Lösungsverfahren der bestehenden Bewegungsaufgabe. Hieraus leitet er die Aufgaben der Biomechanik in Bezug zur sportlichen Technik ab. Die Biomechanik soll für die bestehenden Bewegungsaufgaben aufgrund der biomechanischen Eigenschaften des menschlichen Bewegungsapparates, der mechanischen Umweltbedingungen und der Wettkampfbestimmungen das zweckmäßige biomechanische Lösungsverfahren, die zweckmäßige Technik, entwickeln oder begründen.[2]

[2] In diesem Zusammenhang ist auf die Relativität einer zweckmäßigen Technik hinzuweisen. Eine absolute Lösung einer Bewegungsaufgabe wird es nicht geben, auch wenn über Wettkampfbestimmungen der Entwicklungsspielraum eingeschränkt wird!

Es ist unbestritten, dass eine zweckmäßige Technik einen wesentlichen leistungsbestimmenden Faktor darstellt. Das Kriterium hoher sportlicher Leistungen übt einen enormen Druck auf Sportler und Trainer aus. Gelingt es Sportlern, mit einer weiterentwickelten sportlichen Technik kontinuierlich bessere Leistungen zu vollbringen, wird diese sehr schnell kopiert. Beispiele aus der Praxis sind viele bekannt, u.a. die Floptechnik im Hochsprung, die V-Flughaltung im Skispringen, die Anschubtechnik im Bobsport.

Aber nicht immer gibt es nur eine Lösung einer gestellten Aufgabe. So werden z.B. beim Startsprung im Schwimmen zwei konkurrierende Techniken genutzt, der Grab- und der Trackstart, im Weitsprung wird die Flugphase als Hang-, Schritt- oder Laufsprung, im Kugelstoßen wird die Angleittechnik (O'Brien-Technik) neben der Drehstoßtechnik (Baryschnikow-Technik) realisiert.

Um dieses Phänomen zu erklären, wird häufig auf die individuellen Besonderheiten der Athleten verwiesen. Damit wird deutlich, dass neben dem Lösungsverfahren als äußeres Leitbild oder Modell bei jedem Sportler ein internes Programm vorhanden ist. Diese innere Widerspiegelung der Technik ist individuell geprägt. Eine hundertprozentige Kopie der sportlichen Technik anderer Sportler ist problematisch und häufig mit Leistungseinbußen verbunden. So wäre eine Übernahme der Lauftechnik des Sprinters *Michael Johnson* (USA), der einen sehr aufrechten Oberkörper während des Laufes zeigt, für andere Sportler ungünstig. In der Abbildung 6.6 werden die Zusammenhänge zwischen Leitbild und individueller Reflexion schematisch dargestellt.

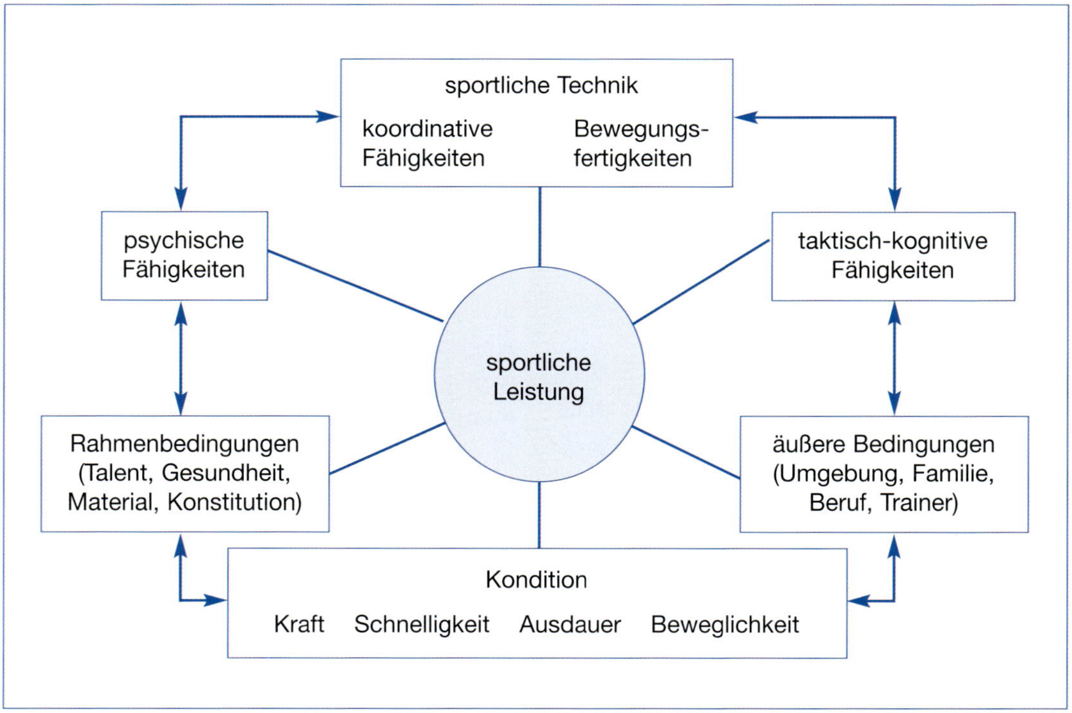

Abb. 6.5: Komponenten der sportlichen Leistung

Merke

- Die sportliche Technik ist ein äußeres Leitbild. Sie gilt als ein Modell mit generellen Kriterien und Merkmalen.
- Die sportliche Technik ist Bestandteil individueller Bewegungsvorstellungen und interner Handlungsprogramme.
- Die sportliche Technik spiegelt sich im System von Teilbewegungen wider.
- Allgemeine Bewegungsgesetze bilden die Grundlage für sportliche Techniken (u.a. Newton'sche Axiome).
- Sportliche Techniken zielen auf maximale sportliche Leistung.
- Sportliche Techniken entwickeln sich ständig und können in Kennlinien dargestellt und durch Parameter charakterisiert werden.

6.2.2 Entwicklungsrichtungen der sportlichen Technik

Wie bereits konstatiert, bildet die Entwicklung ein wesentliches Merkmal der sportlichen Technik. Mit dem Beginn der olympischen Bewegung der Neuzeit nahm die Dynamik dieser Prozesse deutlich zu. Waren es in den ersten Jahrzehnten des 20. Jahrhunderts vorwiegend die empirischen Erfahrungen der Trainer und Athleten, die Antriebe für die Weiterentwicklung gaben, sorgen die Fortschritte in Wissenschaft und Technik in Verbindung mit der Entwicklung der Biomechnik als Lehr- und Wissenschaftsdisziplin für eine weitere Dynamik.

Grundsätzlich müssen zwei Entwicklungstrends unterschieden werden: die historische und die intraindividuelle Entwicklung.

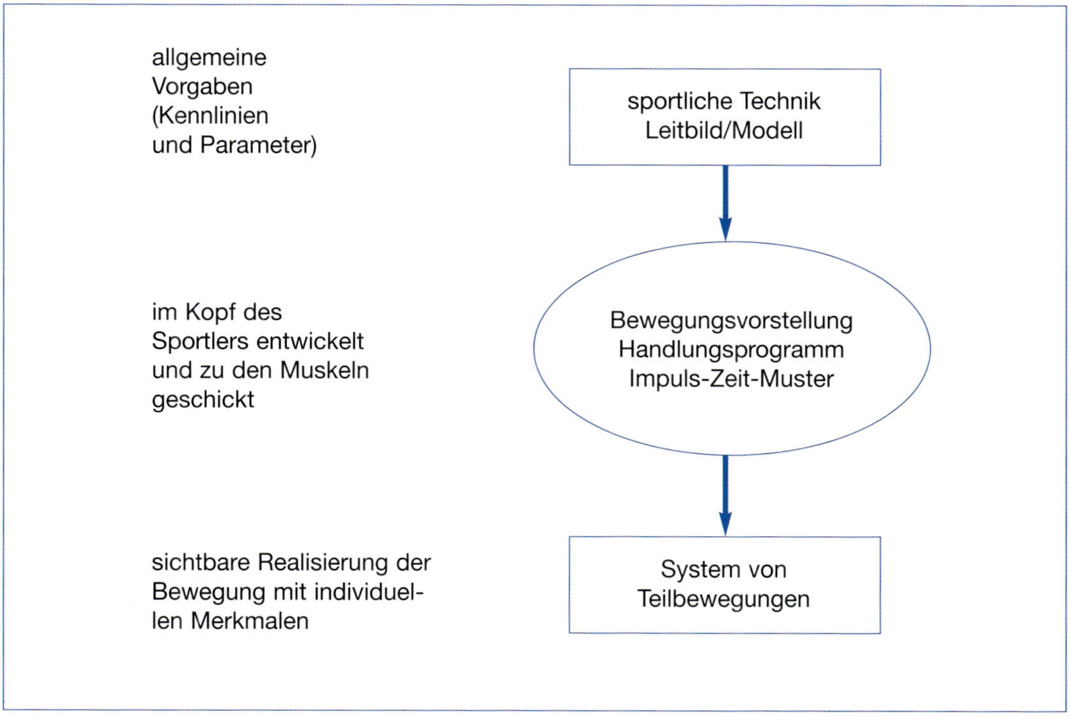

Abb. 6.6: Repräsentationsebenen der sportlichen Technik

Historische Entwicklung

Mit der weiteren Akzeptanz und Anerkennung des Sports durch die Gesellschaft und der Internationalisierung nahm die Entwicklung von Sportarten und -disziplinen deutlich zu. Trendsportarten entwickeln sich aus historischen Bewegungsformen, z.B. die Skatingtechniken im Skilanglauf. Aus Trainingsmitteln, wie z.B. Skate-Roller oder Nordic-Walking-Stöcke, entwickeln sich eigenständige Sportarten.

Daneben entstehen auch völlig neue Bewegungsformen und werden in den Sport eingebracht, z.B. Wellenreiten, Windsurfen, Kitesurfen, Skateboardfahren, Snowboardfahren. Überwiegend sind diese Neuerungen das Produkt von Enthusiasten, die Sportgeräte entwickeln, sie erproben und somit Trends auslösen. Aber auch in den traditionellen Sportarten »tüfteln« Trainer und Athleten an der Verbesserung der sportlichen Techniken. Als sehr populäres Beispiel wird die Entwicklung der Hochsprungtechnik vom Hock-, Scher-, Roll- bzw. Wälzsprung zum Flop herangezogen.

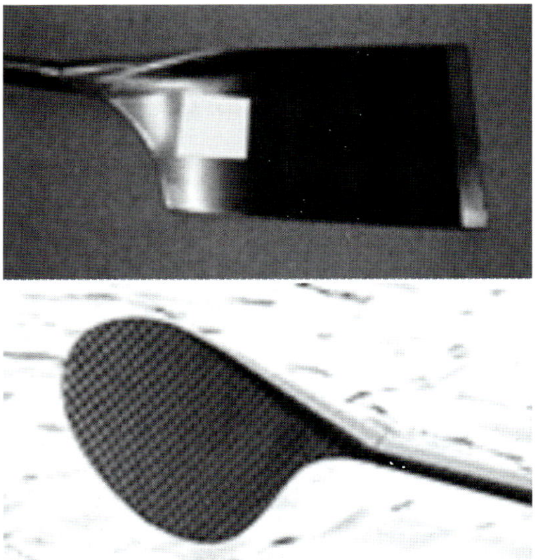

Abb. 6.7: Moderne Ruderblattformen

In der jüngeren Vergangenheit tritt die Wissenschaft stärker in diesen Prozess ein. Insbesondere bei der Konstruktion von Sportgeräten, die ihrerseits veränderte Techniken nach sich ziehen, sind Forschungslabore aktiv. Eines der eindrucksvollsten Beispiele in Deutschland ist die Forschungs- und Entwicklungsstelle in Berlin. Hier werden Kanus, Ruderboote, Skulls, Bobs, Fahrräder und vieles mehr aus hochmodernen Materialien entwickelt. Zusätzlich sind die Sportkonzerne, wie Adidas, Puma oder Nike, in der Materialforschung und Sportgeräteentwicklung aktiv.

Die Olympischen Spiele mit ihrem hohen kommerziellen Aspekt haben diese Entwicklung weiter forciert. Schwimmanzüge oder Badehosen sind kaum noch zu sehen. Die Athleten im Schwimmen bekommen eine zweite Haut angepasst, die der Haifischhaut nachempfunden ist und den Strömungswiderstand in den Tauchphasen deutlich reduziert. Die neuen Speere bestehen aus Carbon, dadurch schwingen sie kaum noch während der Flugphase, und die Kanus werden immer schmaler und leichter (Abb. 6.8). An diese veränderten Materialien müssen sich die Athleten anpassen und ihre Bewegungstechnik modifizieren. Es lässt sich noch eine ganze Reihe von Beispielen nennen, in denen sich der wissenschaftliche Fortschritt widerspiegelt.

Abschließend soll noch ein weiterer Trend besprochen werden. Durch die Veränderung von Wettkampfregeln kommt es ebenfalls zur Weiterentwicklung der sportlichen Technik. Als Beispiel hierfür ist die Veränderung der Flughaltung beim Skispringen zu nennen. Bis Anfang der 1990er Jahre achteten die Kampfrichter in der Flugphase darauf, dass die Skier parallel gehalten wurden, obwohl bekannt war, dass eine V-Stellung der Skier eine größere Auftriebskraft erzeugt und damit höhere

Weiten garantiert. Erst durch die Änderung in den Bewertungsregeln setzte sich diese Technik international durch (Abb. 6.9).

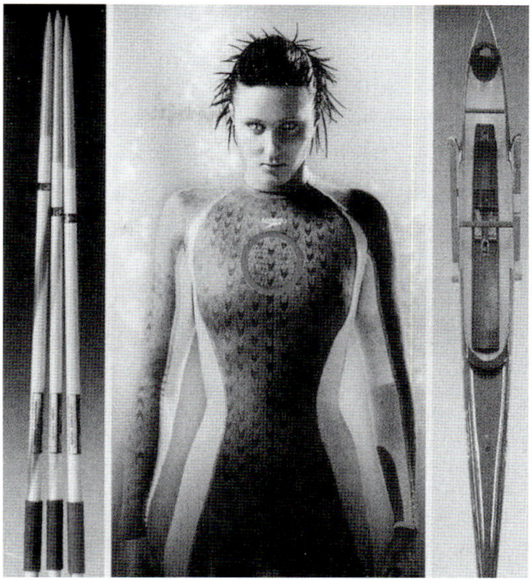

Abb. 6.8: Beispiele der Entwicklung von Sportgeräten und Materialien

Intraindividuelle Entwicklung

Dieser Aspekt der Entwicklung der sportlichen Technik wird durch den Athleten bestimmt.

Einmal bezieht sich diese Progression auf den motorischen Lernprozess, bei dem es zu einer Qualifizierung der Bewegungsvorstellung als bildhafte Repräsentanz des technischen Leitbildes und der dazugehörigen motorischen Programme kommt. Sichtbar werden diese Veränderungen in der Bewegung der Sportler. Zum anderen werden durch die körperlichen Veränderungen im Laufe der Ontogenese (Wachstum und Reifung) die Bewegungsausführungen modifiziert. Eine in diesem Kontext sehr dynamische Phase ist die Pubertät. In einer Reihe von Sportarten liegt in diesem Zeitabschnitt (12/13 bis 17/18 Jahre) das Höchstleistungsalter (u.a. im Frauenturnen, Schwimmen, Eiskunstlaufen).

Der motorische Lernprozess beginnt mit ersten Versuchen und kann als ein Prozess gekennzeichnet werden, der keinen absoluten Abschluss findet. Das motorische Lernen ist kein kontinuierlicher und stetig ansteigender Prozess. Vielmehr können sprunghafte Verbesserungen sowie Stagnationszeiten auftreten. *Meinel* und *Schnabel* (1998) beschreiben

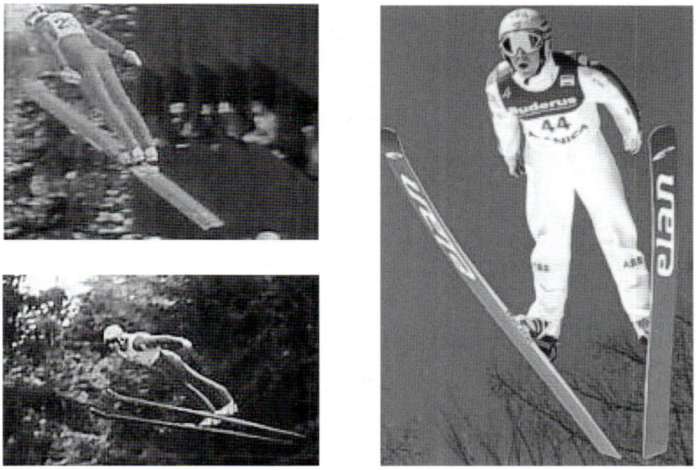

Abb. 6.9: Veränderung der Flughaltung beim Skispringen

dieses Phänomen durch ein Phasenmodell. Sie weisen ausdrücklich auf die fortschreitende Entwicklung hin, die nicht umkehrbar ist. Die Aneignungsphase bezeichnen sie als die Phase der *Grobkoordination*. Der Lernende benötigt vereinfachte und günstige Bedingungen, um die Bewegung durchführen zu können. Diese ist durch ungenaue Krafteinsätze, geringe Präzision, zu kleinen oder zu großen Bewegungsumfang und unökonomische Krafteinsätze gekennzeichnet. Ein wesentliches Merkmal der Informationsverarbeitung besteht in der Dominanz des optischen Analysators. Die Merkmale der sportlichen Technik (des Modells) sind nur in Ansätzen sichtbar.

In einer zweiten Phase, der *Feinkoordination*, verbessern sich diese Merkmale. Sichtbar wird eine deutliche Leistungssteigerung verbunden mit einer gewissen »Leichtigkeit« im Bewegungsvollzug.

Die Perfektionierung findet in der dritten Phase, der *Stabilisierung der Feinkoordination* und *variablen Verfügbarkeit* statt. Die Sportler können auch unter wechselnden Bedingungen kontinuierlich höchste Leistungen bringen. Die Bewegungen sind als Fertigkeiten ausgeprägt und damit automatisiert.

Dieser aktualgenetische Prozess kann durch kinematische und dynamische Kennlinien objektiv erfasst werden (Abb. 6.10).

In der Abbildung 6.10 sind die Ortskurven des Hüft- und Fußpunktes von einem Turner dargestellt, der vom Bild 1 bis zum Bild 3 die Kippe am Barren erlernt hat. Die vierte Abbildung zeigt zum Vergleich einen »Meisterturner«.

Für die Führung der Lernprozesse ist es bedeutsam, dass die Trainer, Lehrer und Übungsleiter die Merkmale der zu lernenden Technik kennen und ein entsprechendes methodisches Inventar besitzen müssen, um Ab-

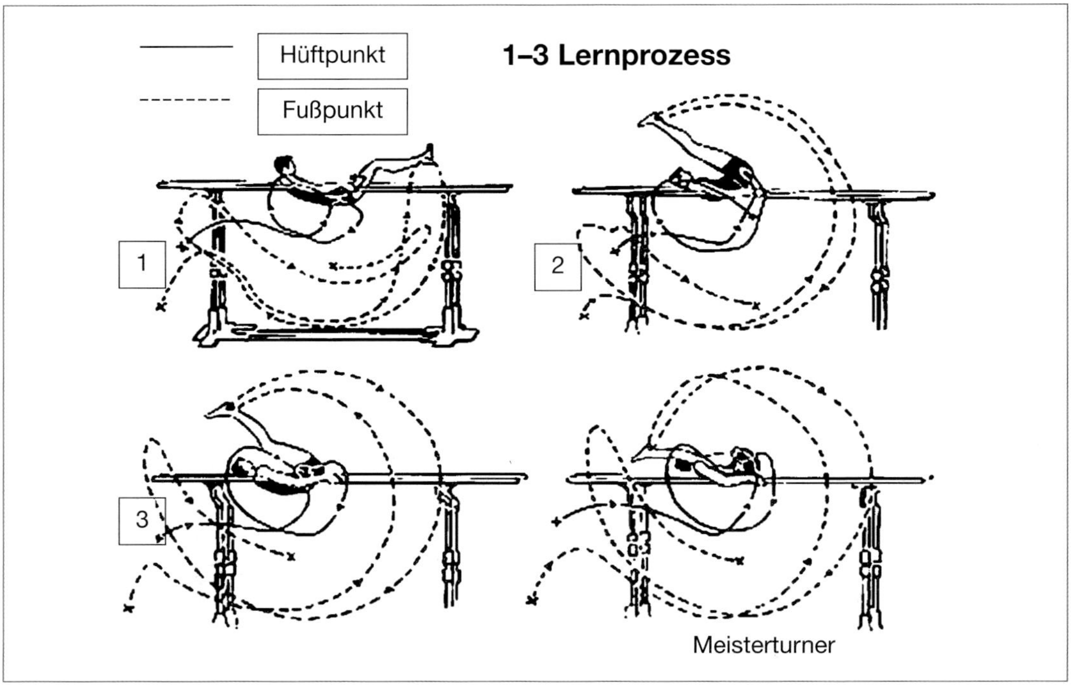

Abb. 6.10: Veränderung der kinematischen Struktur im Lernprozess am Beispiel der Kippe am Barren

weichungen, Fehler und Mängel schnell zu erkennen und zu korrigieren. Das Neulernen sollte immer entsprechend den Erkenntnissen und Prinzipien der zu lernenden Technik gestaltet werden. Ein Umlernen ist stets mit hohem Zeitaufwand verbunden und führt nicht immer zum Erfolg.

Merke

- Die sportlichen Techniken sind einem ständigen Veränderungsprozess unterworfen. Das Streben nach Höchstleistungen inspiriert Sportler, Trainer und Wissenschaftler zur Weiterentwicklung. Dieser Prozess wird durch die Entwicklung neuer Materialien aus der Industrie unterstützt.
- Es lassen sich zwei Entwicklungsprozesse differenzieren: der historische und der intraindividuelle.
- Im motorischen Lernprozess ist auf eine altergerechte Modifizierung der sportlichen Technik als Modell zu achten.

6.2.3 Systematisierungsansätze der sportlichen Technik

Aus biomechanischer Perspektive können sportliche Techniken mit ähnlichen Zielsetzungen kategorisiert werden. Einen Ansatz bilden die Handlungsziele, die durch den Einsatz der sportlichen Technik erreicht werden sollen.

1. Resultatorientierte Handlungsziele:
   - Zeitminimierung
   - Distanzmaximierung
   - Treffermaximierung
2. Verlaufsorientierte Handlungsziele:
   - Fehlerminimierung
   - Optimierung der Anlaufpräzision
   - Maximierung des Schwierigkeitsgrades

Donskoi (1975, S. 287) stellt eine Dreigliederung vor.

- *1. Gruppe:* Techniken mit einer *Stabilität der kinematischen Struktur*. Die Ausführung der Bewegungen soll in vorgegebener Form und mit vorgegebenem Charakter erfolgen. Dazu zählen u.a. Gerätturnen, Wasserspringen, Gymnastik, Eiskunstlaufen. Besonders eindrucksvoll erscheint diese Forderung beim Synchronspringen vom 1-m- und 3-m-Turm im Wasserspringen.
- *2. Gruppe:* Techniken mit einer *Stabilität der dynamischen Struktur*. Ziel ist das Erreichen eines maximalen quantitativen Ergebnisses, z.B. in Sportarten wie Gewichtheben, Leichtathletik, Schwimmen. Um eine große Weite in den Sprung-, Wurf- oder Stoßdisziplinen oder eine möglichst kleine Zeit in den Lauf- oder Schwimmdisziplinen zu erzielen, müssen die Bewegungen der Athleten definierten Merkmalen im Kraft-Zeit-Verlauf der Beschleunigungsphasen entsprechen.
- *3. Gruppe:* Techniken mit einer *Variabilität der sportlichen Handlungen*, die einen qualitativen Endeffekt unter wechselnden Bedingungen garantieren sollen. Hierzu zählen Sportspiele und Zweikampfsportarten. In allen Sportarten, die taktischen Bedingungen unterliegen, müssen die Sportler eine hohe Variabilität der Ausführung beherrschen, um erfolgreich zu sein.

Aus diesen Überlegungen wird bereits deutlich, dass die sportliche Technik innerhalb der Gruppen einen unterschiedlichen Stellenwert besitzt, der nicht zuletzt im Techniktraining beachtet werden muss. In der Abbildung 6.11 sind diese Erkenntnisse vereinfacht zusammengefasst. In zwei Gruppen bildet die sportliche Technik das Mittel für das Erreichen einer hohen sportlichen Leistung. In der dritten

Gruppe repräsentiert sie selbst Leistung. Sie ist Gegenstand der Bewertung.

6.2.4 Kriterien der Zweckmäßigkeit und biomechanische Prinzipien

Zweckmäßigkeit von sportlichen Techniken

Ein sehr praxisbezogenes Problem ist mit der Bewertung der Zweckmäßigkeit von sportlichen Techniken verbunden, insbesondere dann, wenn zwei oder mehrere Techniken zur Lösung einer Bewegungsaufgabe genutzt werden, wie es im Kugelstoßen, beim Schwimmstart, im Rudern usw. der Fall ist.

Als ein dominierendes Kriterium kann das *Erreichen von Weltrekorden* und Siegen bei internationalen Meisterschaften anerkannt werden. Die Zeiten, in denen Sportler eine unzweckmäßige Technik durch die Kondition kompensieren konnten, sind vorbei. Weltmeister oder Olympiasieger werden nur diejenigen Athleten, die alle Ressourcen der sportlichen Leistungsfähigkeit zu 100 % ausschöpfen. Dazu gehört auch eine aus biomechanischer Sicht zweckmäßige Technik.

Ein weiteres Kriterium korrespondiert mit dem *motorischen Lernprozess*. Techniken, die schneller zu erlernen sind, sind Grundlage auch für einen schnelleren Leistungsanstieg. So hat sich in der Leichtathletik die Floptechnik gegenüber der Wälzsprungtechnik durchgesetzt.

Als ein weiteres bedeutsames Kriterium ist die *Belastungsverträglichkeit* zu nennen. Sportliche Techniken, die den Stütz- und Bewegungsapparat der Sportler übernormal belasten und damit schädigen, sollten nicht angewandt werden. Die Positionen zu diesem Kriterium sind sehr weit gesteckt. Hochleistungssport bewegt sich im Training wie auch im Wettkampf generell an der Grenze der Maximalbelastungen. Sportliche Techniken, die in kurzen Zeiten zum Verschleiß führen, setzen sich nicht durch.

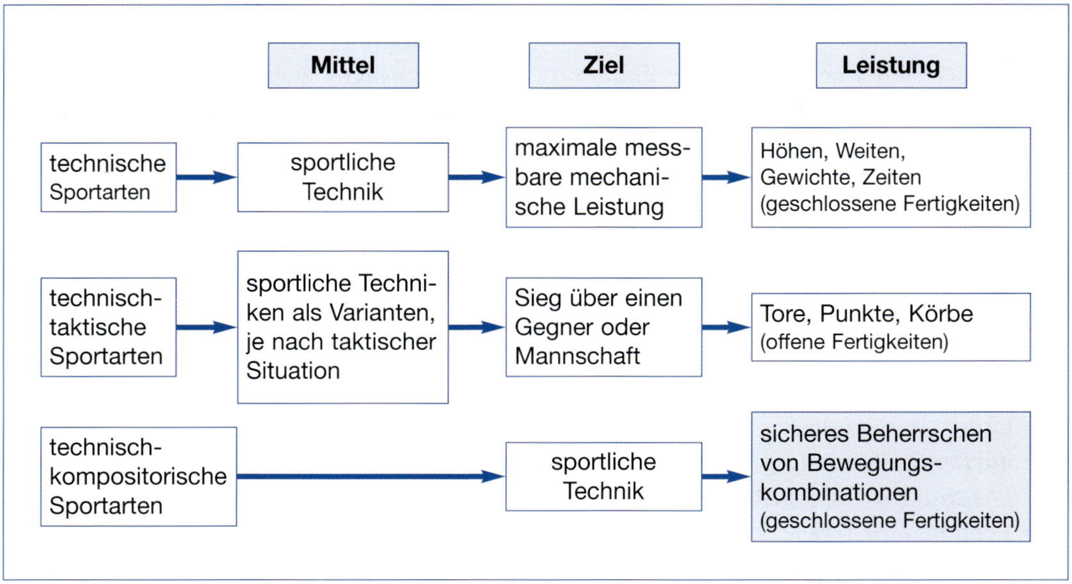

Abb. 6.11: Stellung der sportlichen Technik in verschiedenen Sportartengruppen

Biomechanische Prinzipien

Die biomechanische Zweckmäßigkeit sportlicher Techniken kann auch durch die sportartunspezifischen Erkenntnisse der von *Hochmuth* 1967 veröffentlichten biomechanischen Prinzipien begründet werden. Auf der Grundlage von mechanischen und physiologischen Gesetzen leitete *Hochmuth* für bestimmte strukturverwandte Bewegungsabläufe diese Prinzipien als Regeln oder Handlungsanleitungen ab. Sie sind damit nicht allgemein gültig!

Als wesentliche Zielstellungen für die Anwendung und Nutzung dieser biomechanischen Prinzipien werden genannt (vgl. *Hochmuth* 1981, S. 150):

- *Maximierung der Endgeschwindigkeit* (Absprünge/Abdrücke/Abwürfe/Abstöße vom starren und elastischen Widerlager)
- *Maximierung der Kraft* (maximale Kräfte zu Beginn einer Bewegung, um Trägheit und Schwerkraft zu überwinden – Gewichtheben, Ringen, Judo)
- *Minimierung der Zeitdauer* (Überwinden einer kurzen Strecke, um den Gegner zu überraschen – Boxen, Fechten)
- *Optimierung der zeitlichen Veränderung der Massenträgheitsmomente* (Drehungen im freien Flug)
- *optimale Körperhaltung während oder am Ende einer Flugphase* (Flugphasen bei Sprüngen – Weit- und Hochsprung, Skispringen)
- *optimale Energiezuführung und -umwandlung* (Drehungen um feste und elastische Achsen in Ebenen, in denen die Schwerkraftwirkung vorhanden ist)
- *maximaler Wirkungsgrad der Vortriebsleistung bei minimaler Start-Ziel-Zeit* (Abstoß vom Wasser bei zyklischen Bewegungen, Vorder- und Hinterstütz mit anschließender Flug- oder Gleitphase bei zyklischen Bewegungen, kontinuierlicher Antrieb durch Pedaltreten)

Hochmuth stellt selbstkritisch fest, dass jedes Ordnungsschema eine beschränkte Gültigkeit besitzt. Diese Aussage bezieht er ebenso auf seine sechs formulierten biomechanischen Prinzipien:

1. das Prinzip der *Anfangskraft*
2. das Prinzip des *optimalen Beschleunigungsweges*
3. das Prinzip der *optimalen Tendenz im Beschleunigungsverlauf*
4. das Prinzip der *zeitlichen und räumlichen Koordination von Einzelimpulsen*
5. das Prinzip der *Impulserhaltung*
6. das Prinzip der *Gegenwirkung*

Ein weiteres Prinzip wurde nicht von *Hochmuth* formuliert. Es beschreibt den Zusammenhang zwischen einer dynamischen Antriebsbewegung und der Abstimmung mit einer präzisen Zielbewegung, z.B. Sprungwurf beim Basketball oder oberes Zuspiel beim Volleyball:

7. das Prinzip der *Kinetion und Modulation*

An dieser Stelle sollen die Prinzipien kurz an einem Beispiel erläutert werden. Am vereinfachten Beispiel des Strecksprunges werden das erste, zweite und vierte Prinzip beschrieben.

In der Abbildung 6.12 sind die Längen der Beschleunigungswege (Beugung) und die Sprunghöhen von vier Ausführungsvarianten des Strecksprunges dargestellt. Alle Sprünge hatten die Zielstellung, eine maximale Sprunghöhe zu erreichen.
Die erste Variante ist die normale Ausführung. Die Sportler hatten die Aufgabe, einen Strecksprung mit Ausholbewegung nach individuellen Bedingungen zu realisieren.

In der zweiten Variante sollten die Sportler aus einer ruhigen Beugestellung abspringen (ohne Auftakt).

Die dritte Variante wurde ohne Armeinsatz, aber mit Auftakt gesprungen.

Die vierte Variante wurde aus einer maximalen Beugestellung gesprungen.

Aus der Abbildung 6.12 können folgende Aussagen abgeleitet werden:

- Die größte Sprunghöhe wird bei der Normalvariante mit Auftakt und Armeinsatz erreicht.
- Trotz Verlängerung des Beschleunigungsweges bis zur vierten Variante steigt die Sprunghöhe nicht an.
- Das Fehlen der Auftaktbewegung und des Armeinsatzes reduziert die Sprunghöhe.
- Ein maximaler Beschleunigungsweg garantiert keine maximale Sprunghöhe.

In der zweiten Variante wird gegen zwei Prinzipien verstoßen. Es ist keine Anfangskraft vorhanden, da es keine Ausholbewegung gibt, die abgebremst werden muss. Zweitens wurde der optimale Beschleunigungsweg überschritten.

Prinzip der Anfangskraft

Bei einer Beuge- und Streckbewegung mit sofortiger Bewegungsumkehr ist durch das Abbremsen der Beugebewegung zu Beginn der Streckbewegung eine positive Anfangskraft für die Beschleunigung vorhanden. Der Beschleunigungskraftstoß kann dadurch vergrößert werden.

Auch in der dritten Variante werden zwei Prinzipien nicht beachtet: weder der optimale Beschleunigungsweg noch die zeitliche und räumliche Koordination von Teilimpulsen. Der Sprung wird ausschließlich aus der Beinstreckung realisiert. Der Armschwung bleibt aus.

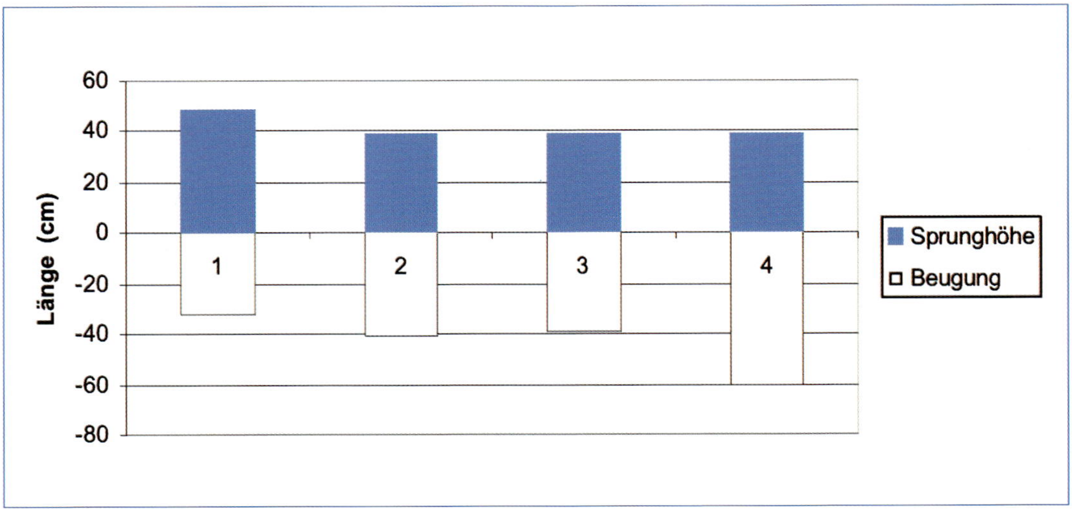

Abb. 6.12: Sprunghöhen und Beschleunigungswege bei Strecksprüngen mit unterschiedlichen Ausführungsvarianten von Sportstudenten (n = 30)

Prinzip des optimalen Beschleunigungsweges

Die optimale Länge des Beschleunigungsweges wird durch den Augenblick der Realisierung der maximalen Beschleunigungsleistung bestimmt, die von den Winkelstellungen der Gelenke der Körperteile und den zeitlichen Bedingungen der jeweiligen sportlichen Bewegung abhängt. Der geometrische Verlauf sollte geradlinig oder stetig gekrümmt sein.

Die dritte Variante verstößt vorwiegend gegen das Prinzip der zeitlichen Koordination von Teilimpulsen. Durch die Blockierung der Schwungbewegung der Arme konnte nur der Beschleunigungsimpuls durch die Streckung der Beine genutzt werden.

Prinzip der zeitlichen Koordination von Teilimpulsen

Durch das zeitliche Verknüpfen von zwei Kraftwirkungen, z.B. einer Streckbewegung gegen Widerlager und einer Schwungbewegung, wird der Beschleunigungsweg des Körperschwerpunktes verlängert und damit die kinetische Energie der Gesamtbewegung vergrößert.

Für die schlechten Sprungleistungen kann der maximale Beschleunigungsweg verantwortlich gemacht werden. Durch die spitzen Winkel im Sprung-, Knie- und Hüftgelenk werden die Lastmomente so hoch, dass sie entsprechend große Muskelkraftmomente binden, die nicht für die Beschleunigung genutzt werden können.

Prinzip der optimalen Tendenz im Beschleunigungsverlauf

Ausgehend von der Tatsache, dass das Maximum der Beschleunigungskraft nur kurzzeitig entwickelt werden kann, sollte dieses der spezifischen Zielstellung der Sportarten entsprechend im Kraft-Zeit-Verlauf eingesetzt werden.

- abfallende Tendenz: Soll ein Beschleunigungsweg in kürzester Zeit zurückgelegt werden (Boxschlag, Fechtstoß, Karateschlag), müssen die größten Beschleunigungskräfte am Anfang der Bewegung wirksam sein.
- ansteigende Tendenz: Soll bei einem vorgegebenen Beschleunigungsweg die höchste Endgeschwindigkeit erreicht werden, müssen die größten Beschleunigungskräfte erst am Ende der Beschleunigungsphase wirken (Sprünge, Würfe, Kugelstoßen).

Die beiden letzten Prinzipien sind direkte Ableitungen aus den Newton'schen Grundgesetzen. Sie können durch die Sportler aufgrund des Aufbaus des menschlichen Bewegungsapparates optimal ausgenutzt werden.

Prinzip der Gegenwirkung

Aufgrund der biomechanischen Besonderheiten des menschlichen Bewegungsapparates als kinematische Kette kann das dritte Newton'sche Axiom der Gegenwirkung ausgenutzt werden. In Flugphasen ist der Körper des Athleten ein frei bewegliches System und kann durch Bewegungen der Körperteile zueinander zweckmäßige Körperhaltungen im Flug und für die Landungen realisieren.

Im Kontakt mit der Erde kann der Beschleunigungsweg durch das Verdrillen von Hüft- und Schulterachse vergrößert und damit die Kraftwirkung verstärkt werden. Bei Stößen und Würfen wird außerdem die Zielsicherheit verbessert.

Prinzip der Impulserhaltung

Bei Drehbewegungen kann aufgrund der großen Beweglichkeit des menschlichen Körpers das Massenträgheitsmoment kurzfristig verändert und damit die Winkelgeschwindigkeit gesteuert werden.

Ein klassisches Beispiel für die Anwendung dieses Prinzips ist die Pirouette im Eiskunstlaufen. Durch das Heranführen der Arme und des freien Beines verkleinert sich das Massenträgheitsmoment und gleichzeitig vergrößert sich die Winkelgeschwindigkeit. Aber auch bei anderen Drehbewegungen wird dieses Prinzip genutzt, u.a. bei Drehungen am Reck oder Stufenbarren, beim Diskus- und Hammerwerfen und bei Saltos und Schrauben.

Abschließend soll an einem Beispiel aus dem Schwimmsport auf die Komplexität der Anwendung dieser mechanischen Prinzipien eingegangen werden. Wie bereits weiter oben beschrieben, werden gegenwärtig zwei Startvarianten vom Startblock angewandt: die Grab- und die Trackstarttechnik (siehe Abb. 6.13). Aufgrund der Wettkampfbestimmungen kann das Prinzip der Anfangskraft nicht genutzt werden. Die Sportler müssen aus einer »starren« Position vom Block, nach dem Signal abspringen. Eine nach dem Signal erfolgende Auftaktbewegung würde zuviel Zeitverlust bedeuten.

Beim Grabstart stehen die Athleten genau auf der vorderen Startblockkante und greifen mit den Händen nach unten. Durch diese Haltung ist der Armeinsatz für eine nach vorne gerichtete Beschleunigung sehr stark eingeschränkt. Der Trackstart bietet dafür bessere Bedingungen. Der Körperschwerpunkt ist aufgrund der Schrittstellung weiter nach hinten verlagert. Damit können die Arme eine horizontale Zugbewegung realisieren.

Beim Grabstart sollte neben dem Prinzip der zeitlichen Koordination von Teilimpulsen (Streckimpuls der Beine und Schwung der Arme) das Prinzip der optimalen Tendenz im Beschleunigungsverlauf mit der ansteigenden Tendenz beachtet werden.

Beim Trackstart dominiert das Prinzip der zeitlichen Koordination von Teilimpulsen. Die Zugbewegung der Arme muss mit dem

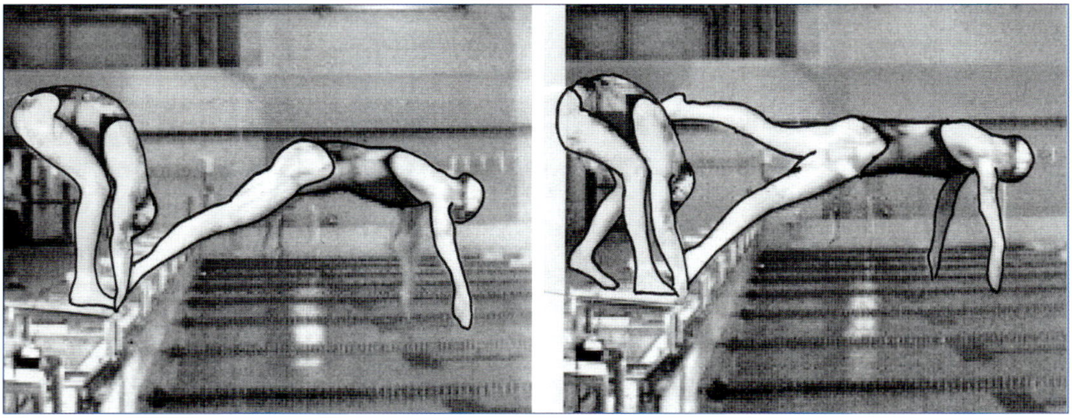

Abb. 6.13: Grab- und Trackstarttechnik beim Schwimmen

zeitlich koordinierten Einsatz des hinteren und vorderen Beines und des Schwunges der Arme verknüpft werden.

Eine ganze Reihe von Untersuchungen widmete sich der Begründung der Überlegenheit einer dieser Starttechniken (vgl. *Wick* et al. 2003). Die Ergebnisse der Studien sind uneinheitlich. Es kann keine abschließende Empfehlung für eine dieser Techniken gegeben werden. Es sollten die individuellen Voraussetzungen, u.a. Körpergröße und Schnellkraftniveau der Beinmuskulatur, beachtet werden. Für kleinere Schwimmer mit gutem Schnellkraftniveau empfiehlt sich die Grabstarttechnik. Insgesamt scheint aber auch die Lernzeit eine Rolle zu spielen. Die Trackstarttechnik ist komplexer und benötigt demnach mehr Zeit bei der Aneignung und Perfektionierung als die Grabstarttechnik.

Merke

Zur Beurteilung der Zweckmäßigkeit von sportlichen Techniken können folgende Kriterien herangezogen werden:
- die sportliche Meisterschaft, d.h. Techniken von Weltmeistern und Olympiasiegern
- die Lernzeit für die Aneignung einer Technik bis zur Perfektion
- die Belastungsverträglichkeit
- die biomechanischen Prinzipien

Kontrollfragen

1. Definieren Sie den Begriff der sportlichen Technik!
2. Erklären Sie den Zusammenhang und die Abhängigkeit zwischen der sportlichen Technik als Modell und den internen Repräsentationen beim Sportler.
3. Warum ist es erforderlich, dass Trainer und Athleten ein möglichst gleiches Niveau von Kenntnissen zur Technik und entsprechende Bewegungsvorstellungen besitzen?
4. Stellen Sie eine Struktur sportlicher Techniken aus biomechanischer Sicht vor!
5. Worin besteht der Unterschied zwischen der Stabilität der kinematischen und der dynamischen Struktur von sportlichen Bewegungen?
6. Erklären Sie anhand von selbst gewählten Beispielen die historische Entwicklungsrichtung sportlicher Techniken!
7. Was verstehen Sie unter der intraindividuellen Entwicklung der sportlichen Technik?
8. Welche Einflussfaktoren führen im Verlaufe der motorischen Entwicklung eines Schülers zu einer notwendigen Veränderung der sportlichen Technik?
9. Beschreiben Sie Beispiele aus der Sportpraxis, bei denen der Einsatz von neuen Materialien für die Sportgeräte eine Veränderung der sportlichen Technik nach sich zog.
10. Nennen und erläutern Sie die Kriterien der Zweckmäßigkeit von sportlichen Techniken!
11. Beschreiben Sie die biomechanischen Prinzipien anhand passender Beispiele!
12. Beschreiben Sie die Techniken des Schlagballwurfes und des Kugelstoßes aus biomechanischer Sicht!
13. Erklären Sie, warum sich die Floptechnik gegenüber den anderen Hochsprungtechniken durchgesetzt hat.
14. Erklären Sie, warum nicht in allen Sportarten die biomechanischen Prinzipien angewendet werden können.
15. Welche Bedeutung kommt der maximalen Beschleunigungsleistung für sportliche Bewegungen zu und wann sollte diese erreicht werden?

6.3 Biomechanische Objektivierungsverfahren

Neben dem Gesundheitsaspekt und dem Sozialisationsaspekt bilden im Aktionsfeld von Sport und sportlichen Bewegungen *die Bewertung, der Leistungsvergleich* und damit *das Messen und Testen* eine bedeutende Rolle.[3]
In diesem Bereich werden die biomechanischen Erkenntnisse und Gesetze intensiv umgesetzt und angewandt. Für die letzten beiden Jahrzehnte kann eine »Revolution«« bei der Entwicklung neuer messtechnischer Verfahren und der Verarbeitung von Messdaten verzeichnet werden. Vergingen in den 80er Jahren von der Messung über die Darstellung bis zur Interpretation Tage bis Wochen, stehen den Trainern und Athleten die Daten heute sofort, »online« zur Verfügung. Das Training in vielen Sportarten tendiert immer weiter zum Messplatztraining, bei dem wichtige physiologische und biomechanische Daten »aktionsnah« zur Verfügung stehen.

Diese messtechnischen Möglichkeiten werden nicht nur im Trainingsprozess eingesetzt, sondern sie bilden auch die Basis für die Forschungen in allen Bereichen des Sports. Die Gewinnung neuer Erkenntnisse und Gesetze verlangt auch beim Einsatz der biomechanischen Objektivierungsverfahren die Beachtung grundlegender Forderungen.

Anforderungen an die Gewinnung von empirischem Wissen

- Die benötigten Wissensinhalte sind in einer Form zu erfassen, die ihre Speicherung für eine weitere Bearbeitung, Auswertung und für Vergleiche möglich macht. (Schrift-, Tonband-, Video-, fotografische, analoge und digitale Aufzeichnungen).
- Die Beschreibung, Abbildung bzw. Aufzeichnung der zu erfassenden Inhalte muss auf die zu beantwortende Frage gerichtet sein (wesentliche Merkmale, Kennwerte, Knotenpunkte, Grundlinien o.Ä. – hier findet bereits eine Klassifizierung statt).
- Die Erfassung des empirischen Wissens soll den höchstmöglichen Grad der Objektivität erreichen (Ausschluss der subjektiven Einflüsse des Beobachters, Testleiters, Befragers, Dokumentaristen).
- Jeder Forschungsgegenstand ist in seiner Einheit von Qualität und Quantität zu erfassen, denn die objektive Realität existiert nur in dieser Einheit.

Diese Forderungen bedeuten, dass auch in der Sportwissenschaft von den möglichen Methoden zur Gewinnung empirischen Wissens der Messung der Vorrang zu geben ist.

Merke

Messung ist das Abbilden der Ausprägung objektiver Eigenschaften oder Relationen auf einer Messskala. Dabei wird die zu messende Größe mit einer bekannten, als Maßeinheit dienenden Größe verglichen und in ihrem Skalenwert genau festgelegt. Ein einfaches Beispiel ist die Erfassung der Sprungweite im Weitsprung. Die Sprungweite als Leistung wird auf einer Messskala mit den Einheiten Meter und Zentimeter gemessen.

[3] Diese Aussage gilt für den Bereich der Diagnostik, aber vor allem für die Bereiche der Forschung.

Messung als eine wissenschaftliche Methode ist heute zumeist mit einer mehr oder weniger komplizierten Messtechnik verbunden. Diese Aussage trifft im Besonderen auf biomechanische Messungen zu.
Messparameter werden synchron, auch während andauernder Prozesse, mittels adäquater Verfahren registriert, so beispielsweise die Kennwerte biotischer Prozesse während körperlicher Belastung (digital, analog, computergestützte Softwareauswertung bzw. Online-Verfahren bis hin zu aufbereiteten und verarbeitbaren Daten).
Messwerte werden auch zunehmend drahtlos (telemetrisch) übertragen. In vielen Sportarten ist es nicht möglich, dass der Trainer direkt am Ort des Geschehens sein kann, z.B. beim Rudern, Kanurennsport oder Radsport. In diesen Sportarten können die gemessenen Daten telemetrisch zum Trainer übertragen und angezeigt werden. Er kann dann seinerseits über eine Funkverbindung dem Athleten notwendige Hinweise geben.

Vorteile des Messens

- Messungen liefern genaue *Informationen* und *verarbeitungsfähige Daten.*
- Sie zwingen zur *Bestimmtheit* und *Exaktheit im Denken.*
- Durch Messung wird eine umfassende *Anwendung der Begriffe und Modelle der Mathematik* möglich.
- Auf der Grundlage von Messungen können *allgemeine Schlussfolgerungen* gezogen werden bzw. funktionale Beziehungen und *allgemeine Gesetzmäßigkeiten* formuliert werden.
- Messungen ermöglichen eine *exakte Analyse von Zusammenhängen* verschiedener Variablen.
- Es lassen sich präzise Kriterien für *Objektivität*, *Reliabilität* und *Validität* der Daten angeben.

An dieser Stelle muss vermerkt werden, dass Messen und Testen nicht gleichgesetzt werden dürfen. Es ist genau zu definieren, ob der Begriff »Messen« allgemein als der Prozess der Quantifizierung oder »Messen« im engeren Sinn gebraucht wird. Nicht jede Quantifizierung (Erfassen von Zahlen) ist auch eine Messung im engeren Sinn. Hier sei als Beispiel die Bestimmung von psychologischen Phänomenen mithilfe von Fragebögen oder Interviews angeführt. Häufig werden für die Ausprägung der psychischen Eigenschaften Zahlenwerte über Ratingskalen erfasst. Diese Zahlen entsprechen dem Niveau einer Ordinalskala. Um als Messwerte im engeren Sinne zu gelten, ist das Niveau einer Intervallskala Voraussetzung (vgl. Tab. 6.1).

Es gibt kaum einen sportlichen Bereich, in dem Wertungen und Bewertungen keine Rol-

Oberbegriff	**Quantifizierung (Messen im Allgemeinen)**		
Zweige	Messen im engeren Sinn	Skalierung	Testen
Gebiete	Messtheorie	Skalierung	Testtheorie und Testkonstruktion
Methoden	Messtheoretische Verfahren	Skalierungsverfahren	Tests

Tab. 6.1: Testen und Messen (mod. nach *Bös* 1987)

le spielen. Ein besonders anschauliches Beispiel bildet der Sportunterricht in der Schule. Der Lehrer hat die Aufgabe aus einem großen Querschnitt von sportlichen Bewegungen für jeden Schüler im Verlaufe des Schuljahres und insbesondere am Ende jeden Halbjahres eine Note festzulegen. So muss er u.a. in der Leichtathletik Zeiten und Weiten messen, aber auch die Qualität der Bewegungstechniken z.B. den Schrittweitsprung bewerten, er muss eine Übung in der Gymnastik oder im Gerätturnen benoten, er muss die Leistungen der Schüler im Bereich der Sportspiele bestimmen und nicht zuletzt wird er die Ausprägung motorischer Fähigkeiten (z.B. Kraftausdauer-, Gleichgewichts- oder Reaktionsfähigkeiten) erfassen.

Jede Wertung, jeder Vergleich und auch jede Einordnung der Stärke oder Schwäche von Schülern, Sportlern oder Mannschaften bedarf einer Zuordnung der sportlichen Leistungen auf der Grundlage von Messungen und/oder Testungen.

Inwieweit dieser Prozess des Wertens und Bewertens zu objektiven (gültigen) Aussagen führt, hängt u.a. entscheidend von den eingesetzten Methoden und Verfahren ab.

In der Sportpraxis bereitet die differenzierte Auslegung des Begriffes der sportlichen Leistung bei der Anwendung der einzelnen Methoden und Verfahren einige Schwierigkeiten. So verweist z.B. *Lutter* (1990, S. 105) darauf, dass die verschiedenen Aspekte der sportlichen Leistung einmal aus dem Resultat, dem Ergebnis einer Handlung (produktorientierte Leistung), zum anderen durch das Bemühen und den Einsatz als die eigentlichen Determinanten sportlicher Leistungen (prozessorientierte Leistung) in den Vordergrund gerückt werden.

Die produktorientierte Leistung ist das Maß aller Dinge im Leistungssport. Im Schulsport, in der Sporttherapie sowie in weiten Bereichen des Fitness- und Breitensports hat die prozessorientierte Leistung eine größere Bedeutung. Wie aus Abbildung 6.15 zu erkennen ist, sind die Bereiche Qualität (Güte einer Bewegung, z.B. die Ausführung einer Sprunghocke im Gerätturnen) und Quantität (Weite oder Krafteinsatz) wesentliche Aspekte der Leistungsermittlung. Um präzise Werte zu bekommen, müssen Objektivierungsmethoden Verwendung finden. Mithilfe von biomechanischen Messverfahren wird diesem

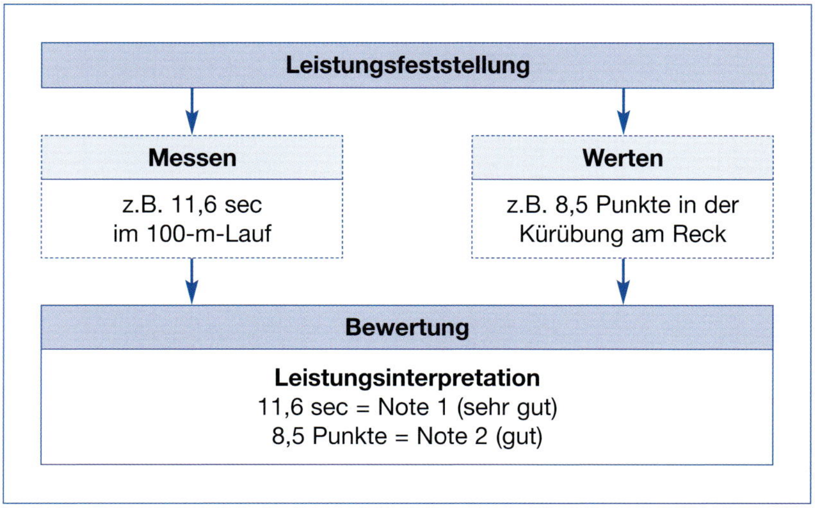

Abb. 6.14:
Diagnostik im Sport
(nach *Lutter* 1990)

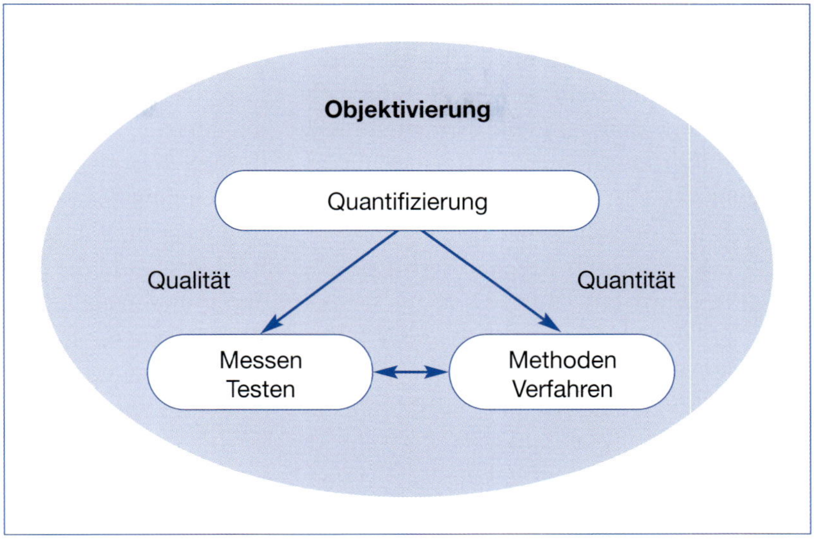

Abb. 6.15:
Aspekte der Leistungserfassung

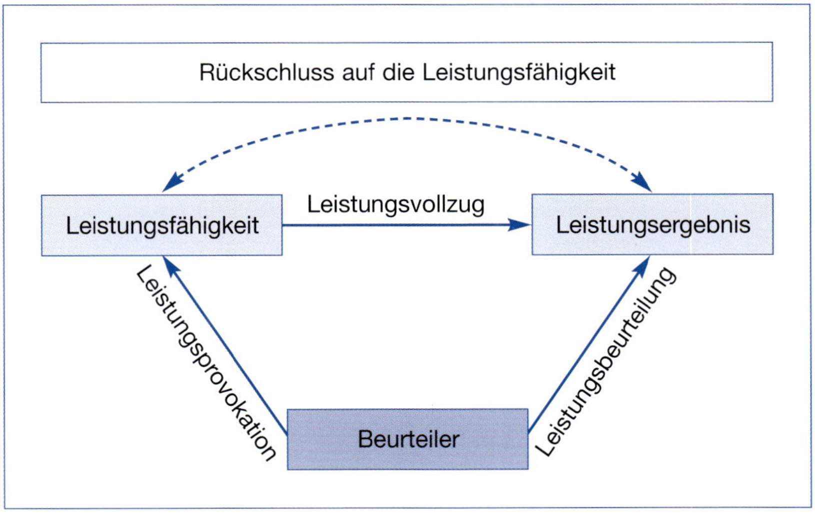

Abb. 6.16:
Leistungserfassungsprozess (nach *Lutter* 1990)

Anspruch in besonderer Weise Rechnung getragen. Sie werden je nach methodischer Fragestellung, Sportart und/oder technischen Möglichkeiten in folgenden Anwendungsbereichen eingesetzt:

- *messbare sportliche Leistungen* (Wettkampf und Training)
  Zeiten, Weiten, Geschwindigkeiten, Beschleunigungen, Kräfte
- *messbare Teilleistungen oder Leistungskomponenten*
  kinematische und dynamische Bewegungsparameter, biologische Parameter (EMG, Kreislauf- und Stoffwechselparameter, Herzfrequenz, Laktatkonzentrationen, Werte des Gasstoffwechsels)

- *Leistungsvoraussetzungen*
  Fähigkeiten (konditionelle, koordinative, taktische) und Fertigkeiten. Sie sind nicht direkt messbar, sondern werden zumeist über sportmotorische Testleistungen bestimmt.
- *aktuelle Belastungswirkung*
  biologische und psychophysiologische Messparameter

Je nach Anwendungsfeld können die einzusetzenden Methoden und Verfahren differenzierten Ansprüchen genügen. Als trainingsunterstützendes Gerät reicht häufig das Sichtbarmachen in Form von Kennlinien mechanischer Parameter, d.h. die Skopie, aus. Sollen trainingsmethodische, im Weiteren forschungsmethodische, Ableitungen getroffen werden, müssen die Methoden und Verfahren sowohl die Möglichkeit der Aufzeichnung bieten als auch der Messung genügen. Die Tabelle 6.2 gibt einen allgemeinen Überblick zu den grundlegenden biomechanischen Untersuchungsmethoden.

	Sichtbarmachen (-skopie)	**Aufzeichnen (-grafie)**	**Messen (-metrie)**
	Bewegungs-sichtbarmachung (Kinegrafie, Video)	**Bewegungs- (Kinegrafie)**	**Bewegungs- (Kinemetrie)**
Kinematik	Zeit (Choro-) Winkel (Gonio-) Geschwindigkeit (Speedo-) Winkelgeschwindigkeit Beschleunigung (Accelero-) Winkelbeschleunigung Frequenz	Weg, Länge (Longi-) Zeit (Choro-) Winkel (Gonio-) Geschwindigkeit (Speedo-) Winkelgeschwindigkeit Beschleunigung (Accelero-) Winkelbeschleunigung Frequenz	Weg, Länge (Longi-) Zeit (Choro-) Winkel (Gonio-) Geschwindigkeit (Speedo-) Winkelgeschwindigkeit Beschleunigung (Accelero-) Winkelbeschleunigung Frequenz Körperschwerpunkt
Dynamik	Kraft (Dynamo-) Arbeit (Ergo-) Leistung Drehmoment Impuls Muskeltonus	Kraft (Dynamo-) Standfestigkeit (Stabilo-) Drehmoment Muskelpotenziale (Elektomyo-)	Kraft (Dynamo-) Arbeit (Ergometrie) Leistung Drehmoment Impuls Muskeltonus Masse Trägheitsmoment

Tab. 6.2: Übersicht biomechanischer Untersuchungsmethoden (nach *Marhold* 1979)

Messverfahren	Sportart	Messbedingungen	Messgröße	Biomech. Ergebnisse
Videobildanalyse	möglich in allen Sportarten	berührungslose Messungen	Koordinaten, Wege, Geschwindigkeiten, Beschleunigungen von Körperpunkten bzw. Sportgeräten, Gelenkwinkel	Eindrucksanalysen, Differenzen zu Modellvorgaben, kinematische Parameter (s, v_0, a, Winkel etc.)
Dynamometrie am/im Widerlager dyn. Plattformen	LA- Sprung, Wurf/Stoß, Sprint, Skisprung, Turnen, Gewichtheben, Schwimmen (Start und Wenden)	Quasi – berührungslose Messung		Momentanwerte aus: Kraftverlauf Beschleunigungsverlauf Geschwindigkeitsverlauf Verlauf mech. Leistung
sportartspezifische Kraftaufnehmer	Rudern (Dolle, Stemmbrett) Kanu (Bodenbrett) Turnen (dyn. Barren, Reck, Sprungpferd) Bobsport (dyn. Startbügel)		F (t)	aufgewandte mechanische Energie Arbeitswege für Ausdauersportarten Wirkungsgrad des Krafteinsatzes für Vortrieb
bewegte Kraftaufnehmer Dyn. Paddel Messpedale Schlittschuhe Hammergriff	Kanurennsport Radsport Eisschnelllauf Hammerwurf	drahtgebunden bis zum Telemetriesender		

Tab. 6.3: Biomechanische Messverfahren zur Ermittlung von Parametern und zur objektiven Rückinformation im Training (mod. nach *Schattke* 1988) *Fortsetzung auf der nächsten Seite*.

Messverfahren	**Sportart**	**Messbedingungen**	**Messgröße**	**Biomech. Ergebnisse**
Zeitmessverfahren Lichtschranken	Skisprung LA- Sprung, Sprint, Wurf, Stoß Bobsport Rennschlitten	berührungslose Messungen	Δ t	Zeitdifferenzen, Teilzeiten, mittlere Geschwindigkeiten
Geschwindigkeitsmessverfahren Tachogenerator	Gewichtheben Bopsport Rennschlitten Kanu Rudern	fadengebunden mit Abrisskontakt	v (t)	für Gewichtheben Ortskurve Hantel Lage des Geschwindigkeitsmax.
Impeller (induktiv) Lasergatter	Speerwurf/ Diskus Skisprung	für Athleten berührungslos	v_{max}	Messgrößenverlauf Geschwindigkeitsschwankungen Messgröße
Beschleunigungsmessung	Speerwurf	drahtgebunden mit Abrisskupplung	a (t)	Messgrößenverlauf
	Wasserspringen	für Sportler berührungslos		Bewegungsgröße des Brettes

Tab. 6.3: *Fortsetzung*

6.3.1 Kinematische Bewegungsanalysen

Die wissenschaftlich-technische Entwicklung, insbesondere die Entwicklung der Computertechnik mit der unbegrenzten Speicherkapazität und der Digitalisierung, hat im letzten Jahrzehnt gerade zu einer Revolution in der bildverarbeitenden Objektivierung geführt. Wurden noch vor Jahren Filme und Fotos bzw. Serienfotos[4] (Abb. 6.17) unter einem enormen materiellen und zeitlichen Aufwand für die Bestimmung von kinematischen Parametern und Bewegungsverläufen genutzt, sind gegenwärtig computergestützte Videoanalysen die technischen Möglichkeiten der Wahl (vgl. Abb. 6.18).

[4] Auf fototechnischer Basis wurden Impulslichtaufnahmen (am Sportler wurden Impulslichtdioden befestigt, es wurde mit geöffnetem Objektiv gearbeitet oder der Sportler wurde über einer Stroboskoplampe angestrahlt) oder Zyklofotos (vor dem geöffneten Objektiv rotierte eine Schlitzscheibe) erstellt.

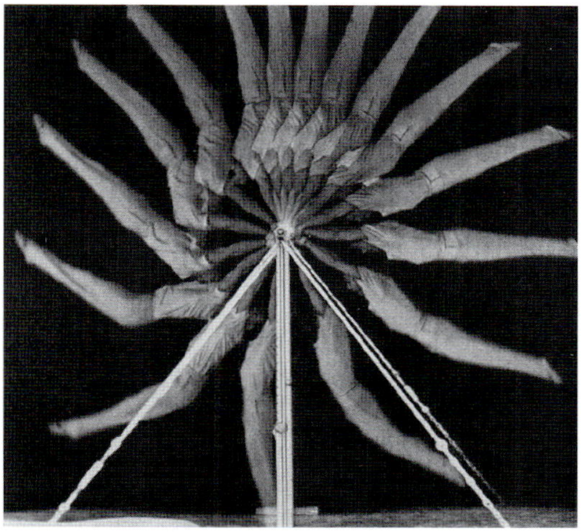

Abb. 6.17: Zyklofotografie eines Riesenfelgumschwunges

Mit den fallenden Preisen für diese Ausrüstungen ist die Nutzung kein Privileg der Wissenschaft mehr, sondern sie ist für jedermann zugänglich und kann auch in vielen Bereichen des Sports, die bisher keinen Nutzen hatten (z.B. Breiten- und Schulsport), eingesetzt werden. Für einfache Anwendungen stehen im Internet kostenfreie Software und Datenbanken zur Verfügung (vgl. *Suleder* 2003).

Beispiel einer videogestützten Bewegungsanalyse

Nachfolgend soll verallgemeinert ein vereinfachter Algorithmus für eine videogestützte Bewegungsanalyse im Sport beschrieben werden.

- Zuerst gilt es, die relevanten Bewegungsmerkmale am Sportler zu identifizieren. Hierzu wird ein Marker-Set aus vordefinierten Punktmengen oder teilweise aus benutzerdefinierten Punkten am Sportler angebracht. Weiterentwickelte Auswertungssoftware kann auch markerlos und automatisch die Objektverfolgung realisieren, sodass die Sportler fast gar nicht

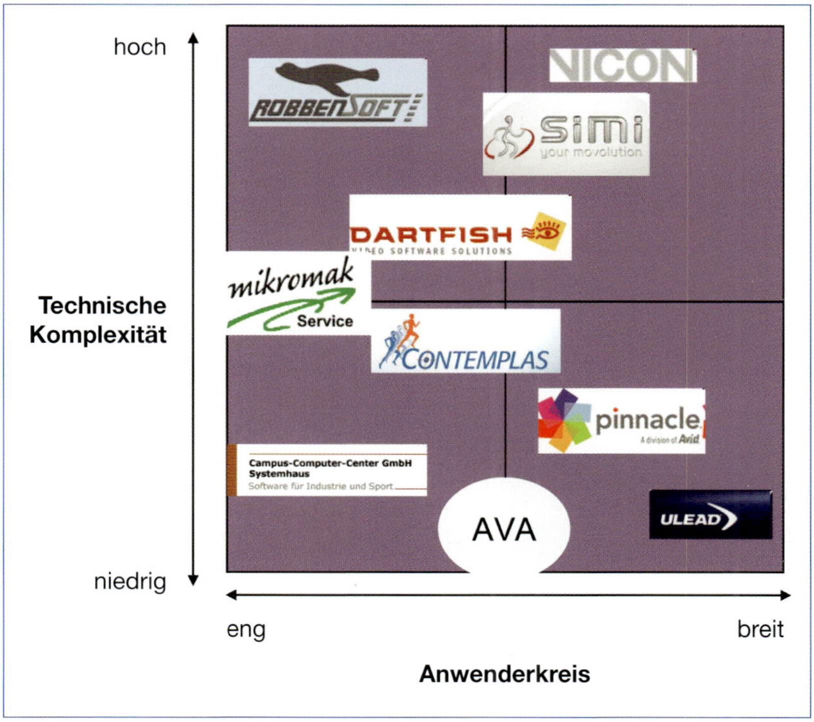

Abb. 6.18: Kommerzielle Anbieter von Videosoftware (nach *Schmidt* 2007)

durch Hilfsmarkierungen behindert werden.

- In einem nächsten Schritt wird das Kamerasetup durchgeführt. Hierbei ist zu entscheiden, ob eine zweidimensionale oder dreidimensionale Auswertung geplant ist. Entsprechend sind eine, zwei, drei und mehr Kameras zu positionieren. Der Objektraum (Bewegungsraum des Sportlers) ist anschließend zu kalibrieren. Hierfür werden häufig Maßgitter oder Kalibrierwürfel genutzt. Sinnvoll ist es, einen Bewegungskorridor für den Sportler zu markieren.
- Ist das System vorbereitet, wird die Videoaufnahme per Knopfdruck oder von einem als Trigger fungierenden, weiteren biomechanischen Messsystem (Kraftmessplatte, Lichtschranke, Beschleunigungsaufnehmer – Accelerometer – oder Goniometer) gestartet.
- Die Auswertungssoftware liefert entsprechend den gewählten Funktionen Weg-Weg-Verläufe (sogenannte Ortskurven, vgl. Abb. 6.19), Weg-Zeit-Verläufe, Geschwindigkeits-Zeit-Verläufe (Abb. 6.20) und Beschleunigungs-Zeit-Verläufe.

Des Weiteren können diskrete kinematische Parameter, Winkel oder Bewegungsamplituden bestimmt werden. Hochwertige Produkte erfassen die Bewegungen dreidimensional im Raum und geben eine anschauliche Visualisierung der Objekte wieder. Sie nutzen eine Strichdarstellung des Untersuchungsobjektes zur Weiterverarbeitung für einfache Animationen, komplex modellierte »virtual reality«-Charaktere für Filme oder aber für die Visualisierung von Menschen durch Hinzufügen von Kraftvektoren, Körperschwerpunkten und Beschleunigungswegen.

Eine weitere Analyserichtung wird durch das Übereinanderlegen von zwei oder mehreren Videosequenzen möglich. Somit ist es möglich, mehrere Versuche bzw. mehrere Zyklen eines Sportlers oder zweier Sportler miteinan-

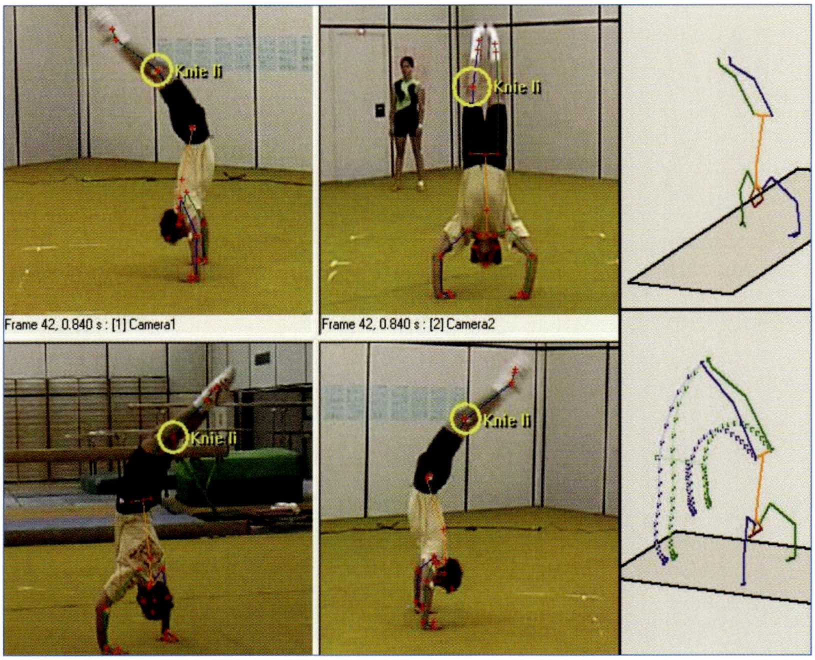

Abb. 6.19: 3D-Bewegungsanalyse (SIMI-Motion)

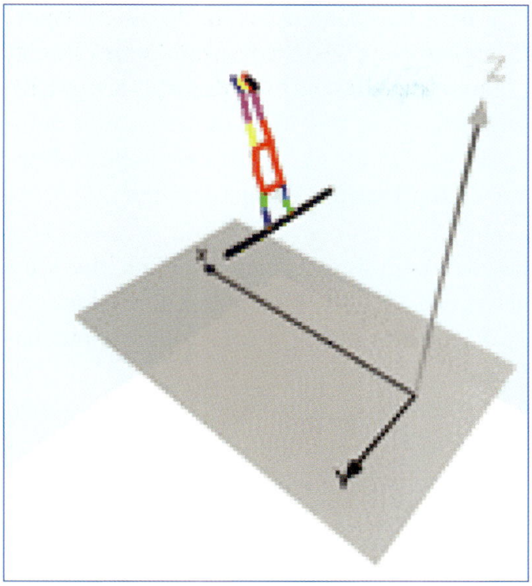

Abb. 6.20: 3D-Animation (SIMI-Motion)

der zu vergleichen. Durch die Synchronisation von Videoaufnahmen mit weiteren analogen Daten erwachsen viele bis dato nur schwer oder gar nicht zu realisierende Abbildungsmöglichkeiten bei der Analyse von Bewegungen des Menschen (s. Abb. 6.21).

6.3.2 Dynamometrie (Kraftmessung)

Die Kraft (F) ist die Ursache von Bewegungsänderungen, sowohl bei translatorischen als auch bei rotatorischen Bewegungen (vgl. Kapitel 4.2.1). Sportliche Bewegungen als Selbstbewegungen sind ohne das Wirken der Kräfte des Sportlers (Kräfte, die durch die Muskelkontraktion entstehen) nicht möglich. Es kann davon ausgegangen werden, dass die Struktur der Kraft-Zeit-Funktion während der Beschleunigungsphase des Sportlers bzw. des Sportgerätes eine grundlegende Bedeutung für die sportliche Leistung hat. Mit der Objektivierung der Kraft-Zeit-Funktionen lassen sich Aussagen über die Zweckmäßigkeit von sportlichen Bewegungen (sportlichen Techniken) ableiten. Aber auch in den Bereichen der Diagnostik von sportmotorischen Fähigkeiten können mithilfe der Dynamometrie Aussagen getroffen werden. Speziell zur Erfassung der Schnellkraft-, Maximalkraft- und Kraftausdauerfähigkeiten werden entsprechende Methoden eingesetzt.

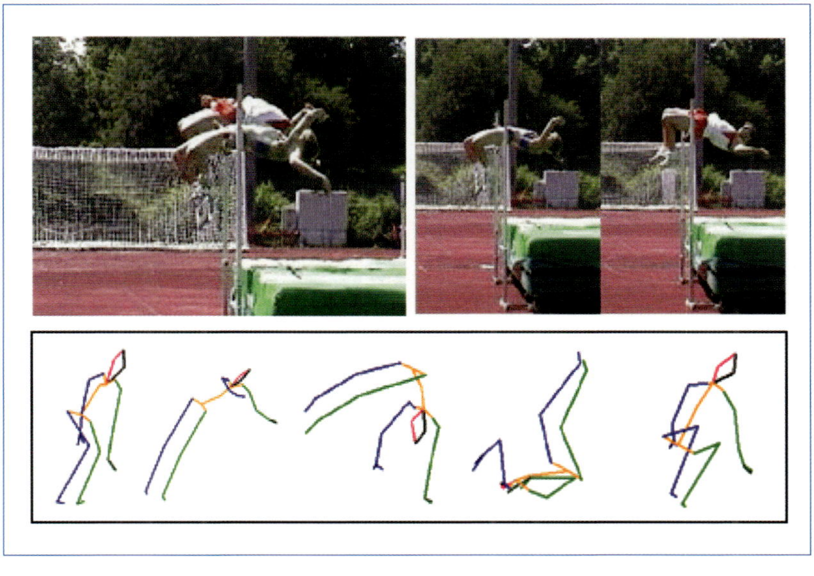

Abb. 6.21: Videosequenzbilder (SIMI-Motion)

Merke

- Die Messung der nach außen wirkenden Kräfte während eines diskreten Zeitintervalls bzw. zu einem bestimmten Zeitpunkt ist häufig Gegenstand biomechanischer Untersuchungen.
- Durch den einfachen Zusammenhang zwischen Kraft (F) und Beschleunigung (a) einerseits sowie Kraft (F) und Drehmoment (M) andererseits können auch Schlussfolgerungen über Betrag und zeitlichen Verlauf dieser Größen getroffen werden.
- Des Weiteren können über die grafische Integration aus den Beschleunigungs-Zeit-Funktionen auch die Geschwindigkeits-Zeit- sowie die Weg-Zeit-Funktionen abgeleitet werden.

Messprinzipien

Kräfte werden erst dann sichtbar, wenn zwei Körper aufeinander wirken. Das dritte Newton'sche Axiom bildet die Grundlage jeder Kraftmessung. Erst durch Aktion und Reaktion können die Maße der Kraftwirkungen bestimmt werden. Dabei spielt es keine Rolle, ob es kinetische (bewegungsändernde) oder statische (verformende) Situationen sind.

Kraftmessungen beruhen im Anwendungsfeld des Sports in den häufigsten Fällen auf dem Prinzip der elastischen Deformation eines Messfühlers (direkte Messungen[5]) unter der Wirkung einer oder mehrerer Kräfte. Dieses Prinzip gilt sowohl für mechanische als auch elektrische Messeinrichtungen. Als wesentliche Voraussetzung muss hierbei die Proportionalität zwischen Kraftwirkung und Durchbiegung des elastischen Messfühlers gelten. Die Belastung des Messfühlers sollte demnach prinzipiell nur in ihrem linearen bzw. annähernd linearen Bereich erfolgen.

Gegenwärtig werden hauptsächlich vier Varianten von Messfühlern eingesetzt:

1. Ringkraftmesser (Federprinzip – mechanisch)
2. Dehnungsmessstreifen (DMS – elektronisch)
3. piezoelektrische Bauelemente (piezoelektronisch)
4. Druckkraftmesser auf Grundlage der Hydraulik

Dehnungsmessstreifen

Der flächige Dehnungsmessstreifen besteht aus einer Messgitterfolie (Abb. 6.22) aus Widerstandsdraht auf einem Kunststoffträger und ist mit elektrischen Anschlüssen versehen. Das Messgitter besteht dabei entweder aus Metall oder aus Halbleitern wie Silizium. Dehnungsmessstreifen arbeiten nach dem Prinzip eines elektrischen Widerstandes, der

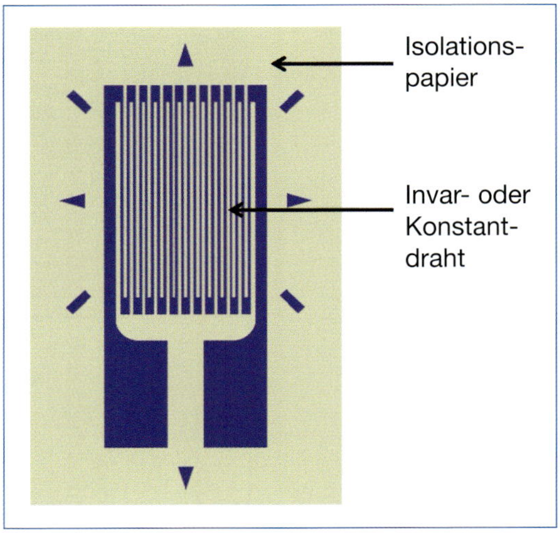

Abb. 6.22: Aufbau eines Draht-Dehnmessstreifens

[5] Daneben besteht ebenfalls die Möglichkeit, bei Kenntnis der Masse von Körpern oder Teilkörpern, über die Bestimmung der Beschleunigung durch ein kinematisches Objektivierungsverfahren die auftretenden Kräfte zu berechnen ($F = m \cdot a$).

bei einer Dehnung durch eine Krafteinwirkung seinen Widerstand ändert. Erfolgt eine Dehnung des Messstreifens, so nimmt sein Widerstand zu, wird er gestaucht, nimmt sein Widerstand ab. Die Änderung dieses Widerstandes verursacht eine Änderung der elektrischen Spannung. Diese wird verstärkt und kann so gemessen werden.
Diese Bauelemente sind sehr klein und haben kaum Eigengewicht. Sie lassen sich somit relativ leicht an Sportgeräten oder spezifischen Messinstrumenten mit Spezialkleber fixieren.

An dieser Stelle sollen nur ausgewählte Beispiele genannt werden. Eine für den Leistungssport bedeutsame Innovationseinrichtung ist die Forschungs- und Entwicklungsstelle Berlin (FES). Sie konzipiert Sportgeräte und Messsysteme für eine Reihe olympischer Sportarten (u.a. Rudern, Kanurennsport, Radsport, Schwimmen).
Seit 1991 führt die FES für den Deutschen-Ruder-Verband (DRV) Rudermessfahrten in Rennbooten durch. Bis dahin erfolgten die Untersuchungen in speziell konstruierten Messbooten. Seit der Olympiavorbereitung 2000 bewährte sich das mobile Messsystem 2000 vielfach im praktischen Einsatz (vgl. Abb. 6.23).

Mit dem neuen System können Ruderleistung und Rudertechnik der Bootsbesatzung (alle Bootsklassen) sowie des einzelnen Ruderers unter den konkreten Realisierungsbedingungen des Rennbootes sowohl im Training als auch bei Regatten objektiv erfasst werden. Daraus lassen sich Empfehlungen für das Training und die Renngestaltung ableiten. Ein

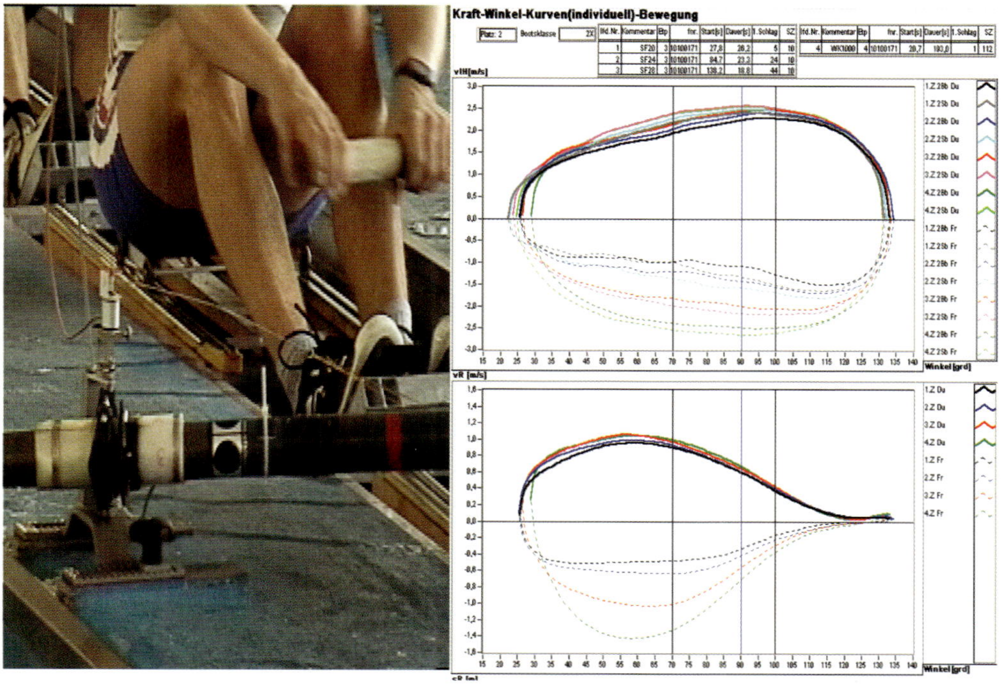

Abb. 6.23: Messdolle und Kraft-Winkel-Funktion

Feedbacksystem zur Sportler- und Trainerinformation auf dem Wasser komplettiert das Messsystem. Die ausgewerteten Messdaten können mit dem Videobild synchron abgespielt werden.

Piezo-Kraftaufnehmer

Eine weitere Möglichkeit Kraft zu messen, stellen die Piezo-Kraftaufnehmer dar[6]. Der *Piezo-Kraftsensor* besteht entweder aus Quarz oder aus piezokeramischem Material. Die angreifende Krafteinwirkung führt zum Piezo-Effekt. Auf dem piezoelektrischen Material werden Elektroden aufgebracht, sodass durch die angelegte Spannung ein elektrisches Feld entsteht, bzw. das durch eine mechanische Kraft hervorgerufene elektrische Feld eine Spannung an den Elektroden bewirkt. Der Piezo-Effekt setzt eine (marginale) Verformung des Piezokristalls in elektrische Ladung um. Die Summation der Veränderung der Ladung führt zu einer messbaren elektrischen Spannung. Wegen der sehr kleinen Ladungsmengen sind Verstärker erforderlich, die häufig bereits in das Piezo-Element integriert werden.

Eine der bekanntesten Anwendungen sind die Kraftmessplatten, die u.a. im Weit-/Hochsprung, im Gerätturnen, Wasserspringen sowie bei der Ganganalyse eingesetzt werden. Von den verschiedenen Kraftmessplatten gelten in der Biomechanik und Sportwissenschaft vor allem die von der *Firma Kistler Instrumente GmbH* in Winterthur (Schweiz) hergestellten Messplattformen als Standard. Das Material ist zumeist Aluminium, aber auch Glas kann zur Anwendung kommen (Abb. 6.25). Das Gewicht variiert je nach Modell und entspricht ungefähr 40 kg. Auch die Maße variieren je nach Ausführung und können z.B. 40 x 60 x 10 cm betragen. Mithilfe dieser Kraftmessplatten und einer ent-

[6] Diese Messsensoren werden auch in Beschleunigungsaufnehmern eingesetzt.

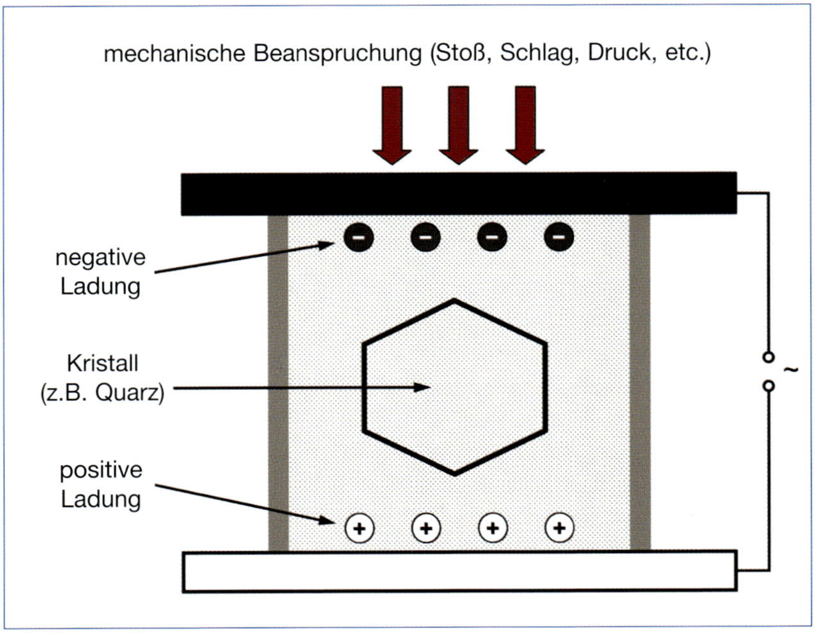

Abb. 6.24: Piezo-Kraftaufnehmer

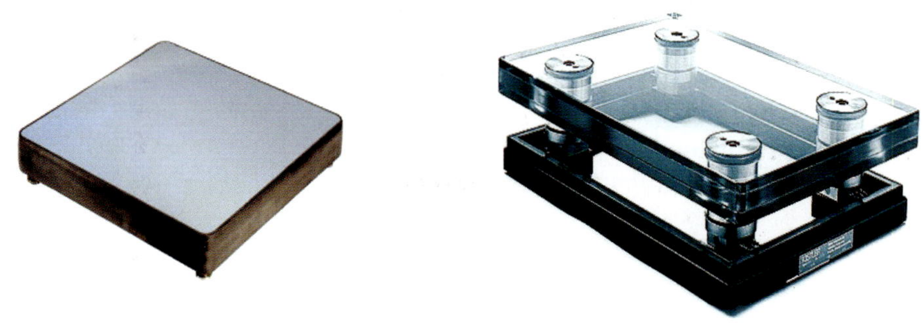

Abb. 6.25: Mobile Platte (links) und Einbauplatte der Firma Kistler (http://www.kistler.com/do.productfinder.de)

sprechenden Software können vertikale und horizontale Kraftkomponenten gemessen, visualisiert und vom Trainer analysiert werden. Dabei sind unter einer Messplattform piezoelektronische Sensoren oder Dehnungsmessstreifen befestigt. Mit diesen lassen sich Kräfte messen, die beim Gehen, Stehen, Laufen, Springen und Gleiten zwischen den Füßen und dem Boden wirken.
Neben der Erfassung der dreidimensionalen Kräfte ermöglicht die Kistler-Platte auch die exakte Bestimmung von Sprunghöhen, Flugzeiten und Bodenkontaktzeiten.

Um die verschiedenen Kraftfähigkeiten der unteren Extremitätenmuskulatur zu messen, werden verschiedene Sprungtechniken als Treatments genutzt. Je nachdem, welche Fähigkeit gemessen werden soll, kann man zwischen dem Counter Movement Jump, dem Squat Jump und dem Drop Jump wählen.

Beim *Counter Movement Jump* erfolgt ein Sprung aus der Grundstellung mit einer Ausholbewegung der Arme nach unten. Hierbei wird die konzentrische Kraftfähigkeit der Sprungmuskulatur erfasst.

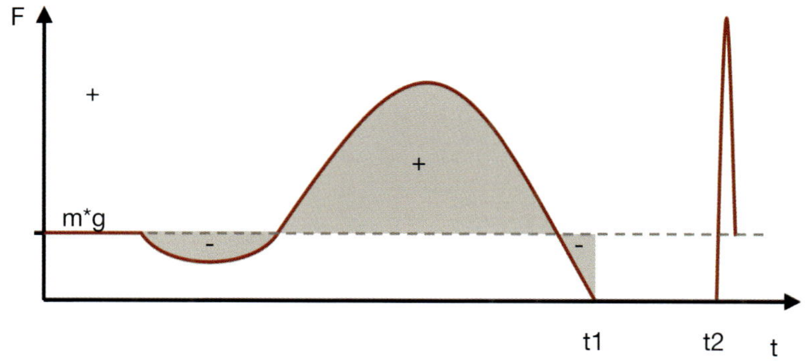

Abb. 6.26: Der typische Kraft-Zeit-Verlauf beim Counter Movement Jump: Im Gegensatz zum Squat Jump ist hier eine Ausholbewegung erkennbar. Die Zeitdifferenz t2 - t1 ist die Flugzeit.

Der *Squat Jump* ist ein Sprung aus der Hocke, der ohne Ausholbewegung der Arme erfolgt; er kann zum Testen der reinen konzentrischen Kraftfähigkeit der Sprungmuskulatur verwendet werden.
Der *Drop Jump* ist eine Sprungform zum Testen der Kraftfähigkeit inklusive der reaktiven Kraftfähigkeit der Sprungmuskulatur. Es erfolgt ein Niedersprung von einer vorher definierten Höhe mit anschließendem Absprung nach oben.

Ein weiteres Beispiel für den Einsatz der Kistler-Platte kann aus dem Schwimmsport aufgezeigt werden. Bei allen Startphasen (vom Startblock oder von der Beckenwand) oder bei den Wendephasen an der Beckenwand können die Kräfte mithilfe von Kraftmessplatten ermittelt werden. Für den Einsatz an den Beckenwänden muss die Messplatte wasserdicht verschweißt werden.
An der Universität Potsdam erfolgte der Einsatz sowohl bei der Analyse der Starttechniken vom Starblock als auch beim Rückenstart von der Beckenwand. Hier wird die Platte vertikal am Schwimmbeckenrand angebracht (Abb. 6.28). Es erfolgt die Messung der Kraft-Zeit-Funktion, indem der Schwimmer sich auf ein Signal hin schnell und kräftig von der Platte abstößt.

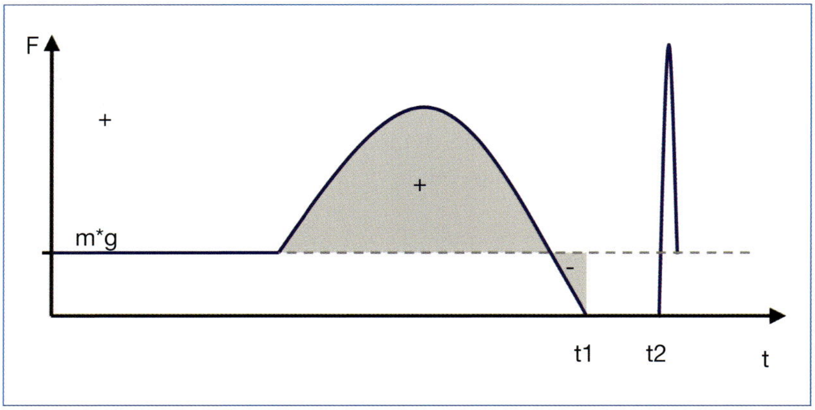

Abb. 6.27:
Der typische Kraft-Zeit-Verlauf beim Squat Jump:
Die Sprungbewegung startet mit einer positiven Beschleunigung.
Die Zeitdifferenz t2 - t1 ist die Flugzeit.

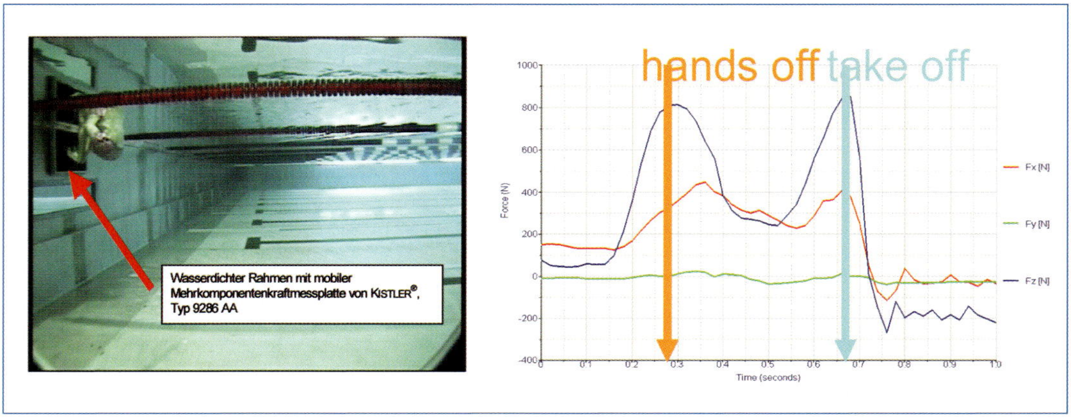

Abb. 6.28: Wasserdichte Kraftmessplatte am Beckenrand und Kraft-Zeit-Funktion eines Rückenstarts (www.uni-potsdam.de/u/sport/index)

Merke

- Die Grundlage jeder Kraftmessung bildet das dritte Newton'sche Axiom (Gegenwirkungsgesetz).
- Kraftmessungen im Sport basieren in den häufigsten Fällen auf dem Prinzip der elastischen Deformation eines Messfühlers unter der Wirkung einer oder mehrerer Kräfte.
- Der Einsatz von Dehnungsmessstreifen (DMS, engl.: strain gauge) an Sportgeräten und spezifischen Messinstrumenten nutzt die Änderung des elektrischen Widerstandes infolge mechanischer Deformation (Dehnung, Stauchung).
- Die auf Kraftmessplatten ermittelten Werte beruhen auf dem Piezo-Effekt, der durch eine auf die Messplattform einwirkende, mechanische Kraft ausgelöst wird.
- Das Kraftverhalten der unteren Extremitäten kann spezifisch über die Sprungtechniken Counter Movement Jump (CMJ), Drop Jump (DJ) oder Squat Jump (SJ) ermittelt werden.

6.3.3 Körperschwerpunktbestimmung

Der Körperschwerpunkt des Menschen (KSP, engl.: Center of Mass, *CM* – auch *CG* oder *CoG*, Center of Gravity) wird als fiktiver Massemittelpunkt bei einer bestimmten Körperhaltung definiert. Er ist keine physikalische Größe, wird aber als Hilfsgröße bezeichnet.

Der Körperschwerpunkt ist ein fiktiver Punkt, in dem die Masse des gesamten Körpers gedacht werden kann. Dieser Punkt bildet den Angriffspunkt der Gewichts- oder Schwerkraft. Der Schwerkraftvektor wirkt also senkrecht vom KSP zum Erdmittelpunkt.

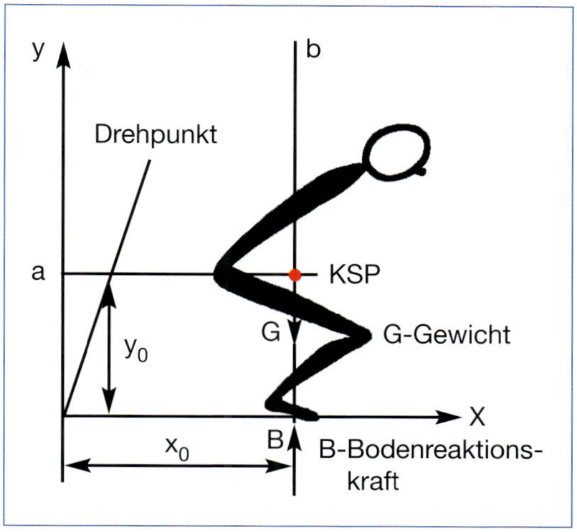

Abb. 6.29: KSP-Bestimmung (nach *Marhold* 1979)

Man kann diesen Sachverhalt auch anders formulieren: Im KSP halten sich die Schwerkraftmomente aller Masseteile die Waage. Daraus resultiert eine besondere Konstellation für Sportler, die sich in der Luft, also in Flugphasen befinden. Hier wirkt neben den Luftströmungen nur die Schwerkraft. Da diese jedoch im KSP angreift, kann die Schwerkraft kein Moment erzeugen, der Körper rotiert also in der Luft um Achsen, die durch den Schwerpunkt gehen. Da kein externes Moment wirkt, bleibt der Gesamtdrehimpuls erhalten (vgl. Kapitel 4.2.4). Bewegt sich der Körper sehr schnell im freien Fall (z.B. Ski- und Fallschirmspringen), so entsteht ein Moment, wenn der Druckpunkt (also der Angriffspunkt der resultierenden Luftkraft) nicht im KSP liegt. Hier muss der Springer durch Einsatz der Arme und Beine die Flugposition stabilisieren.

Besondere Bedeutung hat der KSP, weil er als Angriffspunkt für die *Gewichts- oder Schwerkraft* dient und sich die Position bei jeder Bewegung des Menschen mehr oder weniger verändern kann. Im Gegensatz zu starren Körpern, bei denen der KSP auch gleichzeitig das geometrische Zentrum definiert, gibt es beim Menschen keinen festen KSP, sondern er ist abhängig von der Körperposition und der Masseverteilung im Körper.

Die Bedeutung der Kenntnis der Lage des KSP bei einer bestimmten Körperhaltung bzw. der Lageänderung des KSP bei sportlichen Bewegungen ergibt sich u. a. aus folgenden Überlegungen:

1. In Flugphasen (z.B. Weit- und Hochsprung, Pferdsprung, Sprünge am Boden, Sprünge beim Eiskunstlaufen) durchläuft der KSP bei allen schrägen Absprüngen unter Vernachlässigung der Luftreibung eine Wurfparabel.
2. Für viele äußere Kräfte, wie die Gewichtskraft, die der Bewegung entgegengerichtete Trägheitskraft der Translation und die Fliehkraft bei Drehbewegungen, bildet der KSP den Angriffspunkt.
3. Die nach außen wirksame resultierende Muskelkraft ($F_{Muskel\ gesamt}$) ergibt sich aus der Formel.

Die Sprunghöhe beim Hochsprung kann theoretisch aus Teilhöhen zusammengesetzt werden (s. Abb. 6.30). H_1, die KSP-Höhe beim letzten Bodenkontakt, ist weitgehend anthropometrisch determiniert, kann aber durch korrekte Technik (Schwungmasseneinsatz) verändert werden. H_2 ist der Anteil, der durch den vertikalen Absprungimpuls erzeugt wird. H_3 beschreibt die Ökonomie, d. h. die Differenz zwischen KSP-Höhe am Scheitelpunkt der Flugparabel und der möglichen Lattenhöhe bei einem gültigen Sprung. Diese Teilhöhe (H_3) ist bei den dargestellten Techniken bei gleicher Sprunghöhe sehr variabel (von +40 bis -9 cm). Da der menschliche Körper aus mehreren Segmenten besteht, ist es möglich, den KSP unterhalb der Latte zu passieren, ohne die Latte zu reißen. Bei der Bestimmung der Ökonomie der eingesetzten Technik ist es erforderlich, den KSP zu bestimmen.

Die *analytischen Methoden* zur Bestimmung des Körperschwerpunktes erlauben die Berechnung der 3D-KSP-Koordinaten eines sich bewegenden Sportlers und sind Standard für biomechanische Analysen. Hier kommen vor allem die kinematischen Objektivierungsmethoden (Film oder Video) zum Einsatz.

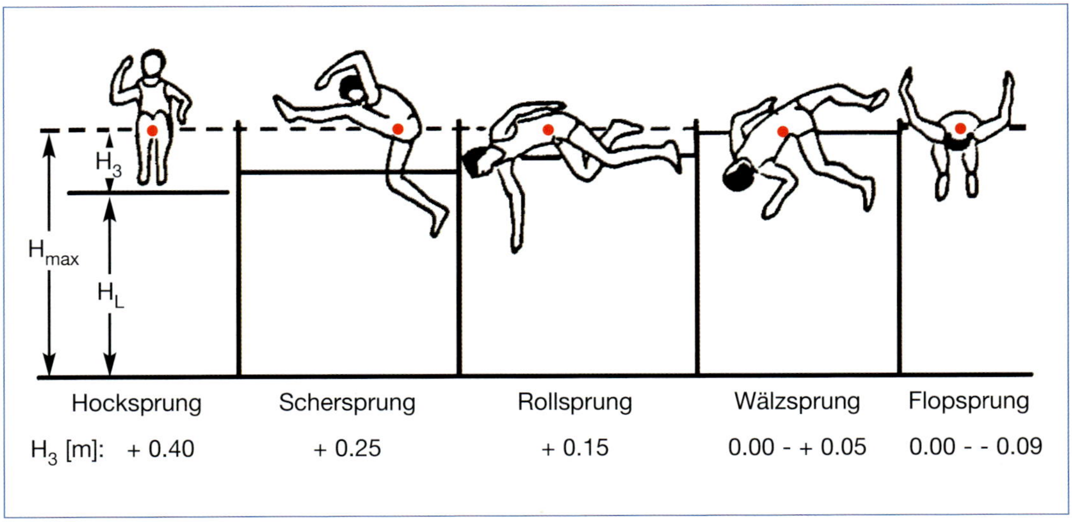

Abb. 6.30: KSP-Erhöhung bei verschiedenen Hochsprungtechniken

Für die Berechnung des KSP wird ein Körpermodell benötigt und möglichst individualisierte anthropometrische Daten. Das Körpermodell definiert die zu betrachtenden Segmente. Häufig sind es Fuß, Unterschenkel, Oberschenkel, Oberarm, Unterarm, Hand (je rechts und links), Rumpf und Kopf bzw. Hals. Für jedes Segment wird folgende Information benötigt:

- Verbindung mit anderem(n) Segment(en)
- anatomische Beschreibung des proximalen (körperstammnahen) bzw. distalen Segmentendes
- Massenverteilung innerhalb des Segments, ausgedrückt als Lage des Segmentschwerpunktes (SP) relativ zum proximalen Segmentende (% SL)
- Masse des Segments in Prozent von der Gesamtmasse des Körpers (Tab. 6.4)

Für eine definierte Pose einer Bewegung werden zwei einfache analytische KSP-Bestimmungen eingesetzt: die Hauptpunktmethode nach *Knoll-Eggers* und die Gelenkpunktmethode nach *Dickwach* (1967).

Körperteile	Verhältnis		Relativgewicht
	proximal	distal	
Kopf	3	1	0,07
Rumpf	3	2	0,43
Oberarm	4	5	0,06
Unterarm	4	5	0,04
Oberschenkel	4	5	0,24
Unterschenkel	4	5	0,10
Füße	4	5	0,04
Hände	2	3	0,02

Tab. 6.4: Lage der Teilkörperschwerpunkte und Relativgewichte von Körperteilen

Körperteile	Anzahl	Relativgewicht %
Fußgelenk	2	4,2
Kniegelenk	2	16,4
Hüftgelenk	2	32,4
Schultergelenk	2	27,2
Ellenbogengelenk	2	5,2
Handgelenk	2	1,6
Kopf	1	7,0
Fuß	2	4,0
Hand	2	2,0
Summe	2	100

Tab. 6.5: Relativgewichte in Prozent des Gesamtkörpergewichtes (nach *Dickwach* 1967)

Für bestimmte Fragestellungen werden zudem Daten für die Trägheitsmomente des Segments bezüglich der Hauptachsen benötigt.

Probleme bei der KSP-Bestimmung

Die analytische KSP-Bestimmung kann zwar universell (bei Vorhandensein eines Fotos oder eines Videobildes) für fast alle Körperhaltungen eingesetzt werden, sie ist aber durch eine Reihe von Fehlerquellen in ihrer Aussagegenauigkeit eingeschränkt. Probleme entstehen durch fehlerhafte Festlegung der Teilkörperschwerpunkte und/oder der Gelenkmittelpunkte. Bei videogestützten Analysen kommen noch intrasegmentelle Bewegungen der Weichteile hinzu – so bewegen sich z. B. die inneren Organe, wenn der Körper die Lage im Raum verändert.

Gravierend sind auch Fehler, die durch ungenaue Modellannahmen entstehen. Diese Fehler haben sowohl systematische als auch zufällige Effekte. Die Literatur bietet eine ganze Reihe von Datensätzen für Segmentparame-

ter. Diese Daten sind statisch, d.h. von einer bestimmten Stichprobe (häufig von Leichen und Leichenteilen) erhoben, aber nicht unbedingt repräsentativ. Es leuchtet ein, dass Daten eines älteren Mannes nicht problemlos auf eine junge Turnerin übertragen werden können.
Auch Kinder benötigen spezielle Verfahren, da sie andere Proportionen haben als Erwachsene.
Weiterhin ist das Festlegen der Gelenkpunkte sehr subjektiv, da teilweise Körperteile verdeckt sind und die Lage der Gelenkpunkte nur annähernd bestimmt werden kann.

6.3.4 Elektromyographie

Die Elektromyographie ist eines der jüngsten Objektivierungsverfahren, die ihren Einsatz neben den klinischen Bereichen, der Physiologie auch zunehmend in der biomechanischen Forschung findet.

Mithilfe der Oberflächenmyographie[7], die im anglo-amerikansichen Sprachraum als *Surface Electromyography (SEMG)*[8] bezeichnet wird, können wichtige Aspekte der sporttechnischen Vervollkommnung und/oder die Entwicklung sportmotorischer Fähigkeiten in den Fokus biomechanischer Untersuchungen gerückt werden (vgl. *Zschorlich* 1987, S. 27):

- das koordinative Verhalten der Muskulatur bei einer Bewegung
- die neuronalen Mechanismen bei der Bewegungsproduktion
- die Leistungsfähigkeit und Belastbarkeit bei muskulärer Arbeit
- der Energieumsatz
- die Entwicklung der muskulären Kraft sowie
- deren Wirkungsgrad und Ökonomisierung

Die Elektromyographie hat sich durch Kombination mit den etablierten Verfahren (vor allem Videoanalysen und Dynamometrie) in der Forschung und Diagnostik im Sport weiterentwickelt.
Durch die *Triggerung* mit aufgezeichneten Gelenkwinkeln, Umkehrpunkten bei Beuge- und Streckbewegungen, Kräften, Drehmomenten, Kontakten zwischen Sportlern und Sportgeräten und weiteren mechanischen Parametern können weiterführende Interpretationen erreicht werden (vgl. *Freiwald* et al. 2007).
Die Darstellung der Grundlagen, der Bedingungen und Möglichkeiten der Oberflächenelektromyographie in diesem Buch würde den Rahmen sprengen. Die Autoren verweisen auf vorhandene Standardwerke: *Freiwald* et al., »Einführung in die Elektromyographie« (2007), erschienen im selben Verlag, oder die »EMG-Fibel« von *Konrad* (2005).

Am Beispiel eigener Forschungsprojekte soll exemplarisch der Einsatz der Oberflächenelektromyographie dokumentiert werden.
Ein Projekt aus dem Jahr 2005 war die »Mehrdimensionale Bewegungsanalyse der Starttechnik im Rückenschwimmen«. Die Untersuchung war eine komplexe biomechanische Analyse der Rückenstarttechnik anhand kinematischer, dynamischer und *elektromyographischer* Daten.
Die elektromyographischen Aktivitäten von acht leistungsbestimmenden Muskeln konnten technisch erfasst werden (Tab. 6.6). Diese Muskeln stellen die wichtigsten Stabilisato-

[7] Neben der Oberflächenelektromyographie, bei der Hautelektroden zum Einsatz kommen, werden im klinischen Bereich Nadel- und Fadenelektroden zur Messung von Aktionspotenzialen motorischer und sensorischer Nerven sowie auch von Muskelaktionspotenzialen verwendet.

[8] Diese Positionen lehnen sich an das von *Freiwald* et al. 2007 im gleichen Verlag erschienene Werk »Einführung in die Elektromyographie« an.

Oberkörper	**Untere Extremitäten**
• M. deltoideus • M. biceps brachii • M. triceps brachii • M. erector spinae	• M. rectus femoris • M. gluteus maximus • M. semitendinosus • M. gastrocnemius medialis

Tab. 6.6: Relevante Muskeln für EMG-Ableitungen beim Rückenstart (rechte Körperseite)

ren für die Ausgangshangphase und Kinetoren des Absprungs, der Flug- und Wassereintrittsbewegung sowie der Gesamtkörperbewegung bei der »Delphinkickbewegung« während der Unterwasserphase dar. Es wird angenommen, dass die abgeleiteten Muskeln die höchste Kraft erzeugen, die für einen wirkungsvollen Start des Schwimmers benötigt wird.

Die Haut wurde nach Vorgaben von *Seniam* (2000) rasiert, gesäubert und die Elektroden wurden mit Klebstreifen und wasserdichtem Pflaster (Tegaderm, 3M Inc.) fixiert. Abbildung 6.31 zeigt beispielhaft amplituden- und zeitnormierte EMG-Signalverläufe bei (a) M. deltoideus, (b) M. erector spinae, (c) M. rectus femoris und (d) M. semitendinosus bis zum Ende des dritten »Delphinbeinkicks« in der Unterwasserphase.

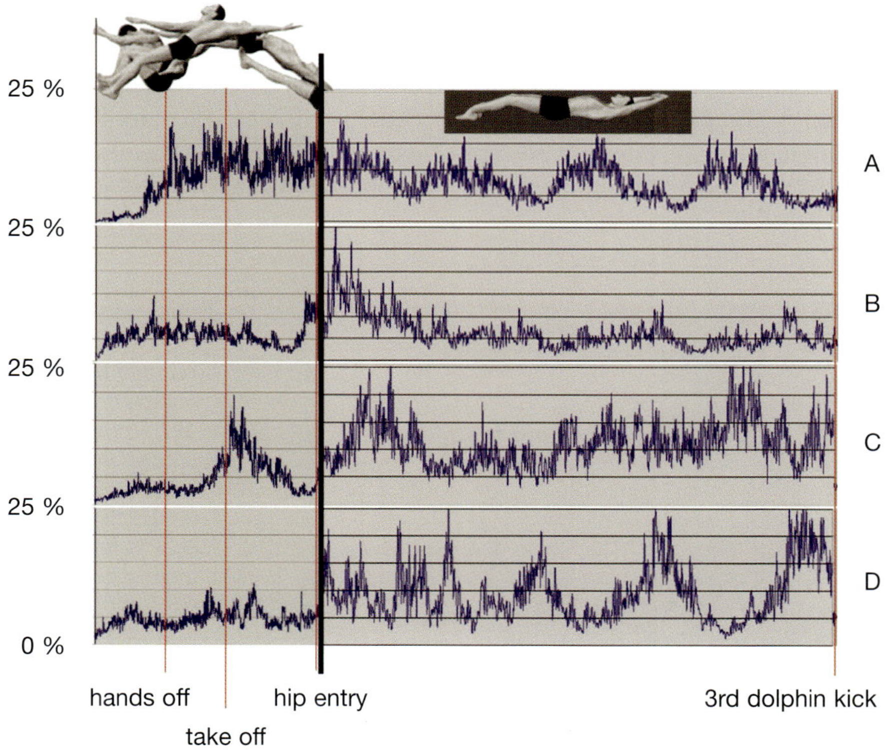

Abb. 6.31: Normierte EMG–Muster beim Rückenstart - a) M. deltoideus, b) M. erector spinae, c) M. rectus femoris, d) M. semitendinosus

Die Roh-EMGs wurden gleichgerichtet und die Daten Bandpass gefiltert (Butterworth, 2. Ordnung, cut-off-Frequenzen 10,0 Hz und 400,0 Hz) sowie mit dem gleitenden Mittelwert (moving average) von Butterworth bei 8,0 Hz, 2. Ordnung berechnet. In Bezug auf die maximale Muskeltätigkeit während der Gesamtbewegung bis zur 7,5-m-Marke erfolgte eine Normalisierung der Signalamplitude.

Eine wesentliche Erkenntnis dieser Studie belegt im Gegensatz zu früheren EMG-Untersuchungen der Grab- und Trackstartechnik (*Krüger* et al. 2003) eine sehr eindeutige Aussage über eine hohe Wiederholungsübereinstimmung und eine hohe Reproduzierbarkeit der gekennzeichneten Muster in der Muskelaktivität »während der anfänglichen Hang- und der anschließenden Gleitphase«. Im mittleren Teil der Startbewegung, d.h. während der Flugphase und des Wassereintritts, zeigt die dynamische Miteinbeziehung der Antriebs- und Gleichgewichtsmuskeln größere intra- und interindividuelle Variabilitäten.

Ein *zweites Projekt* (2007/08) ist im Rudersport angelegt. Ziel dieses Projektes ist es die Muskelaktivitäten im Ruderzyklus in differenzierten praxisnahen Bewegungssituationen in Verbindung mit der synchronen Erfassung der kinematischen Bewegungsstruktur zu objektivieren.

Neben der kinematischen Aufnahme der Ruderbewegung mit einer Digitalkamera (Typ Panasonic, Japan bzw. Casio, Japan) kommt ein 8-Kanal-EMG (BioVision®, Germany) zur Erfassung der Muskelaktivitäten zum Einsatz. Dabei wird der Proband mit den für den jeweiligen Muskel relevanten Elektroden ausgestattet (Abb. 6.32).

Eine Fragestellung zielt auf die Stabilität der Rudertechnik bei verschiedenen Schlagfrequenzen. Deutliche Veränderungen sind in Abbildung 6.33 dargestellt. Der Ruderer fuhr in seinem eigenen Trainingsboot, mit kurzen Pausen zwischen den einzelnen Fahrten. Hier ist zu erkennen, dass die Intensität der Ansteuerung mit zunehmender Schlagfrequenz

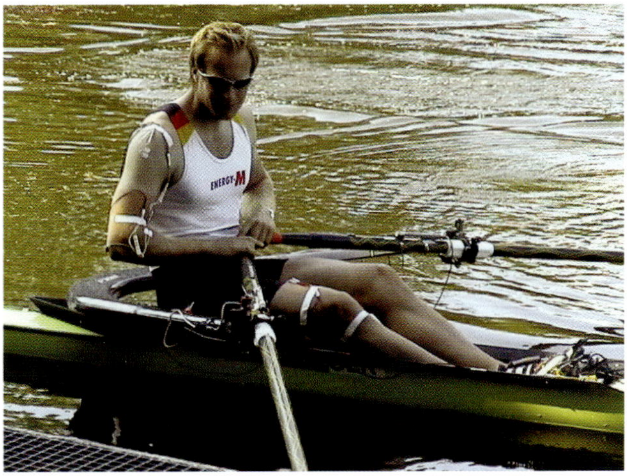

Feldtest Freiwasser

- M. brachioradialis
- M. biceps brachii
- M. deltoideus
- M. erector spinae
- M. rectus abdomis
- M. rectus femoris
- M. biceps femoris
- M. gastrocnemius

Abb. 6.32: links: Proband mit angelegten EMG-Elektroden; rechts: Auflistung der abgeleiteten Muskulatur

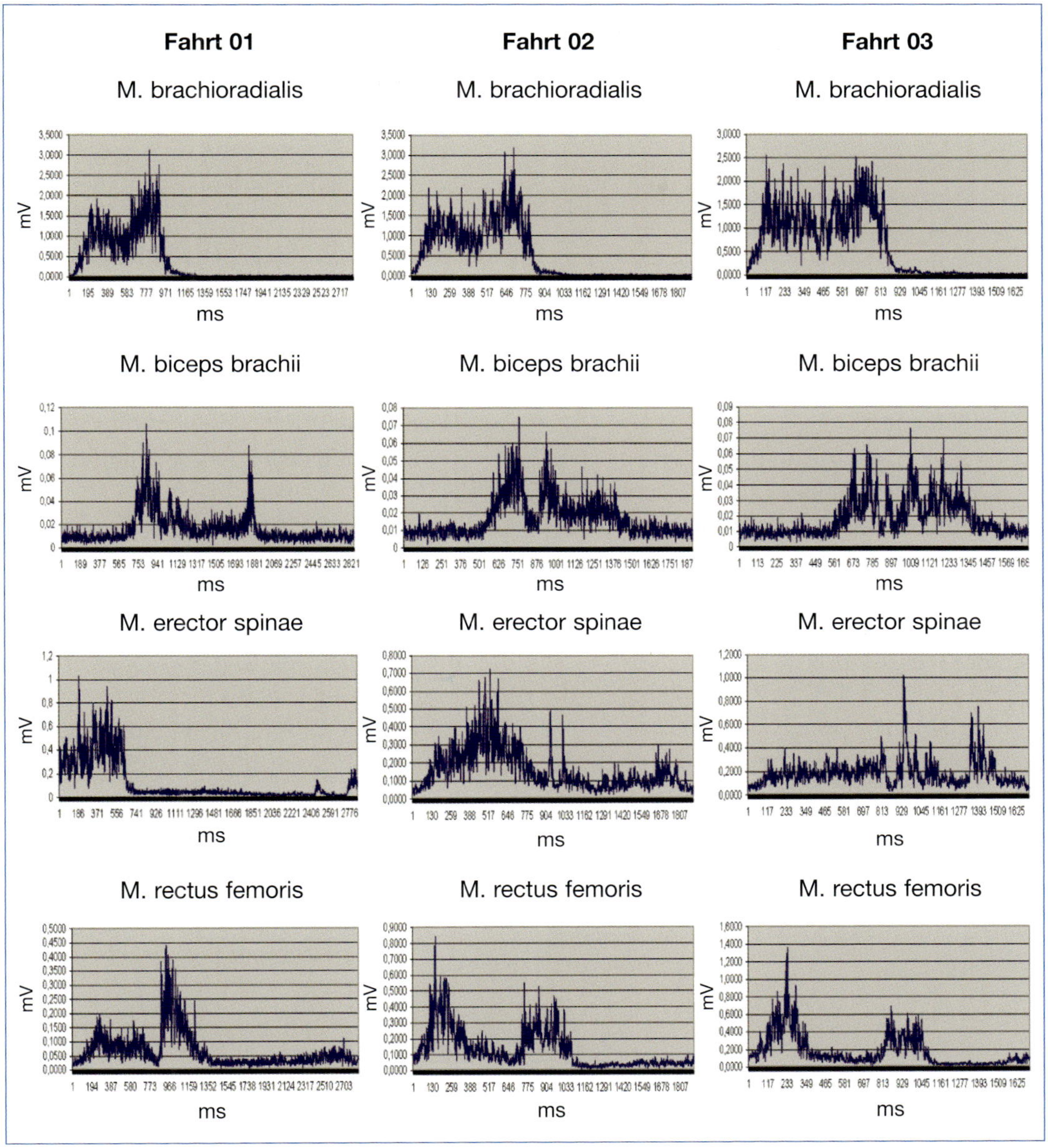

Abb. 6.33: Muskelaktivität von vier Muskeln bei drei verschiedenen Schlagfrequenzen eines Ruderers im Einer

bei drei der vier dargestellten Muskeln anstieg. Auch die zeitliche Ansteuerung der Muskeln vergrößerte sich. Insgesamt kann für diese vier Muskeln eine Ähnlichkeit der Erregungsmuster im zeitlichen Verlauf für die unterschiedlichen Schlagfrequenzen konstatiert werden.

Merke

Die Elektromyographie gibt Einsicht in die inter- und intramuskuläre Koordination der Muskeltätigkeit bei Bewegungshandlungen des Menschen. Die myoelektrischen Signale an den Muskelfasermembranen werden durch Elektroden erfasst und verstärkt. Wissenschaftler verschiedenster Forschungsgebiete verwenden das SEMG zur Registrierung physiologischer und pathophysiologischer Kontrollphänomene. Physio- und Sporttherapeuten, Trainer und Sportlehrer haben mit dem EMG ein Werkzeug in den Händen, das ihnen ermöglicht, komplexe Bewegungsabläufe zu studieren.

Kontrollfragen

1. Was verstehen Sie unter den Begriffen Objektivierung und Quantifizierung? Beschreiben Sie jeweils zwei Beispiele aus der Sportpraxis!
2. Welche Voraussetzungen müssen gegeben sein, um eine Videobildanalyse im Sport einzusetzen?
3. Beschreiben Sie den Algorithmus für die Durchführung einer Videobildanalyse!
4. In welchen Sportarten ist der Einsatz der Videobildanalyse sinnvoll und in welchen Sportarten muss darauf verzichtet werden?
5. Was ändert sich, wenn die Masse von S_1 so groß ist wie die Massen von S_1 und S_3 zusammen?
   Zum Nachdenken: Zeigen Sie mit diesem Beispiel, wie es möglich ist, eine Latte im Stabhochsprung zu überqueren (gültiger Sprung), ohne den KSP über Lattenhöhe zu heben. Formulieren Sie Regeln für eine möglichst ökonomische Lattenüberquerung.
   Zum Grübeln: Ist unter Ökonomieaspekten die Überquerung in Überstreckung oder in Rumpfbeugung vielversprechender? Warum nehmen Flopspringer eine überstreckte Körperhaltung ein?
6. Was ist der Körperschwerpunkt und für welche Aufgaben ist es erforderlich, den KSP zu bestimmen?
7. Berechnen Sie den KSP im Arbeitsblatt KSP mit unterschiedlichen Datensätzen.
8. Welches Messprinzip findet bei Kraftmessplatten Anwendung und wo liegen die Einsatzgebiete der Messplattformen?
9. Erläutern Sie spezifische Treatments zur Ermittlung der Kraftfähigkeiten der unteren Extremitäten auf einer Kraftmessplatte!
10. Welche Ziele lassen sich mit dem Einsatz der SEMG verfolgen?

7 Biomechanische Anwendungsaspekte sportlicher Bewegungen

7.1 Mechanische Wechselwirkungen beim Schwimmen

7.1.1 Besonderheiten des Mediums Wasser

Wasser ist ein flüssiger Körper mit mittlerer Dichte. Das bewog die Physiker, reines Wasser bei 4 °C und normalem Luftdruck die Dichtezahl 1 zu geben und danach alle übrigen Körper einzuordnen. Salzwasser ist dichter, Gasbeimischungen dagegen verringern die Dichte. Bei zu großer Temperatur (z.B. über 30 °C) sinkt die Dichte ebenfalls, was die Kraftwirkungen im Wasser beeinflusst.

Das Wasser selbst übt einen Druck aus auf alle Körper, die sich in ihm befinden. Der Betrag der Druckkraft (F) ist dabei abhängig von der Größe der Fläche, auf die ein Wasserdruck wirkt, und von der Höhe der Wassersäule. Mit zunehmender Wassertiefe wird demnach die Druckkraft größer. Beim Schwimmen beträgt sie etwa 5 kp.

Die mittlere Dichte von 1 bedeutet auch, dass die Wasserteilchen gegeneinander verschiebbar sind. Das heißt, bei Abdruckbewegungen weichen die Teilchen aus, was das Vorwärtskommen komplizierter macht (Verringerung der Gegenkraft). Auf der anderen Seite bieten die Wasserteilchen aufgrund der höheren Dichte wesentlich mehr Widerstand als das Medium Luft. Das macht sich als Bremskraft beim Schwimmen sehr deutlich bemerkbar.

Merke

Der Abdruck am Wasser mit den Extremitätenflächen muss in optimal tiefen Wasserschichten erfolgen, da mit zunehmender Tiefe der hydrostatische Druck größer wird ($p \sim h$) und die Wasserteilchen nicht so schnell ausweichen können wie nahe der Wasseroberfläche.

7.1.2 Physiologische Wirkungen des Wassers

Die oben beschriebenen physikalischen Eigenschaften des Wassers wirken in verschiedener Weise auf den menschlichen Organismus. Daraus erklärt sich zum einen der gesundheitliche Wert des Schwimmens und Badens, zum anderen aber auch die Notwendigkeit, den Anfänger an diese besonderen Reize zu gewöhnen.

Der *Kältereiz* führt zu ständigem Wärmeverlust, was oftmals als unangenehm empfunden wird, weil es mit Frieren verbunden ist. Auf der anderen Seite wird durch den höheren Energieverbrauch aber auch die Stoffwechseltätigkeit angeregt. Besonders positive Wirkung hat dabei die Schulung der Regulationsmechanismen der Haut, was wir allgemein als Abhärtung bezeichnen. Die Schutzsignale des Körpers (Zittern, Gänsehaut, blaue Lippen) müssen trotzdem beachtet werden. Das gilt besonders für die Arbeit mit Kindern.

Von großer Bedeutung ist der *Wasserdruck*. Er wird beim Untertauchen nicht nur vom Anfänger als unangenehm empfunden, er erschwert auch die Ausatmung, behindert das

Vorwärtskommen und kann beim Springen sogar Schmerzen verursachen. Damit muss sich der Lernende auseinandersetzen. Bei längerem Üben lernt er, den Widerstand für den Abdruck vom Wasser als Voraussetzung für den Vortrieb zu nutzen. Die ständige Atmung gegen den Wasserdruck führt außerdem zur Kräftigung der Atemmuskulatur und zur Erhöhung der Vitalkapazität.

Des Weiteren ist der Wasserdruck verantwortlich für den sogenannten Tauchreflex. Beim Aufenthalt im Wasser kommt es zu einer zentralen Blutverschiebung, d.h. zu einer Verschiebung des Blutes von der Peripherie zum Herzen. Das gesunde Herz reagiert darauf mit stärkerer Kontraktion (Erhöhung des Herzminutenvolumens) und Senkung des Pulses.

Beim Schwimmen (ca. 5 kp) beträgt die Pulsminderung etwa 10–15 Schläge/Minute. Dieser Wert ist bei allen Trainingsbelastungen zugrunde zu legen, gilt aber nicht im Leistungssport, da hier eine weitestgehende Anpassung erfolgt ist. Von größerer Bedeutung ist dieses Phänomen dagegen bei vorgeschädigtem Herzen, da die Erhöhung der Druckarbeit auch eine Mehrbelastung bedeutet. Eine ärztliche Untersuchung ist in diesen Fällen unbedingt erforderlich.

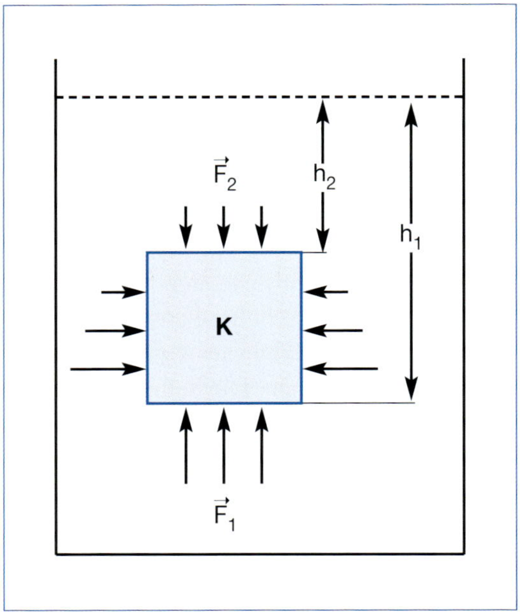

Abb. 7.1: Prinzip des statischen Auftriebs

Der Wasserdruck ist auch die Ursache für das Zustandekommen des *Auftriebes*. Wie Abbildung 7.1 zeigt, wirken im Wasser von allen Seiten Kräfte auf einen Körper. Während sich die seitlichen Kräfte gegenseitig aufheben, entsteht durch die größere Höhe h_1 ein größerer Druck an der Unterseite, was zum *statischen Auftrieb* führt. Der Körper verliert scheinbar an Gewicht.

Das *archimedische Prinzip* besagt:

Der Auftrieb F_A eines im Wasser eingetauchten Körpers ist gleich dem Gewicht des von dem Körper verdrängten Flüssigkeitsvolumens F_{Fl}.

Der Auftrieb ist also volumenabhängig. Zur Beurteilung der Schwimmfähigkeit, also der Frage, ob der Körper schwimmt, schwebt oder sinkt, benötigt man allerdings die Größe der Schwerkraft. Das Verhältnis von Gewicht zu Volumen ist die Dichte.

Ein Körper schwimmt demzufolge, wenn der Auftrieb größer ist als die Schwerkraft, oder wenn die Dichte des Körpers kleiner ist als die der Flüssigkeit, konkret kleiner als 1. Ein solcher Körper steigt nach dem Untertauchen so weit nach oben, bis ein Teil des Körpers sich nicht mehr im Wasser befindet. Dieser Teil verdrängt kein Wasser mehr, der statische Auftrieb wird dadurch also kleiner, es kommt zu einem Gleichgewichtszustand. Ein Körper schwebt, d.h., er verharrt in völlig eingetauchtem Zustand unter der Wasseroberfläche, wenn beide Größen gleich sind. Das ist bei Bernstein der Fall (Bernsteinprobe).

Ein Körper sinkt, wenn der Auftrieb kleiner ist als die Schwerkraft oder wenn die Körperdichte über 1 liegt, also größer als die Dichte des Wassers ist. Die Dichte des menschlichen Körpers schwankt um den Wert 1. Das hängt vor allem vom Körperbau (Anteil von Muskel- und Fettgewebe) ab und damit vom Geschlecht und vom Alter, von der Vitalkapazität und von dem Atemzustand. Bei voller Einatmung liegt die Dichte bei 0,94 bis 0,98, im ausgeatmeten Zustand bei 1,01 bis 1,07.

Überprüfen kann man die Schwimmfähigkeit des Menschen mit Hilfe der Hockschwebe. Je mehr vom Rücken aus dem Wasser schaut, also je höher die Wasserlage, umso größer ist der statische Auftrieb im Verhältnis zum Gewicht. Dieses *Auftriebserlebnis* ist von zentraler Bedeutung für den Schwimmanfänger, erfährt er doch, dass der Mensch von Natur aus schwimmt.

Die Dichte des wachsenden menschlichen Körpers wandelt sich mit dem Lebensalter, d.h., der Körper von Kindern zwischen 10 bis 12 Jahren weist eine kleine und damit günstige Dichte auf. Diese Tatsache kann in der Technikschulung zu guten Erfolgen beitragen. Der Körper der Mädchen weist um das 16. Lebensjahr ein Dichtemininum auf, das in diesem Altersbereich gemeinsam mit vielen anderen Voraussetzungen zu hohen sportlichen Leistungen im Sportschwimmen führen kann. Der Körper der Jungen dagegen zeigt eine größere Dichte, die sogar bis etwa zum 17./18. Lebensjahr eine steigende Tendenz hat und sich dann erst stabilisiert.

Die Tatsache, dass der menschliche Körper im Wasser eine Entlastung erfährt, wird von Orthopäden sehr häufig für therapeutische Zwecke genutzt. Für Übergewichtige ist Wasser ein geeignetes Medium für Herz-Kreislauf-Belastungen.

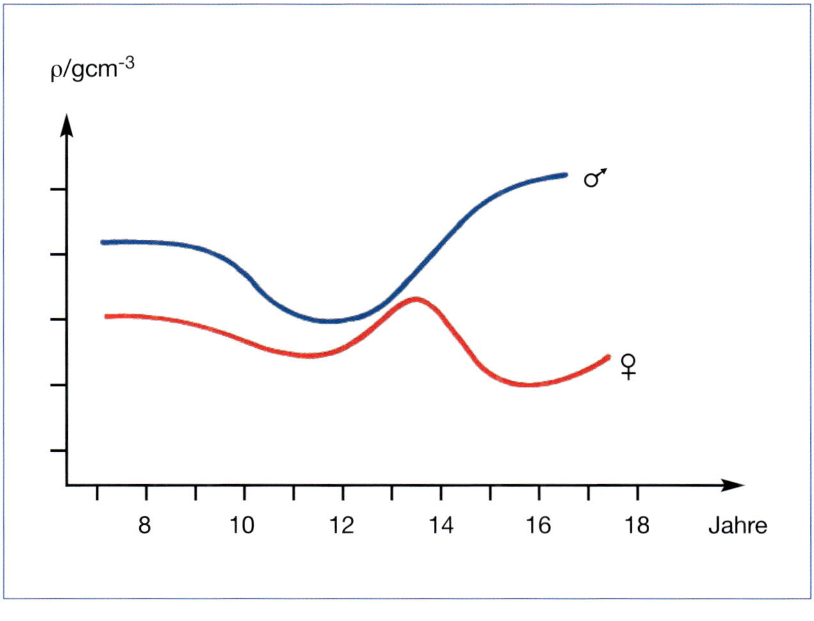

Abb. 7.2:
Die Dichte des Menschen in Abhängigkeit vom Alter

Merke

- Es sind so viel Körperteile wie möglich ins Wasser zu legen (z.B. Kopf), um den statischen Auftrieb zu vergrößern.
- Um eine hohe Körperlage im Wasser zu erzielen, muss die Dichte des Schwimmers kleiner sein als die des Wassers. Das wird erreicht durch:
  - Vergrößerung der Vitalkapazität (Ausdauertraining),
  - optimale Ausnutzung des Lungenfassungsvermögens (Schulung der Atemtechnik),
  - ausgewogene Entwicklung der Muskelmasse, da $\rho_M > 1$,
  - physikalisch und physiologisch optimale Temperatur des Wassers.

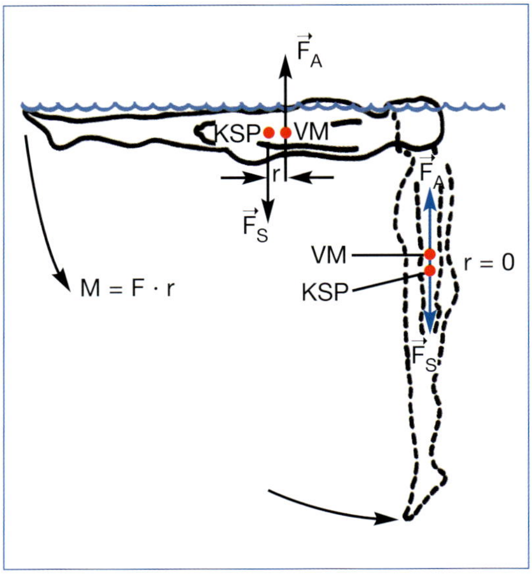

Abb. 7.3: Wirkung von Schwerkraft und statischem Auftrieb

7.1.3 Die Kraftwirkungen beim Schwimmen

Vertikale Kräfte

Wir betrachten zunächst den ruhenden menschlichen Körper in Strecklage im Wasser und sehen, dass dort zwei vertikale Kräfte angreifen, die Schwerkraft F_S und der statische Auftrieb F_A.

Aufgrund des unregelmäßigen anatomischen Baues – der Oberkörper weist eine geringere Dichte auf als der untere Teil – besitzen die Kräfte auch unterschiedliche Angriffspunkte. Bei der Mehrzahl der Menschen ist der Volumenmittelpunkt VM (Ansatz des statischen Auftriebes) gegenüber dem Körperschwerpunkt KSP (Ansatz der Schwerkraft) brustwärts verlagert zu finden. Durch diesen horizontalen Abstand r der Angriffspunkte bei entgegengesetzter Kraftwirkung kommt es zu einem Drehmoment, das den Körper aus der horizontalen Lage in die stabile senkrechte Gleichgewichtslage dreht (siehe Abb. 7.3).

Bei Männern ist dieses Absinken der Beine besonders deutlich, während Frauen und jüngere Schulkinder ein kleineres Drehmoment besitzen, da bei ihnen der Volumenmittelpunkt tiefer liegt.

Eine Reduzierung des Drehmomentes wird erreicht, wenn die Arme in der Hochhalte gut gestreckt werden. Durch die Veränderung der Massenverteilung nähern sich die Angriffspunkte aneinander an, der horizontale Abstand r wird kleiner und die Füße sinken nicht so schnell ab (siehe Abb. 7.4).

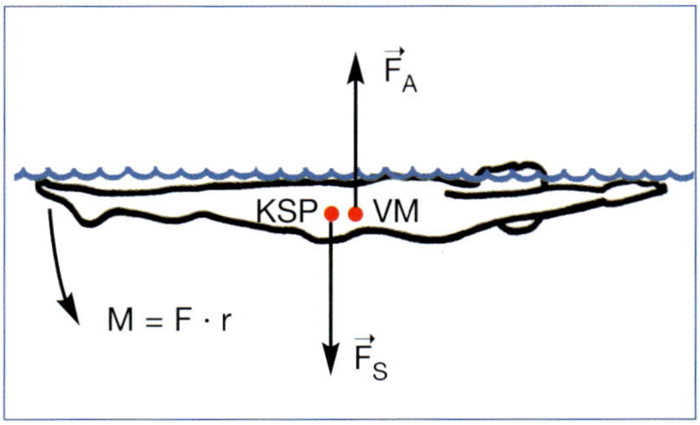

Abb. 7.4: Reduzierung des Drehmomentes

Daher muss u.a. auf eine gute Streckung des Körpers nach dem Start, den Wenden und innerhalb der Bewegungen der Schwimmarten geachtet werden. Ganz wichtig ist diese gestreckte Armhaltung vor dem Kopf, aber auch für die Anfängerausbildung, da sie wesentlich die Wasserlage bestimmt. Kinder können so ihren Körper bereits in der Ruhelage ohne großen Aufwand horizontal im Wasser halten.

Setzt sich der Schwimmer in Bewegung oder wird er angeströmt, tritt eine weitere Querkraft auf, der *dynamische Auftrieb*. Bedingt durch seinen Angriffspunkt – er ist vom Körperschwerpunkt fußwärts verlagert – und durch seine Wirkungsrichtung hebt er nicht nur das oben beschriebene Drehmoment auf, er verleiht dem Körper im Verhältnis zur Wasseroberfläche auch eine sogenannte hohe Lage, die die Einatmung und das Bewegen der Arme frei vom dichteren Medium Wasser begünstigt. Deshalb ist er in den meisten Fällen erwünscht. Das Zustandekommen des dynamischen Auftriebes beim Sportschwimmen, wo sich Kopf und Schultern zum Teil über der Wasseroberfläche befinden, verdeutlicht das folgende Modell in Abbildung 7.5.

Durch den positiven Anstellwinkel α zur Wasseroberfläche greift am angeströmten Körper eine schräg nach hinten oben wirkende Kraft F an. Diese Kraft resultiert zum einen aus der horizontal wirkenden Widerstandsraft F_W und zum anderen aus der Auftriebskraft F_A. Beide Kräfte sind abhängig vom Anstellwinkel und müssen beim Schwimmen in ein günstiges Verhältnis zueinander gebracht werden.

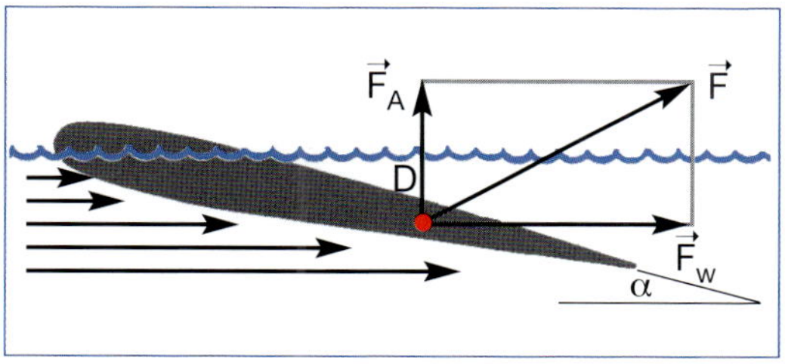

Abb. 7.5: Entstehung des dynamischen Auftriebes

Der optimale Bereich, je nach der Notwendigkeit des dynamischen Auftriebes, liegt bei einem Winkel α von 0 bis 15°. Über 15° wird die Auftriebskraft wieder kleiner, während die horizontal und bremsend wirkende Wasserwiderstandskraft hingegen bis zu einem Anstellwinkel von 90° ständig größer wird (vgl. Abb. 7.6).

Der Anstellwinkel des Körpers und damit die Widerstandskraft und der dynamische Auftrieb werden vor allem von der Schwimmgeschwindigkeit v bestimmt. In Ruhelage weist die Körperlängsachse im Normalfall einen Anstellwinkel zur Wasseroberfläche von 90° auf. Mit zunehmender Schwimmgeschwindigkeit wird der Anstellwinkel kleiner, ohne in den meisten Fällen den Wert 0° zu erreichen oder einen negativen Wert anzunehmen.

Durch die *Bewegungen der Extremitäten* wirken ebenfalls dynamische Querkräfte, die jedoch zumeist unerwünscht sind, da sie den Vortrieb verringern. Zu Beginn der Armbewegung im Wasser ist eine Auftriebskraft, am

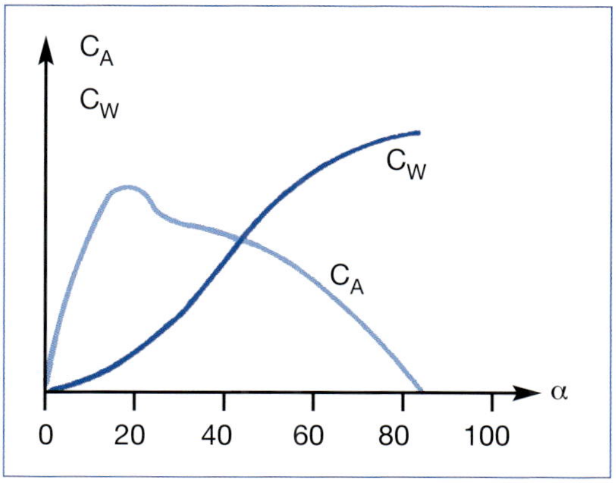

Abb. 7.6: Entwicklung der Widerstandskoeffizienten c_W und c_A in Abhängigkeit vom Anstellwinkel des Körpers α

Ende der Armbewegung eine Abtriebskraft vorhanden. Nur dazwischen, in der Hauptphase, können die Querkräfte vermieden werden, denn es dominiert die horizontale Komponente (vgl. Abb. 7.7).

Beim Beinschlag des Delphin-, Kraul- und Rückenschwimmers treten überwiegend Querkräfte auf. Aufgrund der Art der Bewegungsausführung ist beim Delphin- und Kraulschwimmen die Auftriebskraft im Verhältnis zur Abtriebskraft größer. Beim Rückenschwimmen sind die Verhältnisse umgekehrt, wodurch der Körper auch einen größeren Anstellwinkel aufweist als beim Kraulschwimmen.

Bei Anfängern ist der Anteil der Auftriebskräfte sehr hoch. Das geht natürlich auf Kosten des Vortriebes. Mit zunehmender Entwicklung des Könnens geht das Bestreben dahin, dieses Verhältnis zu optimieren, d.h. die vorhandene Muskelkraft F mehr und mehr in Vortrieb umzuwandeln und die Querkräfte klein zu halten. Das ist letztlich das Anliegen des Techniktrainings.

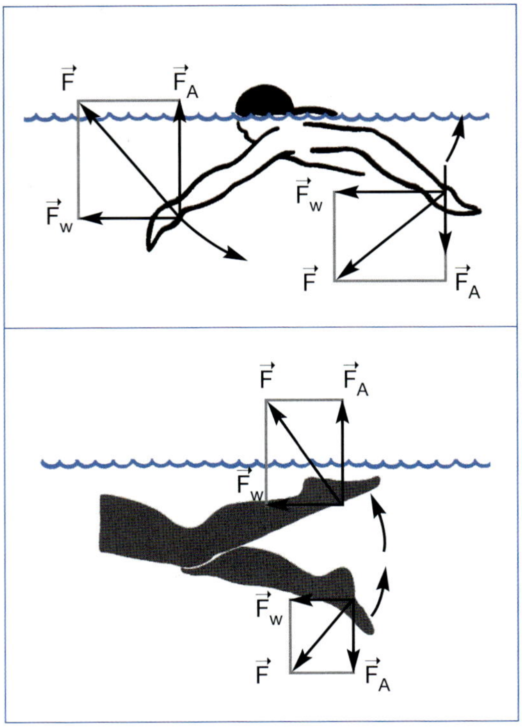

Abb. 7.7: Dynamische Querkräfte an den Extremitäten

Merke

Die Arme sind gestreckt über bzw. vor dem Kopf zu halten, weil dadurch das Drehmoment reduziert oder im günstigsten Fall sogar aufgehoben wird.

Horizontale Kräfte

Es wurde oben schon erwähnt, dass beim bewegten Körper auch eine horizontale Kraft auftritt, der *Wasserwiderstand*. Er berechnet sich bekanntlich nach der Widerstandsformel von *Newton*:

$$F_W = A \cdot \rho / 2 \cdot v^2 \cdot c_W$$

Neben der Stirnfläche des schwimmenden Körpers F, der Dichte des Wassers ρ, der Körperform und Oberflächenbeschaffenheit (Enthalten im Widerstandsbeiwert c_W) ist es vor allem die Strömungsgeschwindigkeit (v^2), die die Größe des Wasserwiderstandes beeinflusst.

Bei Messungen an 40 Versuchspersonen haben sich die Widerstände mit steigender Geschwindigkeit (bezogen auf die 100-m-Zeit) wie folgt verändert:

1:40 min	=	3,0 kp
1:30 min	=	3,4 kp
1:20 min	=	4,6 kp
1:10 min	=	6,0 kp
1:00 min	=	8,3 kp
0:50 min	=	11,8 kp

Dieser Gesamtwiderstand, der beim Schwimmen möglichst klein gehalten werden soll, setzt sich aus den Komponenten *Reibungswiderstand*, *Formwiderstand* und *Wellenwiderstand* zusammen.

Reibungswiderstand

Reibungskräfte treten immer dort auf, wo sich zwei bewegte Körper direkt berühren. Das ist auch zwischen dem Schwimmer und dem flüssigen Körper Wasser der Fall. Bewegt sich der Schwimmer, wird die unmittelbar am Körper anliegende Wasserschicht (Grenzschicht) mitbewegt. Aufgrund der Schichtung des Wassers und der Reibung zwischen den Schichten (wir sprechen von innerer Reibung) folgen die anderen Schichten verzögert. Sie kippen um und es entstehen turbulente Strömungen am sich bewegenden Körper (vgl. Abb. 7.8). Um die Wirbelbildung möglichst gering zu halten, sind glatte Körperoberflächen und eng anliegende Schwimmbekleidungen von Vorteil.

Formwiderstand

Beim heranwachsenden Menschen wandelt sich die *Körperform* und damit die Größe des Widerstandskoeffizienten c_W.
In Abbildung 7.9 ist zu erkennen, dass die Körper der Mädchen um das 15. Lebensjahr, die der Jungen wenige Jahre später den kleinsten Widerstandskoeffizienten mit relativ kleiner Streubreite aufweisen. Die in diesem Altersbereich relativ gute Körperform gestattet zusammen mit vielen anderen Faktoren, hohe Leistungen zu erreichen.

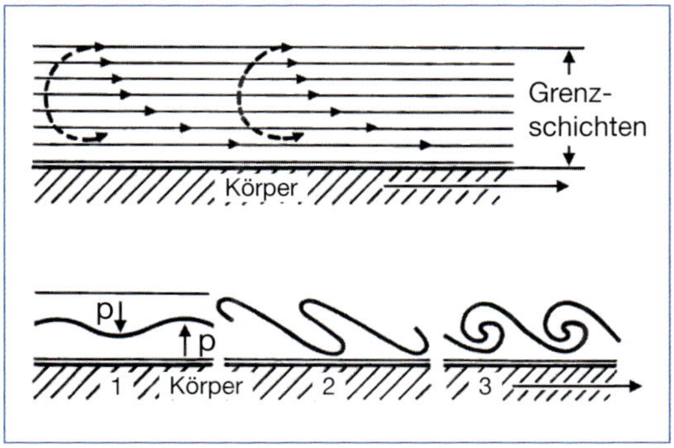

Abb. 7.8: Entstehung turbulenter Strömungen

Die Abbildung 7.10 zeigt, wo sich die Wirbelzonen des Menschen befinden und dass eine ausgeprägte Muskelprofilierung unter diesem Aspekt hinderlich ist. Lange, schlanke Körper, die nach hinten spitz auslaufen, weisen die geringsten Verwirbelungen auf. Der ideale Stromlinienkörper besitzt einen Widerstandsbeiwert von 0,04. Der Mensch dagegen kommt im besten Falle auf einen Wert von 0,45. Von diesem kann er sich durch unangemessenes *Körperverhalten* nur noch entfernen.

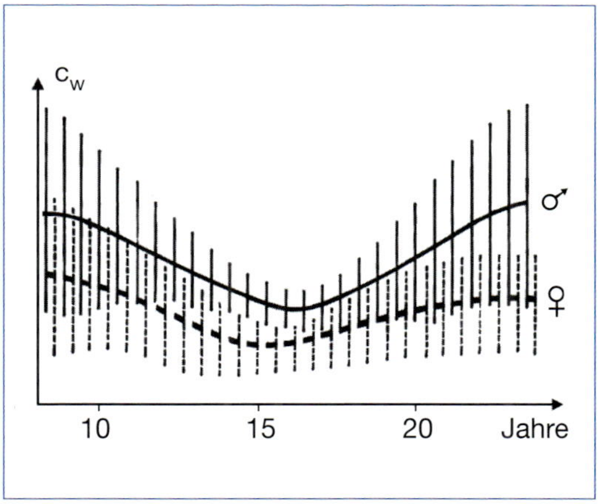

Abb. 7.9: Widerstandsbeiwert in Abhängigkeit vom Alter

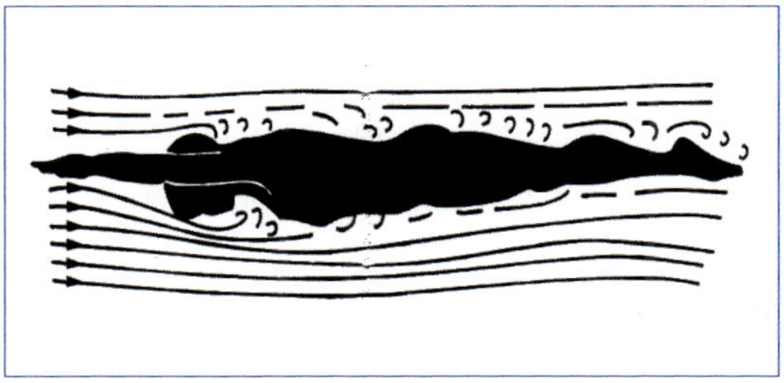

Abb. 7.10: Wirbelzonen am menschlichen Körper

Solche Verschlechterungen werden z.B. hervorgerufen durch:

• Anheben des Kopfes	leicht	5–8 %
	stark	ca. 25 %
• nicht gestreckte Füße		6–13 %
• Anstellwinkel von 15 Grad		ca. 50 %
• Anziehen der Oberschenkel von 100 Grad		
mit geöffneten Knien		ca. 88 %
mit geschlossenen Knien		ca. 106 %

Das Strecken der Arme vor dem Kopf in den Gleitphasen bei geschlossenen Händen reduziert den Formwiderstand erheblich.
Die *Extremitätenbewegungen* erzeugen, wenn auch ungewollt, ebenfalls Bremskräfte. Insbesondere beim Brustschwimmen sind diese sehr groß, da das Rückführen der Arme und Beine in die Abdruckpositionen gegen die Schwimmrichtung im dichteren Medium Wasser erfolgt. Aber auch beim Kraulbeinschlag haben wir in der unteren Umkehrposition ungünstige Abdruckbedingungen. Bei mangelnder Fußstreckung und großer Schlagweite können hier Bremskräfte entstehen, was bei Anfängern sehr häufig der Fall ist.

Wellenwiderstand

Wellen vergrößern den Wasserwiderstand am Körper und hemmen damit den Schwimmer in seiner Vorwärtsbewegung, denn sowohl zur *Erzeugung* als auch zur *Überwindung von Wellen* wird Energie benötigt, die dem Vortrieb verloren geht.

Deshalb müssen die Bemühungen in zwei Richtungen gehen:

- Reduzierung der Wellenbildung am Körper durch aktives »Wasserfassen« in der Eintauchphase der Arme (kein Schlagen) und durch ausreichende Tauchtiefe (mindestens 1/3 der Körperlänge) in den Gleitphasen nach Start und Wende, um eine Oberflächenberührung und damit eine Wellenbildung zu vermeiden.
- Vermeidung des Kontaktes mit Fremdwellen oder mit reflektierten Eigenwellen. Der moderne Bäderbau berücksichtigt das bei der Konstruktion der Seitenwände des Beckens. Eine Reflexion der Wellen wird weitestgehend ausgeschlossen, weshalb die Außenbahnen heute sogar Vorteile bieten. Die modernen Bahnbegrenzungsleinen sind so gestaltet, dass sie bei richtiger Anbringung die Wellen ebenfalls reduzieren helfen.

Trotzdem sollte ein Schwimmer nicht zu nahe an der Leine schwimmen, da hier zum einen die Wellen nicht schnell genug vom Körper weglaufen, zum anderen auch die Wellen vom Schwimmer auf der Nachbarbahn sich auf die Vorwärtsbewegung des Körpers hemmend auswirken.
Die entscheidende horizontale Kraft jedoch, in Schwimmrichtung und damit dem Wasserwiderstand entgegengerichtet, ist der *Vortrieb*. Aus dieser Wirkungsrichtung ergibt sich eine Wechselbeziehung.
Wird die Antriebskraft größer, wird der Körper zunächst positiv beschleunigt. Bei einer größer werdenden Schwimmgeschwindigkeit vergrößert sich auch der Wasserwiderstand ($F_W \sim v^2$). Auf einem höheren Geschwindigkeitsniveau tritt ein Gleichgewichtszustand zwischen Antriebs- und Widerstandskraft ein, wenn die Antriebskraft nicht weiter zunimmt. Wird die Antriebskraft kleiner, verläuft dieser Vorgang umgekehrt.
Wenn die Antriebskraft an einem in Bewegung gesetzten Körper nicht mehr wirkt, bewegt sich der Körper zunächst infolge seiner Massenträgheit weiter in Schwimmrichtung. Es greift nur noch die Widerstandskraft am Körper an, die ihn in seiner Bewegung abbremst, bis er zur Ruhe kommt, sofern nicht

inzwischen erneut eine Antriebskraft eingesetzt wird (erstes Newton'sches Axiom). Das ist im Schwimmen insofern von Bedeutung, da wir hier bei den Gleichzug- und Gleichschlagbewegungen (Brust- und Delphinschwimmen) ständig solche antriebslosen Phasen haben.

Die Antriebskraft oder der Vortrieb wird im Sportschwimmen durch die Extremitätenbewegung erzeugt. Der gesamte Trainings- oder Ausbildungsprozess ist darauf gerichtet, diese Kraft zu maximieren. Das kann zum einen über die Entwicklung der konditionellen Fähigkeiten (vor allem Kraftausdauer) und zum anderen über die Verbesserung des Wirkungsgrades des aktuellen Potenzials erfolgen. Letzteres ist Gegenstand des Techniktrainings entsprechend dem individuellen Könnensniveau.

Merke

- Eine annähernd horizontale Lage des Körpers im Wasser mit gut gestreckten Extremitäten nach dem Start, den Wenden und innerhalb bestimmter Phasen der Bewegungsabläufe der Schwimmarten lässt den Körper eine optimale Form und Querschnittsfläche erreichen, die einen relativ kleinen Wasserwiderstand hervorruft.
- Die richtige Haltung des Kopfes trägt wesentlich zur Verbesserung der Körperform und damit zur Minderung des Wasserwiderstandes bei.
- Eine straff sitzende glatte Badekappe lässt ein schnelles Umfließen des Kopfes durch das Wasser zu.
- Beim Schwimmen dicht an der Beckenwand oder Bahnbegrenzungsleine wirken sich die Wirbel stärker am Körper aus, weil sie nicht so schnell von ihm weglaufen können. Auch aus diesem Grunde können von den Schwimmern in Becken mit einem flachen Wasserteil selten so gute Zeiten erreicht werden, wie sie in einem durchgehend tiefen Wasser zustande kommen.

Kontrollfragen

1. Welche Kräfte greifen am Schwimmer an? Beschreiben Sie die Kräfte und ihre Wirkungen!
2. Nennen Sie Maßnahmen zur Verringerung des Wasserwiderstandes.
3. Erläutern Sie das Kräftespiel der horizontalen Kräfte beim Steigerungsschwimmen!
4. Welche Kraftwirkungen kommen durch die Extremitätenbewegungen zustande?

7.1.4 Allgemeine Technikmerkmale

Aus den Bewegungsbeschreibungen wurden allgemeingültige Kriterien entwickelt, die als Grundlage für die Technikschulung und -beurteilung in allen Schwimmarten Gültigkeit haben und Anwendung finden. Sie zielen auf die Maximierung der Schwimmgeschwindigkeit.

Länge des Beschleunigungsweges

Die optimale Länge des möglichen Abdruckweges ist voll zu nutzen, um eine lange Wirkungszeit der Abdruckkraft zu sichern. Das wird erreicht durch:

- Einnehmen einer guten Ausgangsposition (z.B. genügende Streckung der Arme zu Beginn der einleitenden Phase der Bewegung),
- genügende Beugung der Extremitäten in den beteiligten Gelenken, vor allem in der einleitenden Phase und in der Hauptphase,
- am Ende der Bewegung gutes Nachdrücken der Abstoßflächen nach hinten zur

bestmöglichen Ausnutzung des horizontalen Abstoßweges.

Die jeweilige Technik einer Schwimmart bestimmt selbstverständlich die optimale Länge des horizontalen Weges. Sie ist z.B. im Rückenschwimmen wesentlich größer und hat ein anderes Verhältnis zur vertikalen Weglänge, als das beim Brustschwimmen möglich ist.

Verlauf des Abdruckweges

Zur Erzielung einer antriebswirksamen Abdruckrichtung (annähernd geradlinig und parallel zur Körperlängsachse) wird die Hebellänge der Arme durch Beugen und Strecken verändert.

In der Praxis des Schwimmens haben sich in der Hauptphase maximale Hebelarmverkürzungen von 25–30 % als günstig für die Vortriebserzeugung erwiesen. Dadurch bewegen sich die Hände nicht auf einer Geraden nach hinten, sondern mit leichten seitlichen Abweichungen. Der Schwimmer versucht gewissermaßen, immer wieder ruhende Wasserschichten zu greifen und sich von ihnen abzudrücken. Es entstehen die typischen Zugmuster der Hände, die für die einzelnen Schwimmarten charakteristisch sind.

Stellung der Abdruckflächen

Durch die Ellbogen-vorn-Haltung in den Bewegungsabschnitten, in denen sich der Schwimmer vornehmlich entgegengesetzt zur Schwimmrichtung bewegt, bzw. durch »Überstrecken« der Füße werden optimal große Abdruckflächen geschaffen (rechtwinklig zur Vortriebsrichtung; vgl. Abb. 7.11).

Hierin liegt eine weitere Funktion der Hebelarmverkürzung der Arme. Beim Beinschlag des Kraul-, Rückenkraul- und Delphinschwimmens ist für die Erfüllung dieser Forderung eine gute Beweglichkeit in den Knie- und Hüftgelenken erforderlich, denn für den Abstoß des Körpers in Schwimmrichtung ist das Vermögen, die Füße zu überstrecken, wesentlich (Prinzip der Schwimmflosse). Ist diese Fähigkeit nicht vorhanden, wird z.B. zu Beginn der vertikalen Bewegung des Fußes entweder nur eine Querkraft F_A (Abb. 7.11 b) oder sogar neben F_A eine den Vortrieb hemmende Kraft – F_V – zu finden sein (Abb. 7.11 c).

Kraft- und Geschwindigkeitsverhalten

Nach dem Prinzip des steigenden Krafteinsatzes wird die Abdruckbewegung in der Hauptphase kraftvoll ausgeführt. Am Ende dieser Bewegung wird mit den Händen betont nachgedrückt. F_{max} und v_{max} befinden sich somit zu Beginn des letzten Drittels der Hauptphase!

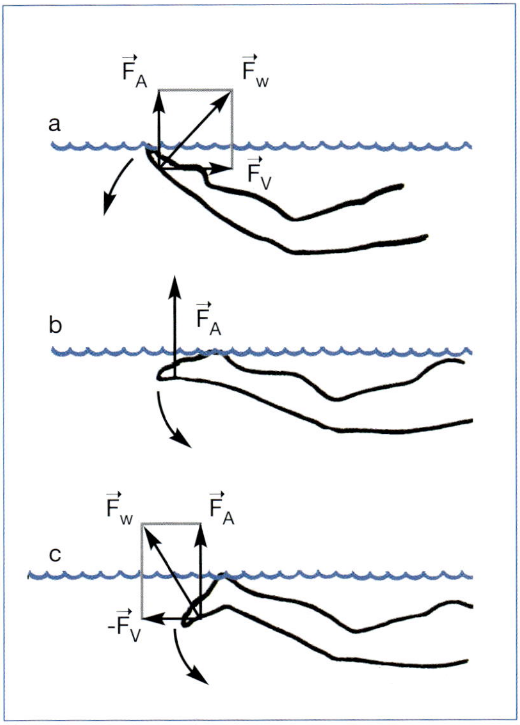

Abb. 7.11: Die Wirkung der Beinbewegung

Das soll verhindern, dass die Wasserteilchen von den Abstoßflächen ausweichen. Ein »Schlagen« oder »Reißen«, wie wir es bei Anfängern häufig finden, bewirkt, dass die mitgenommenen Luftblasen auf der Rückseite der Abstoßflächen nicht genügend abgestreift werden und/oder die Wirbelströmung abreißt. Das verringert die Abdruckkraft, weil in dem Wassersog der Arm nicht ausreichend fixiert werden kann.

Gestaltung der vorbereitenden Phase

In der Vorbereitungsphase, auch Überwasserphase genannt, sollen die Extremitäten widerstandsarm, schnell und entspannt in die Ausgangsposition zurückgebracht werden. Dabei kommt es darauf an, dass sich die durch die vorangegangene Abdruckbewegung beanspruchte Muskulatur relativ erholt. Beim Kraulschwimmen wird das durch eine hohe Ellbogenhaltung gefördert. Schwierigkeiten bereitet die Umsetzung dieser Forderungen im Brustschwimmen, da die Extremitäten hier über die gesamte Zeit völlig im Wasser verbleiben müssen und dem hemmenden Wasserwiderstand ausgesetzt sind.

Eine weitere wichtige Funktion besitzt diese Phase bei der Frequenzgestaltung. Eine Veränderung der Schwimmfrequenz hat nämlich hauptsächlich über eine zeitliche Änderung der vorbereitenden Phase zu erfolgen, nicht über die Hauptphase. Konkret heißt das: Erhöhe ich die Schwimmfrequenz in der Absicht, die Geschwindigkeit zu steigern, so geschieht das über eine zeitliche Verkürzung der vorbereitenden Phase.

Koordination der Antriebsimpulse

Die Koordination hat so zu erfolgen, dass ein möglichst gleichmäßiger Vortrieb durch eine ständige Folge der Antriebsimpulse aufeinander abgestimmter Extremitätenbewegungen erzielt wird. Diese anzustrebende Ökonomie lässt sich durch die Techniken der Schwimmarten auf unterschiedliche Weise realisieren. Einen nahezu ständig wirkenden Antrieb, der nur geringe Schwankungen der Schwimmgeschwindigkeiten verursacht, findet man im Kraul- und im Rückenkraulschwimmen. Im Brust- und Delphinschwimmen dagegen ist infolge von auftretenden Antriebspausen über eine bestimmte Zeit kein Antrieb mehr vorhanden. Daher sind hier mehr oder weniger große Geschwindigkeitsschwankungen zu verzeichnen. Die Massenträgheit des Körpers muss mit erheblichem Kraftaufwand überwunden werden. Deshalb sind diese beiden Schwimmarten relativ unökonomisch.

Atmung

Die Atmung wird regelmäßig durchgeführt und hat sich in den Bewegungsablauf einzupassen, wobei die Einatmung beim größten Krafteinsatz nur durch den Mund und die Ausatmung vollständig durch Mund und Nase erfolgen muss. Die Schwierigkeit besteht darin, dass beim Kraul-, Rückenkraul- und Delphinschwimmen ins Wasser, also gegen den Wasserwiderstand, ausgeatmet werden muss. Geschieht das nur unvollständig, wird zu wenig Kohlendioxid abgegeben und der Körper übersäuert sehr schnell. Verstärkt wird dies noch dadurch, dass die Einatemzeit durch den Armrhythmus begrenzt ist.

Körperlage

Beim Kraul- und Rückenkraulschwimmen nimmt der Schwimmer eine annähernd stabile Körperlage ein, die hydromechanisch zweckmäßig ist, d.h. eine Strecklage mit leicht positivem Anstellwinkel. Er ist dabei der Gleitströmung ausgesetzt.

Durch die schlängelnde, fließende Fortbewegung beim Brust- und Delphinschwimmen ändert sich dagegen ständig der Anstellwinkel des Körpers. Die dabei wirkende Wellströmung führt zu einer Verminderung des Widerstandskoeffizienten.

Merke

Die »Ellbogen-vorn-Haltung« ist von entscheidender Bedeutung:

- Sie führt zu einer Vergrößerung der wirksamen Abdruckfläche (vorausgesetzt, die Kraftfähigkeiten lassen das zu).
- Der horizontale Arbeitsweg wird verlängert.
- Durch die Hebelarmverkürzung (Verkürzung des Lastarmes) kommt es zur Krafteinsparung.

Kontrollfragen

1. Welche Forderungen werden an die Vortriebsbewegungen gestellt, um einen großen Kraftimpuls als Voraussetzung für eine hohe Schwimmgeschwindigkeit zu erzeugen?
2. Womit lassen sich die unterschiedlichen Schwimmgeschwindigkeiten in den Sportschwimmarten erklären?
3. Wodurch sind technisch zweckmäßige Bewegungsabläufe in den Sportschwimmarten gekennzeichnet und wie sind sie biomechanisch zu begründen?

7.2 Mechanische Aspekte beim Rudern

Das Rudern diente bei vielen Völkern bereits vor der Ausnutzung der Windkraft mit dem Segel als Antriebsmöglichkeit von Transportmitteln, erfüllte aber auch wichtige Aufgaben bei kriegerischen Auseinandersetzungen. Bekannt sind die Galeeren (vgl. Abb. 7.12) der Antike, der Achter-Wettkampf auf der Themse zwischen den Universitäten Oxford und Cambridge und die modernen Ruderregatten auf dem Rotsee in der Schweiz sowie zu Weltmeisterschaften und Olympischen Spielen.

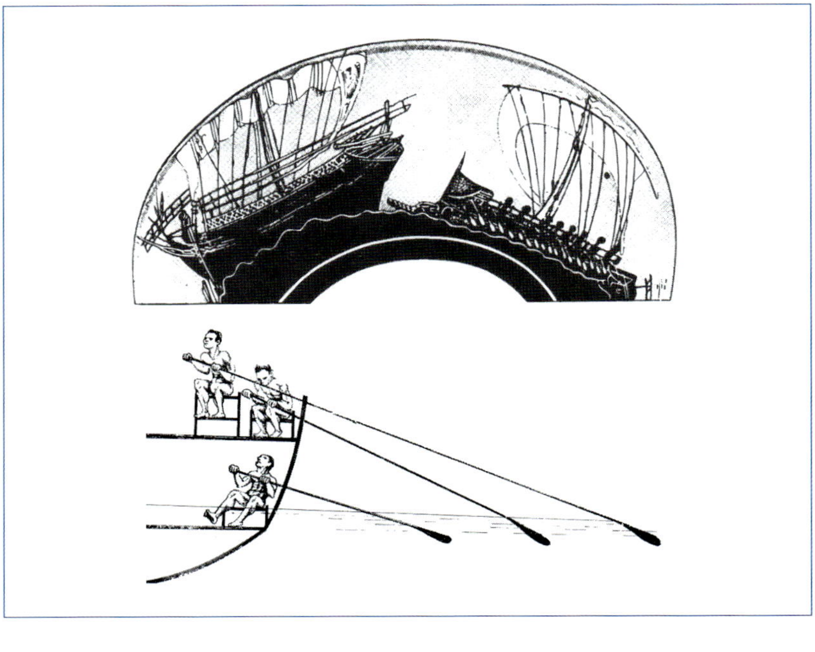

Abb. 7.12:
Antike Darstellung von Rudersystemen

Die modernen Sportboote unterscheiden sich grundsätzlich von den Ruderbooten, die als Angelkähne oder Ausflugsboote auf Teichen und Seen zu sehen sind. Besonders auffällige Merkmale sind ein superschlanker Bootskörper, Ausleger mit Drehdollen und Rollsitze. Diese gerätetechnischen Entwicklungen, verbunden mit dem Einsatz von neuen Werkstoffen (Kohlefasern, Kevlar, Aluminium usw.), sind Resultat von Überlegungen, wie die Muskelzugkräfte der Athleten mechanisch effektiver in Bootsgeschwindigkeit umgesetzt werden können. Eine Reihe von mechanischen Gesetzen wird dabei berücksichtigt oder ausgenutzt (Abb. 7.13).

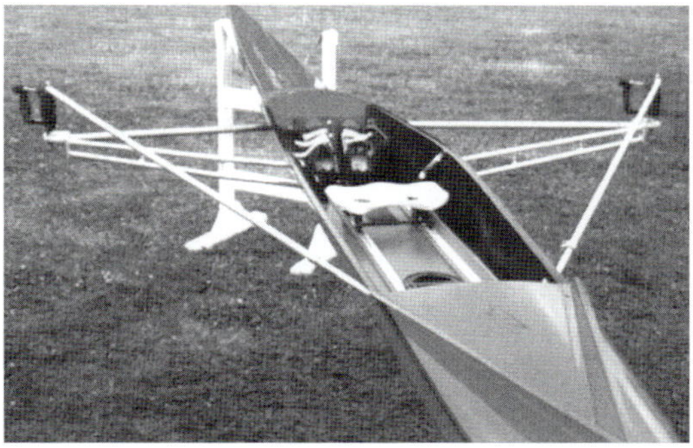

Abb. 7.13: Moderner Skull-Einer

7.2.1 Antrieb und Vortrieb

Rudern ist eine typische zyklische Bewegung, die in eine Antriebsphase (Durchzug) und eine Freilaufphase (kein Antrieb – Vorrollen) gegliedert ist. Während des Durchzuges wird durch die Arbeit der Muskeln des Sportlers der Kraftimpuls (Kraftstoß) für die Beschleunigung des Systems (Sportler/Boot) erzeugt.

Der Impulssatz kann als theoretische Begründung für die Differenzierung der Wettbewerbe in eine Leichtgewichtsklasse (Sportlermasse < 80 kg) und in eine traditionelle Klasse (Sportlermasse > 80 kg) herangezogen werden.

$\int \vec{F} \cdot dt = m \cdot \Delta v$ (Ns)

Es ist bekannt, dass die Muskelkraft von der Muskelmasse eines Menschen mitbestimmt wird. Für Rudersportler werden Anteile der Muskulatur an der Gesamtmasse von 55–60 % angegeben. Ein Vergleich der Muskelmasse eines Leichtgewichtsvierers (4 · 75 kg) mit dem »Klassiker« (4 · 100 kg) ergibt einen Vorteil für den Klassiker von 60 kg + 30 %.

7.2.2 Kinematische Abhängigkeiten

Die Bootsgeschwindigkeit v (m/s) kann in bestimmten Grenzen (mechanisches System – Ruderwinkel/physiologische Voraussetzungen – Kraftfähigkeiten, Ausdauer, Körpergröße etc.) durch die Schlagfrequenz f (Schläge pro Minute) und/oder den Zyklusweg s_z (Schlagweite plus Vortrieb in Meter/Schlag) beeinflusst werden.

Zwischen diesen Faktoren existiert ein funktionaler Zusammenhang:

$$\vec{v} = \frac{f \cdot \int s_z}{60} \quad \text{(m/s)}$$

Aus der Praxis ist bekannt, dass mit steigenden Frequenzen der Arbeitsweg (Ruderschlag) kleiner wird. Mit diesen kleineren Ruderschlägen reduziert sich ebenfalls der Kraftimpuls $\int \vec{F} \cdot dt$, der für den Vortrieb (Zyklusweg) verantwortlich ist. In Tabelle 7.1 sind diese Abhängigkeiten aus einem realen Renngeschehen zusammengefasst.
Der Anstieg des Zyklusweges (s_z) vom ersten bis zum dritten Abschnitt ist mit einer Abnahme der Schlagfrequenz verbunden. Erst im letzten Abschnitt steigt die Schlagfrequenz (Endspurt!) und der Zyklusweg nimmt leicht ab.

M-4er ohne	500 m	1000 m	1500 m	2000 m
Teilzeiten (s)	85,0	92,6	95,2	95,5
v (m/s)	5,88	5,40	5,25	5,24
s_z (m/Schl.)	8,06	8,42	8,67	8,43
SF (Schl./min)	43,8	38,5	36,3	37,3

Tab. 7.1: Kinematische Parameter für einen Männer-Vierer ohne Steuermann (Absolutwerte der Geschwindigkeit, der Frequenz und des Vortriebs für einen Wettkampf [Teilstreckenmittelwerte])

7.2.3 Ruder-Dolle – ein Hebelsystem

Die Ruder (Skull/Riemen) und die Ausleger mit Dolle bilden ein Hebelsystem, das durch die Dolle in einen Innen- und einen Außenhebel geteilt wird (Abb. 7.14). Für die beiden Phasen des Ruderns können die bekannten Hebelsysteme (einarmig/zweiarmig) übertragen werden.

Wenn die Dolle als Drehpunkt festgelegt wird, stellen die Ruder während des Freilaufes einen zweiarmigen Hebel dar. Im Durchzug ist der Drehpunkt am getauchten Blatt fixiert, somit dreht das Gesamtsystem um einen Punkt außerhalb des Bootes und es entsteht ein einarmiger Hebel (Abb. 7.15).

Der Kraftarm ist das gesamte Ruder und der Sportler »hebelt« das Boot über die Dolle (Lastarm ist der Außenhebel) nach vorn. In gewissen Grenzen ist die Veränderung des Verhältnisses von Außen- und Innenhebel möglich. Damit kann eine Dosierung der Belastung entsprechend dem Alter der Athleten vorgenommen werden.

$$\vec{F}_m \cdot r_1 = Last \cdot r_2 \quad \text{(Nm)}$$

Das Wasser ist eine Flüssigkeit mit einer relativ geringen Dichte, es lässt sich leicht verschieben. Das sind Nachteile für den Antrieb, denn die Blätter finden keinen hundertprozentigen Abdruck vom Wasser. Es entsteht ein »Schlupf«, der einen Energieverlust darstellt (Abb. 7.14). Um diesen Energieverlust und negative Wasserwiderstände am Blatt zu minimieren, wurde eine neue Blattform entwickelt (vgl. Abb. 6.7).

Massenverschiebungen

Die Sportler und die Boote mit Ruder bilden das Gesamtsystem. An drei Punkten sind die Athleten mit dem Rudersystem verbunden: Stemmbretter – Rollsitze – Innenhebel. Es handelt sich hierbei um ein System, das nach dem *Gegenwirkungsgesetz* reagiert. Insbesondere im Freilauf findet eine Wechselwirkung zwischen Sportler (Aktion) und Boot (Reaktion) statt.

Wie bereits weiter oben angeführt, kann ein Verhältnis für die beteiligten Teilmassen (Mannschaft – Ruderboot/Ruder) von ca. 6 : 1 angenommen werden. Das dritte Newton'sche Axiom sagt aus, dass in einem geschlossenen System die Aktion gleich der Reaktion ist, d.h., im Freilauf bewegen sich die Sportler entgegen der Fahrtrichtung und beschleunigen somit das Boot, und zwar sechsmal mehr als ihre eigene Bewegung in die Auslage.

Actio et reactio: $m_1 \cdot v_1 = m_2 \cdot v_2$

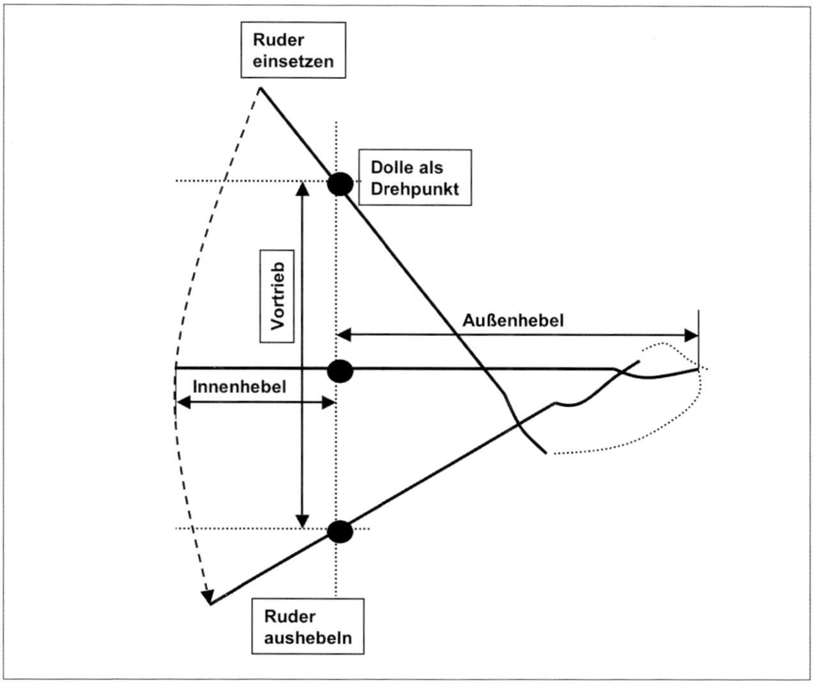

Abb. 7.14: Bewegung des Ruders vom Einsetzen bis zum Aushebeln

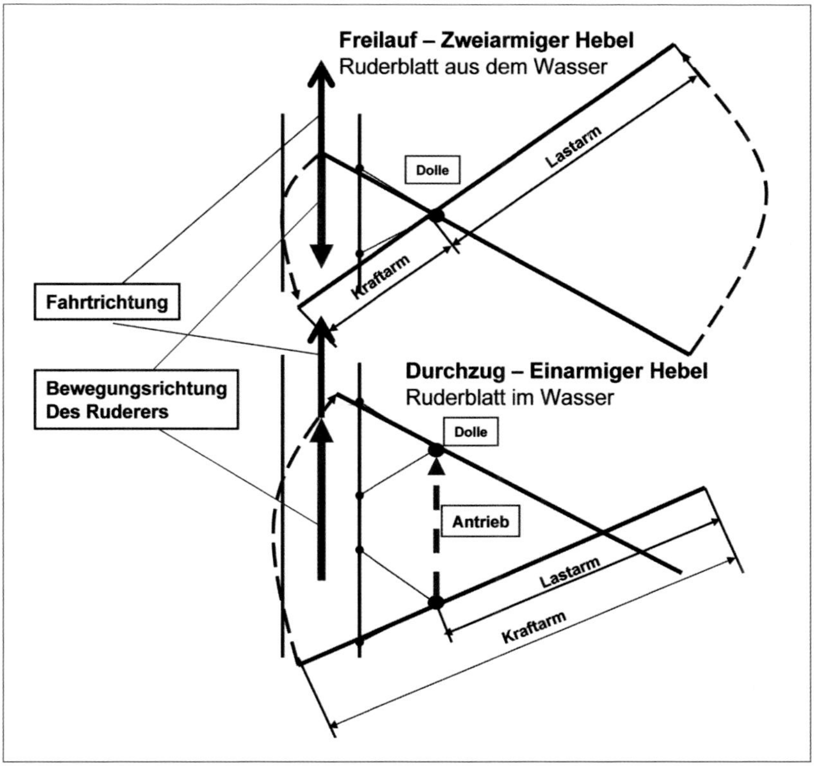

Abb. 7.15: Ruder als Hebelsysteme

In der Abbildung 7.16 sind die Geschwindigkeits-Zeit-Verläufe der Teilsysteme Sportlerkörper gegen Boot, Boot (ohne Sportler) gegen Wasser und Gesamtsystem über Grund dargestellt. Für das Problem der Massenverschiebungen stellt insbesondere der Anstieg der Bootsgeschwindigkeit im Freilauf ein Problem dar.

Gegen die Fahrtrichtung wirkt der Wasserwiderstand, der die Geschwindigkeit des Gesamtsystems reduziert. Dieser Faktor ist abhängig von der Fortbewegungsgeschwindigkeit im Quadrat, von der Anströmfläche, von der Dichte der Flüssigkeit und von einem Widerstandsbeiwert.

Den größten Einfluss hat jedoch die Geschwindigkeit, da sie im Quadrat in die Formel eingeht. Daraus ergibt sich die Forderung, die Geschwindigkeit möglichst konstant zu halten und Beschleunigungsspitzen zu vermeiden.

$$\vec{F}_W = \frac{1}{2} \cdot A \cdot c_W \cdot \rho \cdot v^2$$

Ein Zahlenbeispiel soll diese Abhängigkeit verdeutlichen:
Vorausgesetzt, der Freilauf würde zwei Sekunden dauern und bei der Formel würden die Faktoren 1/2 A, ρ, c_W den Wert 1 annehmen, dann würde das Boot bei einer konstanten Geschwindigkeit von v = 5 m/s einen Wasserwiderstand von

$$\vec{F}_W = 1 \cdot 5^2 = 25 \quad \text{(N)}$$

erzeugen.

Ist die Bootsgeschwindigkeit jedoch ungleichförmig, z.B. in der ersten Sekunde 3 m/s und in der zweiten 7 m/s, so würde eine Widerstandskraft von

$$\vec{F}_W = (1 \cdot 3^2 + 1 \cdot 7^2) \cdot \frac{1}{2} = 29 \quad \text{(N)}$$

entstehen. Dies wäre ein um 16 % höherer Widerstand, obwohl das Boot in beiden Fällen die gleiche Wegstrecke zurückgelegt hätte. Da diese Bootsbewegungen durch die Muskelarbeit der Sportler erzeugt werden, ist damit auch ein unterschiedlicher Kraftver-

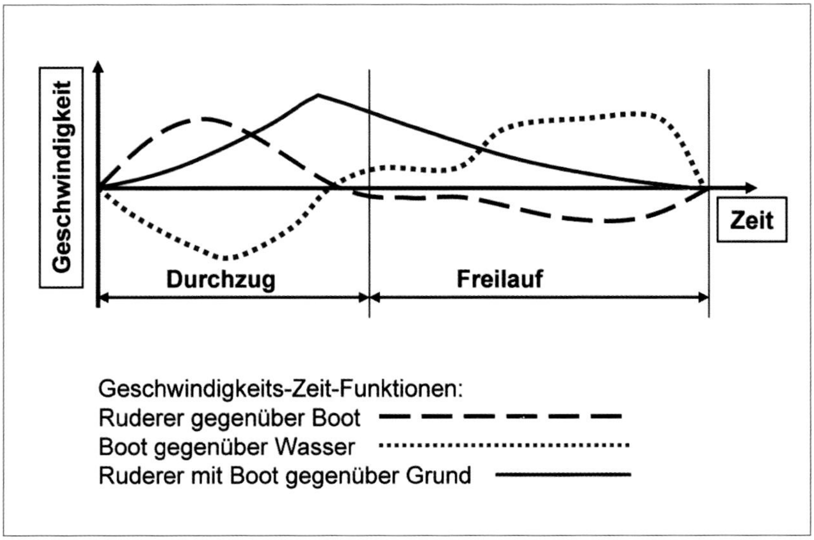

Abb. 7.16: Geschwindigkeits-Zeit-Funktionen beim Rudern

brauch verbunden. Eine annähernd gleichförmige Gestaltung des Vorrollens ist also ökonomischer.

7.2.4 Der ökonomische Ruderwinkel

Die durchschnittlichen Ruderwinkel (Arbeitsbereiche der Ruder) liegen im Riemenbereich bei etwa 85 bis 90° und im Skullbereich bei etwa 105 bis 110°. Das bedeutet einen Bogenweg am Innenhebel (Weg der Hände des Sportlers) von 1,67 bis 1,76 m (Riemen) bzw. 1,58 bis 1,66 m (Skull).

Eine effektive Umsetzung der Muskelkräfte auf den Vortrieb ist aus mechanischer Sicht nur in der Orthogonalstellung der Ruder (Ruderwinkel 90°) möglich. Je weiter sich die Ruder davor oder danach befinden, desto mehr werden die Muskelkräfte in zwei Komponenten (eine tangentiale nicht vortriebswirksame und eine zum Boot parallele vortriebswirksame) geteilt (Abb. 7.17).
Mit der Entwicklung strömungsgünstiger langer Bootskörper wurde es erforderlich, den Ruderschlag auf die oben angegeben Winkelbereiche zu verlängern. Damit ergeben sich im Vorderzug (Winkelbereich 30–70°) und Endzug (Winkelbereich 110–120°) Kraftverluste von bis zu 50 %. Durch eine optimale Bewegungstechnik, die eine zeitliche Koordination aller Teilkörper beachtet (Beinstreckung, Rumpfeinsatz und Armbeugung), kann eine vorteilhafte Kraftübertragung garantiert und damit eine hohe Bootsgeschwindigkeit erreicht werden (Abb. 7.18).

Merke

- Rudern zählt zu den zyklischen Sportarten, bei denen die Antriebsphase, der Durchzug, durch synchrone Muskelaktivitäten der linken und rechten Körperseite gekennzeichnet ist.
- Das mechanische Antriebssystem kann als ein Hebelsystem betrachtet werden, wobei in der Freilaufphase ein zweiarmiges und in der Durchzugsphase ein einarmiges Hebelsystem vorhanden ist.

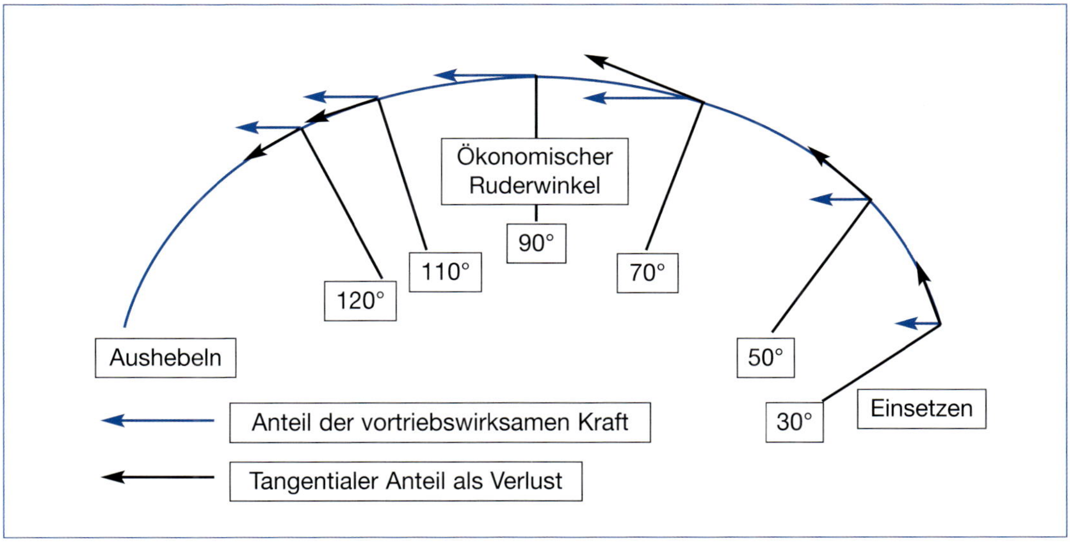

Abb. 7.17: Kraftvektoren bei unterschiedlichen Ruderwinkeln

- Für die Gestaltung der Freilaufphase hat das Gegenwirkungsgesetz eine besondere Bedeutung.
- Aufgrund der großen Bedeutung der Körpermassen der Ruderer gibt es im Wettkampfrudern eine Klassendifferenzierung in Leichtgewichts- und Schwergewichtsboote.
- Schlagfrequenz und Schlagweite sind voneinander abhängige Größen und sie beeinflussen die Bootsgeschwindigkeit.
- Der ökonomische Ruderwinkel von 70 bis 110° bildet nur den Kernbereich des Ruderschlages. Je nach Qualifikation und Kraftniveau muss dieser vergrößert werden.

Kontrollfragen

1. Womit sind die unterschiedlichen Rennzeiten für die Bootsklassen (vgl. Tab. 7.2) zu begründen?

Bootsklasse	Fahrzeiten (in %)
Achter	100
Vierer mit Steuermann	89
Zweier ohne Steuermann	83
Einer	80

Tab. 7.2: Bootsklassenrelationen der Fahrzeiten im Bereich männliche Senioren

2. Wie muss das Hebelverhältnis (Innenhebel zu Außenhebel) verändert werden, will man eine Überbelastung der Sportler im Jugendbereich vermeiden?
3. Warum sollte die Rudermannschaft beim Vorrollen (Freilaufphase) nicht »in die Auslage stürzen«, sondern möglichst gleichförmig, d.h. mit konstanter Geschwindigkeit, rollen?
4. Warum ist es nicht möglich, gleichzeitig die Schlagfrequenz und den Schlagvortrieb über einen längeren Zeitraum zu steigern? Überprüfen Sie die in Tab. 7.1 angegebenen Teilgeschwindigkeiten mithilfe der Formeln $v = s / t$ und $v = (s_z \cdot f) / 60$!
5. Womit kann man die hohen Schlagfrequenzen im Startabschnitt (erste 100 m) von bis zu 50 Schlägen pro Minute erklären?
6. Interpretieren Sie die in Abbildung 7.16 dargestellten drei v-t-Kurven!
7. Wie groß ist die vortriebswirksame Kraftkomponente bei den Ruderwinkeln 50°, 95°, 110° und 120°? Entnehmen Sie die Kraftwerte aus der Abbildung 7.18 und berechnen Sie die Vortriebskräfte für beide Kurven. Welche Auswirkungen haben die unterschiedlichen Werte auf die Bootsbewegung?

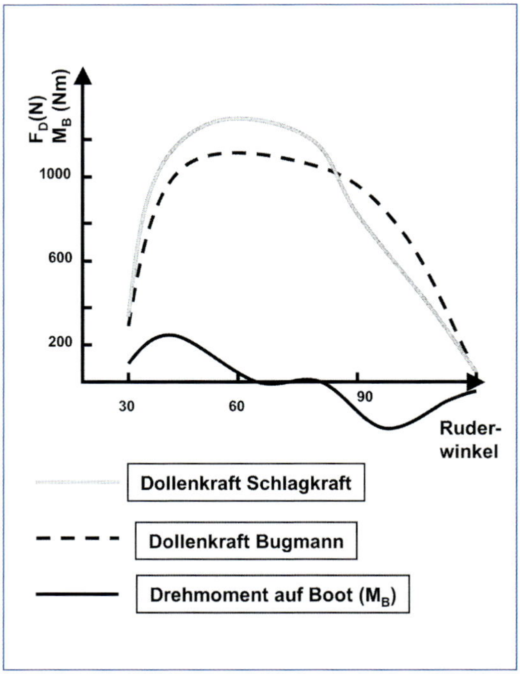

Abb. 7.18: Dollenkräfte eines Riemen-Zweiers ohne Steuermann

7.3 Mechanische Aspekte beim Segeln und Surfen

Das lautlose Dahingleiten eines Bootes oder Boardes unter weißen Segeln, nur den Wind nutzend, ist ein uralter Traum der Menschheit.

7.3.1 Besonderheiten des Wettergeschehens

Unsere Erde dreht sich in einem Winkel von 23,5° zur Sonne in 24 Stunden einmal um ihre Achse. Global betrachtet wird die Kaltluft der Polarregionen nach Westen abgelenkt, wodurch sich klassische Windsysteme herausgebildet haben:

- in Äquatornähe (niedrige Breiten) Ostwinde
- in gemäßigten Breiten (höhere Breiten) Westwinde

Ein abwechslungsreiches Wettergeschehen oder Störungen in den Windsystemen erklären sich durch den Wechsel der ungleichmäßigen Verteilung von Landmassen und großer Wasserflächen. Die meisten Wettervorgänge spielen sich in der Troposphäre, der unteren Schicht der Atmosphäre, in Höhen bis etwa 8000 m ab. Die wichtigsten Elemente, die das Wettergeschehen erklären lassen, sind *Luftdruck*, *Lufttemperatur*, *Luftfeuchtigkeit* und *Wind*.

Luftdruck

Das Gewicht der Luft, in der Lufthülle der Erde, übt einen erstaunlichen atmosphärischen Druck aus. Ein Schüler Galileis, *Torricelli*, wies bereits nach, dass die Luftsäule auf einen Quadratzentimeter der Erdoberfläche eine Kraft von rund 1 kg ausübt.
Torricellis Messungen erfolgten mit einer Quecksilbersäule, die zum Luftdruck im Gleichgewicht stand. Auch heute ist es noch üblich den Luftdruck nach den Millimetern zu bestimmen, die erforderlich sind, um dem Luftdruck das Gleichgewicht zu halten.
Die Angabe des Luftdrucks in Hektopascal wurde 1983 für den meteorologischen Bereich eingeführt. Als »Normaldruck« gilt 1013 hpa (auch: 760 Torr oder 760 mm) im Durchschnitt in Meereshöhe. Der Luftdruck nimmt mit der Höhe stark ab, ca. um 1 hpa pro 8 m Höhenzunahme, der barometrischen Höhenstufe; genau genommen gemäß eines exponentiellen Zusammenhanges, was eine lineare Interpolierung zwischen den Höhenstufen ausschließt.

Für die Praxis lässt sich ein Barometer als Höhenmesser und dieser als Barometer einsetzen. Das am meisten verbreitete Barometer ist das Dosenbarometer. Über ein Zeigersystem wird das Steigen oder Fallen des Luftdrucks, als Hauptdaten des Wettergeschehens, sichtbar gemacht.
In Wetterkarten sind alle Orte gleichen Luftdrucks über Linien – Isobare – miteinander verbunden. Ein Tiefdruckgebiet wird als von Isobaren umschlossenes Gebiet dargestellt; die Isobaren zeigen mit zunehmendem Abstand steigenden Druck an. Beim Hochdruckgebiet ist die Darstellung umgekehrt, die Isobaren markieren nacheinander im Abstand fallenden Luftdruck.

Lufttemperatur

Das Wettergeschehen wird durch den Wärmezustand der Luft nachhaltig bestimmt. Die Atmosphäre wird nicht direkt durch die Strahlung der Sonne erwärmt, sondern hauptsächlich durch Abstrahlung von der zuvor durch Einstrahlung aufgeheizten Erdoberfläche. So erklärt sich auch die Tatsache der Temperaturabnahme mit zunehmender Höhe in der Troposphäre. Die unterschiedliche Erwär-

mung benachbarter Luftmassen führt zu Luftströmungen, dem Wind.
Die Lufttemperatur eines Ortes definiert sich über die geografische Breite (Jahreszeit, Sonneneinstrahlung, Tag-Nacht-Zyklus), die Klimazone und die Wetterbedingungen. Landmassen erwärmen sich tagsüber rasch und geben viel Wärme an die Luft ab. In der Nacht kühlt der Boden schnell ab, die Temperatur in den unteren Luftschichten sinkt. In Meere und Seen dringt die Strahlung tiefer ein. Tagsüber erfolgt der Temperaturanstieg langsam, aber die erwärmte Masse ist größer. In der Nacht sinkt die Lufttemperatur über Wasser nicht so tief wie über festem Boden. Die höchste Lufttemperatur tritt sowohl im Tages- als auch im Jahresverlauf nicht zur Zeit der größten Sonneneinstrahlung ein. Im Sommer erreicht die Hitze erst gegen 14.00 Uhr den höchsten Wert. Die heißesten Tage treten auf der Nordhemisphäre im Juli und August auf, die kältesten Wintertage erst im Januar.

Thermometer messen die Lufttemperatur. Ein verschlossenes Glasröhrchen ist mit Quecksilber oder Alkohol gefüllt, bei steigenden Temperaturen dehnen sich beide Medien aus. Als Eichmarken gelten der Gefrierpunkt (0 Grad) und der Siedepunkt (100 Grad) von Wasser. Diese Skala geht auf Celsius zurück (°C) und wird unterhalb von 0 Grad mit dem Vorzeichen Minus fortgesetzt. Im angloamerikanischen Einzugsgebiet findet sich die Skaleneinteilung nach Fahrenheit (°F). Hier liegen der Gefrierpunkt bei 32 Grad und der Siedepunkt bei 212 Grad, das macht eine Einteilung in 180 Grad zwischen beiden Extremen aus.

Luftfeuchtigkeit

Die Luft enthält stets auch Wasserdampf, dessen Anteil wechselt. Wolkenbildung gilt als Folge von Wasserdampf in der Atmosphäre. Niederschlag, der aus den Wolken fällt, verdunstet sofort oder nimmt den Weg über das Grundwasser und die Flüsse in die Meere, den Mittelpunkt der Verdunstung. Kühlt Wasserdampf ab, verflüssigt er (Kondensation). Luft mit einer bestimmten Temperatur kann nur eine definierte Menge Wasserdampf aufnehmen (vgl. Tab 7.3), die Sättigung der Luft mit Wasserdampf oder Luftfeuchte. Zur Messung der Luftfeuchtigkeit dient das Hygrometer. Geläufig ist das Haar-Hygrometer, das den Effekt ausnutzt, dass ein fettfreies menschliches Haar aus der Luft Wasserdampf aufnimmt und sich dabei verlängert.

Das Maß der Luftfeuchte ist die relative Luftfeuchtigkeit (in %) als Verhältnis des momentanen Wasserdampfgehaltes in der Atmosphäre zum maximal möglichen Wasserdampfgehalt bei gleicher Temperatur.

maximale Dichte des Wasserdampfes (g/cm^3)	17,3	0	1,1
Temperatur (°C)	20	0	-20

Tab. 7.3: Sättigungsmenge von Wasserdampf in der Luft bei unterschiedlichen Temperaturen

Besonderheiten des Mediums Wind

Das Phänomen Wind lässt sich weitgehend als horizontale Bewegung der Luft, die in der Atmosphäre zwischen Punkten unterschiedlichen Luftdrucks entsteht, darstellen. Dem Druckgefälle folgend weht der Wind in das Gebiet des tieferen Drucks hinein und aus dem Gebiet des höheren Drucks hinaus, wobei auf der Erde zusätzlich die Corioliskraft wirkt. Diese entsteht durch die Rotation der Erde und lenkt Luftströmungen auf der Nordhalbkugel immer nach rechts ab, auf der Südhalbkugel nach links. Für die Entstehung von

Hoch- und Tiefdruckgebieten zeichnet eine differenzierte Erwärmung oder Abkühlung der Erdoberfläche verantwortlich, wobei gilt:

- Ein Hoch entwickelt sich, indem Teile der Erdoberfläche stärker abkühlen als die umliegenden Areale.
- Ein Tief bildet sich aus, wenn Gebiete sich merklicher erwärmen als die Umgebung.

In diesem Zusammenhang sei noch auf eine weitere wirkende Kraft verwiesen, die durch Druckunterschiede zwischen Tief und Hoch entsteht und die Luftmassen immer in Richtung des tiefen Druckes zieht, die Gradientkraft (Abb. 7.19). Zwischen Hoch und Tief halten sich beide Kräfte die Waage, die Luft strömt parallel zwischen Hoch- und Tiefdruckgebiet.
Um das Gleichgewicht in der Atmosphäre herzustellen, kommt es zu Luftströmungen (Wind), die aus dem Hoch heraus und in das Tief hinein erfolgen. Je stärker der Druckunterschied zwischen Tief und Hoch, je stärker weht hier der (geostrophische) Wind.

Der Wind wird durch zwei Größen, Windrichtung und -stärke, eindeutig charakterisiert.

- Die *Windstärke*, als Geschwindigkeit der Luft, wird in unterschiedlichen Maßeinheiten definiert (Meter pro Sekunde, Kilometer pro Stunde, Seemeilen pro Stunde [Knoten]) und in 10 Metern über der Oberfläche ermittelt. Der englische Admiral Sir Francis Beaufort entwickelte bereits 1806 eine Skala, die 12 Windstärken angibt und der Klassifikation von Winden nach ihrer Geschwindigkeit dient (Tab. 7.4). Die Ermittlung der Windgeschwindigkeit erfolgt mittels Windmessern (Anemometer). Der Staudruck des Windes ergibt sich aus der Windgeschwindigkeit v in m/s, der Dichte ρ der Luft und der Erdbeschleunigung g nach der Formel

$$q = \frac{1}{2} \cdot \frac{\rho}{g} \cdot v^2 \qquad [N/m^2]$$

  und erlaubt die Berechnung der kinetischen Energie für die entsprechende Segelfläche mit $q = 0{,}615 \cdot v^2$. Der Winddruck wächst dabei im Quadrat der Windgeschwindigkeit – und somit nicht linear wie die Stufen der Windstärke (nach Beaufort) – und bezieht sich an Bord immer auf den Bordwind und nicht auf den wahren Wind.
- Die Windrichtung wird nach der Herkunft, d.h. der Richtung, aus der der Wind kommt, bestimmt. Somit erkennt der Interessierte bei einer Wettervorhersage, die Nordwestwind ankündigt, dass der Wind von Nordwest nach Südost weht (vgl. Abb. 7.20). An Land ist die Windrichtung an aufsteigendem Rauch, Wetterfahnen oder aber an Bäumen, Zweigen und Schilf feststellbar.

Für die weiteren Betrachtungen charakterisieren wir den Wind als eine Luftmasse, die gleichförmig bewegt und somit aus einer natürlich geraden Bahn abgelenkt, beschleunigt oder abgebremst wird.

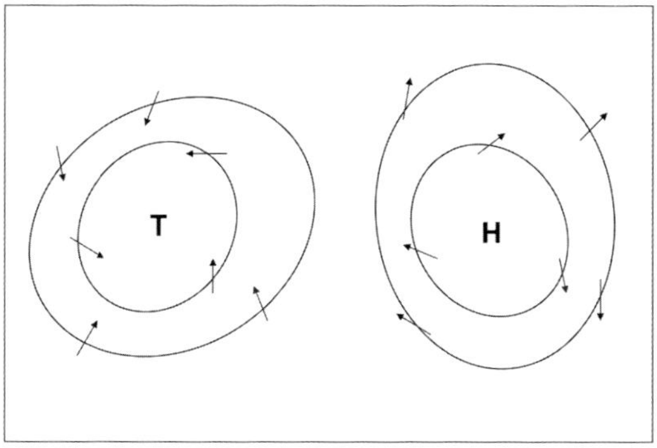

Abb. 7.19: Grafische Darstellung von Hoch- und Tiefdruckgebieten

Stärke	Windgeschwindigkeit (m/s)	Erscheinen
0	< 0,3	spiegelglatte See
1	0,3 – < 1,6	leichte Kräuselwellen
2	1,6 – < 3,4	kleine, kurze Wellen
3	3,4 – < 5,5	Anfänge der Schaumbildung
4	5,5 – < 8	kleine, länger werdende Wellen
5	8,0 – < 10,8	mäßige Wellen großer Länge
6	10,8 – < 13,9	größere Wellen mit brechenden Köpfen
7	13,9 – < 17,2	weiße Schaumstreifen in Windrichtung
8	17,2 – < 20,8	ziemlich hohe Wellenberge
9	20,8 – < 24,5	hohe Wellen mit verwehter Gischt
10	24,5 – < 28,5	sehr hohe Wellen, schwere Brecher
11	28,5 – < 32,7	brüllende See
12	≥ 32,7	mit Schaum und Gischt gefüllte Luft

Tab. 7.4: Beaufortskala (Bft)

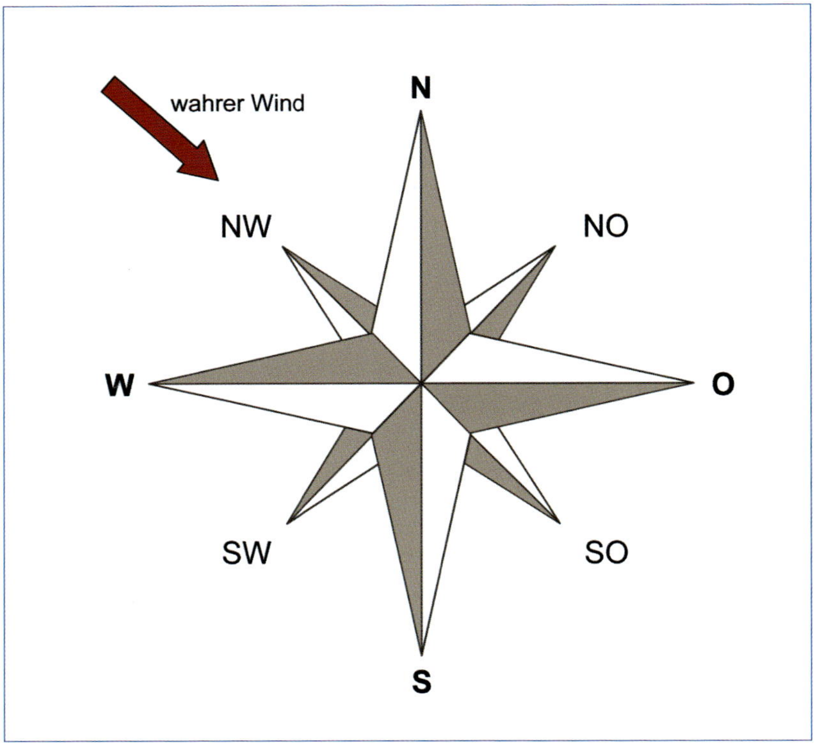

Abb. 7.20: Windrose

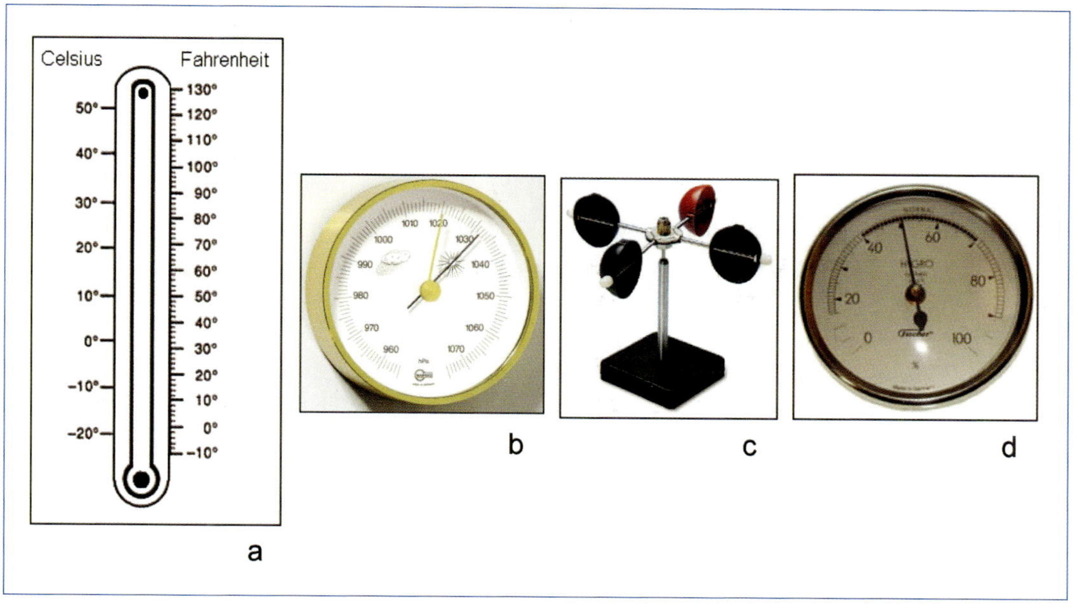

Abb. 7.21: Messgeräte zur Erfassung der wichtigsten Wettereigenschaften. a) Thermometer, b) Barometer, c) Anemometer und d) Hygrometer.

Merke

- Weit auseinander stehende Isobaren zeigen ein geringes Druckgefälle – wenig Wind. Eng stehende Isobaren deuten auf ein großes Druckgefälle hin – auffrischenden (zunehmenden) Wind.
- Lufttemperatur niemals in der prallen Sonne messen. Für das Thermometer ist ein Platz im Schatten richtig.
- Der Wind ist durch zwei Merkmale charakterisiert: Windrichtung und Windstärke.

Kontrollfragen

1. Nennen Sie die wesentlichen Parameter, die das Wettergeschehen bestimmen!
2. Auf welchen Erkenntnissen beruht die Luftdruckmessung?
3. Wie erfolgt eine Windmessung und wie werden die ermittelten Werte skaliert?
4. Wie entsteht ein Hochdruckgebiet?

7.3.2 Mechanische Wechselwirkungen beim Segeln und Surfen

Kurse zum Wind

Dem Segler gelingt es leider nicht immer wie dem Radfahrer, direkt von Punkt A nach B zu gelangen, er ist abhängig von der Richtung, aus der der wahre Wind bläst. Für jedes Segelboot gibt es einen Sektor, in dem es nicht mehr Fahrt voraus macht, sondern mit killenden (schlagenden) Segeln im Wind liegt.

Kommt der Wind direkt von vorn, treibt es sogar rückwärts (achteraus). Es gibt also einen Sektor von etwa 45° auf beiden Seiten (Back- und Steuerbord), den ein segelndes Boot nicht befahren kann (Anfänger versuchen es trotzdem immer wieder!). Modern getrimmte Rennjachten erreichen Vortrieb bis zu einem Winkel von ca. 38° (vgl. Abb. 7.22). Bezogen werden die Kursbezeichnungen immer auf den wahren Wind. Zu unterscheiden sind die Kurse: Am Wind, Halber Wind, Raumschots- und Vorwindkurs.

- Segelt ein Boot so hoch wie möglich am Wind, so befindet es sich hart *Am Wind*; der Winkel zwischen gesteuertem Kurs und einfallendem Wind ist am kleinsten, die Geschwindigkeit, die das Boot erreicht, ist nur gering.
- Der Kurs zwischen Am Wind- und Raumschots-Kurs, bei welchem der wahre Wind genau seitlich in einem Winkel von etwa 90° einfällt, wird als *Halber Wind* bezeichnet.
- Weht der Wind in dem Sektor zwischen Halbwindkurs und vor dem Wind, wird dieser als Raumschots-Kurs (*Raumer Wind*) bezeichnet – früher auch als Backstagbrise.
- Beim *Vorwindkurs* fällt der Wind direkt von hinten, achteraus, ein; das Boot segelt vor dem Wind.

Die beschriebenen Kurse gelten spiegelgleich sowohl für Backbord- und Steuerbordbug.

Das Winddreieck

Der real wehende Wind ist der wahre oder *atmosphärische Wind*. Seine Stärke (Geschwindigkeit) und Richtung sind von einem Beobachter nur an einem ruhenden, stationären Punkt zu ermitteln und auf einem Segelboot nur, solange es an Land, am Steg oder vor Anker liegt.

Ähnlich der schnellen Fahrt auf einem Fahrrad spürt man auf einem bei völliger Flaute (Windstille) mit hoher Geschwindigkeit dahingleitenden Motorboot den *Fahrtwind*, den durch die Fahrt entstehenden Gegenwind. Nimmt das Segelboot Fahrt auf, beeinflusst der Fahrtwind Richtung und Stärke des wahren Windes.

Der *scheinbare Wind* resultiert aus der Kombination von wahrem Wind und Fahrtwind,

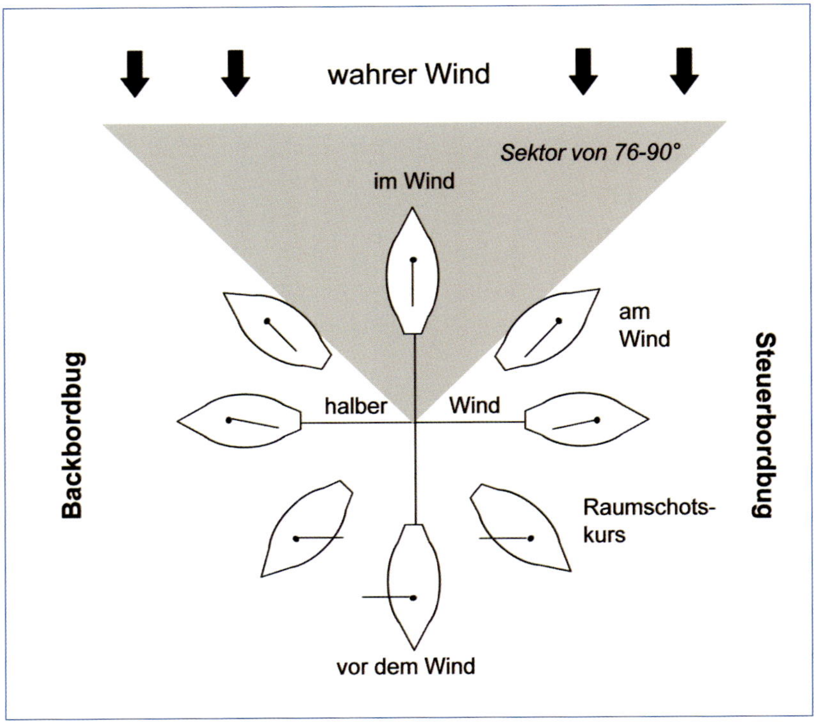

Abb. 7.22: Die verschiedenen Kurse zum Wind

dargestellt und berechnet aus dem Parallelogramm der Geschwindigkeiten, der zeichnerischen Darstellung zum Zerlegen und Zusammensetzen von Geschwindigkeiten. So lässt sich die unbekannte Resultierende (Bordwind) aus den bekannten Größen wahrer Wind und Fahrtwind nach dem Parallelogrammsatz berechnen.
Eine Möglichkeit zur Berechnung des atmosphärischen oder wahren Windes an Bord eines segelnden Bootes stellt das *Winddreieck* dar (vgl. Abb. 7.23). Fahrtwind und Bordwind werden ähnlich dem Parallelogramm der Geschwindigkeiten abgetragen; nach dem Verbinden der Eckpunkte ergeben sich Richtung und Stärke des wahren Windes.

Änderungen der Windrichtung sind

- das *Raumen* als eine Winddrehung (bei konstantem Kurs), nach der der Wind achterlicher einfällt. Ursachen können eine Bö oder eine Richtungsänderung des wahren Windes sein. Vorteil: Es kann angeluvt und damit mehr Höhe gesegelt werden.
- das *Schralen*, wobei der Wind vorlicher (in einem spitzen Winkel von vorn) einfällt. Nachteil: Der Steuermann muss von seinem Kurs abfallen, den Bug vom Wind abdrehen und verliert somit an Höhe (vgl. Abb. 7.24).

Vortrieb

Rückenwind schiebt – ein Effekt, den jedermann auf einem Fahrrad schon erlebt hat. Segelt ein Boot direkt vor dem Wind und teilweise auch auf Raumschots-Kurs, wird der Wind, in unserer Betrachtung eine gleichmäßig bewegte Luftmasse auf einer natürlichen geraden Bahn, erst abgelenkt oder unterbrochen und dann in Luv des Segels (dem Wind zugewandte Seite) abgebremst und in Lee (dem Wind abgewandte Seite) beschleunigt. Je mehr Luftmasse abgebremst wird, abhängig von der Widerstandsfläche (Segel), je größer stellt sich der *Vortrieb* dar (Antrieb durch Widerstand). Die idealtypische Form für optimalen Vortrieb ist eine hohle Halbkugel. Aus dieser Erkenntnis heraus stellen sich

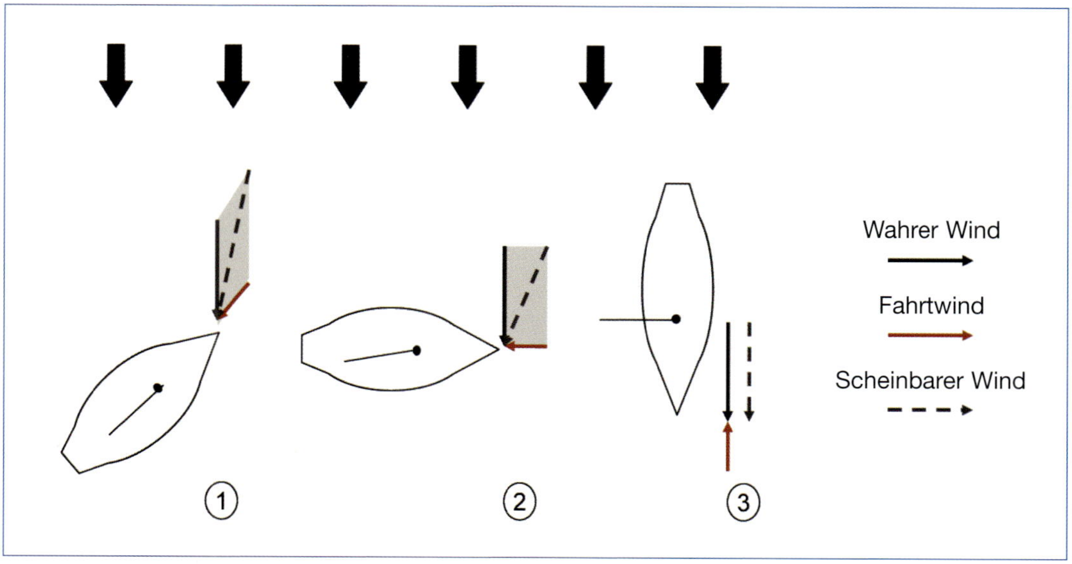

Abb. 7.23: Das Wirken von wahrem Wind, scheinbarem Wind und Fahrtwind bei den Kursen 1) Am Wind, 2) Halber Wind und 3) Vor dem Wind.

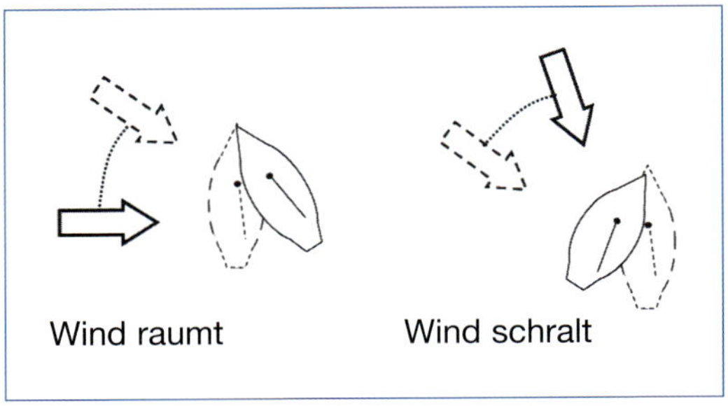

Abb. 7.24: Raumen und Schralen

die speziellen Vorwindsegel, die Spinnaker, als nahezu halbkugelförmig geschnittene Profile dar.

Trifft der Wind auf ein aerodynamisch geschnittenes Profil, so arbeitet das Segel nach dem Prinzip des aerodynamischen Auftriebs, ähnlich der Tragfläche eines Flugzeuges. Die Luftströmung wird dabei gleichzeitig in Luv verzögert und in Lee beschleunigt. Durch diese Verzögerung entsteht in Luv ein Überdruck und infolge der Beschleunigung der Luftmasse in Lee ein Unterdruck. Beide Kräfte wirken als Gesamtkraft in die gleiche Richtung.

Der Begriff Auftrieb stammt aus der Aerodynamik und ist strikt vom Begriff Vortrieb abzugrenzen. Der einfallende Wind liefert dem Segelboot überhaupt keinen nach vorn gerichteten Vortrieb, nur einen quer zur Windrichtung orientierten Auftrieb. Das Segelboot oder Board entwickelt durch seinen Lateralplan (Unterwasserschiff, Schwert, Ruderblatt) einen Widerstand, der einen Teil der quer gerichteten Gesamtkraft des Auftriebs in Vortrieb verwandelt.

Querkraft

Stellt man in einem Kräfteparallelogramm die auf das Boot wirkende Gesamtkraft und die Vektoren Querkraft und Vortrieb dar, wird sichtbar, wie gering der Vortrieb ist (s. Abb. 7.26). Ohne Lateralplan, den lang gestreckten seitlichen Widerstand im Wasser, der sich der Querkraft entgegenstellt, gäbe es überhaupt keinen Vortrieb. Die Querkraft bewirkt die Krängung (Neigung nach Lee) des Bootes und die seitliche Abdrift.

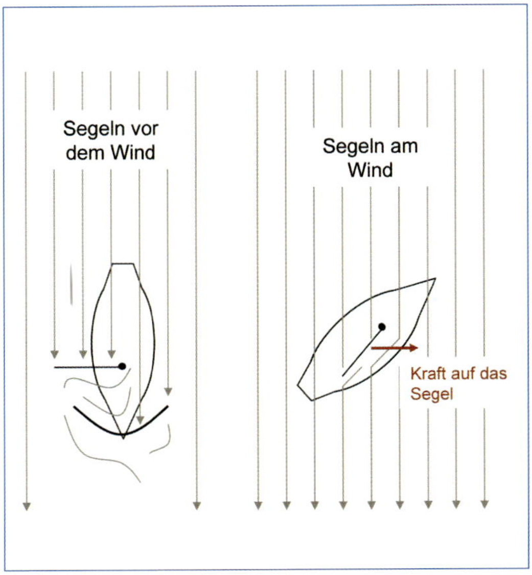

Abb. 7.25: Antrieb durch Widerstand (Vor dem Wind) und durch Auftrieb (Am Wind)

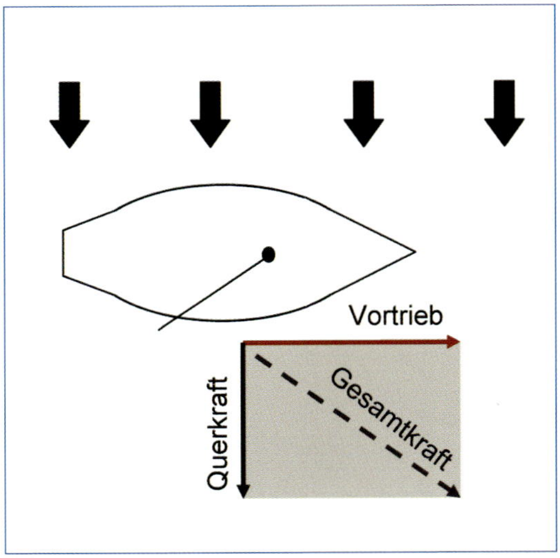

Abb. 7.26: Das Prinzip der Querkraft

Abdrift

Der Winkel zwischen dem gesteuerten und tatsächlich gesegelten Kurs wird als *Abdrift* gekennzeichnet (s. Abb. 7.26).

Der Lateralplan wirkt der Querkraft entgegen. Diese Lateralfläche ist umso wirksamer, je länger und tiefer sie ist. Auf einem Am-Wind-Kurs kann der Lateralplan das seitliche Ausweichen des Bootes, als Folge des Winddrucks auf die Segel, aber nicht verhindern. Eine Konsequenz für die Praxis ist: Der Steuermann muss auf einem Am-Wind-Kurs mehr nach Luv halten, als es der direkte Kurs zum Ziel erfordert.

Beim Segeln und Surfen wird zudem jedes Segel durch einen optimalen Anstellwinkel geprägt, bei dem es als aerodynamisches Profil die größtmögliche Luftkraft erzeugt. Der Anstellwinkel definiert sich hierbei als jener Winkel, in dem eine Strömung auf eine Segelfläche trifft, als die Gradzahl zwischen der Richtung der Sehne der Segelwölbung und der Richtung des scheinbaren Windes. Flach geschnittene Segel für stärkere Winde weisen einen Anstellwinkel von 15 bis 20°, bauchig gefertigte Segel für schwächere Winde einen Winkel von 25 bis 35° auf. Erreicht ist der optimale Anstellwinkel, wenn das Segel im unteren Teil der Vorliek gerade noch nicht killt (zu flattern beginnt).

Merke

- Auf einem sich in Fahrt befindenden Segelboot oder Surfbrett ist der scheinbare Wind spürbar.
- Je bauchiger die Segel auf Vorwind- und teilweise auch auf Raumschots-Kursen geschnitten sind, je wirksamer ist der Antrieb durch Widerstand.

Kontrollfragen

1. Nennen Sie die verschiedenen Kurse zum Wind!
2. Definieren Sie die Vektoren wahrer, scheinbarer und Fahrtwind!
3. Wie lässt sich der wahre Wind an Bord eines segelnden Bootes oder Boards bestimmen?
4. Stellen Sie die Größen Querkraft, Vortrieb und Gesamtkraft in einem Kräfteparallelogramm dar!
5. Benennen Sie den Winkel zwischen gesteuertem und real gesegeltem Kurs!

Stabilität oder Krängung

Als Stabilität eines Bootes gilt die Fähigkeit, sich aus einer gekrängten (geneigten) Lage wieder aufzurichten. Jollen und Kielboote unterscheiden sich in ihrem Stabilitätsverhalten wesentlich.

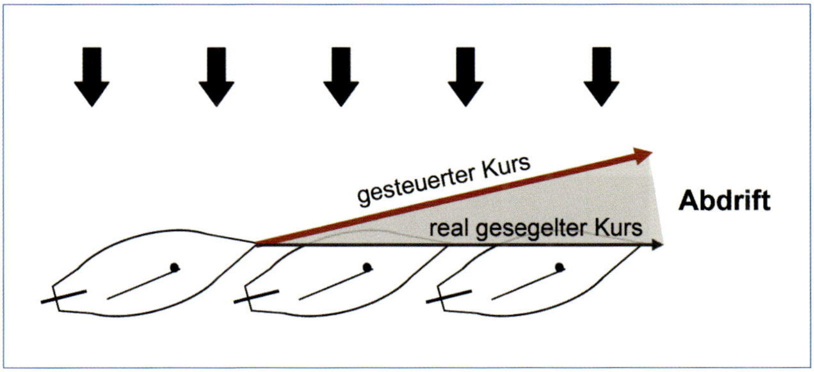

Abb. 7.27:
Schema der Abdrift

Formstabilität

Die *Formstabilität* eines Bootes ergibt sich vorrangig aus der Form des Rumpfes, dem Bootskörperquerschnitt. Dabei wird diese von der Spantform und damit von der Breite des Rumpfes in der Wasserlinie bestimmt. Betrachtet man die wirkenden Kräfte, idealtypisch gedacht in einem Punkt, so lassen sich der Gewichtsschwerpunkt G als Schwerpunkt des Schiffes und der Formschwerpunkt F als Schwerpunkt der verdrängten Wassermasse festlegen (s. Abb. 7.28).

Bei anfänglicher Krängung wandert F zunächst nach Lee, das aufrichtende Drehmoment nimmt zu, die Jolle besitzt eine hohe Anfangsstabilität. Mit zunehmender Krängung nähern sich die Wirklinien der beiden Schwerpunkte, G »wandert« an F vorbei und das Boot kentert. Die zusätzlich erforderliche Stabilität erbringt die Mannschaft als »lebender Ballast«. Je weiter das Gewicht der Mannschaft nach Luv gebracht wird, umso länger wird der aufrichtende Hebelarm. Über einen kritischen Krängungswinkel hinaus wirkt der lebende Ballast entgegengesetzt und das Boot kentert. Jollen verfügen über eine geringe Endstabilität.

Gewichtsstabilität

Ein tief sitzender Gewichtskiel, auch als toter Ballast bezeichnet, verleiht Kielbooten ihre Stabilität (Abb. 7.29). Im Gegensatz zur Jolle liegt hier der aufrichtende Hebelarm nicht über Wasser, sondern unterhalb der Wasserlinie. Je mehr eine Kieljacht krängt, umso größer erscheint die aufrichtende Kraft. Unter extremen Bedingungen kann eine Kieljacht durchkentern, richtet sich aber sofort wieder auf wie ein Stehaufmännchen. Kielboote weisen eine hohe Endstabilität auf.

Luv- und Leegierigkeit – (Un-)Gleichgewicht der Drehmomente

Als Luvgierigkeit wird der Hang einzelner Boote bezeichnet bei mittschiffs festgelegtem Ruder anzuluven, d.h in Richtung des Windes zu drehen. Das gegenteilige Verhalten, nach der dem Wind abgewandten Seite zu streben, gilt als *Leegierigkeit* (s. Abb. 7.30).

Ursächlich für die Luv- und Leegierigkeit ist das Kräftespiel von *Segeldruckpunkt* (Segelschwerpunkt) und *Lateraldruckpunkt* (s. Abb. 7.31). Alle Kräfte, die auf das Segel wirken, konzentrieren sich in einem Punkt, der als Segeldruckpunkt bezeichnet wird. Am Segel-

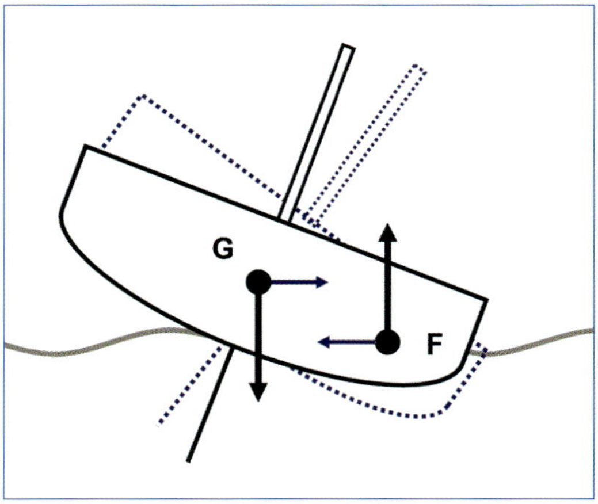

Abb. 7.28: Formstabilität einer Jolle

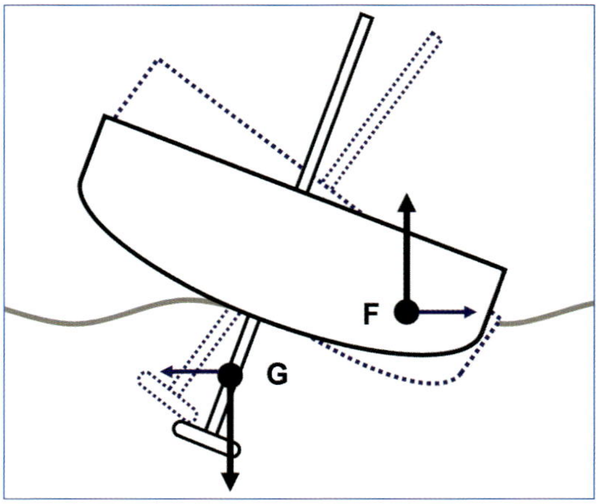

Abb. 7.29: Gewichtsstabilität einer Kieljacht

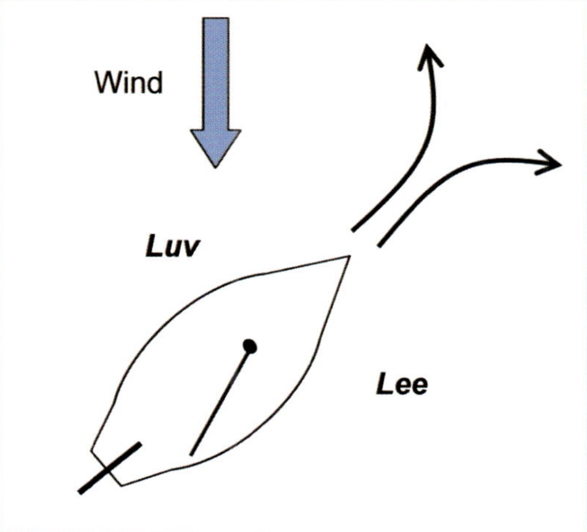

Abb. 7.30: Luv- und Leegierigkeit

druckpunkt setzen zwei Kräfte an: der Vortrieb und der Winddruck (er versetzt das Boot nach Lee). Alle Kräfte, die der seitlichen Abdrift entgegenwirken, gebündelt in einem Punkt am Unterwasserschiff, ergeben den Lateraldruckpunkt. An diesem Punkt wirken zwei dem Segeldruckpunkt entgegengerichtete Kräfte: der Wasserwiderstand und die Querkraft. Das Kräftepaar Wasserwiderstand vs Vortrieb erzeugt ein Drehmoment nach Luv und die Kräfte Querkraft vs seitlicher Winddruck ergeben ein Drehmoment nach Lee. Bei gut getrimmten Jachten befinden sich beide Drehmomente nahezu im Gleichgewicht. Luvgierigkeit wird meist dadurch verursacht, dass der Segeldruckpunkt nach achtern oder der Lateraldruckpunkt zum Bug wandert. Leegierigkeit entsteht, indem der Segeldruckpunkt zum Bug oder der Lateralschwerpunkt zum Heck wandert.

Möglichkeiten zur Behebung von Luvgierigkeit sind:

- Verlagerung des Segeldruckpunktes nach vorn, durch Vergrößern des Vorsegels; Reffen (Verkleinerung) des Großsegels oder Mast nach vorn setzen
- Verschiebung des Lateraldruckpunktes nach achtern durch Verlagerung des »lebenden Ballastes« (Crewgewichtes).
- Verminderung der Krängung durch Reduzierung der Segelfläche; Gewichtsverlagerung der Crew nach Luv

Moderne Jollen sind leicht luvgierig getrimmt, um die Steuerung des Bootes zu erleichtern. Ein weiterer Aspekt ist die Sicherheit an Bord, denn nach einem Pinnenbruch luvt die steuerlose Jolle selbstständig so lange an, bis sie zum Stillstand kommt.

Möglichkeiten zur Behebung von Leegierigkeit sind:

- Verlagerung des Segeldruckpunktes nach achtern, durch Verkleinern des Vorsegels; Mast nach achtern versetzen
- Verschiebung des Lateraldruckpunktes nach vorn durch Verlagerung des »lebenden Ballastes« (Crewgewichtes) Richtung Bug; Schwert und Ruderblatt fieren

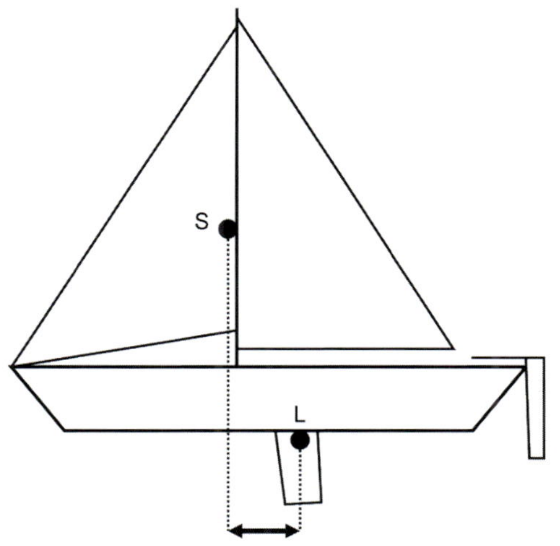

Hebelarm zwischen Segeldruckpunkt S und Lateraldruckpunkt L

Abb. 7.31 Segel- (S) und Lateraldruckpunkt (L)

Surfer nutzen die Luv- und Leegierigkeit zum Steuern. Je nach Mastneigung zum Bug oder Heck wird die Position des Segeldruckpunktes beeinflusst und damit die gewünschte Kursänderung ausgeführt.

Verdränger und Gleiter

Jedes Boot hat eine zu ermittelnde Rumpf- oder Grenzgeschwindigkeit, die sich aus der Länge der Wasserlinie errechnet:

$$v = \sqrt{Wasserlinienlänge} \cdot 4{,}5 \quad [\text{km/h}]$$

bzw.

$$v = \sqrt{Wasserlinienlänge} \cdot 2{,}43 \; [\text{kn}] \quad (\text{Knoten})$$

Eine 16 m lange Kieljacht läuft demnach eine maximal erreichbare Geschwindigkeit von 18 km/h oder 9,7 kn. Ein Schiff läuft seine Rumpfgeschwindigkeit, wenn der Rumpf in einem ausgeprägten Wellental zwischen Bug- und Heckwelle liegt. Eine Erhöhung der Antriebskraft, sei es durch mehr Motorleistung oder eine Vergrößerung der Segelfläche, würde das Boot kaum schneller machen. Sie erhöht nur die Heckwelle, an der sich das Heck festsaugt, und ein tieferes Wellental. Das Boot verdrängt in diesem Fall eine Wassermenge, deren Gewicht gleich dem Bootsgewicht ist, es befindet sich in *Verdrängerfahrt*.

Jollen können bei entsprechend flacher Rumpfform ihr Wellensystem verlassen, obwohl sich auch hier ein erhöhter Widerstand bemerkbar macht, wenn die Rumpfgeschwindigkeit erreicht ist. Durch das Schieben auf die Bugwelle lassen sie die Heckwelle achteraus. Je weiter die Heckwelle nach achtern wandert, umso schneller wird die *Gleitfahrt*. Der Reibungswiderstand sinkt, da sich die vom Wasser benetzte Rumpffläche verringert. Durch dynamischen Auftrieb unter dem Rumpf wird ein Boot in Gleitfahrt leichter, da es weniger Wasser verdrängt, als es seinem Gewicht entspricht.

Ruderwirkung

Richtungsänderungen sind über die unterschiedlichen Positionen des Ruderblattes im Wasser möglich. Liegt die Ruderlage mittschiffs, strömen die Wassermoleküle nahezu ungehindert am Ruder entlang. Legt der Steuermann Backbord- oder Steuerbordruder, kommt es auf der jeweiligen Seite zu einem Abbremsen der strömenden Wasserteilchen und infolgedessen zu einem Überdruck. Auf der jeweils anderen Seite des Ruderblattes wird das vorbeiströmende Wasser beschleunigt; es entsteht ein Unterdruck. Um diese Druckunterschiede auszugleichen, dreht das Heck in Richtung des niedrigeren Drucks.

Bildlich ist die Drehrichtung des Hecks vorstellbar, indem man die Position des Ruderblattes im Wasser über den Bug zu einem Vollkreis verbindet (s. Abb. 7.32).

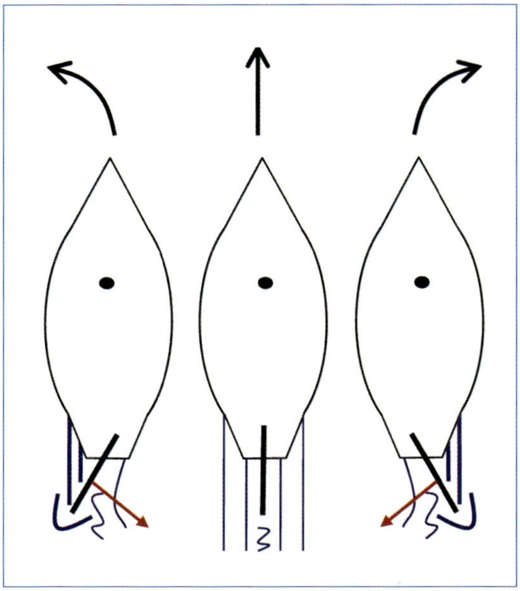

Abb. 7.32: Ruderwirkung

Merke

- Unter biomechanischen Aspekten hat der Segler oder Surfer folgende Möglichkeiten die Fahrt zu optimieren:
  1. Ausnutzung des Windes – Position zum Wind
  2. Gewichtstrimm – lebender Ballast, Gewicht nach Luv
  3. Segelstellung – über Großschotzug oder Fockschot
  4. Ruderwirkung

Kontrollfragen

1. Definieren Sie den Begriff »Stabilität eines Bootes«!
2. Woraus ergibt sich primär die Formstabilität eines Bootes?
3. Welche wirkenden Kräfte beeinflussen die Formstabilität einer Jolle?
4. Was bedeutet Gewichtsstabilität einer Jacht?
5. Klären Sie die Begriffe Luv- und Leegierigkeit, und benennen Sie Möglichkeiten zur Behebung dieser Phänomene!
6. Erläutern Sie den Unterschied zwischen einem Gleiter und einem Verdränger!
7. Skizzieren Sie die Position des Ruderblattes bei einer beabsichtigten Kursänderung nach Steuerbord!

7.4 Biomechanische Aspekte leichtathletischer Disziplinen

Die Leichtathletik gehört mit ihren vielen verschiedenen Disziplinen zu den anspruchsvollsten und interessantesten Sportarten. Die Disziplinen lassen sich auf die natürlichen Bewegungsformen des Menschen »Laufen – Werfen – Springen« zurückführen. Vorrangiges Ziel der Wettkampfleichtathletik liegt in der zeitlichen Minimierung beim Zurücklegen definierter Strecken und einer Weiten- und Höhenmaximierung bei Würfen, Stößen und Sprüngen entsprechend den geltenden Wettkampfbestimmungen.
Von der äußeren Betrachtungsebene leicht und harmonisch anzuschauende Bewegungsabläufe von Athleten bergen in der Ausführung eine hohe Komplexität, bedürfen einer hohen Ausprägung an koordinativen Fähigkeiten und erfordern eine optimale Bewegungskoordination.

Neben der Beschreibung der sportlichen Techniken zum Lösen der verschiedenen Bewegungsaufgaben, die in ausführlichen Bewegungsbeschreibungen (vgl. *Bauersfeld* und *Schröter* 1998, *Jonath* et al. 1995a, b, c) dokumentiert sind, steht nach wie vor die Erklärung der Ursachen und der Wirkungen von biomechanischen Prinzipien bei der Untersuchung von leichtathletischen Disziplinen im Vordergrund. Sehr detaillierte und vertiefende Darstellungen biomechanischer Erkenntnisse der Leichtathletikdisziplinen finden sich bei *Ballreich* und *Kuhlow* (1986) sowie *Willimczik* (1989).
Im Weiteren sollen anwendungsorientiert die vorgestellten Grundlagen der Biomechanik beispielhaft an leichtathletischen Disziplinen aus dem *Sprint- Sprung- und Wurfbereich* erläutert werden.

7.4.1 Mechanische Grundlagen beim Tiefstart

Die effektivste und von den internationalen Wettkampfbestimmungen geforderte Startstellung bei allen Flachsprintstrecken bis 400 m und den Hürdenläufen ist der Tiefstart. Zielstellung des Tiefstarts für die Sprintläufe ist, aus der Ruhestellung heraus sehr hohe Beschleunigungskräfte zu entwickeln und in eine hohe Laufgeschwindigkeit zu überführen. Je kürzer die Sprintdistanz, desto größer ist die Bedeutung einer optimalen Tiefstarttechnik für die zu erbringende Sprintfinalleistung. Isoliert betrachtet ist der Tiefstart ein azyklischer Bewegungsablauf, der in eine zyklische Laufbewegung mündet.

Dabei können drei Phasen unterschieden werden: Vorbereitungs-, Haupt- und Endphase.

Vorbereitungsphase

Diese Phase dient der Schaffung optimaler Voraussetzungen für die Hauptphase und beinhaltet bezogen auf den Tiefstart

- die individuell zweckmäßige »Auf die Plätze«-Stellung,
- die mentale Vorbereitung und Konzentration,
- die »Fertig«-Stellung mit Anheben des Beckens,
- die Verlagerung des Körperschwerpunkts in eine günstige Position,
- die Vorspannung der Muskulatur der Streckschlinge,
- die Schaffung optimaler Winkel in den Sprung-, Knie- und Hüftgelenken für die folgende Abdruckstreckung.

Hauptphase

Die Hauptphase besteht in der Realisierung des Bewegungsziels einer möglichst schnellen Einleitung der Laufbewegung durch

- den Abdruck und das Vorschwingen des hinteren Beins,
- einen schnellkräftigen Abdruck des vorderen Beins,
- gegengleiche Schwungbewegungen der Arme,
- ein angemessenes Aufrichten des Oberkörpers und
- die Vorbereitung auf ein schnelles Bodenfassen des hinteren Fußes.

Endphase

Ein optimaler Übergang zum zyklischen Beschleunigungslauf soll durch eine günstige Körpervorlage und einen aktiven Fußaufsatz hinter der Körperschwerpunkt-Projektion erreicht werden.
Aus den Phasen lässt sich die Notwendigkeit ableiten, eine optimale Position in der Tiefstartstellung zu finden, um eine günstige Kraftentfaltung auf den ersten Beschleunigungsschritten zu ermöglichen.

Für die unterschiedlichen Abschnitte des Tiefstarts können folgende Merkmale beschrieben werden:

»Auf die Plätze«-Position

- Gleichmäßige Gewichtsverteilung auf beide Hände, vorderes Knie abgelegt und beide Füße in den Blöcken.

»Fertig«-Position

- Das Gesäß wird leicht über Schulterhöhe gehoben und der Körperschwerpunkt (KSP) erfährt eine geringfügige Vorverlagerung,
- die Schultern werden leicht vorgeschoben (das Lot der Schulterachse wird leicht vor die Startlinie geschoben),
- der Kopf wird achsengerecht gehalten und der Blick ist nach unten auf die Startlinie gerichtet,
- der Kniewinkel des vorderen Beins beträgt ca. 90–95°, der des hinteren Beins ca. 110–120° (siehe Abb. 7.33).

Startaktion

- Beidbeiniger und schnellkräftiger Abdruck von den Blöcken und beginnender maximaler Armeinsatz (siehe Abb. 7.34).

Entscheidend für einen effektiven Start ist die individuelle Position des Athleten im Start-

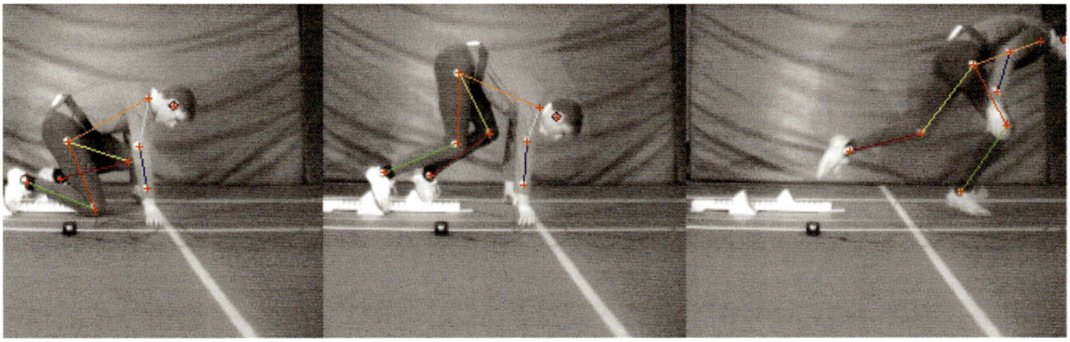

Abb. 7.33: Tiefstart: »Auf die Plätze«-Position, »Fertig«-Stellung und erster Schritt

block. In der Praxis unterscheidet man zwischen der engen, mittleren und weiten Startstellung. Vor- und Nachteile der Startstellungen bei verschiedenen Blockabständen sind in Tabelle 7.5 zusammengefasst.

Bei der Ausführung des Tiefstarts besitzen nach *Hochmuth* (1981) drei biomechanische Prinzipien eine besondere Bedeutung. Diese Prinzipien sind

- das Prinzip des *optimalen Beschleunigungsweges*,
- das Prinzip der *Anfangskraft* und
- das Prinzip der *zeitlichen und räumlichen Koordination von Teilimpulsen*.

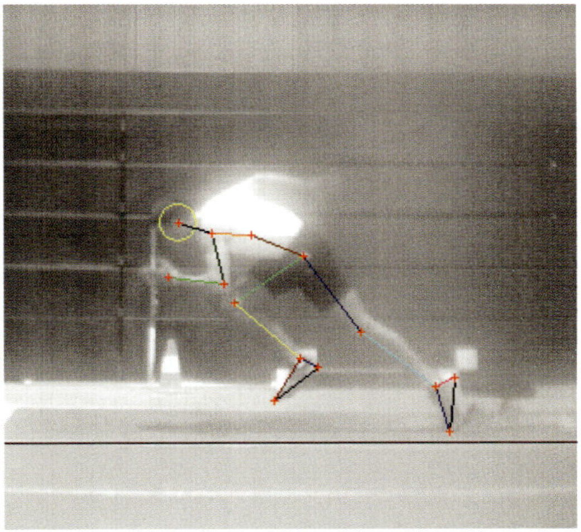

Abb. 7.34: Abdruckstreckung beim Tiefstart

		Enge Stellung	**Mittlere Stellung**	**Weite Stellung**
Abstand (Fußlängen)	vorn	2½	1½–2	1–½
	hinten	3	2½–3	3–3½
Vorteil		• schneller Ablauf (Frequenzläufer)	• günstige Gewichtsverteilung • günstiger Kniewinkel	• intensiver Abdruck vom vorderen Block
Nachteil		• kurzer 1. Schritt • Arme im Stütz zu stark belastet		• starke Belastung des vorderen Beins

Tab. 7.5: Übersicht der Startstellungen beim Tiefstart

Die drei Prinzipien werden in verschiedenen Abschnitten des Starts wirksam.

Prinzip des optimalen Beschleunigungsweges

Der Tiefstart soll die Übertragung großer Beschleunigungskräfte in die Bewegungsrichtung ermöglichen, weshalb der Beschleunigungsweg möglichst geradlinig nach vorn-oben führen soll. Da der Körperschwerpunkt von hinten-unten beschleunigt wird, ist ein zu frühes Aufrichten des Oberkörpers zu vermeiden. Dies kann erreicht werden durch:

- die Verlagerung des Körperschwerpunkts in der »Fertig«-Stellung nach vorne, wodurch sich der Anteil der Gewichtskraft, der von den Händen abgestützt wird, erhöht,
- ein eingeschränktes Aufrichten des Oberkörpers beim Abdruck,
- ein schnelles, flaches Vorbringen des hinteren Fußes, so dass beim ersten Schritt der Stützpunkt noch hinter dem Körperschwerpunkt liegt und ein hoher Anteil horizontaler Beschleunigungskräfte zum Einsatz kommen kann.

Eine Verlängerung des Beschleunigungsweges durch eine Ausholbewegung würde den Start verzögern und wird deswegen unterlassen.

Prinzip der Anfangskraft

Eine Erhöhung der Anfangskraft durch eine Ausholbewegung erfolgt aus Zeitgründen nicht. Die verstärkte Vorspannung der an der Streckbewegung beteiligten Muskulatur ist daher besonders wichtig. Durch das angehobene Becken in der »Fertig«-Stellung werden die Füße gegen die Startblöcke gedrückt. Die Waden- und vordere Oberschenkelmuskulatur sind vorgespannt. Der zeitlich vorausgehende Abdruck vom hinteren Bein erhöht zusätzlich die Anfangskraft im zunächst vorwiegend nur isometrisch arbeitenden Abdruckbein.

Prinzip der zeitlichen und räumlichen Koordination der Teilimpulse

Der Schwungbeineinsatz erfolgt nach kurzem Abdruck aus dem Block simultan zur Streckbewegung des vorderen Beins. Der gleichzeitige und gegengleiche Armeinsatz wirkt ebenfalls beschleunigend. Der Armschwung soll möglichst geradlinig und parallel zur Laufrichtung ausgeführt werden, um die Streckbewegung auch räumlich zu unterstützen.

Die bei beim Tiefstart beschleunigende Kraft hat eine vertikale und horizontale Komponente. Für die vertikale Muskelkraftkomponente (actio) dient die Bodenwiderstandskraft als Gegenkraft (reactio). Beim Start ist eine starke Horizontalbeschleunigung erforderlich; somit ist es effektiv, wenn die Reibung zwischen Laufsohle und Boden für den Abdruck genutzt wird. Durch raue Tartanbeläge und Spikes wird die Kontaktfläche zwischen Schuh und Laufbahn und damit die Reibungskraft erhöht.

Der explosive Bewegungsbeginn beim Sprint und die dabei realisierte hohe horizontale Kraftkomponente beim Abdruck erfordern eine große Gegenkraft (reactio). Aus diesem Grund werden Startblöcke verwendet, die in der »Fertig«-Stellung beim Tiefstart bei individuell richtig eingestelltem Neigungswinkel optimalen Widerstand für den Abdruck bieten.

Durch die Körpervorlage in der »Fertig«-Position des Tiefstarts und dem fast gleichzeitigen Abdruck von Beinen und Armen in der Startbewegung nach vorn wird der Rumpf nur geringfügig aufgerichtet. Es entsteht somit – ausgelöst durch die Gravitationskraft – eine Vorwärtsrotation, die den Körperschwerpunkt weit vor den Abdruckpunkt der Füße verlagert und somit eine größere Horizontalkomponente der Abdruckkräfte ermöglicht (siehe Abb. 7.35). Im Beginn der Startbewegung werden beide Beine aktiv und es soll versucht werden, einen steilen und kontinuierlichen Kraftanstieg zu realisieren. Dabei erteilt das hintere Bein einen zeitlich kürzeren und geringeren Kraftimpuls als das vordere Bein (vgl. *Bauersfeld* und *Schröter* 1998). Beim Start ist wegen der kurzen Dauer und der noch geringen Geschwindigkeit die Luftwiderstandskraft (z.B. bei Gegenwind) zu vernachlässigen.

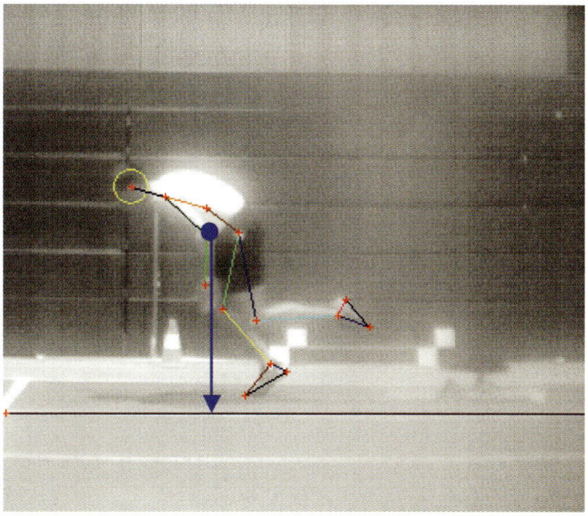

Abb. 7.35: Körperlage nach dem ersten Schritt beim Tiefstart

Merke

- Aus der Ruhestellung beim Tiefstart sollen sehr hohe Beschleunigungskräfte in Bewegungsrichtung entwickelt werden. Daraus ergibt sich für einen effektiven Startvorgang für den Athleten eine individuell-optimale Position im Startblock. Es wird zwischen enger, mittlerer und weiter Startstellung unterschieden.
- Die Körpervorlage in der »Fertig«-Position des Tiefstarts und der fast gleichzeitige Abdruck von Beinen und Armen in der Startbewegung nach vorn ermöglichen es dem Athleten, den Rumpf auf den ersten Schritten nur geringfügig aufzurichten.

7.4.2 Mechanische Aspekte beim Flachsprint

Der Disziplinblock »Sprint« umfasst die Strecken von 100 bis 400 m. Im weiteren Verlauf wird näher auf die biomechanische Betrachtung des 100-m-Sprints eingegangen, da hierfür umfangreiche Untersuchungsergebnisse vorliegen (vgl. *Letzelter* 1979a, b, c, *Dick* 1988, *Bartonietz* und *Güllich* 1992, *Tidow* und *Wiemann* 1994a, b, *Hess* 1994, *Seagrave* 1998, *Mann* 1999, *Letzelter* und *Letzelter* et al. 2000, *Letzelter* und *Letzelter* 2005).

Beim Sprint schließt sich unmittelbar an den Startvorgang die Phase der Startbeschleunigung an. Sie gehört neben weiteren Teilabschnitten zu den traditionellen Indikatoren für die Sprintfähigkeit (vgl. *Letzelter* und *Letzelter* 2002 u. 2005). Diese Indikatoren sind im Einzelnen:

- Startbeschleunigung
  Zwischenzeit bei 30 m (t_{30})
- Pick-up-Beschleunigung
  Teilzeit von 30 bis 60 m (Δt_1)
- Sprintschnelligkeit (lokomotorische Schnelligkeit) Teilzeit von 60 bis 80 m (Δt_2)
- Sprintausdauer (Schnelligkeitsausdauer)
  Teilzeit von 80 bis 100 m (Δt_3)

Die vorgestellten Indikatoren leiten sich aus der Phaseneinteilung des 100-m-Sprints ab. Die Phaseneinteilung ist in Tabelle 7.6 ersichtlich.

Phasen	Streckenabschnitt* in m	Bemerkung
Start	0	optimale Tiefstartstellung
Beschleunigungsphase	0–40	
• Startbeschleunigung	0–25	von der azyklischen Startbewegung bis zum Aufrichten des Oberkörpers
• Pick-up-Beschleunigung	25/30–40	von Aufrichten des Oberkörpers bis zum Erreichen der maximalen Geschwindigkeit
Phase der maximalen Geschwindigkeit	40–80	
Phase der absinkenden Geschwindigkeit	80–100	
Zieleinlauf/Zielannahme	100	

* Die Abschnittsangaben beziehen sich auf den Hochleistungsbereich. Bei Schülern und Jugendlichen werden die Phasen bis zur maximalen Geschwindigkeit eher erreicht und sind kürzer, wobei die Phase der absinkenden Geschwindigkeit länger ist.

Tab. 7.6: Phaseneinteilung beim 100-m-Sprint

Die Abbildung 7.36 zeigt schematisch, wie verschieden die Teilzeiten zwischen einem Weltklassesprinter und einem Sportstudenten über 100 m sind. Deutlich erkennbar sind die längeren Zeitabschnitte für die Teilstrecken beim Sportstudenten. Weiterhin fällt auf, dass bereits mit Erreichen der höchsten Laufgeschwindigkeit bei etwa 40 m die Teilzeiten auf den folgenden Abschnitten drastisch zunehmen und somit die Laufgeschwindigkeit bis zum Zieldurchlauf deutlich abnimmt.

Neben den bedingenden konditionellen Fähigkeiten, die ein Athlet mitbringen muss, um schnelle Sprintzeiten erzielen zu können, gehören individuell-anthropometrische und technische Voraussetzungen. Das Ziel einer optimalen Lauftechnik besteht im Erreichen einer hohen Sprintgeschwindigkeit und wird durch die spezifische Bewegungsaufgabe bestimmt. Daraus ergibt sich für die sporttechnische Umsetzung zum Erreichen einer hohen Laufgeschwindigkeit (vgl. *Bauersfeld* und *Schröter* 1998, S. 116):

1. eine Erhöhung der Antriebskräfte,
2. eine Verringerung der Bremskraftwirkungen und
3. die Beibehaltung oder Verkürzung der Aktionszeit.

Die Bewegungstechnik des Sprintschrittes wird durch folgende Merkmale bestimmt:

- Schrittdauer
- Schrittfrequenz
- Stützzeit
- Flugzeit
- Schrittlänge
- Flugzeit-Stützzeit-Verhältnis

Der Ausprägungsgrad der verschiedenen Schrittmerkmale ist von der Höhe der Lauf-

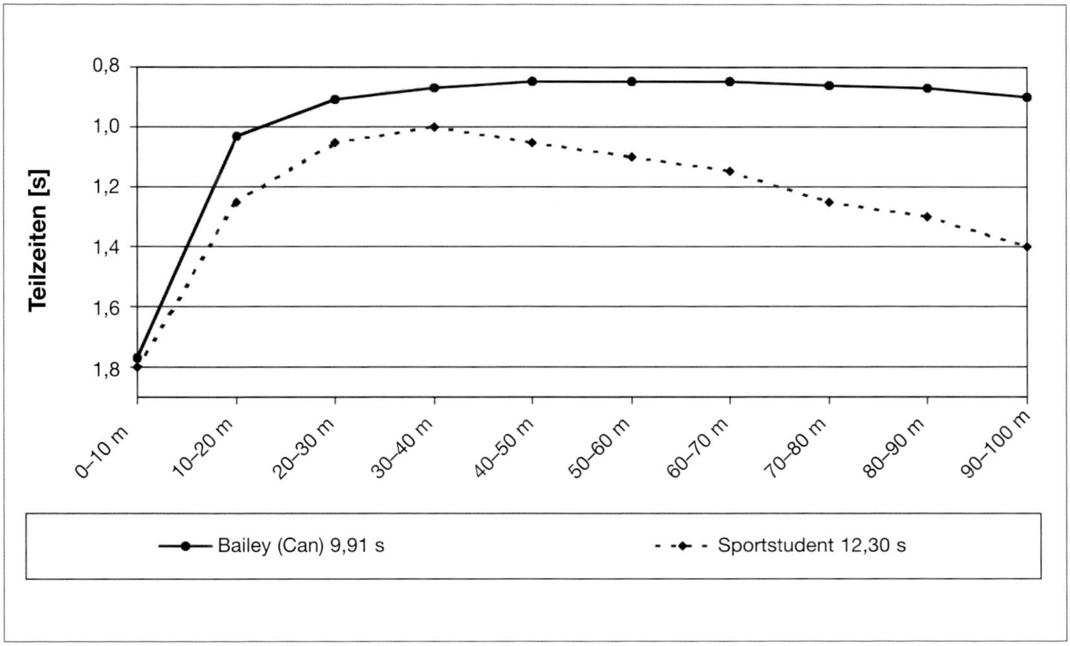

Abb. 7.36: Vergleich der Teilzeiten eines Weltklassesprinters gegenüber einem Sportstudenten

geschwindigkeit abhängig. Mit zunehmender Laufgeschwindigkeit nehmen im Allgemeinen

- die Schrittdauer ab,
- die Schrittfrequenz zu,
- die Stützzeit ab,
- die Flugzeit zu,
- die Schrittlänge zu und
- das Flugzeit-Stützzeit-Verhältnis zu.

Unter mechanischen Gesichtspunkten betrachtet, ergibt sich die Laufgeschwindigkeit aus dem Verhältnis der Wegänderung zu einer bestimmten Zeit.
Ausgehend von der Formel

$$v = \frac{\Delta s}{\Delta t} \qquad (ms^{-1})$$

kann für den zurückgelegten Weg (s) die Schrittlänge (l [in m]) und für die Zeit (t) umgekehrt proportional die Schrittfrequenz (f [in s^{-1}]) eingesetzt werden, da die Sprintstrecke durch eine individuelle Anzahl von Einzelschritten absolviert wird. Damit ergibt sich die Laufgeschwindigkeit (v) aus dem Produkt von Schrittlänge (l) und der Schrittfrequenz (f).

$$v = l \cdot f \qquad (ms^{-1})$$

Formal kann die Laufgeschwindigkeit durch die Steigerung einer oder sogar beider Größen (l, f) gesteigert werden. Zu beachten gilt, dass Schrittlänge und -frequenz in einem Wechselverhältnis stehen. Geht die anfängliche Steigerung der Schrittfrequenz mit einer Vergrößerung der Schrittlänge einher, kommt es bei der Überschreitung eines bestimmten, individuellen Maßes zu einem umgekehrten Verhältnis. Somit zieht dann die Steigerung eines Merkmals die Verringerung des anderen Merkmals nach sich. Zahlreiche Untersuchungen zur Gewichtung als leistungsdifferenzierende Faktoren (*Grundlach* 1963, *Ball-*

reich 1969, *Ballreich* und *Gabel* 1975, *Letzelter* 1974, *Seagrave* 1998, *Mann* 1999, *Letzelter* und *Letzelter* 2005) ergaben keine eindeutigen Aussagen hinsichtlich der Leistungsrelevanz bzw. Dominanz eines der beiden Merkmale Schrittfrequenz und Schrittlänge.

Beide Größen hängen von einer Vielzahl gemeinsam bedingender Faktoren ab:
- Beinlänge
- Hebelarme der Beinmuskulatur
- Massenverteilung der einzelnen Beinsegmente
- Leistung der Muskulatur bei Kraftentfaltung (Faserverteilung)
- Reaktionsschnelligkeit

Die individuelle Variabilität der Einflussgrößen lässt damit keine generelle Dominanz einer der beiden Größen erwarten und es wird von der Existenz eines *individuell verschiedenen Optimums* ausgegangen.

Entsprechend dem Verhältnis von Schrittlänge und -frequenz müssen die Antriebskräfte möglichst groß sein und ein hoher Anteil in Bewegungsrichtung (horizontal) wirken. Bleibt die resultierende Vortriebskomponente des Abstoßes gleich groß, kann die horizontale Beschleunigung mit einem größeren Anteil der horizontalen Komponente (v_x) oder mit einem geringeren Abstoßwinkel (Winkel zwischen Resultierender und Horizontaler) vergrößert werden (vgl. Abbildung 7.37).

Nach der Maßgabe, einen hohen Anteil des Abstoßes in die horizontale Bewegungsrichtung umzusetzen, muss die Bodenkontaktphase mit einer aktiven Zugbewegung überwunden werden. In der Schwungzugphase (vorderer Stütz) erfolgt die Hauptbeschleunigung durch eine schnelle, aktive Absenkung des Fußes (swing back velocity) mit der Erzeugung eines hohen Kraftstoßes (vgl. *Letzelter* und *Letzelter* 2005).

$$p = F \cdot t \qquad \text{(Ns)}$$

Da die Zeitdauer (Δt) aufgrund der hohen Schrittfrequenz relativ gering ist (0,10–0,12 s), kann die Größe der einwirkenden Kraft durch folgende Aktionen positiv beeinflusst werden:
- aktiv-greifender und ziehender Fußaufsatz im Übergang zur Amortisationsphase
- hohe Vorspannung der Muskulatur in der Anschwungphase (vordere Schwungphase [Anziehen der Fußspitze Richtung Knie])
- aktiver Einsatz der Schwungmassen (Schwungbein und Arme)
- eine schnelle Überwindung der Bodenkontaktphase[1].

Weiterhin sollten die auftretenden Bremskräfte reduziert werden, die bei jeder Landung auftreten. Erreicht werden kann dies, indem der Fuß auf dem Ballen aktiv greifend möglichst dicht unter dem Körperschwerpunkt (KSP) aufgesetzt wird (vgl. Abb. 7.38) und das Becken schnell über den Stützfuß verlagert wird. Ein Maß dafür ist die geringe Distanz zwischen Schwungzugbeinknie (Stützbeinknie) und Schwungbeinknie (vgl. *Krüger* et al. 2007) im Moment des Bodenfassens.

[1] Untersuchungen von *Seagrave* (1998) zeigen, dass Weltklassesprinter geringere Hüft- und Kniegelenkswinkel in der Abdruckstreckung aufweisen als weniger gute Sprinter. Dadurch wird die Bodenkontaktzeit verkürzt, die Schrittfrequenz erhöht und die Stützzeit minimiert. Eine optimale und energische Abdruckstreckung in der hinteren Stützphase, wie von *Bauersfeld* und *Schröter* (1998) formuliert, ist bei Weltklassesprintern nicht mehr ausgeprägt (vgl. *Wiemann* und *Tidow* 1994, *Mann* 1999, *Letzelter* 2004, *Letzelter* und *Letzelter* 2005).

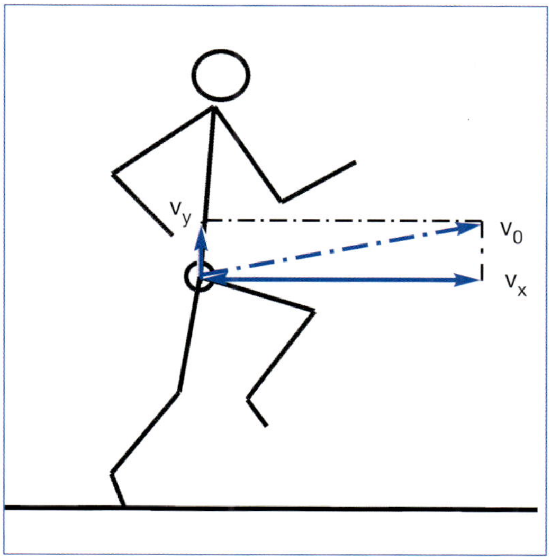

Abb. 7.37: Komponenten und resultierende Vortriebskomponente

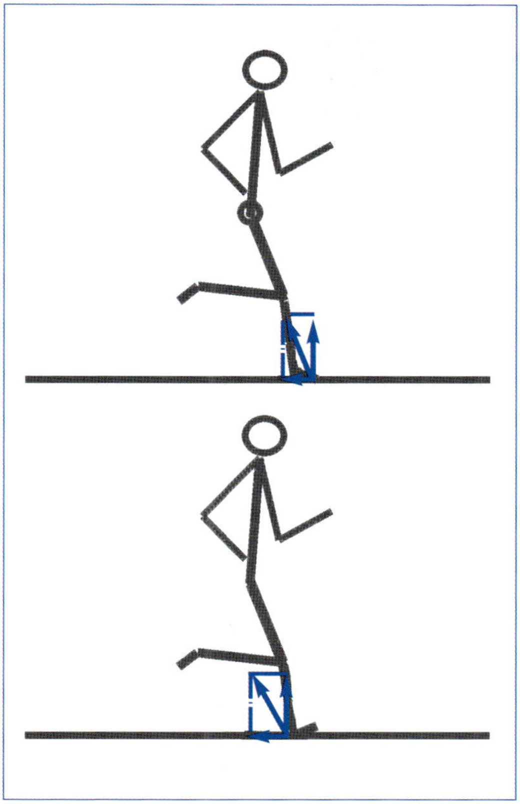

Abb. 7.38: Resultierende Bremskraft beim Fußaufsatz auf dem Ballen (oben) und auf der Ferse (unten)

Merke

- Der 100-m-Sprint besteht aus dem Start, der Beschleunigungsphase mit der Startbeschleunigung und Pick-up-Beschleunigung, der Phase der maximalen Geschwindigkeit, der Phase der absinkenden Geschwindigkeit und der Zielannahme.
- Die Sprintgeschwindigkeit ist das Produkt aus Schrittlänge und -frequenz. Schrittlänge und -frequenz stehen in einem Wechselverhältnis und die Geschwindigkeit kann über die Erhöhung eines dieser Merkmale gesteigert werden.
- Es wird von der Existenz eines individuell verschiedenen Optimums im Verhältnis beider Merkmale zur Geschwindigkeitssteigerung ausgegangen.
- Die Hauptbeschleunigung erfolgt durch eine aktiv-greifende Zugbewegung des aufsetzenden Fußes. Auftretende Bremskräfte können durch diese Form des Fußaufsatzes auf dem Ballen dicht unter dem KSP minimiert werden. Das Becken kann damit schnell über den Stützfuß verlagert und die Hüfte gestreckt werden.

7.4.3 Mechanische Grundlagen in den Sprungdisziplinen

Wie der Sprint und der Lauf gehört das Springen zu den natürlichen Bewegungsformen des Menschen. In der Leichtathletik besteht die Gemeinsamkeit der Sprünge darin, dass der Absprung aus der Bewegung und einbeinig erfolgt. Weiterhin findet man in den Sprungdisziplinen Weitsprung, Hochsprung, Dreisprung und Stabhochsprung eine gleiche Einteilung der Sprungabschnitte:

- Anlauf
- Absprung
- Flug
- Landung

Leistungsentscheidend ist der *Phasenübergang vom Anlauf zum Absprung*. In diesem Sprungabschnitt wird die entsprechende Arbeit geleistet und die Flugkurve des KSP bestimmt.

Die Absprungbewegung unterscheidet sich hinsichtlich der Zieltechnik, gemeinsam ist allen Sprüngen dennoch der Bewegungsablauf:

- *Bremsen* der horizontalen Anlaufbewegung (Amortisation in einen nach vorn-oben gerichteten Kraftvektor, s. Abb. 7.38)
- geringes *Beugen* des Absprungbeines
- Übergang in die *Absprungstreckung* (Bein- und Hüftstreckung!) (s. Abb. 7.39).

Weitsprung

Die Weitenmaximierung ist das vorrangige Ziel beim Weitsprung. Entsprechend den physikalischen Gesetzmäßigkeiten folgt die Realisierung der Sprungweite den Grundlagen des *»schrägen Wurfes«* (siehe S. 38 f.).
Gemäß den theoretischen Annahmen würde sich nach der Formel

$$W_{max} = \frac{v_0^2 \sin 2\alpha_0}{g}$$

die maximale Sprungweite bei einem Absprungwinkel von $\alpha_0 = 45°$ ergeben. Absprungwinkel über oder unterhalb dieses Wertes führen zu geringeren Flugweiten.
Da beim Weitsprung des Menschen die Körperschwerpunkt-Flugweite den entscheidenden Anteil an der Sprungweite besitzt und der Körperschwerpunkt über der Landehöhe liegt, muss bei der Weitenberechnung die Absprunghöhe (h_0) mit einbezogen werden. Daraus ergibt sich ein wesentlich flacherer Absprungwinkel für eine maximale Sprungweite.
Die Berechnung der Sprungweite erfolgt nach der Formel:

$$W = \frac{v_0^2 \sin 2\alpha_0}{g} + v_0 \cos a_0 \sqrt{\frac{2}{g}\left(h_0 + \frac{v_0^2 \sin^2 \alpha_0}{2g}\right)}$$

Als optimal wird ein Absprungwinkel in einem Bereich von 18–24° eingeschätzt (vgl.

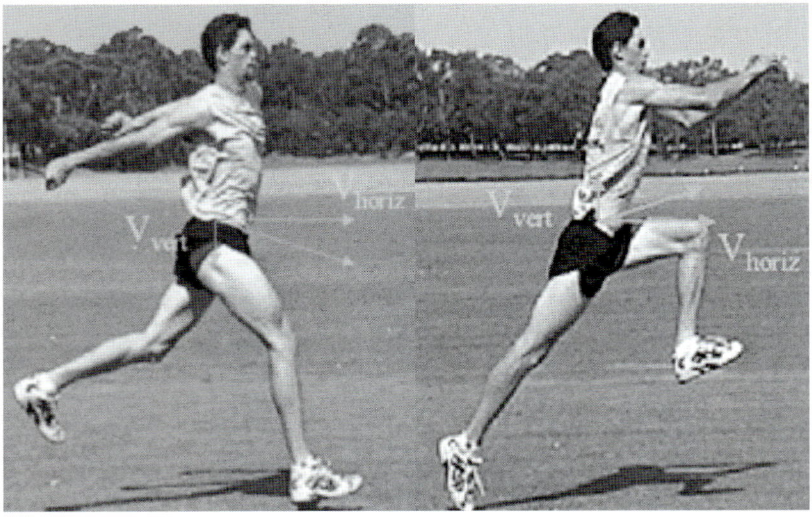

Abb. 7.39: Brems-, Beuge- und Streckbewegung beim Absprung

Bauersfeld und *Schröter* 1998, S. 222). Individuelle Schwankungen treten bei den Athleten jedoch immer wieder auf.

Für das Erreichen einer maximalen Sprungweite sollten folgende Bedingungen erfüllt sein:

- maximale Anlaufgeschwindigkeit am Ende der ersten Beschleunigungsphase (v_{Anl}),
- optimale Verbindung von Anlaufgeschwindigkeit (v_{Anl}) und Absprunggeschwindigkeit (v_{Absp}) und
- optimale Ausprägung der Flug- und Landebewegung.

Die Einteilung der Sprungabschnitte mit den jeweiligen Phasen und wesentliche Aspekte der Teilabschnitte sind in Tabelle 7.7 aufgeführt. Abbildung 7.40 zeigt ein Zyklogramm eines Weitsprungversuches.
Bei einer Anlaufgestaltung mit submaximalen Charakter wird die Geschwindigkeit im Sinne eines Steigerungslaufes erhöht. Dieser zyklische Beschleunigungsabschnitt wird nahtlos in die Absprungvorbereitung (letzte 4–6 Anlaufschritte) überführt. Dieses Vorgehen begünstigt eine bewusste Bewegungsausführung und Absprungvorbereitung. In der Absprungvorbereitung kommt es zu strukturellen Veränderungen in den Schrittlängen, einer

Sprung-abschnitt	**Phasen**	**Wichtige Aspekte**
Anlauf	1. Phase der Beschleunigung 2. Phase der Absprungvorbereitung	*erste Beschleunigung* zyklischer Anlauf als Steigerungslauf
Absprung	1. Phase der Absprungbeugung 2. Phase der Absprungstreckung	*zweite Beschleunigung* Nach dem Absenken des KSP (Bremswirkung in horizontaler Richtung) wird dieser zum Absprung mit einer Bein-Hüft-Streckung in vertikaler Richtung beschleunigt.
Flug	1. Phase der symmetrischen Flugbahn 2. Phase des Landeanflugs	Das Gleichgewicht muss gehalten werden und dem vorwärtsdrehenden Impuls ist durch die individuell geeignete Sprungtechnik entgegenzuwirken.
Landung	1. Phase der Landepositionierung 2. Phase der Landedurchführung	Bei paralleler Beinhaltung hat sich der Oberkörper den Oberschenkeln angenähert und die Kopfhaltung in Verlängerung der Oberkörperlängsachse unterstützt den geringen Hüftwinkel.

Tab. 7.7: Sprungabschnitte und Phasen beim Weitsprung

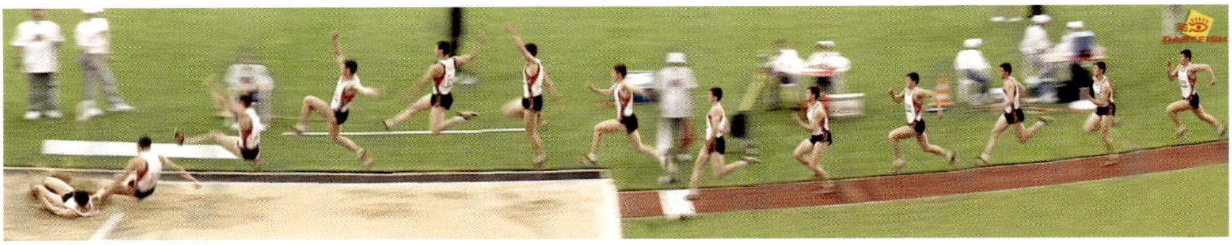

Abb. 7.40: Bildreihe eines Weitsprungversuches (www.dartfish.com)

Senkbewegung des Körperschwerpunktes (KSP) und einer Veränderung der Flugzeiten besonders in der Gestaltung des letzten Stützes vor dem Absprung (siehe *Dickwach* 1991). Der Absprungrhythmus mit einem verlängerten vorletzten Schritt bereitet den Absprung vor. Dadurch kann der Körperschwerpunkt (KSP) vor dem Absprung gesenkt und in eine günstige Lage gebracht werden, womit ein optimaler Beschleunigungsweg in vertikaler Richtung beim Absprung verbunden ist.

Das Absenken des KSP erfolgt durch eine unvollständige Streckung im vorletzten Schritt. Durch die Schrittverlängerung im vorletzten Schritt kann der KSP bis zu 12 cm abgesenkt werden. Mit dem letzten Schritt bereitet ein aktiv-greifender Fußaufsatz über den Hacken mit aktivem Senken der Fußspitze und leichter Oberkörperrücklage den Absprung vor. Mit dem Sprungbeinaufsatz wird die leicht rückgelehnte Sprungauslage erreicht (siehe Abb. 7.41).

Die Absprungdauer beträgt beim Weitsprung 0,10–0,12 s (vgl. *Bauersfeld* und *Schröter* 1998, S. 222). Der Absprung wird unter den Bedingungen des Geschwindigkeitsverlustes realisiert, d.h., beim Aufsetzen auf den Balken wird die horizontale Anlaufgeschwindigkeit abgebremst und durch die beginnende Absprungstreckung in eine vertikale Beschleunigungskomponente umgelenkt. Entscheidend für eine größtmögliche Sprungweite sind eine hohe Absprunggeschwindigkeit (v_0), eine hohe Absprunghöhe (h_0) und ein optimaler Absprungwinkel (α_0). Mit diesen

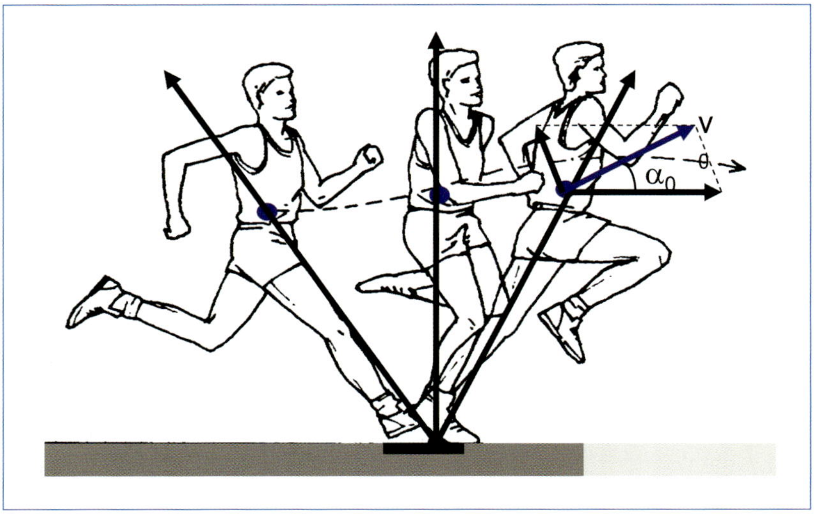

Abb. 7.41: Sprungauslage und Absprungfaktoren

Komponenten ist die Flugbahnparabel des Körperschwerpunktes vorgegeben und kann während des Fluges nicht mehr verändert werden. Alle ausgeführten Bewegungen entsprechend der verwendeten Technik (Schritt-, Hang-, Schwebehang- oder Laufsprung) in der Luft dienen der Stabilisierung der Flugbahn und einer optimalen Landevorbereitung.
Die Landung beendet den Sprung und ergibt die Sprungweite. Wenn die Flugbahn des KSP möglichst optimal ausgenutzt und der Landeverlust gering gehalten werden soll, ist es erforderlich, eine spezifische Körperhaltung einzunehmen (siehe Abb. 7.42).

Beim Landeanflug sind die Beine parallel und fast waagerecht (vgl. Abb. 7.43). Die Füße sollten sich oberhalb der Flugparabel befinden. Mit dem ersten Bodenkontakt wird der Hüftwinkel minimiert und der Oberkörper nähert sich den Oberschenkeln stark an. Die Kopfhaltung in Verlängerung der Oberkörperlängsachse unterstützt die Hüftwinkelminimierung.
Die während der Landevorbereitung nach unten geführten Arme nehmen mit der Bodenberührung ihre tiefste Position ein. Durch das Beugen der Knie im Moment der Landung

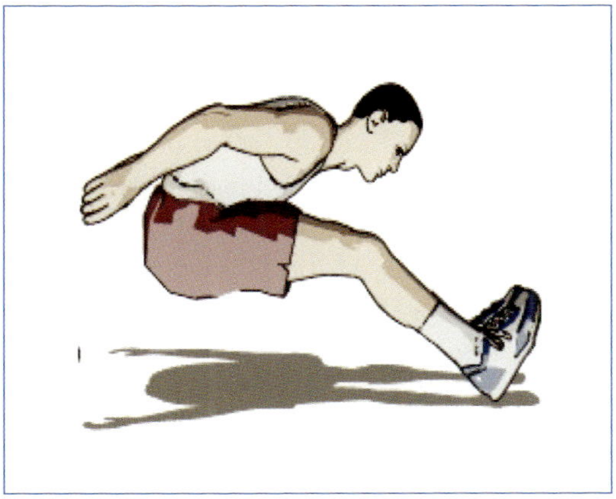

Abb. 7.42: Optimale Körperposition bei der Landung

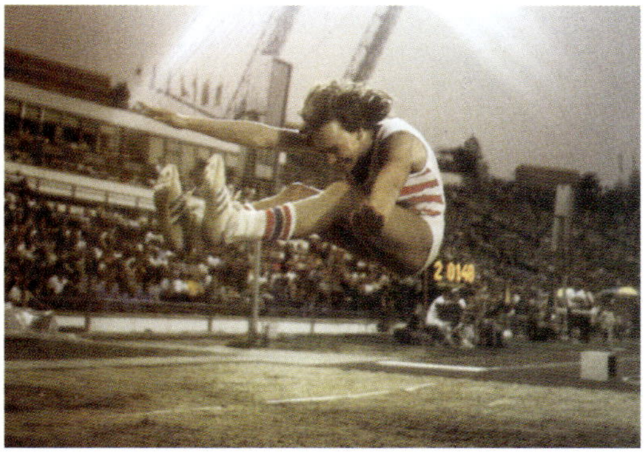

Abb. 7.43: Landevorbereitung

werden der Landeradius und die Körperschwerpunkthöhe verringert (vgl. Abbildung 7.44).

In den einzelnen Abschnitten des Weitsprungs ermöglichen biomechanische Prinzipien die optimale Umsetzung der geforderten Aufgaben. Im Anlauf soll die notwendige horizontale Geschwindigkeit erzeugt werden. Entsprechend dem Prinzip des optimalen Beschleunigungsweges darf der Anlauf nicht zu lang ausgelegt werden, damit am Absprungbalken die höchste Geschwindigkeit erreicht wird.
Beim Absprung sichern drei biomechanische Prinzipien das Erreichen günstiger Absprungkomponenten.

Prinzip der Anfangskraft

Dieses Prinzip ist bei allen Sprüngen im fließenden Übergang von Amortisations- und Beschleunigungsphase wirksam. Die Amortisationsphase beginnt mit der Bodenberührung und endet mit dem Bremsstoß, der mit dem Fußaufsatz einhergeht. Die Größe der Bremsstoßstärke und -dauer ist vom Abflugwinkel und der Vorspannung der Streckmuskulatur abhängig. Es wirkt eine relativ große Anfangskraft zu Beginn des Beschleunigungsstoßes.

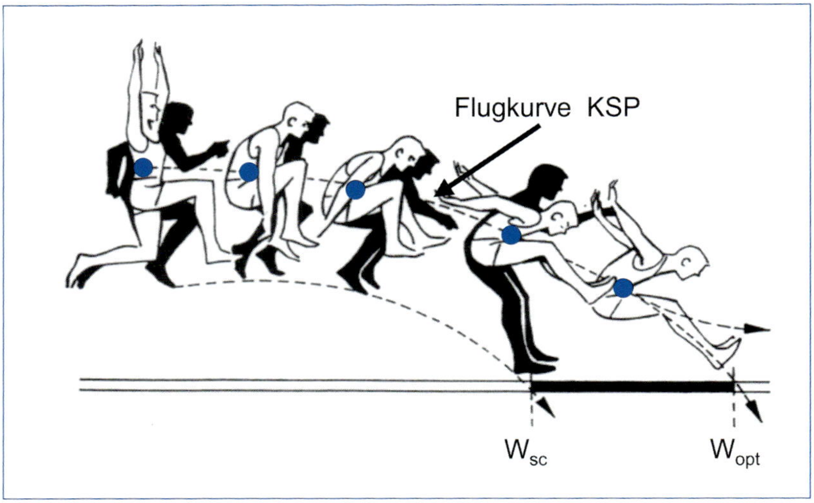

Abb. 7.44: Weitegewinn durch Landeoptimierung

In den Sprungtechniken wird vom aktiven, schlagenden Fußaufsatz gesprochen, wobei die reaktiven Muskelkräfte für den Absprung aktiviert werden.

Prinzip des optimalen Beschleunigungsweges

Umgesetzt wird dieses Prinzip im ersten Beschleunigungsweg durch den optimal langen Anlauf (mit Endgeschwindigkeiten vor dem Absprung von ca. 41 kmh^{-1}) und im zweiten Beschleunigungsweg durch das Senken des KSP *vor* dem Absprung sowie durch die maximale Erhöhung des KSP *im Verlaufe* des Absprungs. Die maximale Erhöhung des KSP wird durch die vollständige Körperstreckung bis zum Lösen vom Boden und durch die Verlagerung der freien Extremitäten (Schwungmassen = Arme und Schwungbein) nach oben erreicht.

Prinzip der zeitlichen und räumlichen Koordination von Teilimpulsen

Durch die richtige Koordination der Impulse der Schwungelemente und des Sprungbeines ist dieses Prinzip zu verwirklichen. Nicht die völlige zeitliche Übereinstimmung der Teilimpulse, sondern die *optimale Differenz* im Sinne einer verlängerten Zeitdauer der Kraftwirkung ist entscheidend. Beschleunigungsmaxima fallen somit mit dem kleinsten Beugewinkel des Sprungbeines zusammen.
Die Streckung des Sprungbeines beginnt erst, wenn Schwungelemente abgebremst werden. Dadurch erfolgt die Übertragung ihrer kinetischen Energie auf den Rumpf, dies unterstützt die Streckung.
Bei allen Vorgängen spielen *Schnelligkeit* und *Rechtzeitigkeit der Schwungbewegungen* eine große Rolle. Deshalb sind *lange Pendel* (lange Arme und wenig gebeugtes oder gar gestrecktes Schwungbein) *nicht* unbedingt *am zweckmäßigsten*. Lange Pendel führen zu größerer Anhäufung kinetischer Energie und erhöhen den KSP mehr als kurze Pendel, schwingen aber nach den Pendelgesetzen länger.
Bei zunehmender Absprungschnelligkeit wird es schwieriger, Teilimpulse zu koordinieren und die vertikale Schwungenergie auszunutzen. Je kürzer die Absprungdauer, umso spitzer sollte der Beugewinkel des Schwungbeines im Kniegelenk sein und umso geringer ist der Kniehub.

Innerhalb des Flugabschnittes sind die Bewegungen nur auf die optimale Ausnutzung der Flugkurve gerichtet (Vorbereitung einer raumgreifenden Landung). Wirkende Gesetzmäßigkeiten sind das Prinzip der Impulserhaltung und das Prinzip der Gegenwirkung.

- *Prinzip der Impulserhaltung*
  Der Gesamtimpuls einer Drehbewegung in frei bewegten Systemen bleibt unabhängig von der Lage des Körpers zur Drehachse unverändert. Die einmal ausgelöste Drehung im Flug wird immer in gleicher Richtung fortgesetzt, auch wenn eine zweite Drehung die Lage des Körpers zur gedachten Drehachse verändert.
- *Prinzip der Gegenwirkung*
  Das Prinzip erlaubt, einzelne Körperteile in günstige Positionen für die Nutzung der unveränderlichen Flugkurve des KSP zu bringen. Es gilt die Gesetzmäßigkeit, dass im Flug jede Bewegung eines Körperteils zu einer entgegengesetzten Bewegung eines anderen Teils führt. Somit wird mit dem Vorbringen der Beine zur Landevorbereitung der Oberkörper in eine weite Vorlage gebracht (*»Klappmesserbewegung«*; siehe Abb. 7.42 bis 7.45). Das aktive Vorbringen der Arme unterstützt diese Bewegungsführung.

Die biomechanischen Prinzipien sind nur in Verbindung mit aktuell vorhanden Kraftfähigkeiten nutzbar. Die Absprungzeit hängt von der Anlaufgeschwindigkeit und der Art der Ausführung des Absprungs ab. Nur eine individuell optimale Verknüpfung dieser Faktoren sichert gute Leistungen.
Drehungen entstehen gewollt oder ungewollt durch exzentrische Impulse aus dem Sprungbein oder den Schwungelementen. Diese Drehungen haben Einfluss auf die Sprungweite. Nach dem geforderten Leitbild der Winkelstellung (starke Annäherung von Beinen und Oberkörpern) in der Landevorbereitung zur Optimierung der Landung zeigen jedoch viele Athleten mit dem ersten Bodenkontakt eine Auflösung dieser Position und eine fast gestreckte Körperposition bei der Landung. Ursache kann ein zu stark rückwärts gedrehter Oberkörper sein. Eine ausführliche Darstellung zum Einfluss der Drehimpulse beim Weitsprung gibt *Jöllenbeck* (1994).

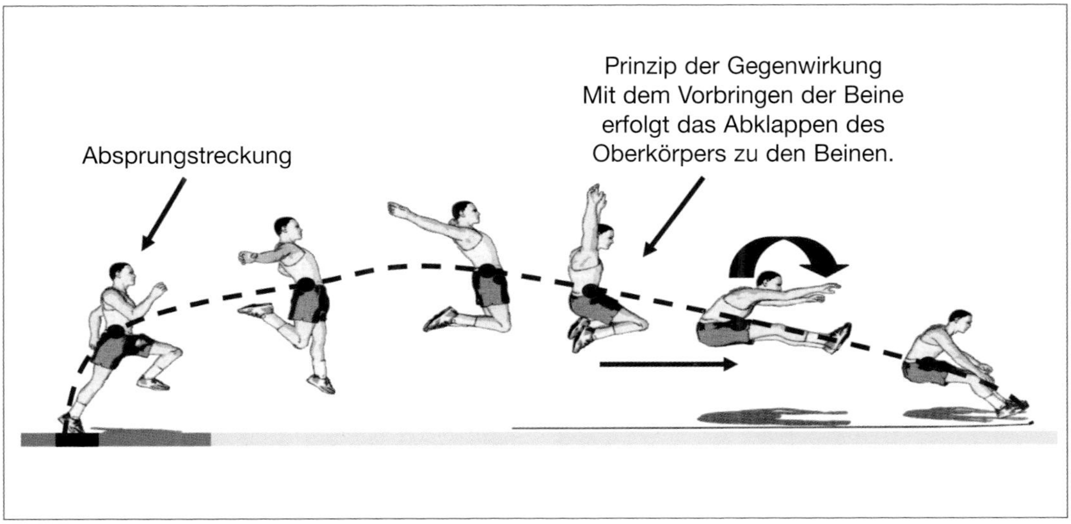
Prinzip der Gegenwirkung
Mit dem Vorbringen der Beine erfolgt das Abklappen des Oberkörpers zu den Beinen.
Absprungstreckung

Abb. 7.45: Hangsprung mit KSP-Flugverlaufskurve

Merke

- Der Bewegungsablauf bei Sprungbewegungen zum Absprung erfolgt nach dem Aktionsmuster: Bremsen – Beugen – Strecken.
- Für eine maximale Sprungweite ist eine hohe (maximale) Anlaufgeschwindigkeit in Verbindung mit der Absprunggeschwindigkeit und einer optimalen Flug- und Landebewegung ausschlaggebend.
- Die Anlaufgestaltung mit dem submaximalen Charakterr eines Steigerungslaufes begünstigt eine bewusste Absprungvorbereitung.
- Der Absprungrhythmus mit verlängertem vorletztem Schritt hilft den KSP abzusenken und den Absprung optimal vorzubereiten.
- Der letzte Schritt wird aktiv-greifend über den Hacken mit schnellem Senken der Fußspitze und leichter Oberkörperrücklage ausgeführt.
- Beim Absprung wird mit dem Aufsetzen auf den Balken die horizontale Anlaufgeschwindigkeit abgebremst und durch die beginnende Absprungstreckung in eine vertikale Beschleunigungskomponente umgelenkt.
  Entscheidend für eine größtmögliche Sprungweite sind eine hohe Absprunggeschwindigkeit (v_0), eine hohe Absprunghöhe (h_0) und ein optimaler Absprungwinkel (α_0). Während des Fluges kann die Flugparabel nicht mehr verändert werden!
- Während des Fluges kann die Flugparabel nicht mehr verändert werden!
- Beim Landeanflug werden die Beine parallel und fast waagerecht nach vorn geführt, womit eine Vorlage des Oberkörpers begünstigt und die Landung vorbereitet wird.

Hochsprung

Das Ziel im Hochsprung besteht darin, eine vorgegebene Lattenhöhe mit einer den Wettkampfbestimmungen konformen Sprungtechnik zu überwinden. Wichtigste Rahmenbedingungen für den Hochsprung sind der einbeinige Absprung und das *»Liegenbleiben«* der Latte auf den Auflegern.

Die Sprunghöhe (H_{Sp}), die es zu maximieren gilt, setzt sich aus drei Komponenten zusammen. Sie kann nach *Dickwach* (1991) wie folgt berechnet werden:

$$H_{Sp} = h_1 + h_2 - h_3$$

Dabei beschreibt h_1 die *Körperschwerpunkt-Abflughöhe,* h_2 entspricht der sogenannten *Treibhöhe des Körperschwerpunkts*, h_3 ergibt sich aus der Höhe im Scheitelpunkt der Flugbahn des KSP über der Latte und der Lattenhöhe. Diese Differenz wird als *Lattenüberhöhung* bezeichnet (siehe Abb. 7.46).

In der Abbildung 7.47 sind verschiedene Sprungtechniken mit den dazugehörigen Lattenüberhöhungen ($H_{LÜ}$) dargestellt.

Wie aus der Abbildung 7.46 abzuleiten ist, zeichnen sich der Tauchwälzsprung und der Flopsprung durch eine sehr geringe Lattenüberhöhung aus. Gleichzeitig wird damit die Technikentwicklung dokumentiert. Die Flop- und Straddle(Wälzsprung)-Technik sind aus

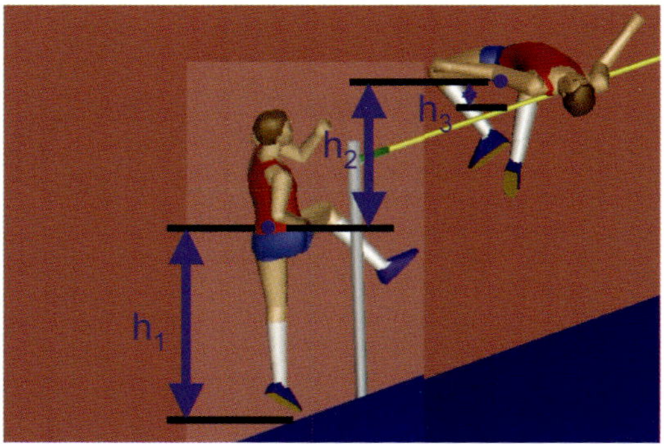

Abb. 7.46: Komponenten der Hochsprungleistung

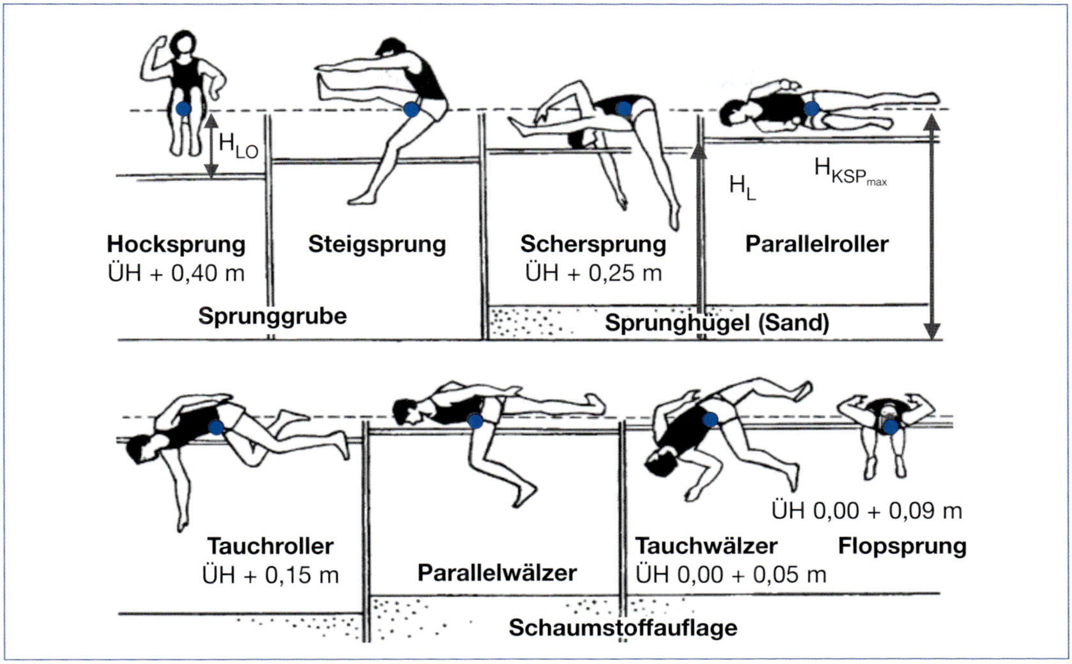

Abb. 7.47: Sprungstile und Lattenüberhöhung

diesem Grund zu den biomechanisch vorteilhaftesten zu zählen und sind in den leichtathletischen Wettkämpfen die bevorzugten Sprungtechniken. Aus Sicht der technischen Vermittlung wird der Flopsprung als leichter erlernbar eingeschätzt und soll im weiteren Verlauf Betrachtungsgegenstand sein.

Wie der Weitsprung kann auch der Hochsprung in die Sprungabschnitte Anlauf – Absprung – Flug – Landung unterteilt werden. Jeder dieser Abschnitte hat spezifische Aufgaben, um die Sprungleistung zu maximieren. Der Anlauf im Hochsprung kann in die zyklische Beschleunigungsphase und die Absprungvorbereitung unterteilt werden. Die erreichte horizontale Anlaufgeschwindigkeit während des Anlaufes kann zum Teil in eine vertikale Geschwindigkeitskomponente überführt werden. Die Größe des Anteils hängt von den konditionellen Fähigkeiten des Sportlers und der angewandten Technik ab.

Die Anlaufgeschwindigkeit weist ein technikspezifisches und individuelles Optimum auf. Merkmal der Beschleunigungsphase ist das sprintgemäße Anlaufen zur Steigerung der Anlaufgeschwindigkeit mit 6–8 Schritten. Nahtlos schließt sich die Absprungvorbereitung an. Wesentliches Merkmal dieser Phase ist der bogenförmig vollendete Anlauf zur Absprungstelle. Diese Charakteristik wird als *»Impulskurve«* bezeichnet (vgl. Abbildung 7.48).

Beim Durchlaufen der Impulskurve mit 3–4 Anlaufschritten wird die erreichte Geschwindigkeit aus der zyklischen Beschleunigungsphase gehalten oder nur geringfügig zum Absprung gesteigert. Auf diesen letzten Schritten zum Absprung hin wird der Oberkörper aus der Sprintvorlage aufgerichtet und die Beine überholen den Oberkörper. Die *Kurveninnenlage bleibt* dabei *erhalten*. Dadurch gelangt der Athlet in eine günstige Absprung-

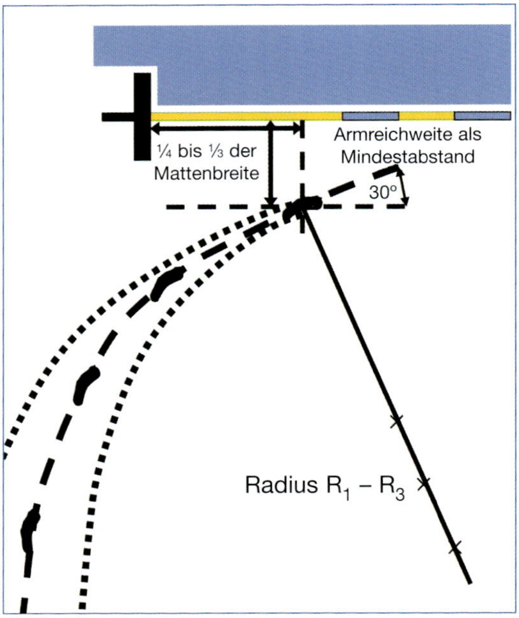

Abb. 7.48: Schematische Darstellung der Impulskurve

position (Sprungauslage). Die Kurveninnenneigung beträgt beim vorletzten Schritt zwischen 20 und 30°. Im Abschnitt des gradlinigen Anlaufs wirkt auf den Körperschwerpunkt (KSP) in den stützfreien Phasen ausschließlich die Erdanziehungskraft. In den Phasen des Bodenkontakts (Stützphase) kommt die Stützkraft (F_{St}) hinzu. Sie ist die Gegenkraft zur Erdanziehungskraft, verhindert ein Absinken des KSP und sichert die geradlinige Fortbewegung. Für die Änderung der Bewegungsrichtung zum Bogenlauf ist der Einfluss einer weiteren äußeren Kraft auf den KSP, die senkrecht zur momentanen Bewegungsrichtung wirkt, notwendig. Diese Kraft ist die *Zentripetalkraft* (F_{ZP}). Der Athlet erzeugt die Zentripetalkraft *nur in den Stützphasen* des Bogenlaufes.

Der resultierende Kraftvektor (F_R) aus Stütz- und Zentripetalkraft hat seinen Angriffspunkt im Stützbeinfuß und sollte zur Vermeidung von Kippmomenten auf den KSP gerichtet sein. Daraus ergibt sich eine stärkere Annäherung des KSP zum Bogenmittelpunkt als die des Kraftangriffspunkts im Stützbeinfuß. Somit kommt es zur für die Flop-Technik charakteristischen Körperinnenneigung. Die Ausprägung der Kurvenneigung hängt sehr stark mit dem Fähigkeitsniveau der Sportler zusammen. Je besser die konditionellen und technischen Voraussetzungen sind, desto größer ist die Kurvenlage (s. Abb. 7.49).

Mit der extremen Körperneigung geht eine Absenkung des Körperschwerpunktes einher (vgl. Abbildung 7.50). Bei einer Kurveninnenneigung von 30° kann der Körperschwerpunkt um 12 cm abgesenkt werden (*Bauersfeld* und *Schröter* 1998). Damit sichert die Körperinnenneigung die nötige Senkung des Körperschwerpunktes. Weiterhin wird auf der Kreisbahn (Impulskurve) eine für die Drehung um die Körperbreitenachse erforderliche Zentrifugalkraft erzeugt. Sie ist für die Einleitung der Kippbewegung des Oberkörpers zur Latte verantwortlich. Darüber hinaus erfordert der Kurvenlauf eine gleichmäßige Schrittstruktur für eine hohe Anlaufgenauigkeit.

Der Absprung kann in die Phasen der Sprungauslage, Amortisation und Beschleunigung unterteilt werden. »Im Absprung müssen maximale Abfluggeschwindigkeiten bei einem optimalen Abflugwinkel entwickelt und Drehmomente erzeugt werden, die zur Lattenüberquerung notwendig sind ...« (*Bauersfeld* und *Schröter* 1998, S. 238).

Beginn des Absprungs ist der Moment, in dem die Ferse des lattenfernen Beins beim letzten Schritt auf den Boden aufsetzt. Diese Position heißt *Sprungauslage*. Wesentliches Merkmal in dieser Position ist eine deutliche Körperrückneigung und eine Neigung des Athleten von der Latte weg (ca. 30°). Der Sprungfuß wird auf die Kreisbahn der Fußpunktkurve aktiv und schlagend-greifend in Richtung Absprung aufgesetzt.

Mit dem Aufsetzen des Sprungbeines und dem Einnehmen der Sprungauslage beginnt die *Amortisation* der durch das Abbremsen auftretenden Trägheitskraft, die ein Mehrfaches des Körpergewichts übertrifft. Das fast gestreckte Sprungbein wirkt als Hebel und durch das Beschleunigen der Schwungelemente wird bereits ein Teil des Absprungs durch das Erzeugen einer Drehung zur Latte gelöst. Dieser Drehimpuls führt zur Aufrichtung des Athleten und schafft günstige Voraussetzungen für eine schnelle Absprungstreckung.

Mit dem Abbremsen des Körpergewichts wird die *vertikale Beschleunigung* des Körperschwerpunkts fortgeführt. Durch die Hebelwirkung des Sprungbeins beginnt die vertikale Beschleunigung bereits, während sich das Sprungbein bis zum minimalen Kniebeugewinkel von 140–148° weiterbeugt. Ent-

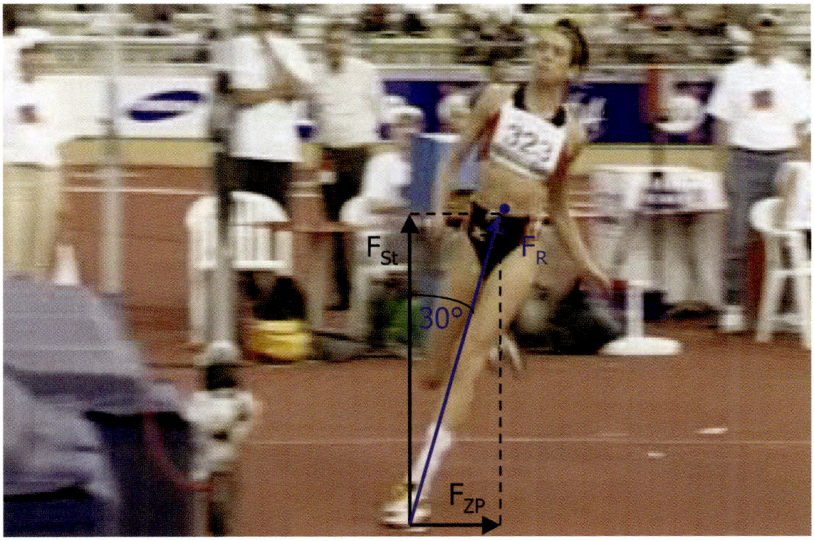

Abb. 7.49: Kurveninnenneigung zum Zeitpunkt der Sprungauslage mit den Kraftvektoren

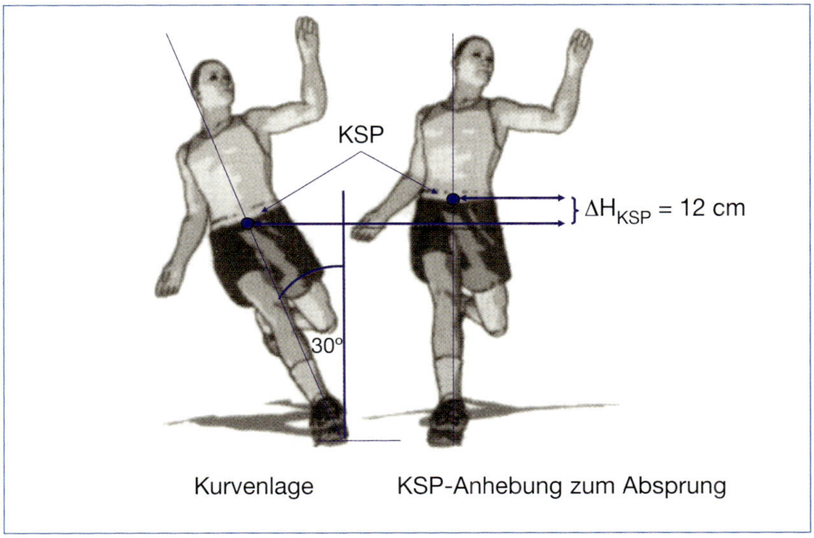

Abb. 7.50: Absenkung des KSP in der Kurveninnenneigung

scheidend für die vertikale Beschleunigung ist ebenso die sich daran anschließende maximale Absprungstreckung des Sprungbeins. Wesentlich für einen optimalen Absprung ist die gute räumliche und zeitliche Koordination der Schwungelemente und des Sprungbeins. Der Schwungbeineinsatz erfolgt gebeugt (kurzes Pendel) und leicht diagonal. Die Arme führen am zweckmäßigsten einen parallelen Doppelarmschwung aus. In der Abbildung 7.51 sind die wichtigen Kriterien abzulesen.

Der vorletzte Sprungabschnitt ist der Flug mit Steigphase und Lattenüberquerung.

Die Steigphase hat drei wichtige Aufgaben zu erfüllen:

1. das Erreichen einer Drehung um die Körperlängsachse (Rücken zur Latte),
2. den Kopf, den Rumpf und die Beine entsprechend zu bewegen, damit die Brückenposition vorbereitet wird, und
3. die Beschleunigung der Drehung in die Waagerechte.

Nach dem Absprung leitet der Athlet zuerst die Drehung um die Körperlängsachse ein. Dabei dreht sich der Rücken zur Latte und allmählich erfolgt die Drehung um die Tiefenachse, um die horizontale Lage einzunehmen. Das Schwungbein wird aktiv gesenkt, um die Hüftstreckung (eine Überstreckung > 180°) zu unterstützen. Der Kniewinkel von ca. 90° wird fixiert. Die aus dem Absprung erreichte Hüftstreckung auf der Sprungbeinseite ist beizubehalten. Es erfolgt lediglich eine Kniebeugung bis zur Angleichung an das Schwungbein. Das Beugen der Knie und das Anlegen der Arme führen beim Athleten zur Verringerung des Massenträgheitsmoments und damit zu einer schnelleren Rotation um die horizontale Achse in die Waagerechte sowie zu einer Erhöhung der Drehgeschwindigkeit um die Längsachse (siehe Abb. 7.52).

Das Ziel der Lattenüberquerung besteht darin, die Latte ohne Berührung und mit sehr geringer Körperentfernung (Lattenüberhöhung) zu überwinden. Der Vorteil der Flop-Technik besteht darin, dass die Körpersegmente stärker nacheinander über die Latte gebracht und damit besser gesteuert werden können. Nachteilig ist die Überquerung der Latte rücklings (Brückenposition). Die in der Steigphase eingeleiteten Bewegungen werden

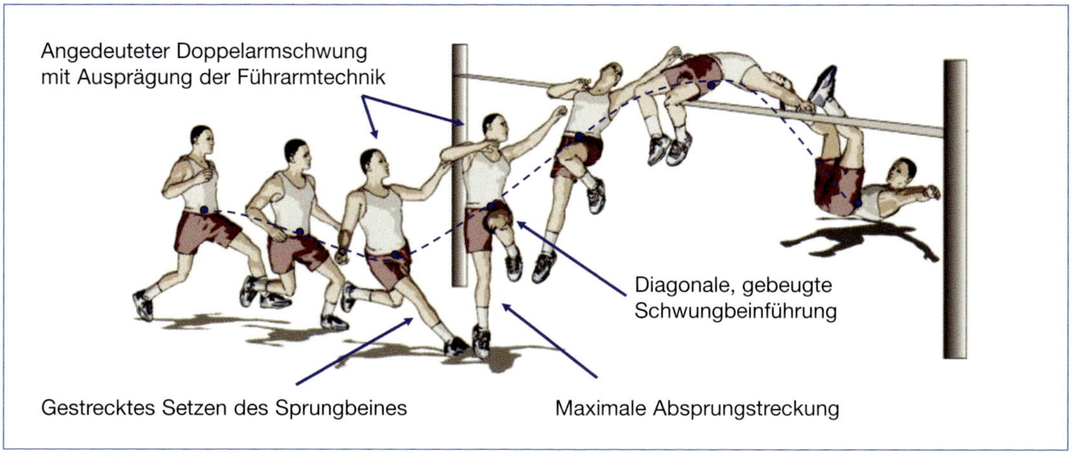

Abb. 7.51: Übergang, Absprung und Steigphase bei der Flop-Technik

so lange fortgesetzt, bis der Athlet die Latte mit Kopf und Rumpf überquert hat. In dieser Phase kommt es zur typischen Brückenposition der Flop-Technik. Die Brückenposition ermöglicht dem Athleten die Lattenüberquerung ohne starke Überhöhung des Körperschwerpunktes über der Latte und hat ihre größte Ausprägung in dem Moment, wenn das Gesäß über die Latte gebracht wird (siehe Abb. 7.53).

Unmittelbar nachdem das Gesäß die Latte überquert hat, beginnt der Athlet die Brückenposition aufzulösen. Die Hüfte wird schnell eingewinkelt. Die Knie werden gestreckt, sobald die Unterschenkel in Lattennähe kommen. Damit nimmt der Athlet die *»L-Position«* ein. In der »L-Position« ist der Oberkörper waagerecht und die Beine zeigen annähernd senkrecht nach oben (siehe Abb. 7.54).

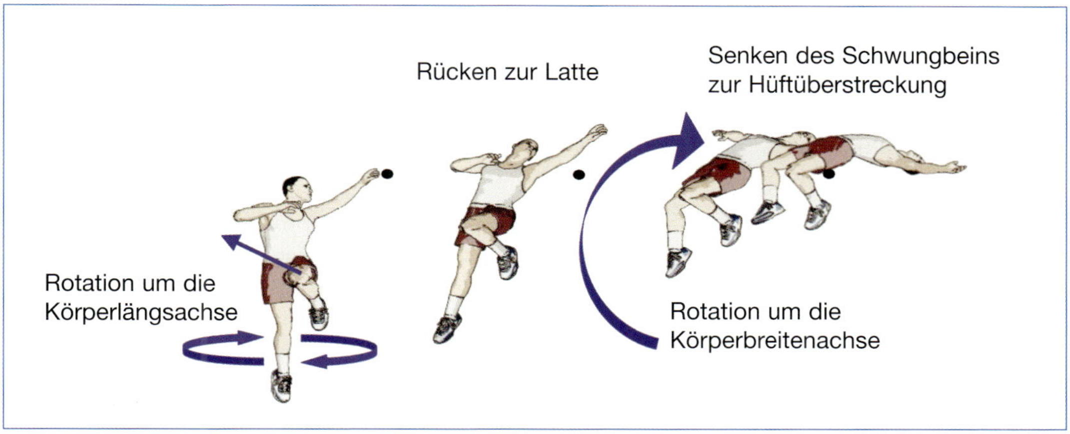

Abb. 7.52: Wirkungen von Drehbewegungen während der Steigphase

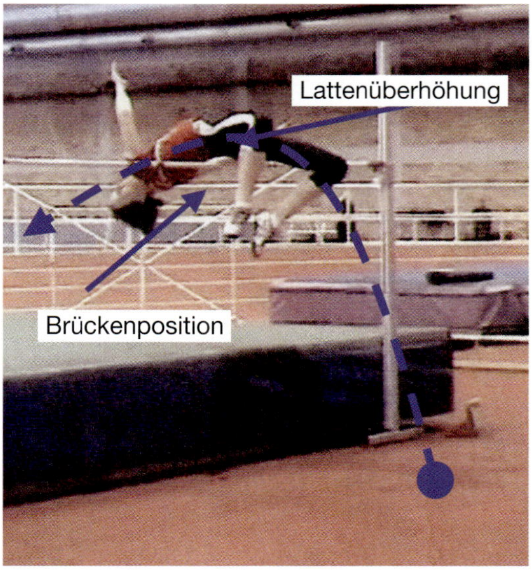

Abb. 7.53: Brückenposition beim Flop

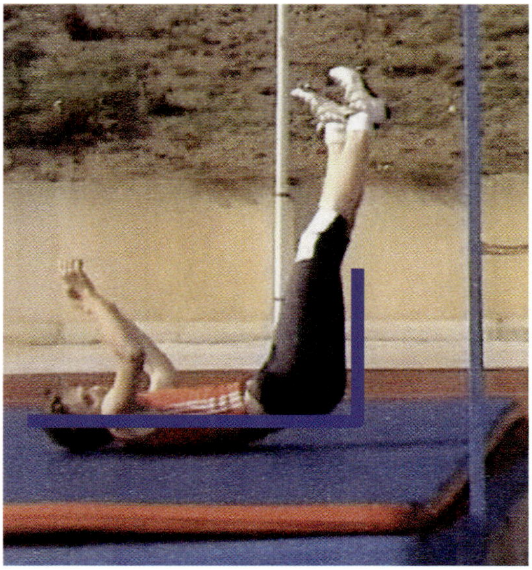

Abb. 7.54: »L-Position« bei der Flop-Technik

Der Sprung wird mit der Landung beendet. Der Körper soll gefahrlos in gespannter Haltung auf den Schultern auf der Matte abgefangen werden. Die Hüftgelenke sind fixiert, um ein Nachschlagen der Knie zu vermeiden.

Merke

- Ziel im Hochsprung ist, eine vorgegebene Lattenhöhe mit wettkampfkonformer Technik zu überwinden.
- Der Anlauf wird in die zyklische Beschleunigungsphase und die Absprungvorbereitung unterteilt. Charakteristisch für die Flop-Technik ist der bogenförmig vollendete Anlauf zur Absprungstelle (»Impulskurve«). Auf den letzten Schritten zum Absprung wird der Oberkörper aus der Sprintvorlage aufgerichtet. Die Kurveninnenlage bleibt aber erhalten. Die extreme Körperneigung in die »Impulskurve« führt zu einer KSP-Absenkung bis 12 cm. Die Sprungauslage weist eine deutliche Körperrückneigung und eine Neigung des Athleten von der Latte weg weg (ca. 30°) auf.
- Für die Lattenüberquerung müssen im Absprung maximale Absprunggeschwindigkeiten bei optimalen Absprungwinkeln entwickelt und Drehmomente erzeugt werden. Wesentlich für einen optimalen Absprung ist die gute räumliche und zeitliche Koordination der Schwungelemente und des Sprungbeins. Der Schwungbeineinsatz erfolgt gebeugt und leicht diagonal. Die Arme führen am zweckmäßigsten einen parallelen Doppelarmschwung aus.
- Nach dem Absprung erfolgt zuerst eine Drehung um die Körperlängsachse (Rücken zur Latte), gefolgt von einer Drehung um die Tiefenachse. Das Schwungbein wird aktiv gesenkt (Hüftstreckung > 180°).
- Durch Verringerung des Massenträgheitsmoments kann eine schnellere Rotation um die horizontale Achse ausgeführt werden.
- Die Lattenüberquerung soll mit sehr geringer Körperentfernung (Lattenüberhöhung) erfolgen. Typisches Merkmal der Position über der Latte ist die »Brückenposition«. Nach der Lattenüberquerung wird die Brückenposition aufgelöst und die »L-Position« eingenommen.
- Nachteilig bei der Flop-Technik ist die Überquerung der Latte rücklings.

Kontrollfragen

1. Welche wesentlichen biomechanischen Prinzipien sind für einen optimalen Tiefstart von besonderer Bedeutung?
2. Erläutern Sie die verschiedenen Positionen beim Tiefstart, begründen Sie die Vorteile der mittleren Startstellung und nennen Sie wesentliche Merkmale für das Ablaufen aus dem Tiefstart!
3. Woraus resultiert die Laufgeschwindigkeit und wie kann sie erhöht werden?
4. Welche Faktoren bestimmen die Leistung in den Sprungdisziplinen?
5. Welchen Einfluss haben Flug und Landung auf das Ergebnis von Weitsprüngen?
6. Welche Unterschiede bestehen zwischen dem Hochsprung- und dem Weitsprungabsprung?

7.4.4 Mechanische Grundlagen in den Stoß- und Wurfdisziplinen

Das Werfen gehört neben dem Lauf und dem Springen zu den Grundfertigkeiten, die der Mensch mit seiner Reifung im Laufe der Ontogenese sich aneignet und festigt.

Zu den Wurf- und Stoßdisziplinen zählen:

- das Kugelstoßen,
- das Diskuswerfen,
- der Speerwurf und
- das Hammerwerfen.

Dabei unterscheiden sich die Wettkampfausführungen zwischen Männern und Frauen in diesen vier Disziplinen nur in den unterschiedlichen Gerätegewichten und Geräteformen.
Die entscheidende Wurf- oder Stoßauslage ist bei den Disziplinen Kugel, Diskus und Speer in Bezug auf die Beinstellung und zu leistende Muskelarbeit in den unteren Extremitäten und im Rumpf nahezu deckungsgleich. Lediglich die Haltung des Wurfgerätes ist verschieden (s. Abb. 7.55).

Grundgesetze und biomechanische Prinzipien beim Kugelstoßen

Rückblickend hat sich das Kugelstoßen aus dem Steinstoßen der nordenglischen Volksstämme (Schotten und Kelten) bzw. aus dem Stein- und Baumstammstoß entwickelt. Im Mittelalter stießen Soldaten die bis zu 50 Pfund schweren Kanonenkugeln in ihrer Freizeit. Bis zu der heutigen Form des Kugelstoßens, mit den beiden Haupttechniken (Drehstoß- und Angleittechnik), wurden einige Zwischentechniken durchlaufen. Die Entwicklung der Techniken folgte letztlich nur einem Ziel:
die *Verlängerung des Beschleunigungsweges*, um mit einer höheren Geschwindigkeit die relativ schwere Kugel (Männer: 7,26 kg; Frauen: 4,0 kg) aus dem Stoßring (Ø 2,13 m) auszustoßen und damit, bei Einhaltung des optimalen Abstoßwinkels, größere Weiten zu erzielen.

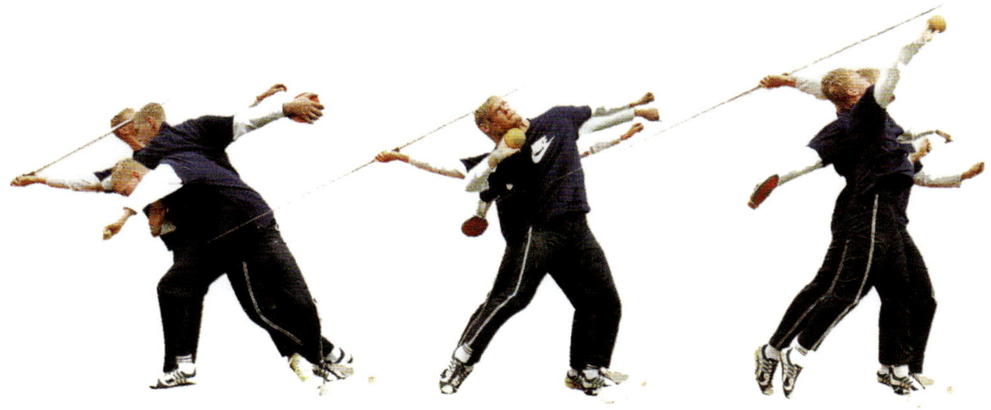

Abb. 7.55: Auslage und Beinstellungen in unterschiedlichen Wurfdisziplinen (nach DLV 2004, S. 117)

Die Tabelle 7.8 zeigt die markantesten Etappen zur Weiterentwicklung der Stoßtechnik, wobei nicht alle Neuheiten Rekordweiten garantieren (z.B. Cartwheel-Technik [Wagenrad, einarmiger Handstützüberschlag im Kugelstoßring][2]).

Gemäß der Weitenformel

$$W = \frac{v_0^2}{g} \cos \alpha_0 \left(\sin \alpha_0 + \sqrt{\sin^2 \alpha_0 + \frac{2gh_0}{v_0^2}} \right)$$

ist mit der Steigerung der Abstoßgeschwindigkeit (v_0) der größte Weitenzuwachs zu erwarten und somit ist die entscheidende Voraussetzung für große Wurf- und Stoßweiten gegeben. Weiterhin nehmen ein zweckmäßiger Abflugwinkel und eine zweckmäßige Abflughöhe direkten Einfluss auf die Flugweite und sie können vom Athleten beeinflusst werden. Die Größe der Erdbeschleunigung kann als konstant angenommen werden (9,81 ms^{-2}). Die Wirkung der Luftwiderstandskraft als angreifende äußere Kraft ist im Kugelstoßen nicht beeinflussbar.

Aus disziplinspezifischer Sicht sind alle Maßnahmen darauf gerichtet, höchstmögliche Abfluggeschwindigkeit zu erreichen! Tabelle 7.9 zeigt die optimalen Stoß- und Wurfparameter. Die relativ hohen Abstoßgeschwindigkeiten von 14 bis 15 ms^{-1} bei Gerätegewichten von 4,0 und 7,26 kg werden hauptsächlich in der Abstoßphase erzeugt, die als Hauptphase der

Jahreszahl	Technik	Besonderheit
	Fuchs-Technik	seitliche Ausgangsstellung
1956	O'Brien-Technik (Parry O'Brien (USA) Olympiasieger 1956 und 1960 im Kugelstoßen, erster Mann der über 20 m stieß)	Rückenstoßtechnik
1976	Baryschnikow-Technik (Alexander Baryschnikow (ehem. UdSSR) erzielte mit der Drehstoßtechnik 1976 einen neuen Weltrekord von 22,00 m)	Drehstoßtechnik Stoß nach 1½-Drehungen, dem Diskuswurf entlehnt
1997	Wechselschritt-Technik (Astrid Kumbernuss, Petra Lammert)	angelehnt an die Rückenstoßtechnik mit Beinwechsel in der Ringmitte, wird als Vorschritt zur Drehstoßtechnik praktiziert
2006	Rad-Stoßtechnik (Cartwheel-Technik)	Stoß nach einarmigem Rad im Ring, bisher liegen keine Ergebnisse von größeren Weiten als die bestehenden Weltrekorde vor!

Tab. 7.8: Entwicklungsstufen der Kugelstoßtechniken

[2] Durch Regeländerung in den internationalen Wettkampfbestimmungen der IAAF (Regel 188) seit 2008 aus Sicherheitsgründen verboten.

Bewegung angesehen werden kann. Hierbei ist die Sicherung einer langen Zeitdauer der Krafteinwirkung auf das Gerät leistungsbestimmend.

Abgeleitet werden kann dieser Sachverhalt aus dem zweiten Newton'schen Grundgesetz

$$dv = \frac{F \cdot dt}{m}$$

und dem Prinzip des optimalen Beschleunigungsweges.

In Bezug auf die O'Brien-Technik können folgende Phasen der Stoßbewegung gekennzeichnet werden, die in Tabelle 7.10 dargestellt sind.
Die Einflüsse und Zusammenhänge biomechanischer und physikalischer Größen können nach *Ballreich* und *Kuhlow* (1986) für die Kugelstoßweite folgendermaßen beschrieben werden (vgl. Abb. 7.56).

Bezogen auf die in Abbildung 7.56 dargestellten Parameter der Kugelstoßweite, ist anzumerken, dass der Anteil an der Stoßweite der Abstoßpositionsweite nur ca. 1,0 % beträgt und damit für Ausbildungszwecke zu vernachlässigen ist. Das Ziel aller trainingsmethodischen Maßnahmen sollte auf die Vergrößerung der Kugelflugweite ausgerichtet sein (siehe *Ballreich* und *Kuhlow* 1986, S. 91).

Prinzip der zeitlichen und räumlichen Koordination von Teilimpulsen

Für die Sicherung einer maximalen Abstoßgeschwindigkeit und damit einer größtmöglichen Stoßweite ist die richtige Koordinierung des Einsatzes aller Teilkräfte und die Vergrößerung der Kraftwirkung der Muskulatur nach Vordehnung in der Stoßauslage durch eine Rumpfverwringung Voraussetzung. In der Kugelstoßbewegung können somit drei Beschleunigungsetappen abgegrenzt werden:

1. Beschleunigung des Gesamtsystems Athlet – Gerät
   Kraft- und Schnellkraftfähigkeiten der Beinmuskulatur
2. Beschleunigung des Oberkörpers mit Stoßarm – Gerät
   Abbremsen der unteren Extremitäten mit Impulsübertragung aus kleiner Masse (v ⇧) Aufbau einer Bogenspannung durch aktives Abbremsen der Schulter
3. Beschleunigung der Körperteile, die unmittelbar auf das Gerät einwirken (Arm/Hand)
   Kraft- und Schnellkraftfähigkeiten der Armmuskulatur

Parameter / Disziplin	α_0 (°)	v_0 (ms^{-1})	h_0 (m)	α_0 Gegenwind 5 ms^{-1}	α_0 Rückenwind 5 ms^{-1}
Kugel	38–42	14–15	2,20–2,40	-	-
Diskus	35–37	25–28	1,80–2,00	$5° < \alpha_0$	$3\text{–}5° > \alpha_0$
Speer	34–36	32–38	2,00–2,20	$5° < \alpha_0$	$2° > \alpha_0$
Hammer	44	25–30	2,00–2,20	-	-

Tab. 7.9: Stoß- und Wurfparameter für maximale Leistungen

Phasen	Kennzeichnung	Bildliche Dar-stellung	Biomechanische Parameter
Auftaktphase	Startvorbereitung Einnehmen der Startposition	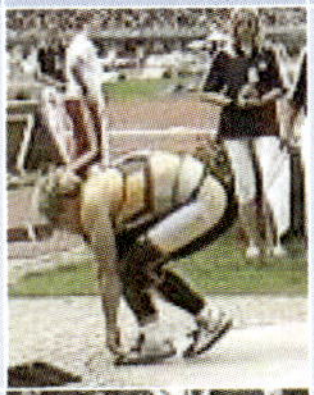	Kugelhöhe $z_k > 0{,}80$ m Rumpfwinkel $\alpha_1 > 15°$ Kniewinkel Druckbein $\beta_1 > 100°$
Vorbereitungs-/ Angleitphase	Angleitbewegung Übergangsphase	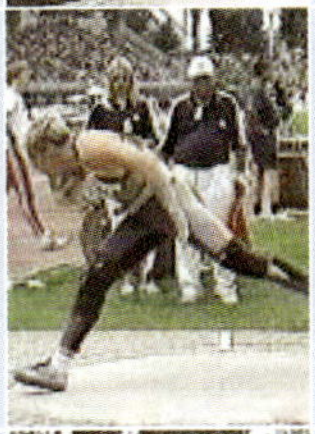	Rumpfwinkel $\alpha_2 > 25°$ Kniewinkel Druckbein $\beta_2 > 175°$ Zeitdauer Lösen bis Setzen Druck-bein Δt 0,10–0,14 s Zeitintervall »Setzen Druckbein bis Setzen Stemmbein« Δt 0,12–0,20 s
Ausstoßphase/ Haupt-beschleuni-gungsphase	zweistützige,	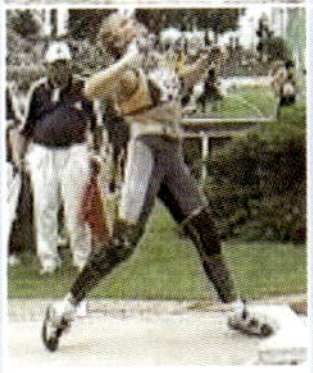	Auftreffgeschwindigkeit $v_x > 2{,}2$ ms^{-1} $v_z < 0{,}5$ ms^{-1} Rumpfwinkel $\alpha_3 > 40°$
	einstützige,	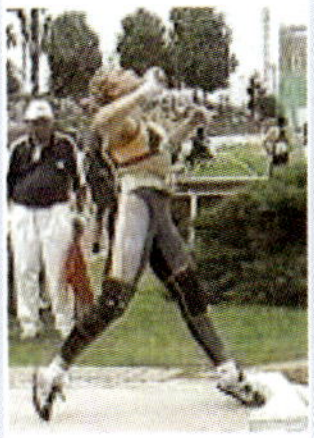	Kniewinkel Druckbein $\beta_3 > 100°$, während der Bewegung weiter öffnend bis nahe 180° optimaler Abflugstoßwinkel $\alpha_0 > 40 \pm 2°$
	stützlose Abstoßphase	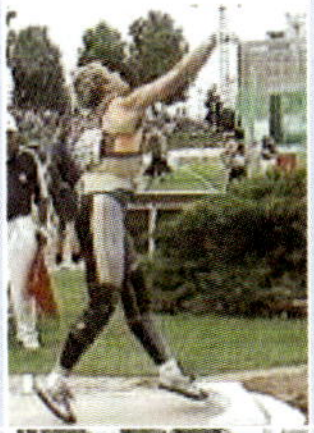	maximale Abstoßgeschwindigkeit $v_0 > 13{,}5$ ms^{-1}
Bremsen/ Abfangen	Beinwechsel Standwaage	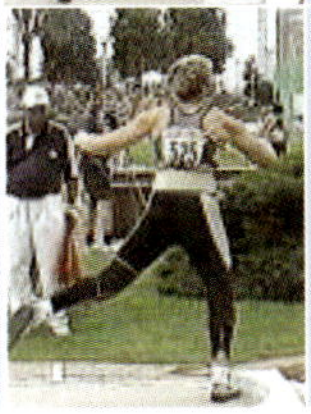	$v_{KSP} = 0$ ms^{-1} Sicherer Stand (stabiles Gleichgewicht)

Tab. 7.10: Phasen der Stoßbewegung der O'Brien-Technik (Rückenstoß- oder Angleittechnik) (Parameter nach *Schneider* 2000, S. 21 und *Hinz* 1991)

Prinzip des optimalen Beschleunigungsweges

Kennzeichen einer zweckmäßigen Bewegungskoordination ist der geradlinige oder stetig gekrümmte (rotatorische) Beschleunigungswegverlauf der Kugel.

Somit stellt sich in der neueren Zeit für viele Athleten und Trainer im Kugelstoß die Frage nach dem Vorzug der O'Brien- (Rückenstoß- oder Angleittechnik) oder der Drehstoßtechnik.

Der Vorzug der Drehstoßtechnik liegt unter biomechanischem Aspekt natürlich im längeren, rotatorischen (stetig gekrümmten) Beschleunigungsweg. Weiterhin ist der Ausführungsbeginn dynamischer als die relativ statische Ausgangsposition bei der Angleittechnik (vgl. Tabelle 7.10). Somit werden an die Drehstoßtechnik nicht so hohe Anforderungen an die konditionellen Fähigkeiten wie bei der O'Brien-Technik gestellt. Damit wird die Drehstoßtechnik gerade für die Frauen und Mehrkämpfer interessant. Für die letztere Zielgruppe spricht darüber hinaus die enge Bewegungsverwandtschaft zum Diskuswurf, womit sich trainingsspezifische Synergieeffekte ergeben können. Mithilfe der Drehstoßtechnik erfolgt eine stärkere Vorbeschleunigung der Kugel bis zur Hauptphase als mit der Rückenstoßtechnik. Die Besonderheiten in der Hauptphase der Drehstoßbewegung liegen in der kräftemäßig geringeren Anforderung an die Hubarbeit (Beine – Körper) durch die relativ aufrechte Körperhaltung und die höhere Beschleunigungsleistung aufgrund des größeren Bremsstoßes nach dem Umsprung. Damit ist eine stärkere Zunahme der Kugelgeschwindigkeit verbunden.

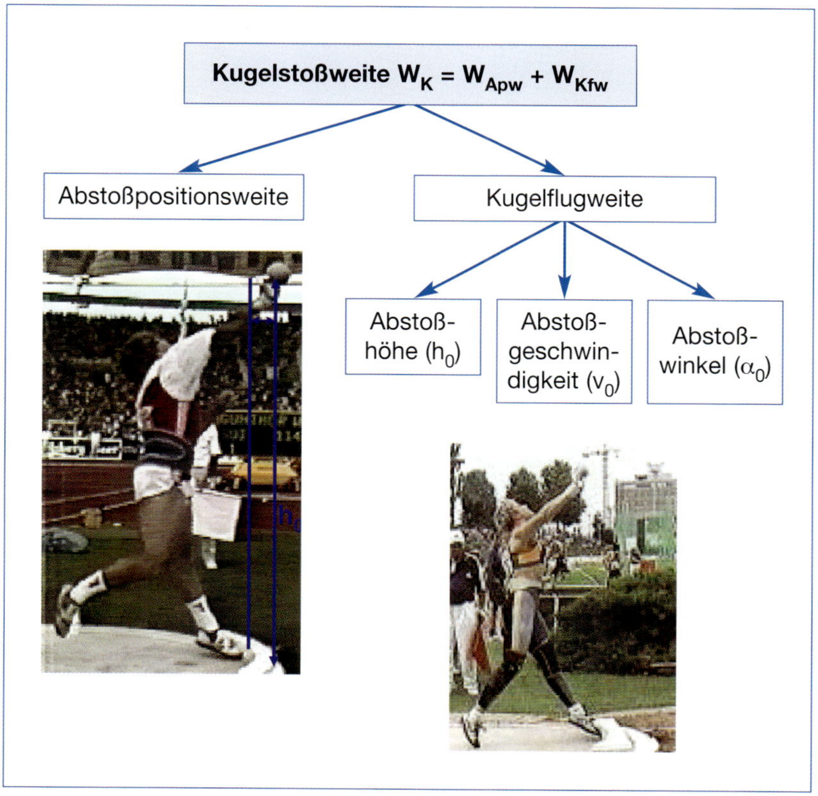

Abb. 7.56: Einflüsse und Zusammenhänge biomechanischer Parameter auf die Kugelstoßweite (in Anlehnung an *Ballreich* und *Kuhlow* 1986)

Die Schwierigkeit der Drehstoßtechnik liegt in der Gesamtbewegung, die koordinativ schwieriger zu bewältigen ist.
Eindeutig ist die Bevorzugung der Drehstoß- oder O'Brien-Technik nicht zu klären. Spezifische Vergleiche deutscher Spitzenkugelstoßer lassen Vorzüge der Drehstoßtechnik erkennen. In Abbildung 7.57 sind die zeitnormierten Beschleunigung-Zeit-Verläufe eines Drehstoßtechnikers (*P. Sack*) und eines Rückenstoßtechnikers (*R. Bartels*) dargestellt (vgl. *Goldmann* 2007, S. 17). Auffällig ist dabei die recht harmonische, jedoch allmähliche Steigerung der Kugelbeschleunigung bei der Rückenstoßtechnik in der Hauptphase nach dem Setzen des Druckbeines bis zum Maximum von ca. 80 ms^{-2}. Der Beschleunigungsverlauf bei der Drehstoßtechnik ist deutlich unregelmäßiger. Nach dem Umspringen ist der negative Beschleunigungsverlauf gut erkennbar[3]. Erst in der Hauptbeschleunigungsphase kommt es durch die Auflösung der stärkeren Verwringung zu einem höheren Beschleunigungsanstieg, der in der Regel mit einem höheren Beschleunigungsmaximum verbunden ist (vgl. *Goldmann* 2007, S. 17).
Für einen abschließenden Vergleich der beiden Kugelstoßtechniken werden die Bewegungsphasen der Drehstoßtechnik beschrieben (s. Abb. 7.58).

Der Bewegungsbeginn erfolgt aus der zweistützigen Auftaktphase (Phase T1 in Abb. 7.58) mit relativ aufrechter Körperhaltung mit dem Rücken zur Stoßrichtung und einer Drehbewegung entgegen der Drehrichtung zur Druckbeinseite[4].
Die Überleitung in die Drehung zeigt die Phase T2 in Abbildung 7.58 – diese Phase beginnt am Ende der zweistützigen Kontaktpha-

[3] Die Kugel wird passiv abgebremst. Das ist das wesentliche Merkmal der Drehstoßtechnik. Nach dem Setzen des Druckbeines werden Hüfte und Rumpf um die sich in relativer Ruhe befindliche Kugel weiter beschleunigt. Dabei ist die Hüfte räumlich deutlich vor der Stoßarmschulter (verstärkte Verwringung).

[4] Druckbeinseite ist die Körperseite, auf der das Gerät in allen Stoß- und Wurfdisziplinen gehalten wird. Bei Rechtshändern ist das Druckbein rechts, entsprechend links bei allen Linkshändern.

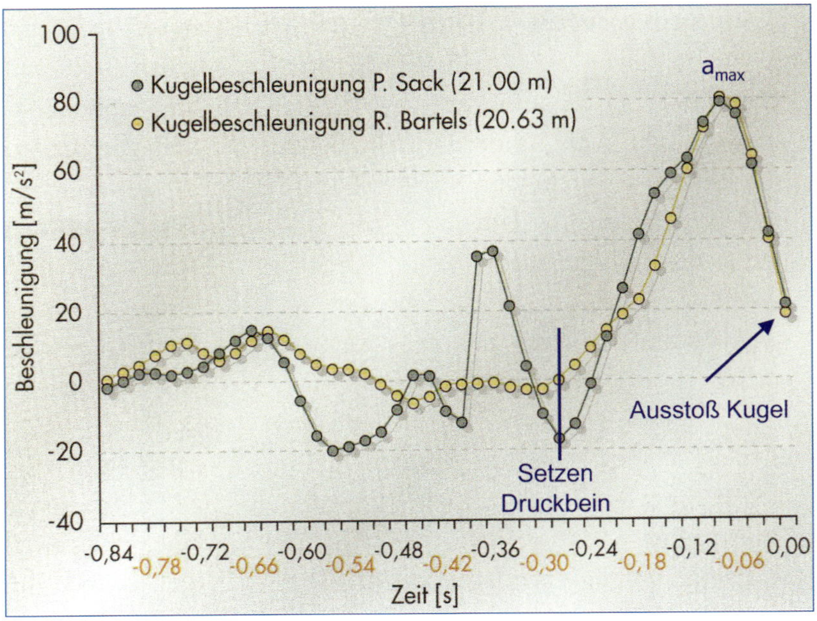

Abb. 7.57: Beschleunigung-Zeit-Verläufe bei Drehstoß- (*P. Sack*) und Rückenstoßtechnik (*R. Bartels*) (aus *Goldmann* 2007, S. 17)

se und geht in die erste einstützige Drehphase mit der Schwerpunktverlagerung auf den späteren Stemmbeinfuß über. Im weiteren Verlauf kommt es zu einem flachen, impulshaften Schwungbeineinsatz mit einem aktiven, flachgehaltenen Abdruck aus dem phasenbestimmten Stützfuß[5]. Damit kann der Körperschwerpunkt (KSP) niedrig gehalten werden und begünstigt somit einen effektiven Umsprung.

Die Flugphase (T3 in Abb. 7.58) wird als Übergang (Umsprung) vom späteren Stemmbeinfuß (in Abb. 7.58 linker Fuß) zum späteren Druckbein definiert. Dabei setzt das Druckbein annähernd kreismittig auf. Entscheidend ist eine schnelle Überbrückung der Flugphase. Dennoch sind selbst bei Spitzenathleten in der Umsprungsphase Geschwindigkeitsverluste von 3 ms^{-1} zu verzeichnen (vgl. *Bauersfeld* und *Schröter* 1998). Das Ende der Flugphase fällt mit dem Beginn der zweiten einstützigen Kontaktphase zusammen.

In der Übergangsphase wird mit dem aktiven Aufsetzen des Druckbeines (rechtes Bein in T4/5 in Abb. 7.58) der Umsprung beendet und durch ein schnelles Weiterdrehen der unteren Extremitäten eine Rumpfverwirrung aufgebaut, bis der Stemmbeinfuß schnell zum Stoßbalken aufgesetzt wird. Mit dem Aufsetzen des Stemmbeins ist die Stoßauslage eingenommen und es beginnt die finale Beschleunigung der Kugel.

Die beginnende Abstoßphase ist durch die Auflösung der Schulter-Hüft-Verwirrung mit einer schnellkräftigen Dreh- und Druckbewegung des Druckbeins gekennzeichnet. Gleichzeitig muss die Stemmbeinkörperseite

[5] Diese Bewegung wird im Diskuswurf mit einer größeren Amplitude ausgeführt.

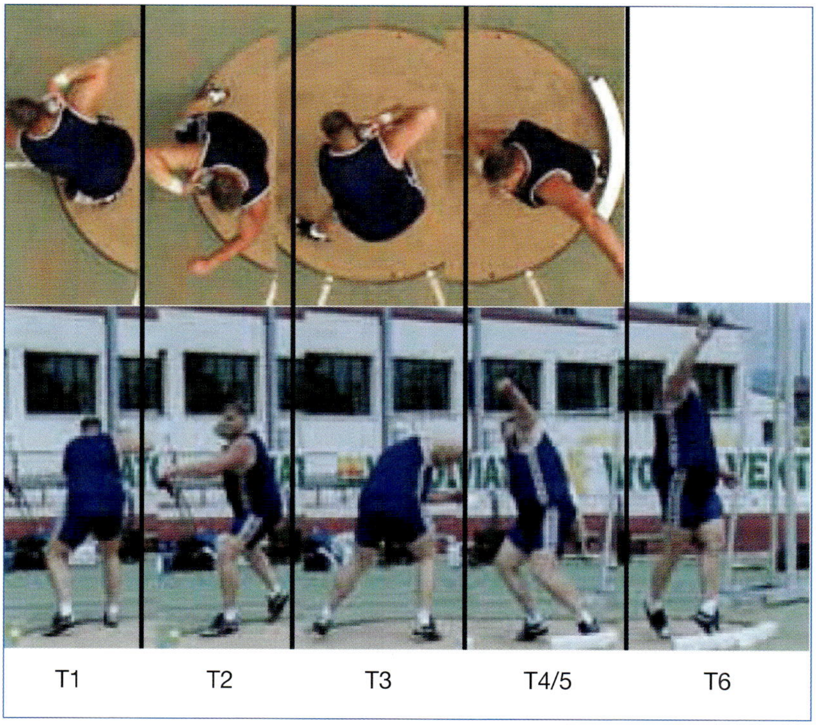

Abb. 7.58: Bewegungsphasen der Drehstoßtechnik (verändert nach *Coh* und *Stuhec* 2005)

fixiert werden, um die Drehachse zu bilden. Abgeschlossen ist diese Bewegung mit dem Verlassen der Kugel von der Stoßhand (T6 in Abb. 7.58). Beendet wird die Bewegung mit dem Abfangen durch Umsprung auf das Druckbein.

Die Abbildung 7.59 zeigt den Kugel- und den Körperschwerpunktweg während der Drehstoßtechnik.
In der Tabelle 7.11 sind die Bewegungsabschnitte bei leichtathletischen Würfen aufgeführt.

Merke

- Eine Weitenmaximierung steht beim Kugelstoß im Vordergrund. Die Lösung der Bewegungsaufgabe erfolgt optimalerweise mit der O'Brien-Technik (Angleittechnik) oder Baryschnikow-Technik (Drehstoßtechnik). Ziel der technischen Veränderung des Kugelstoßens ist die Verlängerung des Beschleunigungsweges.
- Der Vorzug der Drehstoßtechnik liegt unter biomechanischem Aspekt natürlich im längeren, rotatorischen (stetig gekrümmten) Beschleunigungsweg. Weiterhin ist der Ausführungsbeginn dynamischer als die relativ statische Ausgangsposition bei der Angleittechnik. Somit werden an die Drehstoßtechnik nicht so hohe Anforderungen an die konditionellen Fähigkeiten gestellt wie bei der O'Brien-Technik.
- Mithilfe der Drehstoßtechnik erfolgt eine stärkere Vorbeschleunigung der Kugel bis zur Hauptphase als mit der Rückenstoßtechnik. Die Besonderheiten in der Hauptphase der Drehstoßbewegung liegen in der kräftemäßig geringeren Anforderung an die Hubarbeit (Beine – Körper) durch die relativ aufrechte Körperhaltung und die höhere Beschleunigungsleistung aufgrund des größeren Bremsstoßes nach dem Umsprung. Damit ist eine stärkere Zunahme der Kugelgeschwindigkeit verbunden.
- Die Schwierigkeit der Drehstoßtechnik liegt in der Gesamtbewegung, die koordinativ schwieriger zu bewältigen ist.
- Eindeutig ist die Bevorzugung der Drehstoß- oder O'Brien-Technik nicht zu klären.

Kontrollfragen

1. Was ist das Ziel bei technischen Veränderungen beim Kugelstoßen?
2. Erläutern Sie Gemeinsamkeiten und Unterschiede der Rückenstoß- und Drehstoßtechnik! Begründen Sie Ihre Aussagen mithilfe der biomechanischen Prinzipien.
3. Welche mechanischen Faktoren bestimmen die Stoßweite?
4. Begründen Sie aus biomechanischer Sicht die höhere Anzahl an Fehlversuchen bei der Drehstoßtechnik!

Grundgesetze und biomechanische Prinzipien bei leichtathletischen Schlagwürfen

Zu den Schlagwürfen in der Leichtathletik gehören der Schlagballweitwurf und der Speerwurf. Diese beiden Würfe werden neben dem Hammer- und Diskuswurf zu den langen Würfen gezählt.
Die prinzipielle Unterscheidung zwischen Stoß- und Wurfbewegung liegt in der Position des Ellenbogens des Wurfarmes zum Wurfgerät. Beim Kugelstoß muss sich der Ellenbogen, gemäß den amtlichen Wettkampfregeln, hinter dem Gerät befinden, beim Schlagwurf wird der Ellenbogen des Wurfar-

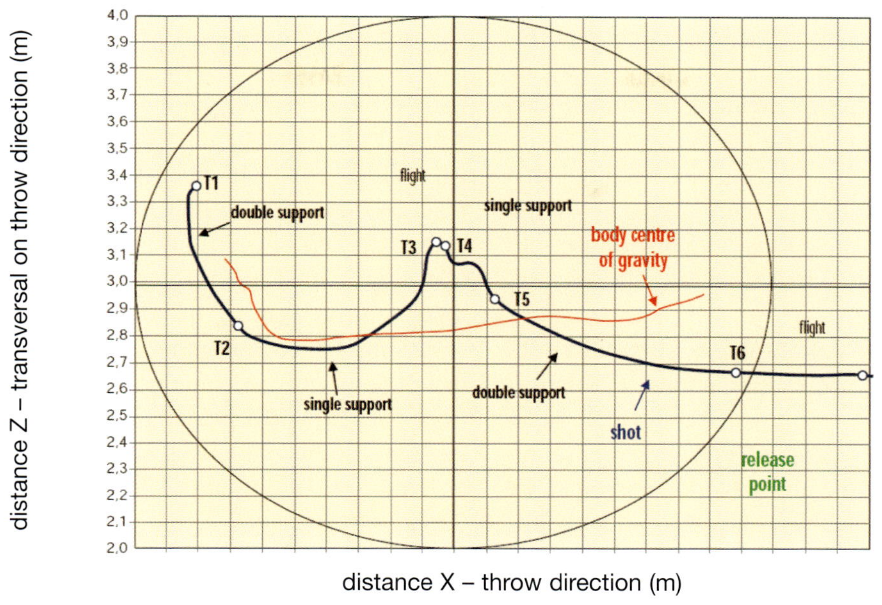

Abb. 7.59: Kugel- (shot) und KSP-Weg (body centre of gravity [mass]) während der Drehstoßtechnik (aus *Coh* und *Stuhec* 2005, S. 62)

Disziplin	**Kugel**		**Diskus**	**Speer**	**Hammer**
Abschnitt	**O'Brien-Technik**	**Drehstoß-technik**			
Start	Start-vorbereitung Startphase	Start-vorbereitung Startphase	Anschwingen zweistützige, einstützige Andrehphase	zyklische Anlaufphase	Anschwingen Kreis-schwünge
Vorbereitung	Angleitphase Übergangs-phase	Andrehen Drehum-sprung einstützige Übergangs-phase	Drehum-sprungphase einstützige Übergangs-phase	azyklische Anlaufphase (5- bzw. 7-Schritt-Rhythmus) einstützige Übergangs-phase	zweistützige, einstützige Drehphase (3-4) Übergangs-phase
Abwurf/ Abstoß	zweistützige, einstützige, stützlose Abstoßphase	zweistützige, einstützige und stützlose Abstoßphase	zweistützige, stützlose Abwurfphase	zweistützige Stemm- und Abwurfphase	zweistützige Abwurfphase
Bremsen/ Abfangen	Beinwechsel Standwaage	Umsprung/ Beinwechsel	Beinwechsel Abdrehen	Umtreten Beinwechsel	Abdrehen Beinwechsel

Tab. 7.11: Bewegungsabschnitte bei leichtathletischen Würfen

mes in der finalen Abwurfphase in Wurfrichtung nach vorn-oben geführt (s. Abb. 7.60).

Die weiteren Unterscheidungen ergeben sich aus der Phasenstruktur der Bewegungsabläufe. So kann die Anlaufgestaltung bei den Schlagwürfen in eine horizontale, zyklische und »azyklische« Bewegungsstruktur[6] mit dem Abwurf des Gerätes unterteilt werden.

Die zyklische Anlaufphase ist der Startabschnitt mit dem Ziel, eine optimale Anfangsgeschwindigkeit von Athlet und Gerät zu sichern. Die azyklische Bewegungsphase unterteilt sich in die abwurfvorbereitende Phase und die Abwurfphase. Innerhalb der azyklischen Bewegungs- und Beschleunigungsphase wird nach entsprechender Bewegungsaufgabe und sporttechnischem Fertigkeitsniveau der 3-Schritt-, 5-Schritt-, 7-Schritt- oder 9-Schritt-Rhythmus realisiert.

Ziel des azyklischen Beschleunigungsabschnitts ist die weitere Steigerung der Geschwindigkeit vom System Athlet und Gerät mit der letztendlichen Impulsübertragung aus dem Anlauf auf das Wurfgerät im Moment des Abwurfes. Von den Athleten muss eine maximale Abwurfgeschwindigkeit (v_0) bei Beachtung des optimalen Abwurfwinkels (a_0) angestrebt werden, um nach der Weitenformel

$$W = \frac{v_0^{\,2}}{g} \cos \alpha_0 \left(\sin \alpha_0 + \sqrt{\sin^2 \alpha_0 + \frac{2gh_0}{v_0^{\,2}}} \right)$$

eine maximale Wurfweite erzielen zu können.

Die in der Literatur als Orientierung angegebenen Richtwerte für maximale Wurfweiten beim Speerwurf nach *Bauersfeld* und *Schröter* (1998, S. 293), *Hinz* (1991, S. 20; 109) sowie *Perlt* und *Adamczewski* (2004, S. 26) sind in Tabelle 7.12 dargestellt.

Prinzip der optimalen Tendenz im Beschleunigungsverlauf

Eine hohe (maximale) Abwurfgeschwindigkeit (v_0) kann nur erreicht werden, wenn die Anlaufgestaltung beim Speerwurf und die Abwurfbewegung auf einem hohen sporttechnischen Niveau mit einer hohen Körpergeschwindigkeit ausgeführt werden können (*Bartonietz* 2004). Hier spiegelt sich das biomechanische Prinzip der Tendenz im Beschleunigungsverlauf wider. Gemäß den beiden möglichen Ausrichtungen des Prinzips ist in der Schlagwurfbewegung die Tendenz ansteigend mit der höchsten Geschwindigkeit am Ende der Bewegung (Abwurf) (vgl. Abb. 7.61).

Die Übertragung der Impulse bis hin zum Abwurf sollte nach dem biomechanischen Prinzip der zeitlichen und räumlichen Koordination der Teilimpulse (nach dem mathematisch-physikalischen Prinzip: vektorielle Addition[7] der Teilgeschwindigkeiten) erfolgen (vgl. *Bartonietz* 2004, S. 4 f.). Die Abbildung 7.61 skizziert modellhaft das Prinzip beim Speerwurf.

Die Schwierigkeit des Speerwerfens besteht einerseits in der Kürze der zeitlichen Realisierung der Abwurfbewegung und den hohen Geschwindigkeiten, die im Anlauf für eine große Wurfweite erzielt werden muss, und andererseits in der Kompliziertheit der Steuerung der einzelnen Teilbewegungen bis zum

[6] Die Bezeichnung azyklisch ist nicht exakt, da es sich in dieser Phase um eine weiterhin zyklische Schrittstruktur zur weiteren Steigerung der Anlaufgeschwindigkeit handelt. In dieser Bewegungsphase werden die Schritte seitlich und nicht mehr frontal ausgeführt. Die azyklische Bezeichnung bezieht sich auf die gesamte Phase der letzten Anlaufschritte beginnend mit der Speerrücknahme.

[7] Wichtig: Es muss die Richtung der Geschwindigkeit beachtet werden!

Parameter	α_0 (°)	α_{AN} (°)	v_0 ($m \cdot s^{-1}$)	h_0 (m)	α_0 Gegenwind 5 ms^{-1}	α_0 Rückenwind 5 ms^{-1}
Werte	**32–38**	**32–38**	**27–31**	**2,00–2,20**	**ca. 5° < α_0**	**ca. 2° > α_0**

Tab. 7.12: Richtwerte für die Faktoren beim Speerwurf

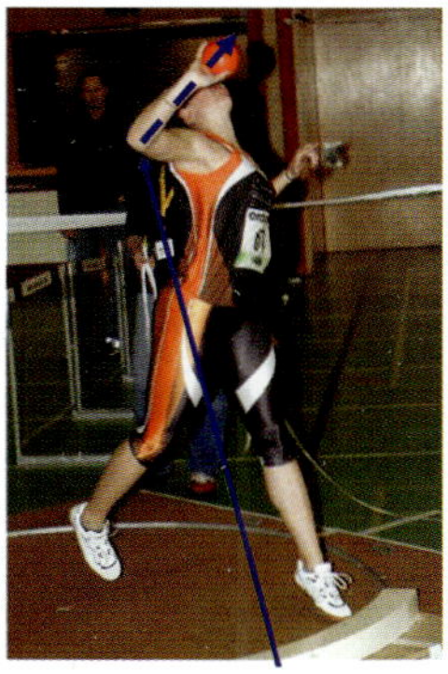

Ellenbogenposition beim Kugelstoß zu Beginn der finalen Abstoßbewegung

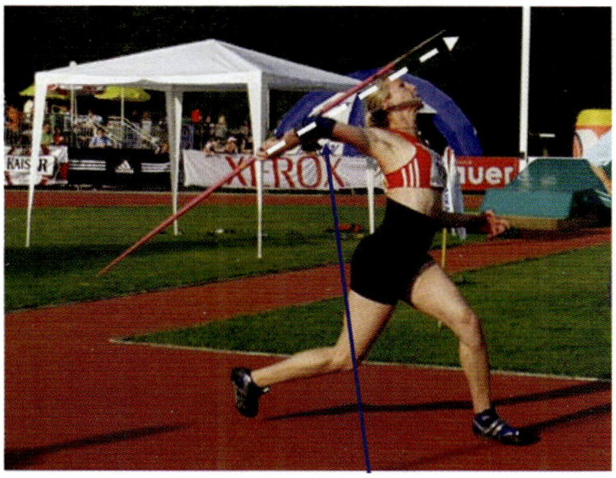

Ellenbogenposition und Verlauf bis zum finalen Abwurf

Abb. 7.60: Ellenbogenposition beim Kugelstoß und beim Speerwurf

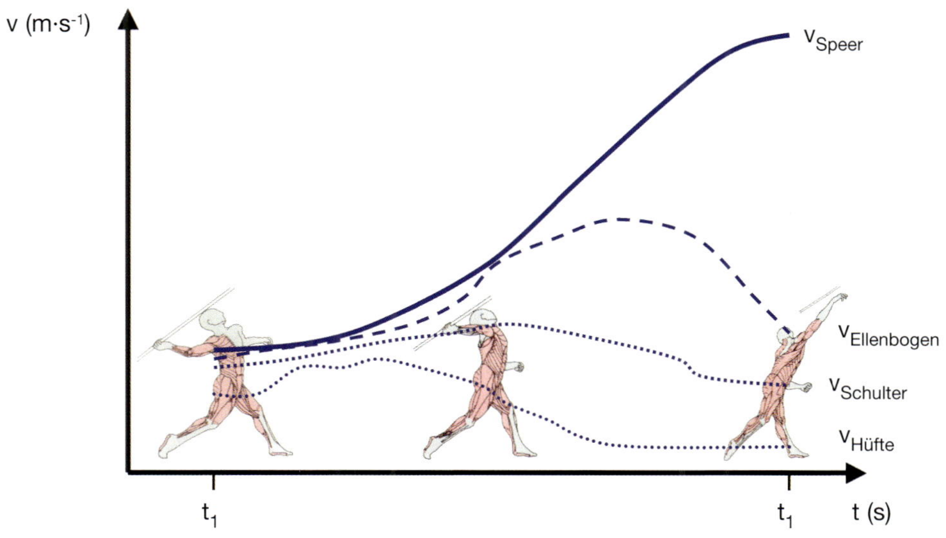

Abb. 7.61: Verdeutlichung der Impulsübertragung beim Speerwurf zur Sicherung einer maximalen Abwurfgeschwindigkeit

Abwurf und natürlich in der Länge des Wurfgerätes. Spitzenwerfer weisen auf den letzten 10 m des Anlaufes Geschwindigkeiten von 6,2 bis 6,8 ms^{-1} auf. Die erreichten Geschwindigkeiten des Systems Athlet – Gerät werden durch die Impulsübertragung bis zum Abwurf auf Abfluggeschwindigkeiten von 32 ms^{-1} (entspricht 115,2 kmh^{-1}) gesteigert.

Wie stark der Einfluss der Abwurfgeschwindigkeit auf die zu erzielende Wurfweite ist, wird in Abbildung 7.62 verdeutlicht. In dieser Abbildung wird der annähernd lineare Zusammenhang von steigenden Abfluggeschwindigkeiten und zunehmenden Flugweiten offensichtlich.

Die biomechanischen Prinzipien der zeitlichen und räumlichen Koordination von Teilimpulsen und der Tendenz im Beschleunigungsverlauf sowie das Prinzip des optimalen Beschleunigungsweges kommen in den Ausführungen sehr deutlich zum Tragen.

Prinzip der zeitlichen und räumlichen Koordination von Teilimpulsen

Mit Verweis auf Abbildung 7.61 kann sehr gut das biomechanische Prinzip der zeitlichen und räumlichen Koordination der Einzelimpulse beim Speerwurf erläutert werden. Durch das aufeinanderfolgende Abbremsen der zuvor beschleunigten Körperteile – beginnend mit dem Aufsatz des Stemmbeinfußes, weiterleitend auf die Hüfte und deren Impulsübertragung auf den Rumpf, bis hin zur Wurfhand über die Schulter und den Wurfarm – kann eine hohe Abwurfgeschwindigkeit erzielt werden.

Prinzip des optimalen Beschleunigungsweges

Das Prinzip des optimalen Beschleunigungsweges wird in der Wurfauslage durch einen lang gestreckten Wurfarm sowie die deutliche Zurückführung der Wurfarmschulter und den Aufbau einer deutlichen Bogenspannung im Oberkörper umgesetzt. Zusätzlich unterstützt die Vorspannung der Muskulatur (Beugeschlinge) vom Arm über Schulter und Rumpf zur Hüfte und Druckbein den Beschleunigungsvorgang.

Neben der Abfluggeschwindigkeit stellt der Abflugwinkel einen wichtigen Weiten be-

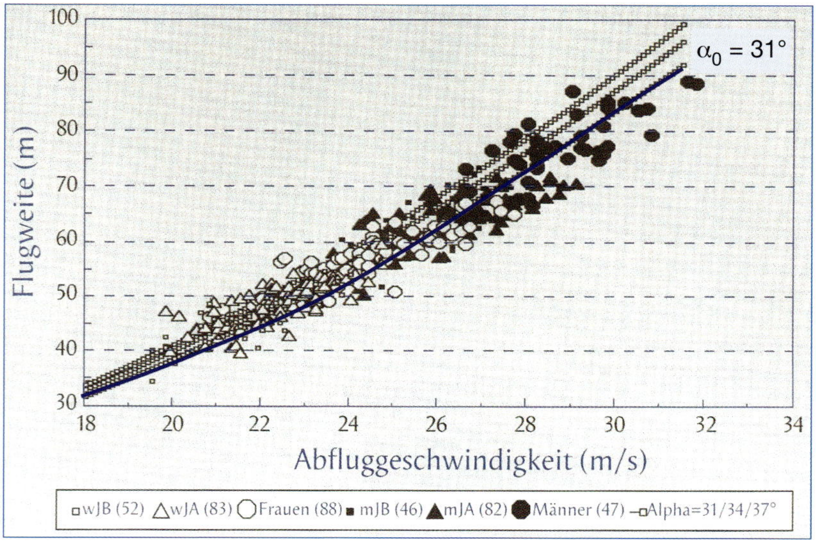

Abb. 7.62: Zusammenhang zwischen Abfluggeschwindigkeit und erzielter Flugweite beim Speerwurf (nach *Perlt* und *Adamczewski* 2004, S. 23)

stimmenden Parameter dar. Entsprechend den Empfehlungen aus der Literatur (vgl. *Bauersfeld* und *Schröter* 1998, *Hinz* et al. 1991) sollte der Abflugwinkel zwischen 34 und 45 Grad liegen. Untersuchungen von *Perlt* und *Adamczewski* (2004) zeigen, dass die Winkel bei großen Wurfweiten deutlich kleiner waren. So konnte beim Weltrekordwurf mit dem alten Speer[8] (104,80 m) von *Uwe Hohn* 1984 ein Abwurfwinkel von 31° gemessen werden. Nicht viel größer erwies sich der Abflugwinkel von 33°, den *Jan Zelezny* 1996 bei seinem aktuellen Rekordwurf von 98,48 m erreichte. Wettkampfanalysen von *Murakami* et al. (2006) bei den IAAF Weltmeisterschaften in der Leichtathletik in Helsinki (FIN) führten zum Ergebnis, dass keine eindeutige Beziehung zwischen den Wurfweiten und den Abwurfwinkeln nachgewiesen werden konnte. Zu erkennen ist jedoch, dass die Finalisten der Speerwurfentscheidung (die besten acht Werfer) Abwurfwinkel aufwiesen, die eher an der unteren Grenze der Empfehlungen liegen (vgl. *Murakami* et al. 2006, S. 71). Hier zeigt sich eine widersprüchliche Diskrepanz zwischen den Orientierungsangaben in der Literatur und der Praxis. Festzustellen bleibt, dass mit höheren Abfluggeschwindigkeiten der Abflugwinkel verringert werden muss, aufgrund von Veränderungen des Flugverhaltens bei höheren Geschwindigkeiten (s. *Hinz* et al. 1991, S. 23).

Zur Beschreibung der Raumlage des Speeres soll die Abgrenzung zwischen Abflug- und Anstellwinkel verdeutlicht werden. Da es sich bei diesen beiden Winkeln um Raumwinkel handelt, ist eine exakte Bestimmung aus der Seitenansicht nur eingeschränkt möglich. Dennoch lassen sich aus den Werten Rückschlüsse auf die technischen Qualitäten des Werfers ziehen.

Die Winkel lassen sich wie folgt definieren:

Der Flugwinkel α ist der Winkel zwischen der Bahn des Geräteschwerpunkts (GSP) und der Horizontalen. Der Abflugwinkel ist danach der Winkel zwischen der Tangente an die Schwerpunktbahn des Speeres und der Horizontalen unmittelbar nach dem Abwurf und wird mit α_0 bezeichnet.
Der Anstellwinkel α_{An} ist der Winkel zwischen der Längsachse des Gerätes und der Horizontalen.

In Abbildung 7.63 sind die beschriebenen Winkel sowie die anderen an den Sportler gebundenen Wurfweitenparameter dargestellt.

Der Theorie folgend, sind die Differenzen zwischen Anstell- und Abflugwinkel auf höherem Leistungsniveau geringer. Für die praktische Umsetzung gilt zu beachten, dass der Abflugwinkel den bestimmenden Parameter widerspiegelt. Als günstig hat sich erwiesen, wenn der Anstellwinkel bereits mit dem Setzen des Stemmbeines mit dem Wert zum Moment des Abflugs übereinstimmt. Abflugwinkel und Anstellwinkel können zum Zeitpunkt des Abwurfes nahezu identisch sein. Das kann realisiert werden, wenn die Richtung der Wurfhandbeschleunigung und damit der Schwerpunkt des Speeres mit der Längsachse des Speeres zu Beginn der Unterarmschleuder übereinstimmt (vgl. Perlt und *Adamczewski* 2006, S. 26).

[8] Bei diesem Speer war bis 01.04.1986 der Schwerpunkt ca. 10 cm weiter zum Speermittelpunkt verlagert als bei den neuen Geräten.

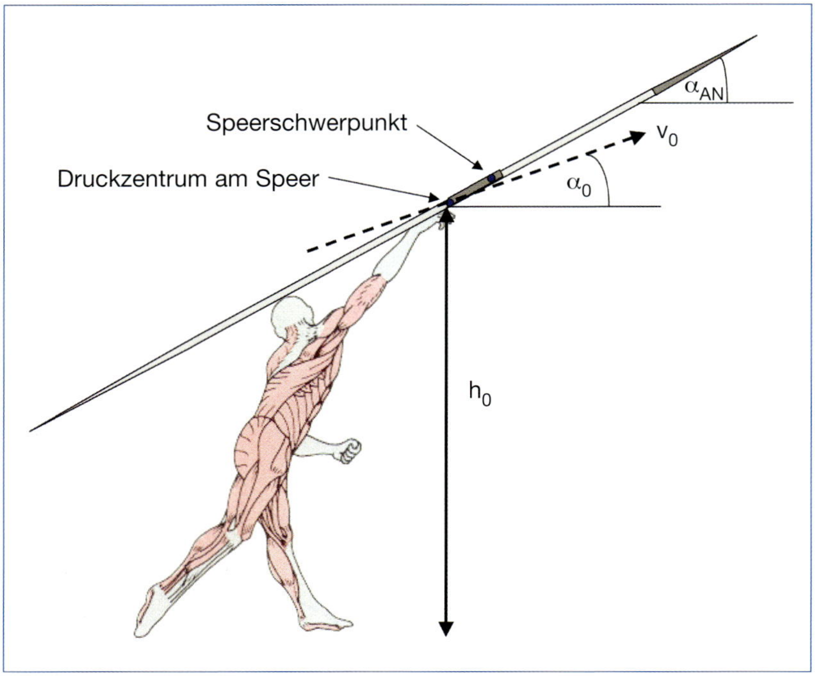

Abb. 7.63: Wurfweiten bestimmende Parameter und Abgrenzung Anstell- und Abflugwinkel

Merke

- Eine Weitenmaximierung steht beim Speerwurf wie bei allen Wurf- und Stoßdisziplinen im Vordergrund. Kennzeichen für die Lösung der Bewegungsaufgabe ist die typische Schlagbewegung des Unterarms zum Zeitpunkt des Abwurfes.
- Die prinzipielle Unterscheidung zwischen Stoß- und Wurfbewegung liegt in der Position des Ellenbogens des Wurfarmes zum Wurfgerät. Beim Kugelstoß muss sich der Ellenbogen, gemäß den amtlichen Wettkampfregeln, hinter dem Gerät befinden, beim Schlagwurf wird der Ellenbogen des Wurfarmes in der finalen Abwurfphase in Wurfrichtung nach vorn-oben geführt.
- Die zyklische Anlaufphase ist der Startabschnitt mit dem Ziel, eine optimale Anfangsgeschwindigkeit von Athlet und Gerät zu sichern. Die azyklische Bewegungsphase unterteilt sich in die abwurfvorbereitende Phase und die Abwurfphase. Innerhalb der azyklischen Bewegungs- und Beschleunigungsphase wird nach entsprechender Bewegungsaufgabe und sporttechnischem Fertigkeitsniveau der 3-Schritt-, 5-Schritt-, 7-Schritt- oder 9-Schritt-Rhythmus realisiert.
- Ziel des azyklischen Beschleunigungsabschnitts ist die weitere Steigerung der Geschwindigkeit vom System Athlet und Gerät mit der letztendlichen Impulsübertragung aus dem Anlauf auf das Wurfgerät im Moment des Abwurfes. Von den Athleten muss eine maximale Abwurfgeschwindigkeit (v_0) bei Beachtung des optimalen Abwurfwinkels (α_0) angestrebt werden, um nach

der Weitenformel eine maximale Wurfweite erzielen zu können.
- Die Übertragung der Impulse bis hin zum Abwurf sollte nach dem biomechanischen Prinzip der zeitlichen und räumlichen Koordination der Teilimpulse (nach dem mathematisch-physikalischen Prinzip: vektorielle Addition der Teilgeschwindigkeiten) erfolgen.
- Die Schwierigkeit des Speerwerfens besteht einerseits in der Kürze der zeitlichen Realisierung der Abwurfbewegung und den hohen Geschwindigkeiten, die im Anlauf für eine große Wurfweite erzielt werden müssen, und andererseits in der Kompliziertheit der Steuerung der einzelnen Teilbewegungen bis zum Abwurf und natürlich in der Länge des Wurfgerätes.

Kontrollfragen

1. Welche mechanischen Parameter bestimmen entscheidend die Wurfweite?
2. Wie wird das Prinzip der zeitlichen und räumlichen Koordination von Teilimpulsen beim Speerwurf umgesetzt?
3. Welcher Zusammenhang besteht zwischen Abfluggeschwindigkeit und Abflugwinkel?
4. Grenzen Sie Anstell- und Abflugwinkel voneinander ab!
5. Wie wird das Prinzip der optimalen Tendenz im Beschleunigungsverlauf beim Speerwerfen umgesetzt?

7.5 Mechanische Aspekte in ausgewählten Kampfsportarten

7.5.1 Allgemeine mechanische Grundlagen

Die Bewegungsvielfalt der Kampfhandlungen in den Zweikampfsportarten Judo, Ringen, Boxen und Fechten (aber auch in anderen Budosportarten wie Karate-Do, Tae-Kwon-Do, Aikido) ist für die Schule außerordentlich hoch. Jede Kampfhandlung stellt im weitesten Sinne ein technisches Element, eine sportliche Technik, dar und ist an ausgeprägte kampf- und konditionell-spezifische Bewegungsfertigkeiten und -fähigkeiten gebunden.

Die Widerspiegelung der technischen Bewegungsabläufe (Wurf-, Halte-, Hebel-, Stoß- und Tritttechniken) sowie der dazu notwendigen speziellen Kraft- und Schnelligkeitsfähigkeiten durch biomechanische Kenngrößen, wie maximale Beschleunigungen, Anrisskraft, Stoßimpuls, Schlaggeschwindigkeiten, Kraftrichtungen u.v.a.m. nimmt dabei eine besondere Stellung ein. Ermöglicht wird dies durch den Einsatz objektiver und hocheffektiver Messverfahren wie Dynamometrie (Kraft, Impuls, Druck, Kraft-Zeit-Verlauf, etc.), Kinemetrie (3-D-Koordinaten, Winkel, Geschwindigkeit, Beschleunigung, Geschwindigkeits-Zeit-Verläufe, etc.) und Elektromyografie (Muskelaktivität, intra- und intermuskuläre Koordination, etc.). So werden Parameter erfasst, die durch unsere Sinnesorgane nicht oder nur stark fehlerbehaftet beobachtet und registriert werden können. Um auf der Grundlage experimentell und theoretisch gesicherter Tatsachen Schlussfolgerungen für das Techniktraining ziehen zu können, ist es erst notwendig, die mechanischen Abhängigkeiten der technischen Bewegungsabläufe, z.B. in Form eines mechanischen Modells, darzulegen.

7.5.2 Mechanische Aspekte im Judo

In diesem Abschnitt soll verdeutlicht werden, welchen Einfluss biomechanische Parameter bei der Ausführung der Technik besitzen.

Alle Wettkampftechniken (Würfe, Festhalten, Hebel und Würgen) sind azyklische Bewegungsformen, die auf der Grundlage einer einmaligen Aktion zu einer Wertung führen. Dabei ausgenommen sind Handlungsketten wie z.B. Stand-Boden-Übergänge (Wurf mit nachfolgender Bodentechnik) oder der Wechsel von einer Festhalte in eine andere Festhalte. Fixiert ein Judoka seinen Partner (Uke – Verteidiger) mit einer Festhalte (Osae-Komi) und wechselt in eine andere Festhalte, ohne dass er die Kontrolle über seinen Partner verliert, läuft die Zeit für die Wertung (max. Ippon – ganzer Punkt nach 25 Sekunden) weiter.

Azyklische Bewegungen gliedern sich in eine Vorbereitungs-, Haupt- und Endphase. Im Wettkampf kommt es zum Erreichen des Wettkampfzieles – eine Technik am Partner anzuwenden – häufig zu Bewegungskombinationen bzw. zu Variationen in der Grundstruktur. So werden oft Wurfkombinationen (Renraku-Waza) genutzt, in denen der Angreifer (Tori) eine Vorbereitungsphase andeutet, diese aber mit einer anderen, unerwarteten Hauptphase beendet. Typisch für eine solche Aktion wäre eine Rück-Vorwurf-Kombination. Tori setzt einen Fußwurf nach hinten an, um dann die Gegenreaktion von Uke – er blockiert, indem er seinen Schwerpunkt absenkt und nach vorn drückt – in einem Schulterwurf zu nutzen (Kombinationsbeispiel: O-Soto-Gari/Seoi-Toshi). Dabei wird im Judo erst dann von einer Wurfkombination gesprochen, wenn die erste Technik ernsthaft angesetzt wird, mit dem Ziel, den Partner zu werfen. Ist die erste Technik nicht zwingend, wird von einer Täuschungshandlung/Finte gesprochen.

Nach den Wettkampfregeln existieren mehrere Möglichkeiten, um für Technikausführungen Wertungen zu erhalten. Das »Salz in der Suppe« sind beim Judosport natürlich die Würfe. Die spektakulärste Form den Wettkampf vorzeitig durch Ippon zu gewinnen, ist natürlich gegeben, wenn der Angreifer Uke schnell, kraftvoll, mit guter Technik und kontrolliert auf den Rücken wirft. Voraussetzung für solche Aktionen ist das Beherrschen aller Arten der Fallschule. Durch Aktionen im Bodenkampf (Festhalten, Hebel, Würgen) besteht ebenfalls die Möglichkeit, Wertungen zu erzielen.

In Anlehnung an diese wettkampfspezifischen Erfordernisse lassen sich die Judotechniken folgendermaßen strukturieren (*Lehmann* und *Müller-Deck* 1990):

- Ukemi-Waza – Techniken des Fallens
- Nage-Waza – Techniken des Werfens
- Katame-Waza – Grifftechniken, Elemente für den Bodenkampf

Die folgenden Kapitel sollen ausgehend von dieser Klassifizierung beispielhaft einzelne Techniken näher analysieren.

Mechanische Grundlagen für die Techniken des Fallens – Ukemi-Waza

Das Anwenden von Wurftechniken ist essenzieller Bestandteil des Judosports. Je nach eingesetzter Wurftechnik kann das Aufprallen des Körpers relativ elastisch, aber auch relativ hart erfolgen. So sind zwei Fertigkeiten im Judo unabdingbar miteinander verbunden – der Wurf durch Tori und der Fall von Uke. Das Ziel der Fallschule besteht darin, die durch den Wurf erworbene kinetische Energie bestmöglich, also ohne Verletzung und auch ohne Schmerzempfindung, zu absorbieren. Durch die Vielzahl der Würfe kann der Judoka im Wettkampf auf die Seite, den Rücken und den Bauch geworfen werden. Somit existieren Fallübungen seitwärts, Fallübungen rückwärts und Fallübungen vorwärts.

Mechanisch betrachtet stellen sich im Technikbereich der Fallschule zwei Fragen.

1) Welche Faktoren beeinflussen die zu verarbeitenden Bodenreaktionskräfte?
2) Welche Möglichkeiten bestehen zur Verarbeitung der Bodenreaktionskräfte?

Beginnend mit den Faktoren der Bodenreaktionskräfte werden die Fragen nachfolgend beantwortet.

Faktoren der zu verarbeitenden Bodenreaktionskräfte

Die erste entscheidende Einflussgröße stellt die Fallhöhe dar. Sie entscheidet als Variable, mit welcher Fallgeschwindigkeit der Körper des Judokas auf die Matte fällt. Die weiteren Variablen, die den freien Fall und die daraus ermittelbare kinetische Energie betreffen, sind konstant (Masse, Fallbeschleunigung) oder entwickeln sich aus der Fallhöhe (Fallzeit, Fallgeschwindigkeit). Aus Gründen der Vereinfachung wird auf die vorher zu leistende Hubarbeit und die damit zugeführte potenzielle Energie (vgl. Kap. 4.2.3) verzichtet.

Im folgenden Beispiel sollen die Aufschlaggeschwindigkeit und die kinetische Energie des fallenden Judokas für zwei verschiedene Fallhöhen dargestellt werden (siehe Abb. 7.64 und 7.65). Zur Berechnung der kinetischen Energie werden folgende Formeln benötigt:

Freier Fall:

$$\mathrm{h} = \frac{1}{2} \cdot g \cdot t^2$$

(h = Fallhöhe; g = Fallbeschleunigung auf der Erde; t = Fallzeit)

Gleichmäßig beschleunigte Geschwindigkeit:

$$v = a \cdot t = g \cdot t$$

(die Beschleunigung ist in diesem Fall identisch mit der Fallbeschleunigung)

Kinetische Energie:

$$E_{kin} = \frac{1}{2} \cdot m \cdot v^2$$

Eine Ermittlung der absorbierenden kinetischen Energie ist aber auch über die Berechnung der potenziellen Energie möglich. Die kinetische Energie, die Tori zum Anheben aufbringen muss, speichert Uke als potenzielle Energie. Und nach dem Energieerhaltungssatz erfolgt dann während des Wurfes eine vollständige Umwandlung in kinetische Energie.

Nach dem Energieerhaltungssatz muss dem Körper vorher Energie durch Umwandlung zugeführt werden. Durch das Anheben wird Uke Lageenergie – potenzielle Energie – in gleicher Größe zugeführt. Ein Berechnen der zu verarbeitenden Energie kann damit auch über folgende Formel erfolgen:

Potenzielle Energie:

$$E_{pot} = m \cdot g \cdot h$$

Wurf	**Hüftwurf – Uki-Goshi**	**Schulterwurf – Ippon-Seoi-Nage**
	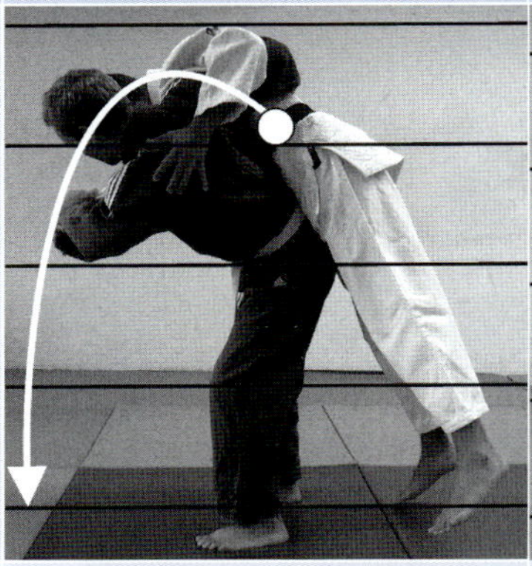	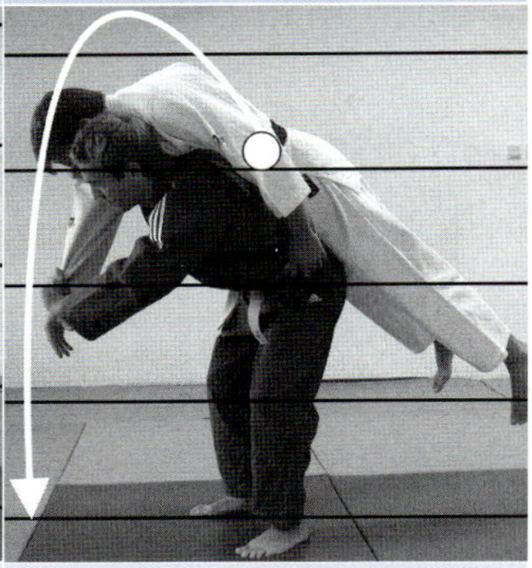
	Abb. 7.64: Ungefähre Flugkurve des KSP von Uke beim Uki-Goshi	Abb. 7.65: ungefähre Flugkurve des KSP von Uke beim Ippon-Seoi-Nage
m = Masse des Athleten	80 kg	
g = Fallbeschleunigung	9,81 ms^{-2}	
h = Fallhöhe	1,2 m	1,8 m
t = resultierende Fallzeit	= 0,49 s	= 0,61 s
v = resultierende Aufschlaggeschwindigkeit	= 4,9 ms^{-1} = 17,5 kmh^{-1}	= 5,9 ms^{-1} = 21,4 kmh^{-1}
E_{kin} = resultierende kinetische Energie	= 942 Nm	= 1.413 Nm

Die kinetische Energie kann nur über die Variablen Kraft und Weg ausgeglichen werden. Da der *Bremsweg* sehr kurz ist (die Elastizität der Judomatte ermöglicht maximal 1-2 cm Bremsweg), muss die durch den Judoka aufzubringende Kraft entsprechend mit zunehmender Fallhöhe deutlich vergrößert werden. Für die Praxis ist deshalb zu beachten, dass das Abschlagen bei der Fallschule seitwärts nach einem Schulterwurf eine deutlich größere Bedeutung besitzt. Wird das Fallen ohne Abschlagen realisiert, wirkt die komplette kinetische Energie auf den Brustkorb in Form von Verformungsarbeit. Jeder Judoka kennt aus Erfahrung die leichten Beschwerden beim Atmen, wenn ein Wurf überraschend kam und das Fallen nicht kontrolliert wurde.

Bei der bisherigen Betrachtung wurde Tori als Einflussfaktor nicht beachtet. Nach dem Grundgesetz der Mechanik (vgl. Kap. 4.2.2) gilt:

$$F = m \cdot a$$

Dabei kann die Masse des Athleten als konstant betrachtet und daher in den folgenden Betrachtungen vernachlässigt werden. Variabel ist aber die Beschleunigung des Körpers, die er während des Wurfes durch den Angreifer erfährt. Die für den Wurf entscheidenden

Muskelkräfte (F_M) werden beim Schulterwurf Ippon-Seoi-Nage durch explosive Sprung-, Knie- und Hüftgelenksstreckung erzeugt und noch durch eine Rotationskomponente im Oberkörper zum Abschluss des Wurfes verstärkt. Im Vergleich dazu wirkt beim Fußwurf O-Soto-Gari durch Wegreißen des Standbeines nur die Erdanziehungskraft und eine geringe Zugkraft durch den Zugarm. Die Beschleunigung Ukes durch Tori ist demzufolge beim Ippon-Seoi-Nage deutlich höher.

Dabei kann die Aufschlaggeschwindigkeit wie folgt berechnet werden:

Gleichmäßig beschleunigte Geschwindigkeit:

$$v = g \cdot t + v_0$$

Die Geschwindigkeit v_0 stellt dabei die Geschwindigkeit dar, die der Werfer durch seine Beschleunigungskräfte bereits auf Uke übertragen hat, bevor die Fallbeschleunigung während des freien Falls wirkt. Diese Geschwindigkeit v_0 ist bei guten Judokas deutlich höher als die Geschwindigkeit durch ein passives Fallen.
Letztendlich ist somit der sich daraus entwickelnde Betrag an zu verarbeitender Bodenreaktionskraft in der Fallschule beim Ippon-Seoi-Nage deutlich größer als beim O-Soto-Gari.
Erst die Kombination beider Faktoren – Fallhöhe und Betrag der äußeren Kräfte durch den Angreifer – bestimmt die Gesamtkraft, die bei der Fallschule aufgebracht werden muss.

Unabhängig von der Art der Fallschule (Fallschule vorwärts, seitwärts oder rückwärts) und dem Betrag der zu verarbeitenden Bodenreaktionskräfte existieren zwei Möglichkeiten, die Fallschule durchzuführen.

1. Abarbeiten der Fallenergie durch Abschlagen
2. Abarbeiten der Fallenergie durch Umlenken/Rollen

Abarbeiten der Fallenergie durch Abschlagen, z. B. Fallschule seitwärts – Yoko-Ukemi

Nach einem Wurf ist eine Fallübung, bei der mit einem oder beiden Armen abgeschlagen wird, üblich. Der Fallende hat nicht die Möglichkeit, die sich ergebenden Bodenreaktionskräfte umzuleiten, sondern er muss die entsprechende Fallwucht des Körpers über einen Kraftstoß mit der Matte ausgleichen. Bei diesen Falltechniken gilt, es den Zusammenhang zwischen Druck und Kraft zu beachten.

$$p = \frac{F}{A}$$

Um den verformenden Anteil der Kräfte nach einem Judowurf möglichst gering zu halten (vgl. Kap. 4.2.1), d. h., um den Druck auf einzelne Körperteile zu minimieren, muss die Landung auf einer möglichst großen Fläche erfolgen.

Bei der Fallschule seitwärts (vgl. Abb. 7.66) wird dies durch eine Dreipunktlandung ermöglicht. Uke landet auf der Seite (Oberkörper – gestrecktes Hüft- und Kniegelenk), dem

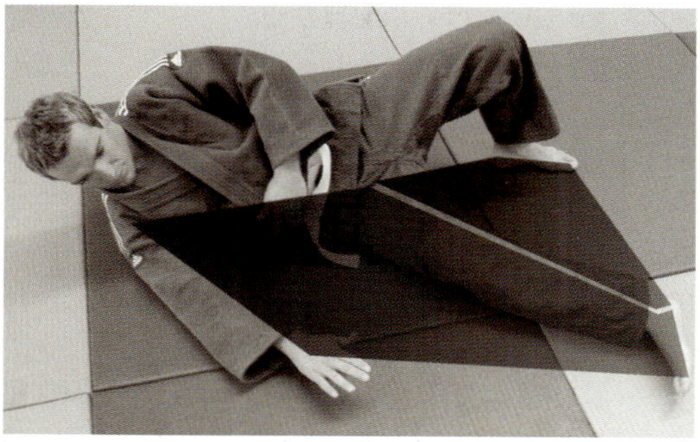

Abb. 7.66: Fläche der Kraftübertragung bei der Fallschule seitwärts – Yoko Ukemi

aufgestellten anderen Bein und dem gestrecktem Abschlagarm.
In der Abbildung 7.66 ist nur die Endposition des Abschlagarms zu erkennen. Dieses Abschlagen erfolgt explosiv, d.h., der Arm weist bei der Landung eine deutlich höhere Geschwindigkeit als der Rest des Körpers auf. Der in Kapitel 4.2.2 dargestellte Zusammenhang zwischen dem Kraftstoß und dem Bewegungsimpuls erklärt, warum durch den Abschlagarm bereits ein Großteil der zu absorbierenden Energie abgearbeitet werden kann. Die Geschwindigkeitsdifferenz zwischen dem Arm und dem Restkörper ist für die Impulsgröße entscheidend. Diese schnelle Armbewegung soll durch eine große Ausholbewegung vorbereitet sein. So ist es möglich, an der gegenüberliegenden Schulter auszuholen oder mit dem fast gestreckten Arm eine große Kreisbewegung zu vollführen. Nur so kann das Prinzip des optimalen Beschleunigungsweges umgesetzt werden. Nach dem Prinzip der zeitlichen Koordination von Teilimpulsen soll dieser Kontakt Arm – Matte unmittelbar vor oder zeitgleich mit dem Aufprall des Körpers erfolgen. Letztendlich kann dann die Belastung des Oberkörpers minimiert werden. Zusätzlich muss während der Landung intensiv ausgeatmet werden. Durch die Exspiration wird ein thorakaler Innendruck erzeugt. Dies geschieht durch die Kontraktion der Ausatemmuskeln und -hilfsmuskeln. Somit wird der Brustkorb stabilisiert und kann den Aufprall ohne Verformung aushalten.
Eine korrekte Bewegungsausführung ist nicht nur aus biomechanischer Sicht entscheidend. Ein typischer Anfängerfehler kennzeichnet sich durch das Abfangen des Körpers mit der Hand bzw. dem Unterarm. Es wird damit nicht nur die Aufschlagfläche verringert, sondern es steigt primär die Verletzungsgefahr enorm an. Beim Abfangen mit der Hand wird das Handgelenk sehr stark dorsal flektiert und kann über das normale Bewegungsausmaß hinaus bewegt werden. Beim Abfangen mit dem Unterarm wird die Energie des Kraftstoßes über den Oberarm auf das Schultergelenk und den Schultergürtel übertragen. Durch diese Fehlbelastungen sind Verletzungen des Schultereckgelenks (Akromioklavikulargelenks) möglich.

Abarbeiten der Fallenergie durch Umlenken Rollen, z.B. Judorolle vorwärts – Mae-Ukemi

Die zweite Möglichkeit der Fallschule ist das Rollen um die Körperquerachse. Bei dieser Form wird im Regelfall ebenfalls mit einem (Mae-Ukemi – Fallschule vorwärts) oder beiden Armen (Ushiro-Ukemi – Fallschule rückwärts) abgeschlagen, aber der durch den Arm aufgebrachte Impuls ist deutlich geringer. Obwohl die zu verarbeitende kinetische Energie beim Fallen unverändert bleibt, ist diese Form der Fallschule deutlich weicher. Dies lässt sich anhand von drei physikalischen Parametern erklären. Durch das Rollen (vgl. Abb. 7.67) wird die wirkende Kraft auf eine sehr große Fläche verteilt und der punktuell wirkende Druck damit verringert (vgl. *Abarbeiten der Fallenergie durch Abschlagen*). Gleichzeitig verringert sich durch die Körperkrümmung auch die Fallhöhe. Aber entscheidend ist die Kontaktzeit des rollenden Körpers mit der Matte. Dass sich der Kraftstoß bei konstanter Kraft direkt proportional zur einwirkenden Zeitspanne verhält,

$$S = F \cdot \Delta t$$

erklärt, warum Falltechniken durch Rollen wesentlich weicher als Falltechniken durch Abschlagen sind. Der zu ertragende Kraftstoß beim Rollen ist deutlich verringert, da die Fallenergie über einen längeren Zeitraum abgearbeitet wird.

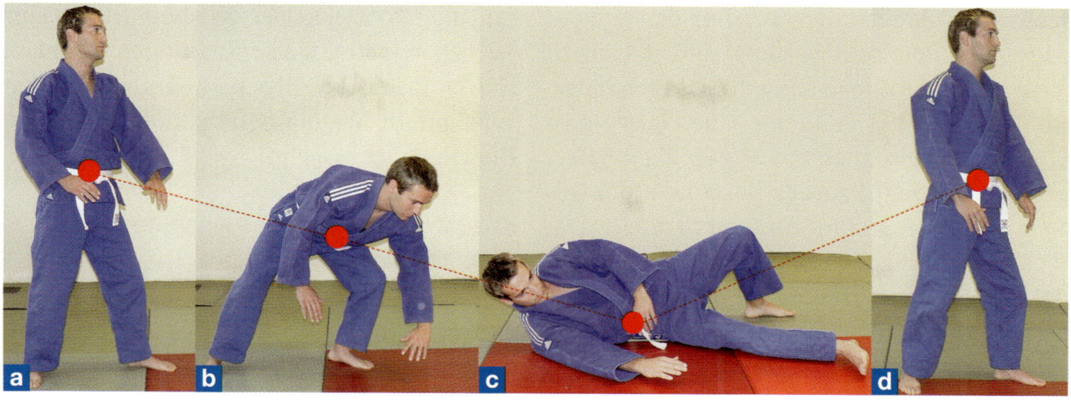

Abb. 7.67 a-d: Verlauf des Körperschwerpunkts bei der Judorolle – Mae-Ukemi

Dabei startet der Bodenkontakt mit dem Aufsetzen der Hände. Der Judoka rollt über den leicht gekrümmten Arm und überträgt die Bewegung auf die linke Schulter. Der Bodenkontakt erfolgt diagonal über den Rücken zur rechten Beckenhälfte. Jetzt erfolgt das Abschlagen und letztendlich wird die Rolle bis in den Stand durchgeführt (vgl. Abb. 7.67 d). Während der gesamten Bodenkontaktzeit wird Fallenergie umgewandelt und der Kraftstoß minimiert. Eine methodische Reihenfolge wäre das Training der Judorolle aus der Hocke, aus dem Stand, aus dem Laufen und über Hindernisse. Systematisch wird die Position des Körperschwerpunktes (KSP) erhöht. So lernt der Judoka, höhere Beträge der Fallenergie in ein Rollen umzulenken.
Bei einer Wahlsituation, die im Wettkampf aber unrealistisch ist, sollte eine rollende der abschlagenden Fallschule vorgezogen werden.

Merke

- Die Fallschule ist ein wichtiger Bestandteil des Judotrainings und -wettkampfs. Dabei soll der Fall des Körpers ohne Schmerzen oder sogar Verletzungen abgefangen werden.
- Aus biomechanischer Sicht müssen dabei die folgende Aspekte beachtet werden:
  - Abhängigkeit der Bodenreaktionskräfte von der Fallhöhe
  - Abhängigkeit der Bodenreaktionskräfte von der Beschleunigung durch den Tori
  - Verringerung des wirkenden Druckes durch die Kraftverteilung auf eine große Fläche
  - Verringerung des Kraftstoßes beim Rollen durch längere Übertragungszeiten
  - Entlastung von Körperteilen durch verstärkten Armimpuls

Mechanische Grundlagen der Wurftechniken – Nage-Waza

Für die Bewegungsaufgabe, den Gegner kontrolliert und mit Kraft und Schnelligkeit zum großen Teil auf den Rücken zu werfen (Wertungsvorgabe der Internationalen Judo-Föderation für Ippon – voller Punkt = vorzeitiges Kampfende), sind sehr viele Varianten möglich. Damit wird verständlich, dass in der Fachliteratur eine enorme Anzahl von Wurf-

techniken dargestellt wird. Bei den vielen Möglichkeiten des Werfens sind natürlich auch unterschiedliche Klassifizierungen möglich. Die älteste Einteilung – die Gokyo-no-Kaisetsu – geht noch auf *Jigoro Kano* (Begründer des Judo) zurück. Dabei wurden 40 Standardwürfe in fünf Stufen eingeteilt. Da diese Einteilung aber nicht den aktuellen didaktisch-pädagogischen Vorstellungen entspricht, wurden die Standtechniken im weiteren Verlauf anders strukturiert. Durchgesetzt hat sich letztendlich eine Einteilungsform in Wurfgruppen, die unterscheidet, wie und womit der Gegner zu Fall gebracht wird. Diese Betrachtungsweise ist auch aus biomechanischer Sicht interessant, weil dadurch auch die Kraftangriffspunkte bzw. -übertragungspunkte gekennzeichnet sind.
Nach dieser Einteilung wird in Fuß- bzw. Beinwürfe, Hüftwürfe, Schulterwürfe, Handwürfe und Opferwürfe unterschieden. Bevor ausgewählte Wurfprinzipien nach physikalischen Gesichtspunkten näher betrachtet werden, soll zuerst auf den allgemeinen Ablauf einer Wurftechnik eingegangen werden.
Jede Grundform eines Wurfes kann in drei Phasen zerlegt werden. In der judospezifischen Fachliteratur werden folgende Begriffe für die Phasenstruktur genutzt:

- Phase 1: Kuzushi – das Stören des Gleichgewichts (Fassen, Anreißen, usw.)
- Phase 2: Tsukuri – der Wurfansatz (Eindrehen, Ausheben, Blockieren, Fegen, usw.)
- Phase 3: Kake – der Niederwurf (Rotieren, Fallen)

Die Angaben über die Anteile der Phasen an einem erfolgreichen Wurf schwanken je nach Literaturquelle etwas. Aber mit ungefähr 75 % ist die Phase 1 – Brechung des Gleichgewichts – der mit Abstand wichtigste Anteil des Wurfes. Der Wurfansatz wird im Regelfall mit 15 % und der Niederwurf mit nur 10 % gewichtet. Diese Relationen beziehen sich auf das Erlernen bzw. Trainieren von Würfen. In Wettkampfsituationen gilt die Einteilung nicht mehr.

Kuzushi – Mechanische Aspekte der Gleichgewichtsbrechung

Das normale Gehen ist durch Kontaktwechsel einbeinig und zweibeinig gekennzeichnet. Damit verändern sich stabiles und labiles Gleichgewicht regelmäßig. Im Wettkampf beim Judo wird versucht, weitestgehend ein stabiles Gleichgewicht zu halten. Beim Bewegen auf der Matte wird daher die Schrittlänge sehr klein gehalten. Dabei wird oft die eigene Schulterbreite als Vergleichsmaß durch die Trainer vorgegeben. Die Hubbewegung ist sehr gering (gleitendes Gehen, die Fußsohlen schleifen über die Matte) und der KSP soll immer leicht abgesenkt sein. Ziel ist es, bei allen Bewegungen und KSP-Verlagerungen das Lot des KSP innerhalb der Unterstützungsfläche zu halten. Bei diesen Aktionen wird dann von einem dynamischen Gleichgewicht gesprochen. Durch eine weite Schrittstellung könnte man die Unterstützungsfläche vergrößern, aber diese Variante stößt schnell an ihre Grenzen, da eine zu große Schrittstellung Tori gute Angriffsbedingungen bietet und eigene Angriffsaktivitäten einschränkt.
Im Wesentlichen bieten sich zwei Formen der Gleichgewichtsbrechung an:

1. Gleichgewichtsbrechung aus der Ruhe (im quasi-statischen Sinn) und
2. Gleichgewichtsbrechung aus der Bewegung.

Befindet sich das Lot des KSP des Judokas innerhalb der Unterstützungsfläche, so ist sein Gleichgewicht stabil. Dabei ist im Judo entscheidend, dass der Körper nicht nur bei

Kräften, die von vorn wirken, sondern auch bei seitlich und schräg nach vorn oder hinten wirkenden Kräften stabil bleibt. Wandert der KSP an den Rand der Unterstützungsfläche und trifft dabei dessen Lot die Begrenzung, so ist das Gleichgewicht labil. Liegt das Lot außerhalb der Unterstützungsfläche, ist das Gleichgewicht gebrochen (s. Abb. 7.68). In diesem Fall würde der Gegner ohne weiteres Handeln umkippen, wenn er seinen Körper starr halten würde. Eine Verlagerung des Schwerpunktes in Richtung der äußeren Begrenzungslinie wird als Störung des Gleichgewichts bezeichnet. Diese Störung wird durch das Wirken von verschiedenen Kräften (Muskelkraft, Trägheitskraft, Reibungskraft, Schwerkraft) realisiert.

Die mechanische Grundlage der Bewegungsänderung ist das Gegenwirkungsgesetz, d.h., der Kraftimpuls des Angreifers steht im direkten Zusammenhang mit dem Bewegungsimpuls, der auf den Gegner übertragen wird. Bei jeder Anriss-, Schub-, Stoß- oder Hubbewegung werden durch Muskelarbeit Kräfte übertragen, von deren Wirkungsdauer, Betrag und Wirkrichtung die erzielte Bewegung auf den gegnerischen KSP – und damit auf die Gleichgewichtsstörung – wesentlich abhängt.

Diese Form des Kuzushi aus der Ruhe ist durch eine direkte Krafteinwirkung gekennzeichnet (vgl. Abb. 7.69 a, b). Das Ziel ist nicht nur eine Veränderung des KSP zur Unterstützungsfläche, sondern es muss eine Hochentlastung (der Gegner wird dabei etwas angehoben) erfolgen. Diese Form des Gleichgewichtbrechens ist selten im Wettkampf zu beobachten, da beide Akteure beständig in Bewegung sind. Für das Erlernen und Festigen von Wurfbewegungen ist es aber ein wesentlicher Trainingsbestandteil. Um die Kraftwirkung optimal zu gestalten, müssen die Arme im Ellenbogen gebeugt (Zusammenhang zwischen der aufzubringenden Muskelkraft und der Muskellänge) und die Handgelenke festgestellt werden (Voraussetzung der linearen Kraftübertragung). Dabei wird der Arm, der zum gegnerischen Ärmel greift, als Zugarm und der zum Revers greifende als Hubarm bezeichnet. Wie bei vielen Aktionen im Kampfsport gilt das Prinzip der optimalen Tendenz im Beschleunigungsverlauf.

Um den Gegner aus dem Gleichgewicht zu bringen, muss eine maximale Kraft explosiv übertragen werden. Im Judo wird dabei vom Anreißen/Anriss oder Anrissverhalten gesprochen. Für das Anrissverhalten und die da-

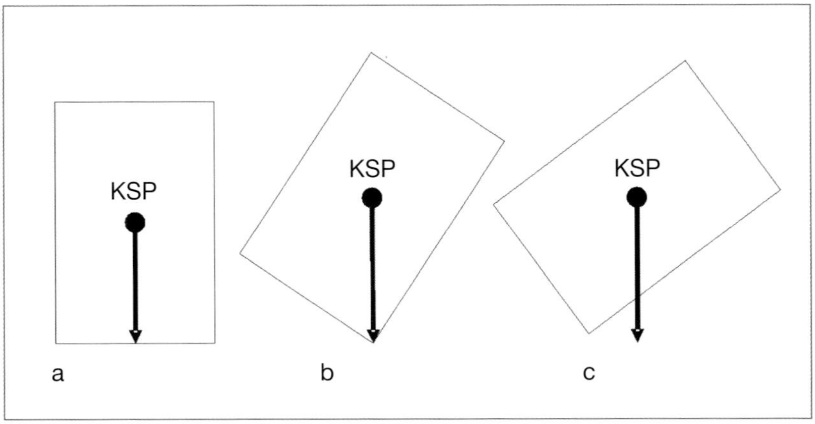

Abb. 7.68:
a) stabiles Gleichgewicht,
b) labiles Gleichgewicht,
c) gebrochenes Gleichgewicht

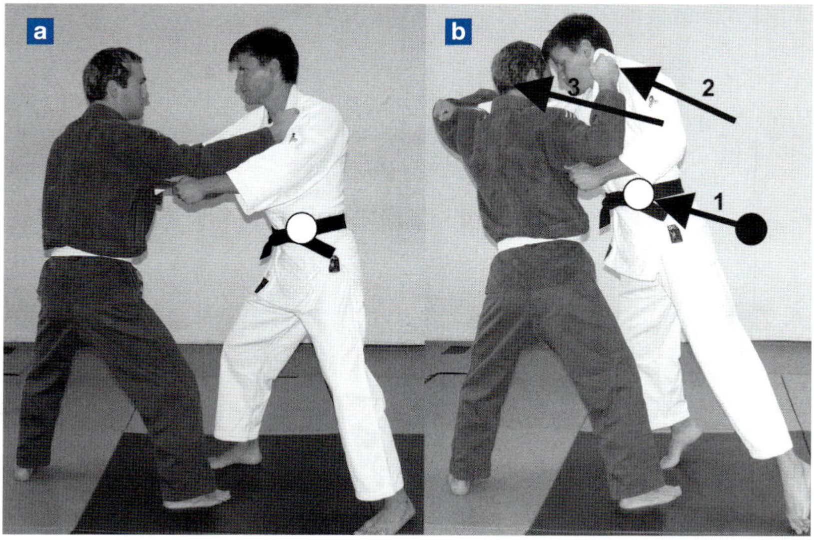

Abb. 7.69 a-b: Gleichgewichtsbrechung aus der Ruhe – Pfeile verdeutlichen die durchgeführten Bewegungen (1 = KSP, 2 = Zugarm, 3 = Hubarm)

mit folgende Gleichgewichtsbrechung ist eine hohe Kraft zwingend erforderlich, um die Trägheit des Gegners zu überwinden. Judo ist eine Sportart, die hohe koordinative Fähigkeiten, insbesondere im Bereich der Kinästhetik, voraussetzt. Um ein Kuzushi erfolgreich einzusetzen, ist nicht nur die maximal aufzubringende Kraft entscheidend, sondern die Zeitspanne, in welcher die Maximalkraft entwickelt werden kann. Optimal wäre ein rechteckiger Verlauf der Kraft-Zeit-Funktion (vgl. Abb. 4.13).

Um diesem theoretischen Modell in der Praxis möglichst nahezukommen, muss der Anstieg der Kraft sehr steil, fast logarithmisch erfolgen. Für die optimale Kontrolle der gegnerischen Bewegung und zur Erhöhung des Kraftstoßes schließt sich dann eine lange Plateauphase an und letztendlich erfolgt der Abfall zum Nullwert flach. Nun würde sich erst die zweite Phase des Wurfes – das Tsukuri anschließen.

Am Institut für Sportwissenschaft der Universität Potsdam wurden in einem Forschungsprojekt die Kraftparameter im Anrissverhalten untersucht. Die Versuchsgruppe bildeten die aktuellen Athleten der deutschen Judonationalmannschaft. Ein Beispiel der dynamometrisch erfassten Parameter ist der Abb. 7.70 zu entnehmen. Dabei ist die Kraftentwicklung des Zugarms der Sollkurve sehr ähnlich. Sie ist durch einen explosiven Kraftanstieg zum Maximum, einer Plateauphase im höchsten Kraftniveau und einem langsamen Abfall der Kraft gekennzeichnet. Für den Hubarm wurde eine leicht verzögerte Kraftentwicklung mit etwas verspätetem Kraftmaximum gemessen. Andererseits ist eine Plateauphase erkennbar. Somit sollte der Athlet, um seine sportliche Leistung zu verbessern, den synchronen Armeinsatz und den explosiveren Einsatz des Hubarmes trainieren. Innerhalb dieses Projektes wurden Arbeitswerte von bis zu 944 Nm für den Zugarm und 626 Nm für den Hubarm ermittelt. Wie bereits beschrieben, steht der Betrag der Arbeit nur indirekt für die sportliche Leistung. Wichtiger ist der Gradient des Kraftanstiegs und die Länge der Plateauphase im hohen Kraftniveau.

Eine andere Form der Darstellung ist die Stabilitätsbetrachtung nach den Gesetzen des *Drehmomentes* (*Donskoi* 1975). Für das Kräftespiel am Gesamtsystem gelten daher die dargestellten Zusammenhänge (Abb. 7.71). Das Stabilitätsmoment wird durch das Körpergewicht G und den Abstand l des Lotes der Gewichtskraft zur vorderen Kippkante (Zehen) gebildet. Das Kippmoment ergibt sich aus dem Produkt der angreifenden Muskelkraft und der Angriffshöhe. Der Verteidiger ist solange im stabilen Gleichgewicht, wie der Quotient aus Stabilitätsmoment und Kippmoment ≥ 1 ist!

Aus dieser Darstellung wird deutlich, dass der Tori im Wesentlichen durch Einsatz, Intensität und Richtung seiner Muskelkraft die Gleichgewichtsstörung herbeiführen und beeinflussen kann.

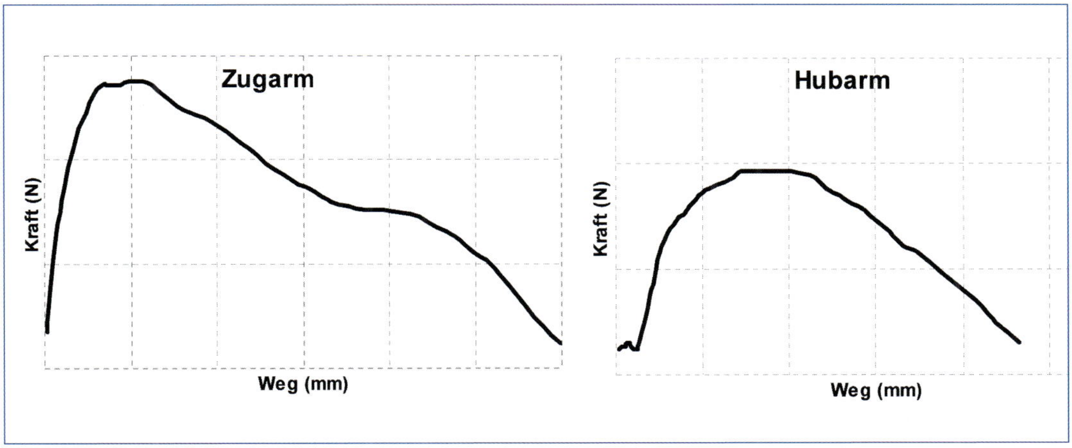

Abb. 7.70 a–b: Kraft-Weg-Funktion für den Hub- und Zugarm an einem Armkraftzuggerät (*Möller* 2008)

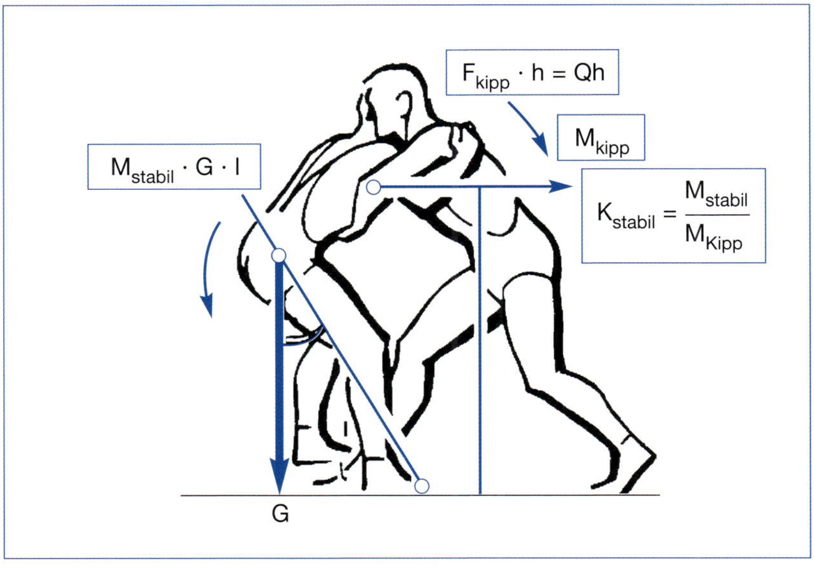

Abb. 7.71: Berechnung des Stabilitätskoeffizienten nach *Donskoi* 1975

Im wettkampfnahen Training und im Wettkampf hat die Gleichgewichtsbrechung aus der Bewegung eine wesentlich größere Bedeutung. Im Wettkampf entstehen sehr häufig Situationen, bei denen der Gegner sich durch eigene Aktionen fast selbst aus dem Gleichgewicht bringt. So ist es möglich, dass beim Gehen der Uke seine Füße sehr dicht nebeneinandersetzt. Seine Unterstützungsfläche verringert sich so, dass der KSP sich am Rand oder außerhalb der Unterstützungsfläche befindet, oder bei einer Bewegung aus einer stark abgebeugten Haltung in den aufrechten Stand wird der KSP deutlich nach oben bewegt.

Im ersten Fall kann durch einen Zug in die passende Richtung das Gleichgewicht vollständig gebrochen und Uke geworfen werden. Beim zweiten Beispiel kann die Aufwärtsbewegung und damit die verringerten Reibungskräfte durch eine Hub- und Zugbewegung des Angreifers weiter forciert werden. In jedem Fall spielt die Reaktionsfähigkeit über die kinästhetischen Rezeptoren eine bedeutende Rolle, um das instabile Gleichgewicht zu erfühlen und auszunutzen. Es kommt darauf an, im entscheidenden Moment die Bewegung des Uke zu übernehmen und schnell den entsprechenden Wurf anzusetzen.

Etwas leichter ist die Möglichkeit, das Reaktionsprinzip auszunutzen. Jede Kraft bewirkt eine Kraft in entgegengesetzter Richtung. Durch eine Schubbewegung wird instinktiv eine Vorwärtsbewegung beim Uke provoziert. Das Übernehmen und Weiterführen dieser Gegenkraft ist jetzt deutlich einfacher, da Tori die Richtung der Kraft durch eigene Aktionen vorausbestimmt hat.

Merke

- Die Phase der Gleichgewichtsbrechung (Kuzushi) ist der wichtigste Teil für einen erfolgreichen Angriff. Gezielt wird der Gegner in eine gestörte Gleichgewichtslage (labiles Gleichgewicht oder gebrochenes Gleichgewicht) gebracht. Dabei gibt es prinzipiell zwei Möglichkeiten:
  - Gleichgewichtbrechung aus der Ruheposition (im quasi-statischen Sinn): Hierbei sind sehr große Muskelkräfte erforderlich um die Widerstandskräfte (Trägheit, Gewichtskraft, Reibungskraft, Muskelkraft) zu überwinden.
  - Gleichgewichtbrechung aus der Bewegung: Bei dieser Form wird ein dynamisch-labiler Gleichgewichtszustand ausgenutzt, weil der Gegner sich bereits durch eigene Aktionen in Richtung Kippkante bewegt oder weil eine bestimmte Bewegung durch Finten oder Körpertäuschungen provoziert wurde.
- Aus biomechanischer Sicht müssen dabei die folgende Aspekte beachtet werden:
  - Kraft-Zeit-Funktionen der Muskelkraft
  - Richtung der angreifenden Kraft
  - Betrag der angreifenden Kraft
  - resultierende Beschleunigungen des gegnerischen Körperschwerpunkts
  - KSP-Lage des Gegners
  - Winkel des KSP zur Kippkante (indirektes Maß für die Unterstützungsfläche)

Tsukuri – Mechanische Aspekte des Wurfansatzes

Nach einer erfolgreichen Gleichgewichtsbrechung bringt sich Tori in dieser Phase in die Position, die es ihm ermöglicht, den Wurf auszuführen. Eine wesentliche Aufgabe des Tsukuri besteht darin, die dynamisch-labile Position des Gegners durch kontinuierliches Weiterziehen oder -schieben mit den Armen aufrechtzuerhalten. Gleichzeitig muss Tori seinen Körper optimal beschleunigen, um einen möglichst großen Kraftimpuls zu übertragen. Diese Phase wird auch als *Platzwechsel* bezeichnet, da der Angreifer eine neue Position zum Uke einnimmt.

Je nach gewähltem Wurf sind Bewegungen durch Tori nach vorn, seitlich und hinten oder Mischformen möglich. Es erfolgt im mechanischen Sinn der Aufbau eines Widerlagers. Abhängig vom Wurf werden Körperpartien des Gegners blockiert (O-Goshi – Blockieren der Hüfte; Tai-Otoshi – Blockieren eines Beines). Durch Muskelkraft der Arme sowie des Oberkörpers wird der Gegner über dieses Hindernis geworfen. Die blockierte Körperpartie stellt dabei das Drehzentrum dar, an dem die Kraft über einen Hebel als Drehmoment wirkt. In diesem Zusammenhang wird von Kontaktpunkten gesprochen, an denen die Kraft übertragbar ist.

Bei Eindrehtechniken wie dem Hüftwurf O-Goshi rotiert Tori während des Platzwechsels ca. 180° um seine Körperlängsachse. Gleichzeitig senkt er dabei seinen KSP ab. Er schraubt sich sozusagen unter den KSP von Uke (vgl. Abb. 7.72). Der gemeinsame Massenschwerpunkt muss jetzt über der Unterstützungsfläche von Tori liegen. Befindet sich der gemeinsame KSP hinter Toris Unterstützungsfläche, kann Uke den Wurf blocken, da Tori ein instabiles Gleichgewicht nach hinten aufweist.

Umgekehrt besteht die Gefahr, dass beide Partner nach vornüber kippen, wenn der gemeinsame KSP vor Toris Unterstützungsfläche liegt. Theoretisch könnte dann noch der Wurf beendet werden, jedoch nur mit einer sehr flach verlaufenden Wurfkurve. Somit steht weniger Zeit für den Wurfablauf zur Verfügung. Durch diese tiefe Position bereitet Tori die Hubarbeit der Beinmuskulatur vor. Bei sofortigem Anschluss des Wurfes u.a.

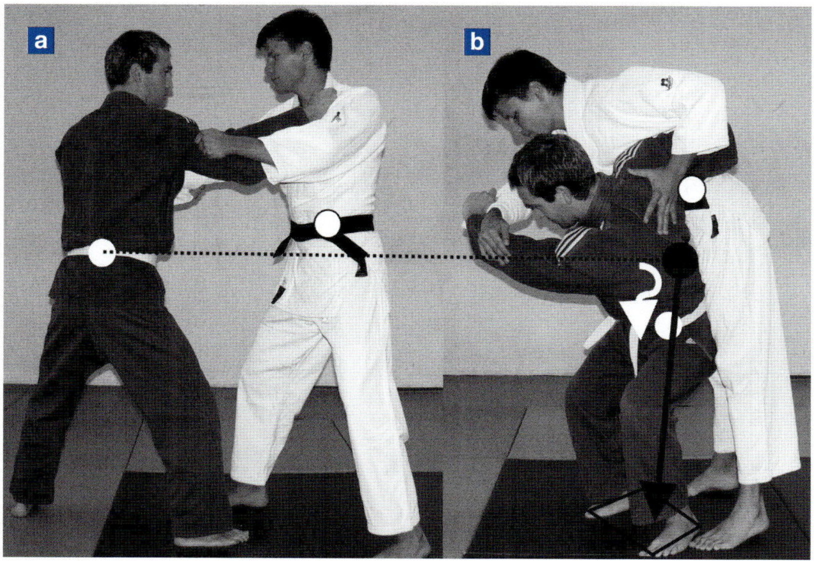

Abb. 7.72 a-b: Tsukuri – Wurfansatz am Beispiel des großen Hüftwurfes O-Goshi (weißer Kreis – einzelne KSP, schwarzer Kreis – gemeinsamer KSP)

durch explosive Streckung der Sprung-, Knie- und Hüftgelenke kann jetzt unter Ausnutzung des Dehnungs-Verkürzungs-Zyklus eine deutlich höhere Muskelkraft generiert werden (*Hollmann* 2000, *Hohmann* et al. 2002).

Problematisch ist dabei die Koordination der vielfältigen Einzelimpulse, das Prinzip der zeitlichen Koordination von Einzelimpulsen (vgl. Kap. 6.2.4). Werden die Einzelbewegungen voneinander entkoppelt, kann nicht die optimale Kraft übertragen werden und das Ziel, Uke schnell und kraftvoll auf den Rücken bzw. auf die Seite zu werfen, wird verfehlt. Verringert sich während des Eindrehens zum O-Goshi die Zug-/Hubbewegung der Arme oder wird sie komplett unterlassen, befindet sich der gemeinsame Massenschwerpunkt außerhalb der Unterstützungsfläche Toris. Das Trägheitsmoment wirkt jetzt der Wurfrichtung entgegen. Der Wurf ist nur noch schwer durchführbar (unter verstärktem Krafteinsatz der Muskulatur) oder kann durch Uke geblockt bzw. gekontert werden.

Merke

- In der Phase des Wurfeinganges (Tsukuri) wird das gestörte Gleichgewicht Ukes durch kontinuierliches Ziehen oder Schieben aufrechterhalten. Gleichzeitig bringt sich der Angreifer in die Wurfausgangsposition. Biomechanisch interessant sind dabei folgende Aspekte:
  - Position des gemeinsamen Massenschwerpunktes
  - Aufbau des Drehzentrums
  - Länge des Beschleunigungsweges
  - Kontaktpunkte zwischen Tori und Uke

Kake – Mechanische Aspekte der Wurfdurchführung (Niederwurf)

Nach einer optimalen Gleichgewichtsbrechung, verbunden mit einem sicheren Wurfansatz, folgt der Niederwurf ohne große Mühe. Im Phasenverlauf wird er nur mit ca. 10 % gewichtet. Bei der Vielzahl der Würfe im Judo kann auch der Niederwurf nach physikalischen Gesichtspunkten in verschiedene Gruppen eingeteilt werden. Dabei soll auf die häufigste Art, den Einsatz eines Drehmomentes, etwas genauer eingegangen werden (vgl. Kap. 4.2.4).

$$\vec{M} = \vec{F} \cdot r$$

In dieser Phase des Werfens wirkt das entscheidende Drehmoment als Kippmoment. Dabei muss unterschieden werden, ob dem Drehmoment eine Hubbewegung wie beim O-Goshi (großer Hüftwurf) oder nicht wie beim Uki-Goshi (Hüftschwung) vorausgeht. In beiden Fällen wird Uke durch einen Anriss nach vorn-oben in eine instabile Gleichgewichtssituation gebracht, die durch einen gleichmäßigen Zug während des Tsukuris aufrechterhalten wird.
Weiterhin gemeinsam ist der Platzwechsel Toris mit einer 180°-Drehung. Die Blockbildung erfolgt jeweils mit der Hüfte. Während beim O-Goshi der Kontakt deutlich tiefer Richtung gegnerische Oberschenkel geht (vgl. Abb. 7.72), ist der Kontakt beim Uki-Goshi im Hüftbereich (vgl. Abb. 7.73). Das nun folgende Wurfprinzip »Drehen« beim Uki-Goshi basiert auf dem Erzeugen eines Drehmomentes durch Rotation des Oberkörpers. Der linke Arm zieht dabei weiter an Ukes Arm. Der rechte Arm greift gleichzeitig nach oben zwischen die Schulterblätter. Dabei sind für die Größe des Drehmomentes bei der Wurfausführung zwei Faktoren von Bedeutung (vgl. Kap. 4.2.4).

Die aufzubringende Muskelkraft des Werfers wird in diesem Fall als Konstante vernachlässigt. Entscheidend ist aber die Position des rechten Armes. Sie bestimmt die Hebellänge und daher den Radius *r*, über den die Muskelkraft übertragen wird. Je höher der Arm greift (zwischen die Schulterblätter oder wenn möglich noch höher zur Schulter; vgl. Abb. 7.73), desto größer wird die Hebellänge und damit das wirkende Drehmoment. Die Drehachse, an der die aufgebrachte Kraft wirkt, liegt ungefähr auf Höhe des KSP von Tori. Über dieses biomechanische Modell kann erklärt werden, warum Anfänger ihren Partner beim Uki-Goshi oft nur langsam werfen. Häufig greift die rechte Hand zu tief um die Taille und so kann kein ausreichender Hebel für ein großes Drehmoment aufgebaut werden.

Aber nicht alle Würfe basieren auf der Grundlage des Drehmomentes. Weitere Wurfprinzipien sind z.B. bei den Fuß-/Beinwürfen darstellbar. Beim Prinzip »Fegen« (Bsp. Fußfege – De-Ashi-Barai) wird ein Bein des Gegners weggefegt. Uke läuft oder wird in eine Schrittbewegung gezwungen. Während er nur auf einem Bein steht, befindet sich Uke in einem labilen Gleichgewicht. Durch Aufsetzen und Belasten des Fußes soll das Gleichgewicht wieder stabilisiert werden. Sein KSP befindet sich zwischen beiden Beinen. Wird aber nun das Bein unmittelbar vor dem Aufsetzen durch Tori weggefegt, kann der Gegner seinen KSP nicht wieder in die geplante Unterstützungsfläche bringen.
Während der Fegebewegung wird die Bewegungsrichtung des aufzusetzenden Beines beibehalten und somit der Schritt verlängert. Dabei sollte der Kontakt des Angreifers möglichst tief am Fuß sein, um eine optimale Hebelwirkung zu erzielen. Durch eine lange Kontaktzeit und eine große Bewegung während des Fegens kontrolliert Tori die Bewegungen des Gegners und verhindert den Aufbau einer »rettenden« Unterstützungsfläche. Durch einen Armzug in Fallrichtung wird die Fallbewegung unterstützt. In diesem Beispiel baut Tori Kontaktpunkte am distalen Ende des gefegten Unterschenkels, durch die Hände am Revers und am Arm in Höhe des Ellenbogens auf.

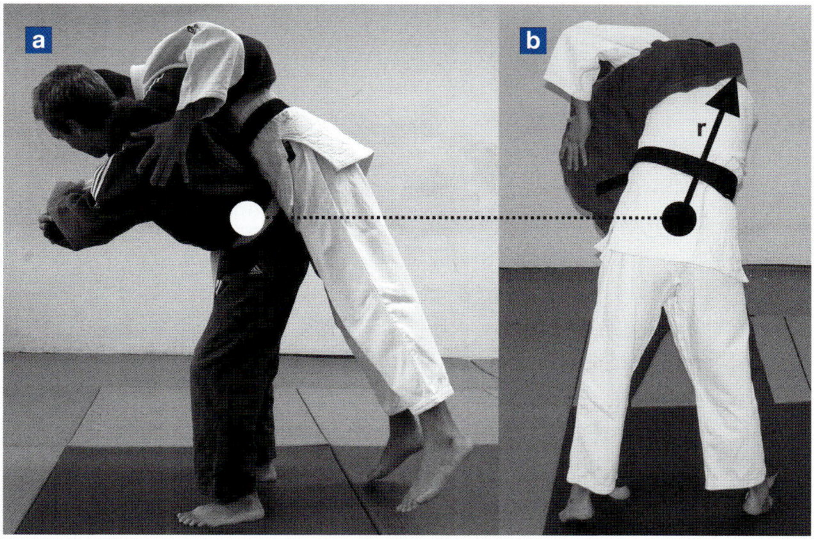

Abb. 7.73 a–b: Wurfprinzip »Drehen« am Beispiel des Uki-Goshi (Kreis = ungefähre Lage des KSP/Drehachse, r = Hebellänge)

Im Unterschied dazu wird bei der großen Außensichel (O-Soto-Gari) beim Kuzushi gezielt das gegnerische Körpergewicht auf nur ein Bein verlagert. Jetzt wird diese relativ kleine Unterstützungsfläche Ukes mit großem Schwung weggerissen. Durch den Druck des Oberkörpers nach vorn-unten wird der Fall Ukes nach schräg-hinten kontrolliert und gesteuert. Hierbei muss die aufzubringende Kraft höher sein als die Haftreibung des belasteten Beines mit der Matte.

Merke

- In der letzten Wurfphase – Kake – soll der Gegner kontrolliert, kraftvoll und schnell auf den Rücken oder die Seite geworfen werden. Durch Beibehalten der Fassart bzw. den Einsatz des Zug- und Hubarmes erfolgt die Wurfkontrolle. Uke hat somit keine Möglichkeit, dem Niederwurf zu entgehen. Je nach Wurfsituation entstehen unterschiedliche Kontaktpunkte zwischen Tori und Uke. Diese Kontaktpunkte sind ausschlaggebend für das Wurfprinzip. Beachtet werden müssen dabei die unterschiedlichen Wurfprinzipien und deren mechanische Bedingungen:
  - Wurfprinzip »Drehen« – Einsetzen eines Drehmomentes ohne Hubarbeit
  - Wurfprinzip »Anheben und Drehen« – Einsetzen eines Drehmomentes nach Hubarbeit. Dabei erfolgt vor der Rumpfrotation eine lineare Beschleunigung des gegnerischen Körpers durch dynamische Streckung der Sprung-, Knie- und Hüftgelenke.
  - Wurfprinzip »Fegen« – Ausnutzen/Erzwingen eines labilen Gleichgewichts und Verhindern des Neuaufbaus einer stabilen Gleichgewichtssituation
  - Wurfprinzip »Wegreißen/Sicheln« – Verlagerung des KSP auf eine geringe Unterstützungsfläche mit anschließendem explosivem Wegreißen der Unterstützungsfläche
  - Wurfprinzip »Blockieren« – von vorn Fixieren eines stehenden oder belasteten Beines und gleichzeitiges Ziehen über die Blockade, Einsetzen eines Drehmomentes
  - Wurfprinzip »Einhängen« – von hinten Fixieren eines stehenden und belasteten Beines und gleichzeitiges Schieben und Drücken über die Blockade, Einsetzen eines Drehmomentes
  - Wurfprinzip »Opfern« – Aufgabe des eigenen Gleichgewichts und Übertragen der Fallenergie mit Armzug und teilweise mit Beineinsatz

Hebelwirkungen beim Bodenkampf – Kansetsu-Waza

Durch taktisch und technisch hervorragend geschulte Judoka sind mit Ippon bewertete Würfe im Wettkampfgeschehen relativ selten. Eine Vielzahl von Kämpfen wird erst durch Techniken am Boden entschieden. Anders als beim Werfen ist in diesem Fall die konditionelle Fähigkeit Kraftausdauer bedeutend. Laut Regelwerk des Internationalen Judo-Verbandes (IJF) sind im Bodenkampf drei Gruppen von Grifftechniken erlaubt. Durch Festhalten über eine definierte Zeit, Würgen oder Hebeln können Wertungen und/oder der Kampf vorzeitig beendet werden. Letztgenannte Techniken – Hebelgriffe/Kansetsu-Waza – sollen im Folgenden näher betrachtet werden.

Das Regelwerk schreibt vor, dass im Wettkampf nur Hebel eingesetzt werden, die unmittelbar auf das Ellenbogengelenk wirken. Ziel ist dabei, durch unphysiologische Gelenkpositionen Schmerzen zu produzieren, die den Wettkämpfer zur Aufgabe zwingen. Diese Hebeltechniken sind sehr variabel einsetzbar und ein wirkungsvolles Mittel für den Kampferfolg. Da die Gefährdung für die Wettkämpfer sehr hoch ist, verbietet das Regelwerk den Einsatz von Hebel- und Würgetechniken in einigen Nachwuchsaltersklassen.

Das Ellenbogengelenk als zweiachsiges Gelenk ermöglicht folgende Bewegungen: Flexion/Extension und Pronation/Supination. So bestehen zwei Möglichkeiten, das Gelenk über sein normales Bewegungsausmaß hinaus zu belasten:

- Hebeln durch Überstrecken des Gelenkes (Hishigi)
- Hebeln/Verschlüsseln durch Verdrehen des Gelenkes (Garami)

Das Ellenbogengelenk ist durch Überstrecken leichter angreifbar. So wird in der Wettkampfpraxis wesentlich häufiger das Prinzip »Hebeln durch Überstreckung« genutzt, welches auf dem Hebelgesetz für einarmige Hebel basiert (vgl. Kap. 5.1.1). In der Anwendung muss dann ein Punktum fixum (Schulter), ein Punktum mobile (Unterarm) und ein Drehzentrum (Ellenbogengelenk) geschaffen werden. Funktionell-anatomisch entsteht bei der maximalen Extensionsbewegung (ca. 180° Extension) ein knöcherner Anschlag. Der Ellenhaken (Olekranon) rastet dabei in der Oberarmbeingrube (Fossa olecrani) ein (*Platzer* 1991).

Unabhängig von der Variante des Armstreckhebels (vgl. Abb. 7.74 und Abb. 7.75) müssen dabei folgende biomechanische Aspekte beachtet werden. Der angegriffene Arm muss vollständig gestreckt werden. Dabei bildet das Ellenbogengelenk das Drehzentrum. Durch Zug (vgl. Abb. 7.74) oder Druck (vgl. Abb. 7.75) wird am Lastarm versucht, das Ellenbogengelenk zu überstrecken. Für eine optimale Hebelwirkung greift Tori distal vom Handgelenk (das Handgelenk darf nicht gegriffen werden), um den Hebelarm *l* des Lastarms so lang wie möglich zu gestalten. Damit der Verteidiger keine Möglichkeit besitzt, sich der Hebelwirkung zu entziehen, muss

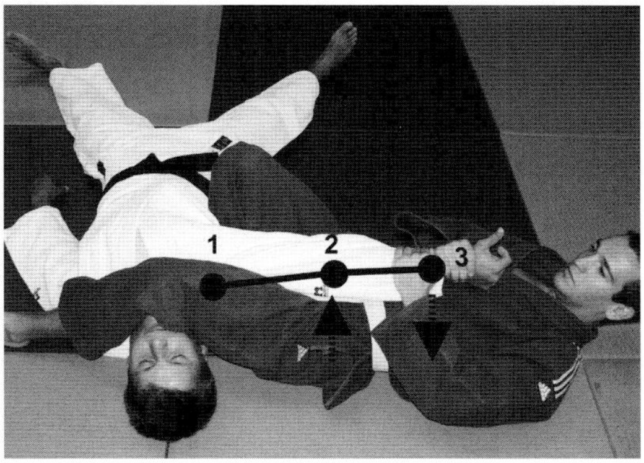

Abb. 7.74: Hebelwirkung beim Ude-Hishigi-Juji-Gatame (1 = Punktum fixum, 2 = Drehzentrum, 3 = Punktum mobile)

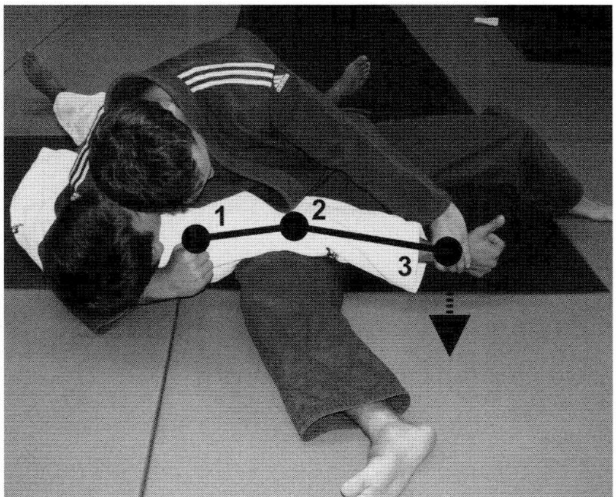

Abb. 7.75: Hebelwirkung beim Kesa-Ashi-Gatame (1 = Punktum fixum, 2 = Drehzentrum, 3 = Punktum mobile)

gleichzeitig das Schultergelenk blockiert und damit der Oberkörper fixiert werden. Ist das Ellenbogengelenk in dieser Form überstreckt, besteht für Uke kaum eine Möglichkeit der Befreiung.
Im speziellen Fall Ude-Hishigi-Juji-Gatame (vgl. Abb. 7.74) wird die linke Kniekehle auf Ukes Halsvorderseite gelegt. Damit wird der Oberkörper und somit die Schulter blockiert. Der Ellenbogen befindet auf dem Becken Toris, der mit beiden Händen den Unterarm Ukes kurz über dem Handgelenk greift. Die Hebelwirkung ergibt sich aus dem gleichzeitigen Anheben des Beckens und dem Ziehen des Unterarmes nach unten. In der Technik muss beachtet werden, dass der Daumen von Uke nach oben zeigt.

Die überdehnte ellenbogenbeugende Muskulatur (M. biceps brachii, M. brachialis, M. brachioradialis) kann in dieser Position nicht ausreichend Kraft zur Beugung gegen den Widerstand von Tori aufbringen. Einerseits ist, physiologisch betrachtet, eine starke Kontraktion nicht möglich, da die Position der Myofilamente – Aktin und Myosin – nicht mehr überlappt (*Grosser* und *Zintl* 1994) und der Arbeitswinkel für Kraftleistungen ungünstig ist (*Hollmann* 2000). Andererseits ist der Kraftarm der beugenden Muskeln in dieser Stellung extrem klein. Da der Lastarm den Kraftarm um ein Vielfaches überschreitet, ist nach dem Hebelgesetz die aufzubringende Gegenkraft durch die Ellenbogengelenksbeuger um den gleichen Faktor erhöht.

$$F_{Last} \cdot l_{Last} = F_{Kraft} \cdot l_{Kraft}$$

Daher sollte der Angreifer im Training und im Wettkampf seine Muskelkraft am Lastarm kontrolliert einsetzen, da sonst schwerwiegende Verletzungen bis hin zum Bruch im Bereich des Olekranons möglich sind.

Merke

- Bodentechniken sind ein wesentlicher Bestandteil im Technikrepertoire eines Judosportlers. Wertungen für Grifftechniken entscheiden oft über den Kampfausgang. Nach ihrem Wirkungsprinzip werden sie in drei Gruppen – Festhalten, Hebel, Würgen – eingeteilt. Während bei den Hebeln und dem Würgen der Sieg durch gegnerische Aufgabe das Wettkampfziel ist, muss Uke bei den Festhalten für eine definierte Zeit in seinem Aktionsradius und seiner Aktionsfreiheit eingeschränkt werden.
- Im Wettkampf darf nur das Ellenbogengelenk gehebelt werden.
- Aus biomechanischer Sicht bildet dabei das Hebelgesetz die Grundlage für Hebeltechniken am Ellenbogengelenk. Drehzentrum ist das Ellenbogengelenk. Das Schultergelenk wird blockiert, während am Unterarm über einen langen Hebel die gegnerische Kraft wirkt. Bei überstrecktem Ellenbogengelenk ist eine aktive Gegenwehr durch Uke nicht möglich, da in dieser Position die Dehnstellung und der Krafthebel aller Ellenbogen beugenden Muskeln starke Kraftleistungen verhindern. Tori gewinnt den Kampf durch Aufgabe.

7.5.3 Mechanische Aspekte im Karate und Boxen

Historische Einflüsse auf die Kampfsportarten

Neben dem Judo existiert eine Vielzahl von Kampfsportarten, die in ihrem Technikrepertoire Schläge und Tritte aufweisen. Exemplarisch sollen Boxen, Savate, Karate-Do, Muay Thai und Tae-Kwon-Do genannt sein. Unabhängig von ihrer räumlichen Entstehung (Europa, Asien) weisen die Schläge und Tritte ähnliche biomechanische Grundlagen auf. Dabei haben historische Entwicklungen in den Entstehungsregionen Auswirkungen auf Techniken und Regeln. Ausgewählte Spezifika werden für den Boxsport und das Karate-Do dargestellt.

Sowohl in Asien als auch in Europa haben kämpferische Auseinandersetzungen (Mann gegen Mann) eine lange Tradition. In Europa sind erste Aufzeichnungen aus dem alten Griechenland von ca. 800 v. Chr. bekannt. Das Pankration – »Spiel der Kräfte« – wurde bereits 648 v. Chr. als Olympische Disziplin aufgenommen. Das moderne Boxen entwickelte sich in England im 18. Jahrhundert. Bereits 1743 entstand das erste Regelwerk. Kurz darauf wurden auch Faustschützer eingeführt. Im Mittelpunkt stand der sportliche Wettkampf. Die eingeführten Regeln sollten die Gesundheit des Sportlers gewährleisten. Heute wird mit Kopfschutz und 10-Unzen-Boxhandschuhen (284 Gramm) 4 Runden á 2 Minuten gekämpft.

Im Gegensatz dazu wurde die sportliche Auseinandersetzung im Karate-Do erst Mitte/Ende des 20. Jahrhunderts eingeführt. In dieser kurzen Zeitspanne haben sich durch die verschiedenen Karatedachverbände auch unterschiedlichste Wettkampfvarianten von Nonkontakt- bis Vollkontaktkämpfen entwickelt. Die Wurzeln des Karate-Do liegen aber in der Selbstverteidigung und werden der japanischen Inselgruppe Okinawa zugeordnet. Hier stand nicht die Gesundheit des Gegners, sondern die höchstmögliche Effizienz der Techniken im Vordergrund. Anfang des 17. Jahrhunderts wurden auf Okinawa alle Waffen durch die japanischen Besatzer verboten. Um einen möglichen Zweikampf unbewaffnet gegen einen Samurai überleben bzw. siegreich bestehen zu können, mussten besonders empfindliche Körperregionen als Zielareale ausgesucht werden. Aber auch die Kontaktpunkte der humanen »Waffen« – (Finger, Faust, Ellenbogen, Knie, Ferse, etc.) wurden bewusst ausgewählt. Ob der mechanische Zusammenhang zwischen der produzierten Kraft F und dem übertragenen Druck p explizit bekannt war, ist nicht überliefert. In der Praxis wurde er aber ausgenutzt.

$$p = \frac{F}{A}$$

Bei gleichem Kraftaufwand verhält sich der Druck umgekehrt proportional zur auftreffenden Fläche. Relativ frei auf den Kampfsport übertragen, ist es ein großer Unterschied, ob ein Kämpfer eine Ohrfeige oder mit der gleichen Kraft einen Fingerstich in das Auge erhält. Durch die deutlich kleinere Übertragungsfläche ist letztendlich der erzielte Druck um den gleichen Faktor erhöht. Deshalb wurden Kontaktpunkte des Angreifers gezielt nach minimaler Übertragungsfläche F und gleichzeitig knöcherner Kontaktstelle ausgewählt. Exemplarisch sind die Knöchelreihe des Handrückens, die Handwurzelknochen auf der Handinnenseite und die Fingerspitzen in der Abbildung 7.76 von rechts nach links dargestellt.

Biomechanische Aspekte von Fausttechniken

In beiden Sportarten gewinnt der Athlet den Vergleichskampf, welcher seinen Gegner häufiger trifft oder treffen könnte. Während beim Boxen Kampfrichter die Anzahl der Treffer mit einer Punktemaschine zählen, wird im Nonkontakt-Karate-Do gewertet, wenn die Angriffstechnik explosiv durchgeführt und unmittelbar vor dem Körper des Gegners gezielt abgebremst wird. Ein direktes Treffen des Gegners ist dabei nicht das Ziel. Da viele Wettkämpfe ohne Faustschüt-

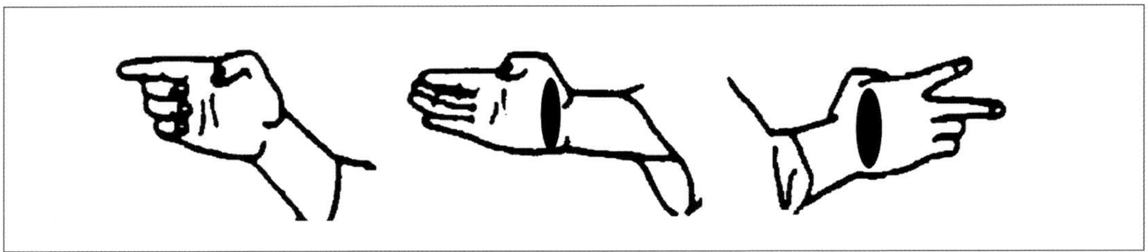

Abb. 7.76: Ausgewählte Kontaktstellen bei Schlägen und Stößen im Karate-Do (von links: Nukite – Fingerstoß, Teisho – Handwurzel, Haishu – Handrücken)

zer durchgeführt werden, wäre ein Treffer mit einem hohen Verletzungsrisiko verbunden. Optimal ist im Karate-Do der sogenannte »Skin Touch«. Die Technik endet direkt auf der Haut des Angreifers, ohne dass dabei eine Kraftwirkung übertragen wird.

Trotz dieser unterschiedlichen Spezifika sind die Grundtechniken und ihre biomechanischen Prinzipien ähnlich. Prinzipiell kann man die Stoßtechniken in zwei Gruppen unterscheiden. So gibt es Techniken, die translatorisch absolviert werden, wie die »linke Gerade« und »rechte Gerade« im Boxen. Im Karate-Do sind es u.a. der Kizami-Zuki (Prellstoß) und der Oi-Zuki (gleichseitiger Fauststoß). Ziel dieser Techniken ist, den kürzesten Weg zwischen Startposition und Ziel zu überwinden.
Bei der zweiten Möglichkeit durchläuft die Hand/Faust eine Kreisbahn. Exemplarisch ist der Seitwärtshaken aus dem Boxen oder der Mawashi-Zuki (Halbkreisfauststoß) aus dem Karate-Do genannt. In diesem Fall wird nicht die kürzeste Verbindung zwischen Startposition und Ziel gesucht. Bei diesen Techniken ist der Beschleunigungsweg etwas länger. Somit kann letztendlich mehr Kraft respektive Schlaghärte erzeugt werden. Aber es existieren auch taktische Gesichtspunkte. Ein guter Kämpfer verfügt daher über ein umfangreiches Technikrepertoire, um im Wettkampf der Situation entsprechend agieren zu können. So sind für den Verteidiger die kreisförmigen Techniken deutlich schwerer zu antizipieren und letztendlich auch zu blocken. Gerade im Boxsport sind die rotatorischen Techniken oft ausschlaggebend für den Kampfausgang.
Diese Einteilung lässt sich auch auf die Fußtechniken des Karate-Do übertragen. Der Mae-Geri (gerader Fußtritt) wäre eine translatorische und der Mawashi-Geri (Halbkreisfußtritt) eine kreisförmige Technik. Diese Nomenklatur beschreibt nur den Weg der Faust oder des Fußes. Wie die folgende Analyse ausgewählter Techniken zeigt, müssen die Teilkörperbewegungen einer geraden Technik nicht immer translatorisch und bei einer Technik auf der Kreisbahn nicht immer rotatorisch sein. Für eine optimal ausgeführte Technik sind immer Kombinationen aus beiden Bewegungsarten feststellbar.
Da im Boxen die Schlaghärte ein wichtiger Parameter ist, kann die Stoßtechnik nicht nur aus dem Arm realisiert werden. Wie alle Fertigkeiten im Sport ist der gerade Fauststoß – im Folgenden als linke Führhand beschrieben – eine Ganzkörperbewegung. Dabei gilt auch hier das Prinzip der zeitlichen Koordination von Teilimpulsen.
Der Boxer kämpft in der Normalauslage, d.h. in einer leichten Schrittstellung, den linken Fuß vorn. Die linke Faust ist etwas vor dem Körper, die rechte Faust liegt am Kinn an. Aus der Boxstellung heraus wird zuerst das rechte Sprunggelenk, das rechte Kniegelenk

gestreckt. Dabei wird das linke Kniegelenk etwas stärker gebeugt bzw. es erfolgt ein kleiner Schritt (ca. eine Fußlänge) nach vorn. Insgesamt wird der KSP nach vorn verlagert. Diese translatorische Bewegung der unteren Extremitäten wird jetzt über eine leichte Hüftrotation (linke Hüftseite rotiert vor) in eine Schulterrotation übertragen, um dann in der linearen Bewegung der Ellenbogenstreckung zu enden.

Nach Beendigung des Stoßes muss der Boxer schnell in seine Ausgangsposition zurückkehren, d.h., alle Teilbewegungen erfolgen in umgekehrter Reihenfolge. Die Vorrotation der linken Becken- und Schulterachse ermöglicht nicht nur eine optimale Beschleunigung der Technik, sondern gleichzeitig wird auch die Reichweite der Technik vergrößert. Allein diese Rotationskomponente kann die Technik um mindestens 20 cm verlängern. Bei hochgewachsenen Athleten fällt diese Reichweitenverlängerung noch deutlicher aus. Aus boxtaktischer Sicht kann dadurch eine kleine Rückwärtsbewegung des Verteidigers ausgeglichen werden.

Für eine effektive Angriffstechnik sind noch zwei Prinzipien der Biomechanik von großer Bedeutung. Damit dem Verteidiger wenig Reaktionszeit bleibt, muss die Strecke Start-Ziel in der geringsten Zeitspanne überbrückt werden. Vergleichbar zum 100-m-Sprint ist nicht die höchste Endgeschwindigkeit erforderlich, sondern die größtmöglichste Beschleunigung muss am Anfang der Bewegung liegen. Für den optimalen Beschleunigungsverlauf ist damit eine abfallende Tendenz der Beschleunigungskräfte feststellbar. Dabei ist es auch möglich, dass die Geschwindigkeit der Schlaghand zum Ende der Bewegung etwas abnimmt (s. Abb. 7.77).

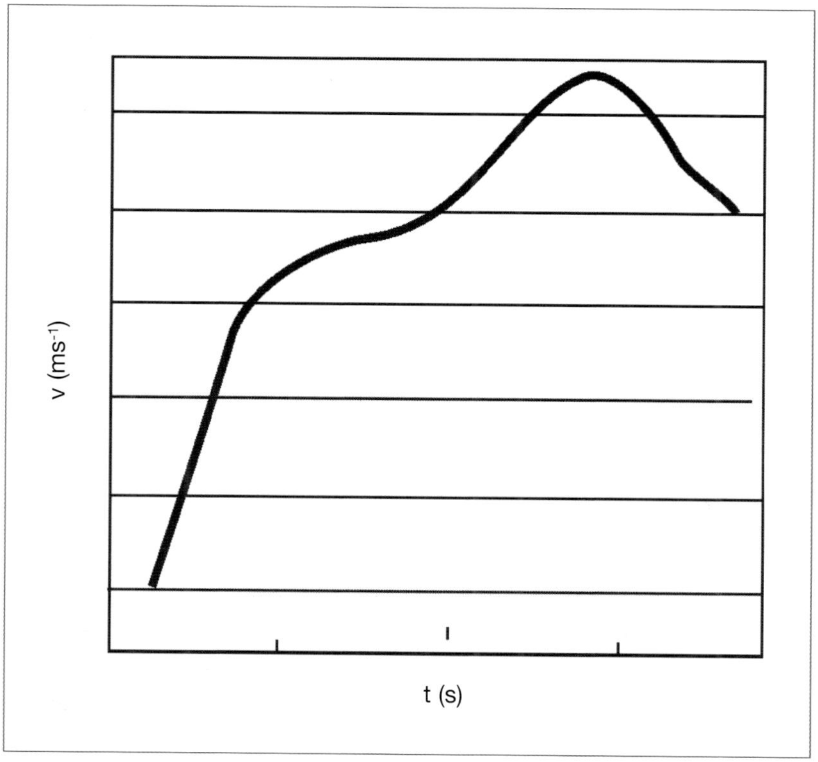

Abb. 7.77: Geschwindigkeits-Zeit-Funktion der Faustbewegung bei einem Kizami-Zuki (Prellfauststoß) (modifiziert nach *Mehanni* 2004)

Bei vielen sportlichen Techniken wird das Prinzip der Anfangskraft genutzt (vgl. Kap. 6.2.4). Prinzipiell könnte auch beim geraden Faustst0ß damit die Schlaghärte verbessert werden. Aber die Effizienz der Technik würde leiden. Vor dem Stoßen der Hand müsste sie für dieses Prinzip etwas zurückgenommen werden. Diese Auftaktbewegung ist aber für den Gegner sichtbar und er kann sich auf den Schlag vorbereiten. Ein möglicher Erfolg der Technik wird dadurch verringert. Laut Fachjargon »telefoniert« ein Boxer/Karateka, wenn er nicht ansatzlos schlägt.

Alle genannten biomechanischen Aspekte gelten auch für den Kizami-Zuki im Karate-Do. Aus dem unterschiedlichen Regelwerk heraus erfolgen für den Technikablauf kleine Modifikationen mit weiteren biomechanischen Grundlagen. Im Boxkampf stehen die Kämpfer zwischen den Aktionen so weit auseinander, dass ein Faustst0ß durch ein Strecken der Arme mit Schulter- und Hüftrotation fast für einen Treffer ausreicht. Durch einen kleinen Auftaktschritt ist die Kampfdistanz hergestellt.

Im Karate-Do sind Fußtritte erlaubt. Diese ermöglichen eine viel größere Reichweite für Erfolg versprechende Aktionen. Somit ist die Kampfdistanz der Karateka deutlich größer als die der Boxer. Trotzdem ist der Kizami-Zuki eine der effektivsten und am häufigsten eingesetzten Techniken im Karatewettkampf. Dies ist nur möglich, wenn es kleine Modifikationen zur linken Führhand des Boxens gibt.

Gegenüber der Boxstellung zeichnet sich die Grundposition im Wettkampfkarate durch eine längere Schrittstellung und leicht abgesenkten KSP aus (Abb. 7.78). Die Muskulatur des hinteren Beines ist vorgespannt. Auch hier darf nicht »telefoniert« werden, sondern die Aktion muss ansatzlos erfolgen. Da jetzt eine größere Distanz überbrückt werden muss, erfolgt der Weggewinn nicht gleitend wie beim Boxen, sondern ist eher springend. Dabei darf der KSP, wie in der Abbildung 7.78 erkennbar ist, nicht angehoben werden. Es steht kein Hindernis im Weg, welches übersprungen wird, sondern es soll im Idealfall eine horizontale Bewegung erzeugt werden.

Im Gegensatz zum Weitsprung steht hier aber auch nicht die absolute Weite im Vordergrund. Unterstützt wird diese horizontale Bewegung oft durch das Hochreißen des vorderen Beines während der Streckbewegung des hinteren Beines. In dieser Technik nimmt es die Rolle eines Schwungbeines ein, um durch ein abruptes Abbremsen die Vorwärtsbewegung zu unterstützen.

Unmittelbar vor dem Absetzen beginnt erst die Streckung des Armes, die mit dem Absetzen des vorderen Fußes beendet wird. Gleichzeitig wird die Gegenhand zur Hüfte zurückgerissen – das sogenannte Hikite (rechte Hand in Abb. 7.78), um nach dem Prinzip der Gegenwirkung die Stoßleistung des linken Armes und die Rotation der Schulterachse zu unterstützen. Anders als beim Boxen erfordert diese Karatetechnik eine enorme Kraftleistung der Beinmuskulatur. Um mit dieser Technik Erfolg zu haben, sind die Schnellkraft- und Maximalkraftfähigkeiten der unteren Extremität entscheidend. Die Streckung des Ellenbogengelenkes und das Zurückreißen des Gegenarmes unterliegen eher der azyklischen Schnelligkeit.

Die Trefferfläche (Kontaktfläche) eines möglichen Treffers sind die Fingerknöchel des Zeige- und Mittelfingers. Hier sind noch deutlich die Wurzeln aus der Selbstverteidigung erkennbar. Die Kontaktfläche wird so minimal wie möglich gehalten. Um jetzt bei einer effizienten Technik die Kraft auf den Gegner zu übertragen, muss das Handgelenk stabilisiert werden. Damit die Faust nicht abknickt, steht der Handrücken in linearer Verlängerung der Oberseite des Unterarms. Den Kizami-Zuki kennzeichnet eine weitere Linie an der Unterarminnenseite, die vom Radius (Speiche) und den Fingerknöcheln des Zeige- und Mittelfingers gebildet wird.

Biomechanische Aspekte von Fußtechniken

Wie bereits angesprochen sind auch die Fußtechniken in gerade und kreisförmige Techniken einteilbar. Dies bezieht sich auf den Weg des Fußes, beginnend aus der Ausgangstellung bis zum Ziel. Die dazugehörigen Körperteilbewegungen sind wieder viel komplexer und setzen sich aus translatorischen und rotatorischen Einzelkomponenten zusammen. Sie werden im Folgenden exemplarisch an zwei Fußtritten erläutert. Die Wirkung der Fußtechniken ist deutlich höher als die der Fausttechniken, was u.a. auf den längeren Beschleunigungsweg zurückzuführen ist. Gleichzeitig ist es aber auch leichter, den »Körper hinter die Technik zu bringen« und nicht nur aus der unteren (Fußtritt) oder oberen (Fauststoß) Extremität zu schlagen bzw. zu treten. Auch hier muss der proportionale Zusammenhang zwischen Fläche und Druck beachtet werden. Wie in den Abbildungen 7.79 und 7.80 erkennbar, wird auch bei Fußtritten die Übertragungsfläche so gering wie möglich gehalten, um einen optimalen Druck zu produzieren.

In der Wettkampfpraxis ist der Mae-Geri (gerader Fußtritt) eine oft praktizierte Technik (s. Abb. 7.79). Aus dem Technikpool der Fußtritte ist er in der Ausführung der einfachste Fußtritt. Wie in der Abbildung 7.79 erkennbar ist, soll der Fuß des Trittbeines von der Ausgangs- bis hin zur Zielposition eine lineare Bewegung absolvieren. Dabei ist die dargestellte Ausgangsposition eine freie Kampfhaltung in der Normalauslage, d.h., der linke Fuß steht vorn und die linke Hand ist die Führhand. Hier sind die Gemeinsamkeiten zum Boxsport noch erkennbar.

Im Unterschied zu einer Boxkampfstellung ist die Schrittposition aber deutlich länger und der KSP etwas abgesenkt. Und mit etwa schulterbreitem Abstand der Füße ist diese Position auch zur Seite relativ stabil. Es wird

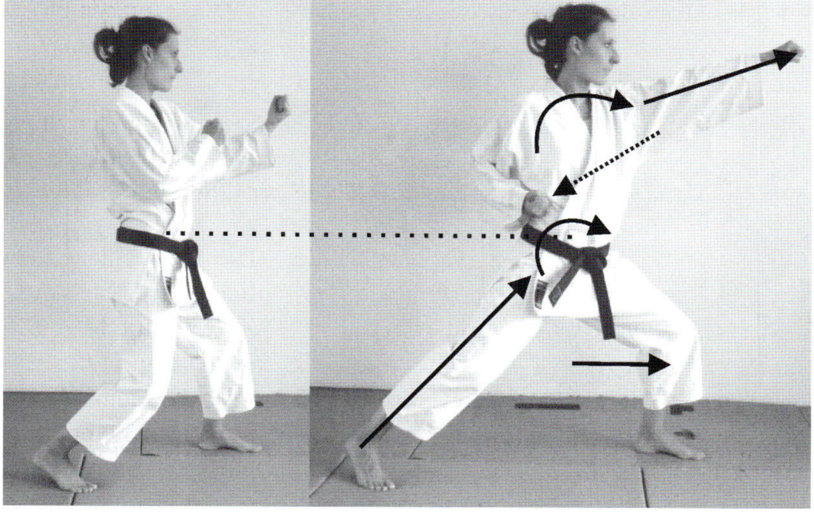

Abb. 7.78: Translatorische und rotatorische Teilkomponenten bei einem Kizami-Zuki (Prellfauststoß)

damit eine große Unterstützungsfläche für einen stabilen Stand aufgebaut. Gleichzeitig ist die Bewegungsfreiheit kaum eingeschränkt. Aus dieser Position ist eine Bewegung in alle Richtungen für Angriffs- oder Abwehrhandlungen möglich. Für eine kraftvolle Aktion direkt nach vorn wie beim Mae-Geri müssen die Teilimpulse gut aufeinander abgestimmt werden. Im Idealfall kommt es zu einer Summation der Einzelgeschwindigkeiten, die in der höchsten Geschwindigkeit des Fußes gipfelt. Am Anfang muss der KSP beschleunigt werden. Dies geschieht durch explosives Strecken des Knie- und Sprunggelenks des hinteren Beines. Damit wird nicht nur die größte Masse beschleunigt, sondern auch gleichzeitig der KSP nach vorn verlagert.
Alle Fußtritte haben gemeinsam, dass das Gleichgewicht über einen längeren Zeitraum auf einem Bein gehalten werden muss. Um trotzdem einen stabilen Stand zu haben und letztendlich auch Kraft auf den Gegner zu übertragen, muss in der Zwischenposition der KSP über dem Standbein liegen und das Standbein im Kniegelenk gebeugt sein. Ein Anheben des KSP in dieser Bewegungsphase muss so minimal wie möglich erfolgen. Sollte das Kniegelenk des Standbeines (fast) gestreckt sein, können die Kniegelenksmuskeln kein stabiles Gleichgewicht gewährleisten.
Ist diese Flexionsbewegung des hinteren Beines abgeschlossen, wird sofort das Knie nach vorn-oben gerissen.
Die Endposition des Kniegelenks ist abhängig von der geplanten Zielregion. Das Knie muss nach dieser Bewegung auf das anvisierte Ziel zeigen. In der Abbildung 7.79 wird ein Mae-Geri chudan (gerader Fußtritt zum Bauch) getreten. Darum endet die Knieanrissbewegung, wenn der Oberschenkel waagerecht ist. Gleichzeitig wird die Ferse so weit wie möglich Richtung Gesäß angezogen und der M. quadriceps damit vorgespannt. In diesem Fall – es ist ein langer Dehnungs-Verkürzungs-Zyklus – wird nur die potenzielle Energie des vorgedehnten Muskels genutzt.
Alle bisherigen Bewegungen werden nur durch die unteren Extremitäten durchgeführt. Für den Erhalt des Gleichgewichts müssen der Oberkörper und die oberen Extremitäten ruhig gehalten werden. Erst jetzt schließen sich rotatorische Bewegungen an.
In der letzten Bewegungsphase laufen viele Teilbewegungen parallel ab. Durch Kontraktion des M. quadriceps wird das Kniegelenk gestreckt. Der M. soleus und der M. gastrocnemius strecken das Sprunggelenk. Die Zehen werden durch den M. extensor digitorum brevis und den M. extensor hallucis brevis angezogen, so dass der Ballen als Kon-

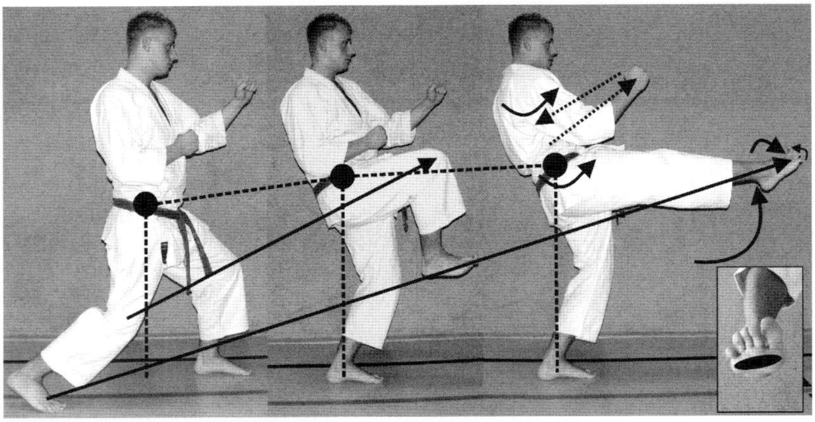

Abb. 7.79: Translatorische und rotatorische Teilkomponenten bei einem Mae-Geri (gerader Fußtritt) – von links: Ausgangsposition, Zwischenposition, Endposition (gestrichelt = Position des KSP)

taktfläche die Kraft übertragen kann. Gleichzeitig rotiert die rechte Hüftseite nach vorn, um bei Bedarf die Reichweite der Technik um 10-20 cm zu erweitern. Diese Rotation wird vom Schultergürtel übernommen.

Auch hier dreht sich die rechte Körperseite und damit die rechte Hand etwas nach vorn. Eventuelle Folgetechniken mit der Hand z.B. eine Kombination Mae-Geri/Kizami-Zuki werden damit vorbereitet. Durch diese Drehung kann aber auch durch die rechte Hand eine Blocktechnik absolviert werden, wenn der Angriff mit Mae-Geri durch den Verteidiger abgewehrt wurde.

Die Technik ist beendet, wenn das Kniegelenk fast gestreckt ist. Zum Schutz des Gelenkes wird eine Streckreserve von ca. 10° behalten. Nach dem Treffer wird der Unterschenkel zurückgerissen und je nach Situation wird der Fuß nach vorn oder hinten abgesetzt.

Aus biomechanischer Sicht sind folgende typische Fehler zu vermeiden. Während der letzten Bewegungsphase steht der Karateka nur noch auf dem Fußballen. Die Unterstützungsfläche wird dadurch so minimiert, dass ein stabiler Stand nicht mehr möglich ist. Somit ist auch eine Kraftübertragung auf den Gegner unmöglich. Sollte der Gegner einen sicheren Stand haben, »tropft« der Angreifer ab. Anfänger legen oft den Oberkörper während der letzten Bewegung nach hinten. In diesem Fall soll das Gleichgewicht über eine Art Standwaage erhalten werden. Der Karateka steht jetzt auch relativ sicher, aber er kann nur noch beschränkt auf die Situation reagieren. Erst wenn der Oberkörper wieder über dem Standbein ist, könnte eine Folgetechnik (Angriff- oder Abwehrbewegung) erfolgen und ein sicherer Stand (Bein nach vorn oder hinten absetzen) realisiert werden. In der Phase der Standwaage sind diese taktischen Möglichkeiten ausgeschlossen.

Neben dem Mae-Geri ist auch der Mawashi-Geri – Halbkreisfußtritt – eine oft eingesetzte Wettkampftechnik. Als Ziel wird die Bauchregion – chudan – oder häufig auch der Kopf – jodan – anvisiert. Einige der bereits beschriebenen biomechanischen Aspekte des Mae-Geri gelten auch für den Mawashi-Geri. Aus der freien Kampfposition erfolgt eine Erstbeschleunigung des Gesamtkörpers durch eine Knie- und Sprunggelenksstreckung des hinteren Beines. Mit dieser Bewegung wird auch wieder der KSP über das Standbein gebracht (Abb. 7.80, Zwischenposition). Dabei wird aber das Knie nicht nach vorn sondern 90° seitlich hochgerissen. Als Ausholbewegung muss wieder die Ferse Richtung Gesäß angezogen und der M. quadriceps vorgespannt werden.

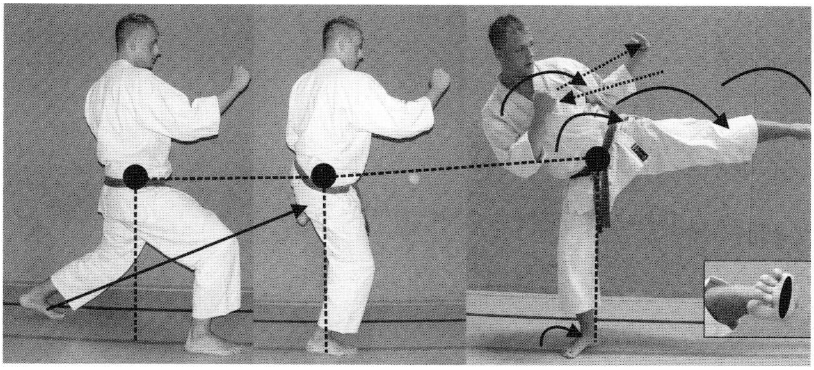

Abb. 7.80: Translatorische und rotatorische Teilkomponenten bei einem Mawashi-Geri (Halbkreisfußtritt) – von links: Ausgangsposition, Zwischenposition, Endposition (gestrichelt = Position des KSP)

Jetzt beginnen die rotatorischen Komponenten, die den Mawashi-Geri auszeichnen. Die Rotation wird durch eine Hüftbewegung eingeleitet. Dabei dreht sich das Standbein mit. Um die Reichweite des Tritts zu erhöhen, muss die Ferse nach vorn gedreht werden. Dabei ist während der Drehbewegung das Gleichgewicht sehr instabil. Daher muss nach der Drehbewegung die Ferse aktiv und schnell abgesetzt werden, um wieder einen stabilen Einbeinstand zu erhalten. Diese Bewegung endet, wenn das Knie zur Zielregion zeigt. In der Grundschule sind es ca. 90° Drehbewegung.

Anschließend erfolgt eine Streckbewegung des Kniegelenks, wobei diesmal das Sprunggelenk fixiert bleibt. Insgesamt wird dabei der KSP etwas in Richtung Gegner vorverlagert, um die Reichweite und die Stärke des Trittes zu erhöhen. Durch Spannung im Oberkörper – wieder muss ein Abknicken nach hinten verhindert werden – kann die Technik kontrolliert werden. Eine minimale Gegenrotation im Oberkörper (die hintere Hand wird relativ weit vorn gehalten) kann ein Überdrehen der Technik verhindern.

In Kampfsituationen sind die Rotationen entsprechend der Stellung der Karateka zueinander auch von 90° abweichend. Aus taktischen Gründen ist ein Überdrehen der Technik, d.h., das Knie rotiert weiter als das geplante Ziel, ungünstig, weil dadurch dem Gegner der Rücken zugewandt wird. Für eine kurze Zeitspanne – bis wieder eine Kampfposition dem Gegner zugewandt erreicht wird – ist der Kämpfer nicht verteidigungsbereit. Für eine Technik zum Kopf sind hohe Kraftleistungen der Beinabduktoren und der Rumpfmuskulatur sowie eine gute Dehnbarkeit der Adduktoren Voraussetzungen, damit diese Technik schnell und kraftvoll ausgeführt werden kann.

Merke

- Der Zusammenhang zwischen Kraftleistung und realisiertem Druck entscheidet über die Effizienz der Technik. Daher werden im Boxsport Handschuhe verwendet.
- Die Tritt- und Stoßtechniken werden in gerade und kreisförmige Bewegungen eingeordnet.
- Für alle Techniken sind das Prinzip der optimalen Tendenz im Beschleunigungsverlauf und das Prinzip der zeitlichen Koordination von Teilimpulsen entscheidend.
- Jede Technik setzt sich aus translatorischen und rotatorischen Einzelbewegungen zusammen.
- Bei Fußtritten muss in der Phase der Kraftübertragung der KSP minimal vor dem gebeugten Standbein sein. Nur so kann die erzeugte Kraft auf den Gegner übertragen werden.
- Bei allen Fußtritten muss der Oberkörper so aufrecht wie möglich gehalten werden. Neben der stabilen Position sind damit Folgetechniken möglich.

Kontrollfragen

1. Welche biomechanischen Prinzipien gelten für alle Techniken übergreifend?
2. Beschreiben Sie die zeitliche Koordination von Teilimpulsen anhand einer ausgewählten Technik!
3. Erläutern Sie die gegensätzliche Nutzung des direkten Zusammenhangs von Kraft und Druck im Boxsport und der Selbstverteidigung?
4. Erklären Sie die die biomechanischen Besonderheiten einer geraden und einer kreisförmigen Kampftechnik! Geben Sie je eine Fuß- und Handtechnik an!

5. Welche Besonderheiten zum Gleichgewicht und der Kraftübertragung müssen bei allen Fußtritten beachtet werden?
6. Was kennzeichnet eine ansatzlose Angriffstechnik?
7. Warum muss bei Fußtritten während der kompletten Technikausführung das Standbein gebeugt sein?
8. Wie kann in Karatetechniken der Dehnungs-Verkürzungs-Zyklus genutzt werden?

7.6 Biomechanische Aspekte beim Sportklettern

Wie kaum eine andere Sportart hat sich Klettern in den letzten Jahren zu einer Trendsportart entwickelt. Klettern ist nicht nur ein Sport für wenige Freaks am Felsen, sondern bekommt immer mehr einen breitensportlichen Charakter. Insbesondere durch die vielen neu geschaffenen Indoor-Kletteranlagen verspüren viele Sportler gar nicht mehr den Drang am Naturfelsen zu klettern. Die Philosophie des modernen Kletterns zielt viel öfter auf die Bewältigung eines Kletterproblems, also auf die Bewegung. Dabei ist nicht mehr der Gipfel das alleinige Ziel, sondern auch der Weg dorthin. Eine große Anzahl von Sportkletterern schwärmt dabei vom sogenannten Flow der Bewegungen.

Genutzt werden zur Fortbewegung nur die natürliche Struktur des Felsens oder die an der künstlichen Kletterwand befestigten Griffe und Tritte. Sicherungsmaterialien wie Seil und Haken dienen ausschließlich der Sicherung. Eine relativ junge Variante des Sportkletterns ist das Klettern in Absprunghöhe an kleinen Blöcken oder Wänden, das Bouldern. Hier wird auf eine Seilsicherung gänzlich verzichtet. Weiche Untergründe wie Matten in der Halle oder sogenannte Crashpads im Freien sorgen für den Schutz des Kletternden. Ein Kletterpartner ist aber auch hier empfehlenswert, der bei einem möglichen Sturz das Fallen steuert.

Durch moderne Trainingsmethoden entwickelten sich die Leistungen im Sportklettern in letzter Zeit sehr progressiv. So sind folgende Fakten beobachtbar. Immer mehr Sportler klettern Schwierigkeitsrouten im 9. Grad in der nach oben offenen UIAA-Skala oder höher. Dies ist auch für Frauen zu konstatieren. Die Leistungsdifferenz zwischen den Geschlechtern nimmt momentan etwas ab. 2005 kletterte die spanische Topathletin *Josune Bereziartu* als erste Frau eine Route der Schwierigkeit 11+ nach der UIAA-Skala Rotpunkt. Dies ist derzeit die höchste von mehreren Kletterern bestätigte Schwierigkeit einer Route. Gleichzeitig vollbringen auch immer jüngere Kletterer Höchstleistungen. Als Beispiel sei *David Lama* genannt, der als 15-Jähriger 2006 die Europameisterschaft im Schwierigkeitsklettern der Männer gewann und auch in diesem Alter bereits eine hohe Anzahl von schwierigen Routen bis zur Schwierigkeit 11/11+ UIAA-Skala am Naturfelsen kletterte.

Da beim Klettern selten eine Bewegung der anderen gleicht, ist der Kletternde ständig mit neuen Bewegungsabfolgen konfrontiert. Wegen des immer vorhandenen Ganzkörperbezuges sind neben den konditionellen auch hochkomplexe koordinative Aufgaben zu bewältigen. Dieser Faktor macht das Klettern erst so spannend und darüber hinaus Kletterrouten schwer miteinander vergleichbar.

Die einsetzbaren Klettertechniken sind unabhängig vom Leistungsniveau, Geschlecht oder Alter und unterliegen immer den gleichen biomechanischen Aspekten. Als zentrales Problem beim Klettern stellt sich das Überwinden und/oder das Trotzen der wirkenden Schwerkraft dar.

Leistungslimitierend ist in den meisten Fällen die Kraftfähigkeit der Finger- und Unterarmmuskulatur und deren Ermüdungsresistenz. Daher ist eine zentrale Aufgabe beim Sportklettern möglichst viel Gewicht auf die Füße zu bringen, um die Finger- und Armmuskulatur zu entlasten. An dieser Fähigkeit lässt sich der Technikstand des Kletterers ablesen. Nachfolgend sollen an einigen praktischen Beispielen ausgewählte biomechanische Aspekte des Kletterns und der Seilsicherung erläutert werden.

7.6.1 Das Prinzip der diagonalen Belastung in der Kletterbewegung

So individuell, wie jede Kletterbewegung an der Kletterwand ist, so kann sie doch mit einer Phasenstruktur beschrieben werden. Danach ist eine Kletterbewegung in vier Phasen zerlegbar (Abb. 7.81):

Dabei können die erste und die vierte Phase in einer identischen Körperposition auftreten und sie sind durch den Kontakt aller möglichen Fixpunkte – beide Hände und beide Füße – an der Kletterwand gekennzeichnet. In der Regel soll in dieser Phase das Körpergewicht (kontrollierbar über den KSP) unter den Griffen positioniert werden. Das Schwerelot des KSP muss dabei zwischen beide Tritte fallen, die ungefähr gleich belastet werden. Diese Kletterposition ist durch ein stabiles Gleichgewicht gekennzeichnet (Abb. 7.82 links).

Das Ziel des Kletterns ist durch Griff- und/oder Trittwechsel weiter nach oben zu klettern oder seitlich zu traversieren. Deshalb muss in der Phase »Vorbereiten der Bewegung« eine Körperposition eingenommen werden, in der eine Extremität (eine Hand oder ein Fuß) entlastet ist, um einen neuen Griff oder Tritt belasten zu können.

Dabei ist die ökonomische Bewegung an der Kletterwand einer Krabbelbewegung auf dem Boden oder dem Gehen sehr ähnlich. Bei beiden Bewegungen ist immer ein Armeinsatz links bei gleichzeitigem Beineinsatz rechts und entsprechend auch entgegengesetzt erkennbar. Wer Kindern beim Klettern zuschaut, erkennt, dass sie immer eine diagonale Belastung suchen. Erwachsene, die mit dem Klettern beginnen, verfallen an der Kletterwand häufig in ein Passgangmuster. Entscheidend für eine effektive Kletterbewegung darf nicht die Unterarm- bzw. Fingerkraft sein, sondern sie ergibt sich aus der Lage des KSP in Bezug auf die Fixpunkte Griffe und Tritte.

Ausgehend von der stabilen Ausgangsposition muss der KSP so verschoben werden, dass er von hinten betrachtet auf der Verbindungslinie zwischen dem hauptbelasteten Tritt und der Haltehand liegt. In Abb. 7.82 Mitte befindet sich links die Haltehand und rechts das hauptbelastete Bein. In dieser Position ist eine Körperverspannung mit relativ geringem Kraftaufwand möglich und die Kletterstellung bleibt trotzdem stabil. Eine Hand (in un-

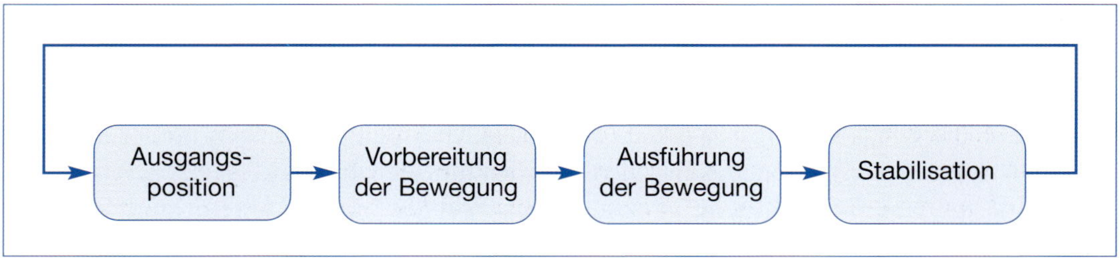

Abb. 7.81: Phasen einer Kletterbewegung (nach *Bernstädt* und *Kittel* 2008)

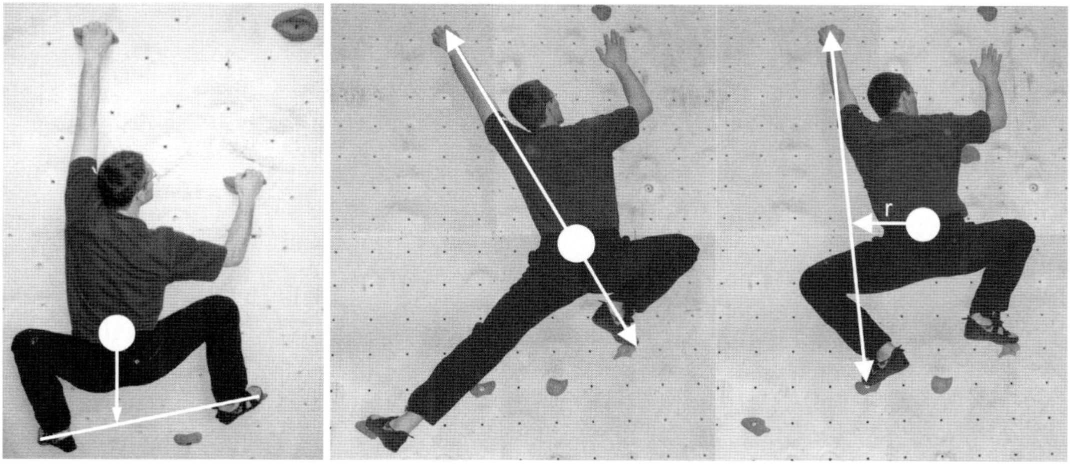

Abb. 7.82: Links: stabile Ausgangsposition; Mitte: diagonale Belastung beim frontalen Klettern – ökonomische Kletterbewegung; Rechts: Passgangbelastung beim frontalen Klettern – unökonomische Kletterbewegung (»offene Tür«) (weißer Kreis = ungefähre Lage des KSP; mod. nach *Bernstädt* und *Kittel* 2008)

serem Fall die rechte Hand) wird vollständig entlastet und kann weitergreifen.

Anfänger nutzen häufig die in Abb. 7.82 rechts dargestellte Passgangvariante. Dabei sind Haltehand und hauptbelasteter Fuß auf der gleichen Seite (im Beispiel linke Hand und linker Fuß), so befindet sich der KSP neben der Verbindungslinie vom jeweiligen Griff und Tritt. In dieser Stellung ist die rechte Hand nicht unbelastet. Um ein Weitergreifen zu ermöglichen, erfordert diese instabile Position einen höheren Krafteinsatz nicht nur für die Haltehand, sondern auch durch zusätzliche Körperverspannung. Im dargestellten Beispiel befinden sich die linke Hand (Haltehand) und der linke Fuß (hauptbelasteter Tritt) ungefähr in Falllinie. Der KSP liegt mit einem Hebelarm *r* seitlich versetzt zur Falllinie.

Diese Kletterposition stellt in senkrechten und überhängenden Kletterwänden ein Problem dar. Denn wenn jetzt mit der rechten Hand ein Kletterzug probiert wird, erzeugt die wirkende Schwerkraft des KSP ein Drehmoment und der Körper droht seitlich wegzudrehen. Beim Klettern wird von der sogenannten »Offenen-Tür-Situation« gesprochen, weil diese Position einer schief hängenden Tür ähnelt, die ständig aufgeht. Nur mit großer Kraftanstrengung, besser aber durch eine Optimierung der Kletterposition, kann dieses unerwünschte Problem überwunden werden. So löst z.B. ein Trittwechsel (der rechte Fuß wechselt auf den Tritt des linken Fußes) dieses Problem. Dabei wandert der KSP automatisch wieder auf die Verbindungslinie von Griffhand und Trittfuß und es erfolgt wieder die gewünschte diagonale Belastung. Diese bisherigen biomechanischen Grundlagen bezogen sich auf frontale Klettertechniken. Wie in der Abb. 7.82 erkennbar befinden sich die Becken- und Schulterachse frontal-parallel zur Kletterwand.

An senkrechten und überhängenden Kletterwänden lässt sich eine Vielzahl von Kletterproblemen nicht frontal lösen. Hier wird eine Klettertechnik benutzt, bei der eine Körperseite zur Kletterwand gedreht wurde. Diese Techniken werden als eingedrehtes Klettern bezeichnet. Vorteilhaft sind eine verlängerte

Reichweite beim Weitergreifen, ein verringerter Kraftaufwand und eine erhöhte Stabilität der Kletterposition. Für die Stabilität muss auch das Prinzip der diagonalen Belastung beachtet werden (Abb. 7.83). In der eingedrehten Ausgangsposition werden das wandnahe Bein (in unserem Beispiel das rechte Bein) und die wandferne Hand (im Beispiel die linke Hand) belastet.

Die Verbindungslinie Haltehand – Trittbein verläuft fast senkrecht. Der KSP liegt jetzt nicht mehr auf der Falllinie Hand – Fuß, sondern mit dem Radius r_1 rechts seitlich versetzt, es entsteht ein Drehmoment. Der Körper würde von der Wand wegpendeln. Stabilisiert wird diese Position durch das Ausstellen des linken Fußes links der Falllinie. Dabei muss nicht unbedingt ein Tritt genutzt werden. Wie in der Abbildung 7.83 dargestellt,

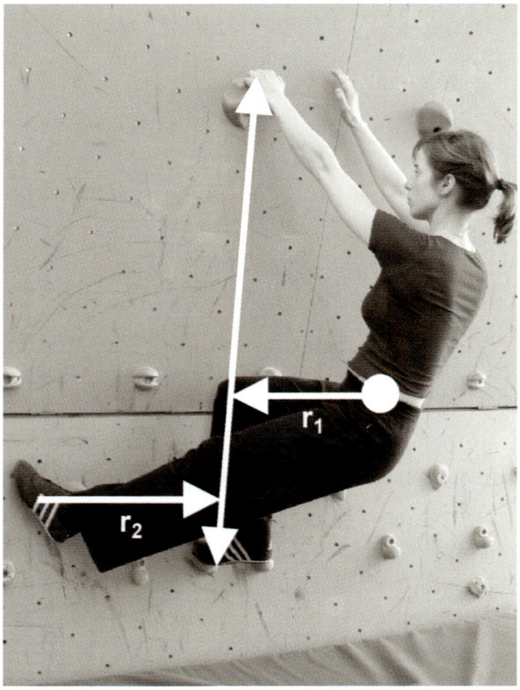

Abb. 7.83: Diagonale Belastung beim eingedrehten Klettern (weißer Kreis = ungefähre Lage des KSP; mod. nach *Bernstädt* und *Kittel* 2008)

reicht ein beliebiges Antreten gegen die Wand. Entscheidend ist, dass sich das Stabilisationsbein und der KSP auf entgegengesetzten Seiten der Falllinie befinden.

7.6.2 Das Prinzip der tiefen KSP-Verlagerung

Sicher Stehen und schnelles Antreten sind wichtige sportmotorische Fähigkeiten beim Klettern. Wie beim normalen Stehen auf dem Boden soll durch die Kraft der Beine die Körpermasse gehalten werden. An einer liegenden oder senkrechten Wand ist dies auch relativ leicht umsetzbar. Der KSP sollte bei seitlicher Betrachtung im Lot über den Tritten liegen. So wird die gesamte Körpermasse auf die Füße übertragen und die Hände können primär balancierend eingesetzt werden.

Schwieriger wird es, wenn die Kletterwand (über-)hängt. Einen großen Teil der Gewichtskraft übernimmt jetzt die Haltehand. Trotzdem muss dabei möglichst viel Körpermasse auf die Füße übertragen werden, um die Finger- bzw. Unterarmmuskulatur so effizient wie möglich einzusetzen. Im Klettern wird dabei vom »weichen« Greifen gesprochen. Dabei soll nur soviel Kraft auf den Griff übertragen werden, die ausreicht, um den Griff zu fixieren. Jeder Kletterer kennt das Gefühl aufgepumpter Unterarme (»Popeye-Arme«) und weiß um den leistungslimitierenden Fakt dieser Muskelgruppen. Bei einer ökonomischen Klettertechnik werden die Beine gebeugt, die Hüfte dicht an die Wand verlagert und die Arme gestreckt. Dabei kommt der KSP bei seitlicher Betrachtung unter die Griffe (Abb. 7.84 links). So kann der Kletternde die Gewichtskraft des Körpers besser auf die Füße verlagern. Die Arme sind durch die Streckung muskulär entlastet. Es arbeiten nur noch die Finger- und Handgelenksmuskeln. Die Ellenbogenbeugemuskulatur (M. biceps brachii, M. brachioradialis, M. brachialis), aber auch die Rückenmuskulatur (z.B. M. latissimus dorsi) werden weitestgehend entlastet. Diese tiefe und wandnahe Schwerpunktverlagerung ist gleichzeitig die Voraussetzung für eine ökonomische, stabile Grundposition (und/oder eine Ruheposition). In der Abbildung 7.84 sind jeweils die Verbindungslinie von Griff und Tritt und die Wirkungslinie der Gewichtskraft auf die Griffe dargestellt. Die Verbindungslinie kennzeichnet als Äquivalent die Kletterwandneigung.

Der Kraftaufwand (Haltekraft F_H) der Finger- bzw. Unterarmmuskulatur wird durch zwei Teilkräfte bestimmt. Zum einen wirkt immer die Gewichtskraft des Kletterers F_G (incl. sämtlicher Klettermaterialien). Außerdem muss die Abzugskraft $\boldsymbol{F_{ab}}$ beachtet werden. Diese Abzugskraft F_{ab} wirkt orthogonal zur Wandneigung und kennzeichnet das Bestreben vom Griff abzurutschen.

$$F_H = F_G \cdot F_{ab}$$

Während die Gewichtskraft nicht beeinflusst werden kann, wird die Größe der Abzugskraft direkt durch die Technik des Kletterers bestimmt. Optimal für die Abzugskraft wäre eine Position mit dem KSP direkt an der Kletterwand. Dann wäre die aufzubringende Haltekraft identisch mit der Schwerkraft, denn der Betrag der Abzugskraft wäre dann null. Der Winkel α zwischen der Wandneigung und der Kraftwirkungslinie auf die Griffe

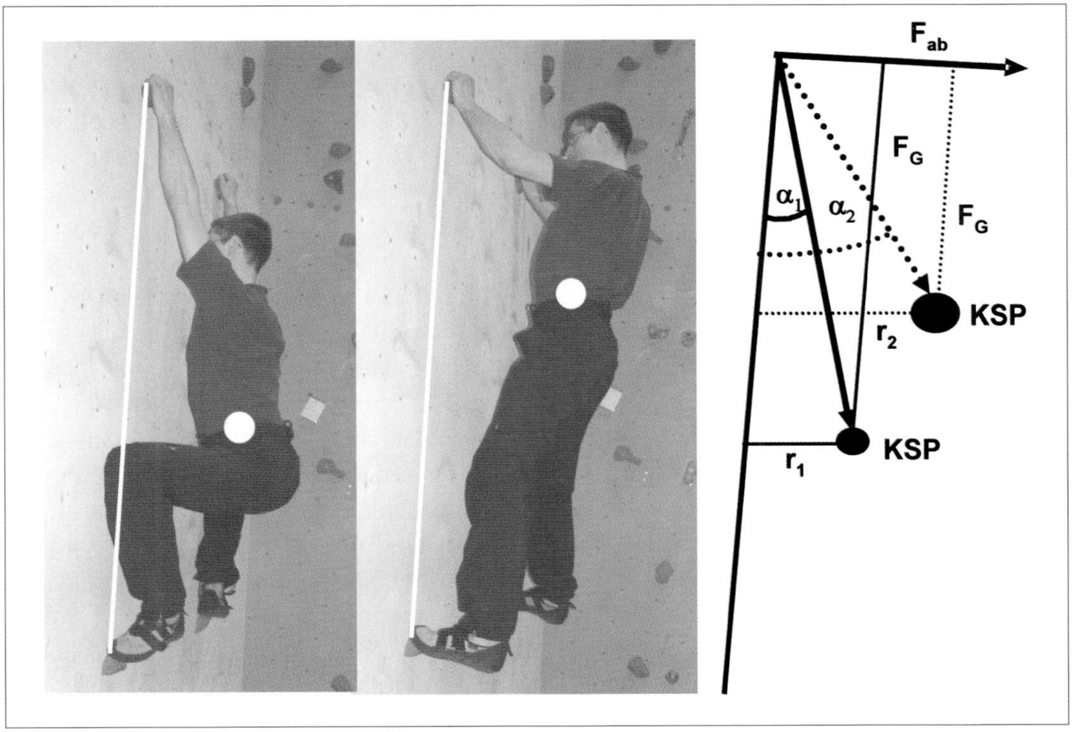

Abb. 7.84: Links: Entlastung der Arme durch eine tiefe und wandnahe KSP-Lage; Mitte: übermäßige Muskelaktivität durch eine hohe und wandferne KSP-Lage; Rechts: Modell der Abzugskraft bzw. des Abzugswinkels (α = Abzugswinkel, F_{ab} = Abzugskraft, F_G = Gewichtskraft, r = Abstand des KSP von der Kletterwand; mod. nach *Bernstädt* und *Kittel* 2008)

kann dabei als Äquivalent betrachtet werden und würde in diesem Fall 0° betragen. Nicht immer ist solch eine Position erreichbar. Dann muss das Ziel des Kletterers sein, seinen KSP so nahe wie möglich an die Kletterwand zu bringen (Abb. 7.84 links). Damit kann die wirkende Abzugskraft und damit der Abzugswinkel möglichst klein gehalten werden. Um in diesem Fall die Belastungsrichtung für die Tritte zu optimieren, sollen die Füße eine Zugbelastung auf die Tritte ausüben. Dadurch hängt das Körpergewicht nicht mehr senkrecht nach unten, sondern wird näher an die Kletterwand herangezogen. Als Ergebnis verringert sich der Abzugswinkel α und es verbessert sich die Belastungsrichtung der auf die Griffe wirkenden Kraft.

Bei unausgereifter Klettertechnik wird aber versucht durch Kniestreckung das Körpergewicht auf die Füße zu übertragen (Abb. 7.84 rechts). Der KSP verlagert sich nach oben und entfernt sich von der Kletterwand. Der Winkel α_2 vergrößert sich und somit vergrößert sich sie Abzugskraft. Prinzipiell gilt: Je größer die wirkende Abzugskraft, desto stärker kann die Hand vom Klettergriff rutschen. Es muss also mehr Druck auf den Griff gebracht werden. Da die Fläche der Hand sich nicht ändert, bestimmt jetzt die Haltekraft durch die Finger- bzw. Unterarmmuskeln, ob die Position in der Kletterwand stabilisiert werden kann. In dieser leistungslimitierenden Muskulatur werden über Frequenzierung, Synchronisation und Rekrutierung die Kontraktionen erhöht und somit mehr Laktat als nötig produziert. Der Leistungsabbruch durch Übersäuerung erfolgt früher. Bei abschüssigen Griffen, sogenannten «Slopern«, kann im Regelfall bei Missachtung dieses Kletterprinzips nicht genügend Haltekraft produziert werden. Die Hand rutscht vom Griff und der Kletterer stürzt.

7.6.3 Dynamisches Klettern – biomechanische Prinzipien und das Konzept des Greifens im »Totpunkt«

Die Spielart »Bouldern« findet in der letzten Zeit immer mehr Anhänger. Bei diesem Klettern in Absprunghöhe steht nicht ein Gipfel als Ziel, sondern vielmehr das Lösen auch der schwierigsten Kletterprobleme. Da durch die geringe Kletterhöhe bei einem möglichen Sturz nur wenig kinetische Energie verarbeitet werden muss, wird regelmäßig an der individuellen Leistungsgrenze gebouldert. Durch die speziellen Kletterprobleme wurden auch spektakuläre Klettertechniken ausprobiert, die sich in der Folge im Sportklettern etablierten.

Im Gegensatz zu dem oben beschriebenen frontalen und eingedrehten Klettern, das im Regelfall kontrolliert langsam – im Fachterminus »statisch klettern« – absolviert wird, finden sich beim Bouldern oft sehr dynamische Bewegungen. So sind relativ einfache »Dynamos«, bei denen die Füße auf den Tritten stehen bleiben, bis zu komplizierten »Dynamos« – der Kletterer springt zu einem Griff und versucht ihn mit nur einer Hand zu halten – zu beobachten. Am Beispiel eines Doppeldynamos ohne Sprung sollen exemplarisch biomechanische Aspekte des dynamischen Kletterns erklärt werden. Bei dieser Technik greifen beide Hände gleichzeitig zu neuen Griffen und die Füße bleiben während der kompletten Bewegungsausführung auf den Tritten stehen (Abb. 7.85).

Der Kletterer befindet sich in einer stabilen Ausgangsposition. Dabei wird das Prinzip der tiefen KSP-Verlagerung beachtet. Die Arme sind gestreckt, der KSP wird durch den Zug der Füße etwas an die Wand gebracht. Bei ei-

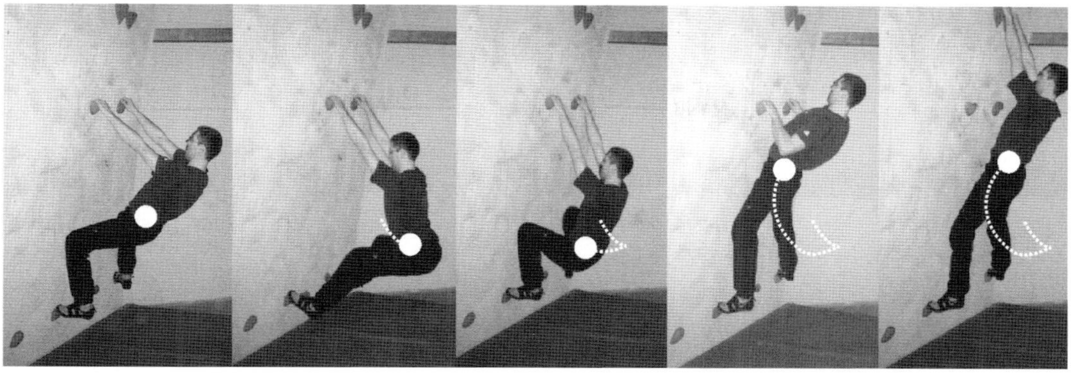

Abb. 7.85: Wellenartige Bewegung beim Doppeldynamo ohne Sprung (weiß = ungefähre Position des KSP, gestrichelt = der Verlauf des KSP) (mod. nach *Bernstädt* und *Kittel* 2008)

ner Betrachtung von dorsal fällt das Lot des KSP mittig auf die Verbindungslinie der Tritte.

Vergleichbar zu den Sprüngen aus anderen Sportarten benötigen wir für den Dynamo einen gegen die Schwerkraft wirkenden Kraftstoß. Aber in unserer Ausgangssituation gilt das 1. Newton'sche Axiom, der Körper befindet sich in Ruhe. Bei der Zielstellung den KSP optimal nach oben zu beschleunigen, muss das Prinzip der Anfangskraft genutzt werden.

Aufgrund des tiefen KSP wird nicht nach unten, sondern von der Kletterwand weg ausgeholt. Diese Auftaktbewegung ist durch Streckung der Kniegelenke und Beugung der Hüftgelenke gekennzeichnet. Die Umkehrbewegung beginnt, kurz bevor die Knie gestreckt sind. Durch den Zug der Arme, aber auch der Beine wird das Becken Richtung Kletterwand herangezogen. Erst wenn sich der Körper kurz vor der Kletterwand befindet, erfolgt die Richtungsänderung der Kraftvektoren. Die Hubarbeit erfolgt primär durch kraftvolles Strecken der Kniegelenke (M. quadriceps) und Hüftgelenke (M. glutaeus maximus). Unterstützt wird diese Bewegung durch eine Zugbewegung der Arme, die geleistete Hubarbeit der Arme ist nicht so entscheidend. Sie müssen vielmehr die Richtung der Kraftleistung steuern.

Durch die Armaktivität wird entschieden, wie weit der KSP an die Kletterwand herangezogen und in welche Richtung die nachfolgende Hubarbeit geleistet wird. Optimal wäre in dieser Phase ein Kraftverlauf parallel zur Kletterwand. Dies ist aber wie in anderen Sportarten nur durch ein regelmäßiges Training und ein häufiges Wiederholen von Einzelzügen (Zug = eine Klettertechnik) zu erreichen.

Bei einigen Dynamos sind die Griffe so weit auseinander, dass das Weitergreifen nur durch einen Sprung realisiert werden kann. Hier muss darauf geachtet werden, dass dem Körper das Optimum an Beschleunigung übertragen wird. Dies ist nur mit einer ansteigenden Tendenz erreichbar.

Zur Bewegungsumsetzung wird die dynamische Maximalkraftfähigkeit der unteren Extremitäten benötigt. Im Normalfall kennzeichnet die Beinarbeit im Klettern das Durchführen von Kraftausdauerleistungen. Beim Training sollte dann aber verstärkt auf die Methode der intramuskulären Koordination (IK-Training) als Trainingsform zur Steigerung der Maximalkraft zurückgegriffen werden. Damit sind hohe Maximalkraftanstiege erreichbar und der Hypertrophiereiz auf die Muskulatur ist sehr gering. Übertrieben formuliert: Jedes Mehrkilogramm, welches der Kletterer als Körpermasse besitzt, erfordert auch mehr Hub- und Haltearbeit.

Nach Beendigung der Hubarbeit wirkt die Erdanziehungskraft als negative Beschleunigung. Die Geschwindigkeit der Körperbewegung verringert sich dadurch. Am Umkehrpunkt der »Flugbewegung« kommt es zu einem kurzen Moment der Schwerelosigkeit, des Stillstandes des KSP. Die Summe aller angreifenden Kräfte ist für einen Augenblick null. Dies ist der Zeitpunkt, in dem weitergegriffen werden soll.

Im Klettern wird dabei vom Konzept des Greifens im toten Punkt oder nach *John Gill* vom »*Konzept des ›Deadpoints‹*« gesprochen (*Gill* 1969, *Neumann* 2001). In dieser Phase ist die Geschwindigkeit (damit auch die Beschleunigung) des Körpers gleich null. Die koordinativ anspruchsvolle Aufgabe einen mehr oder weniger großen Griff (vom Henkel bis zum Fingerloch) in extrem kurzer Zeitspanne zu greifen und stabilisieren, ist jetzt noch am einfachsten. Ist der Körper noch in der aufsteigenden Bewegung oder schon in der fallenden, müssen Bewegungen der Hand bzw. des Arms mit den Bewegungen des Körpers abgeglichen werden. Da die Geschwindigkeit des Körpers durch die wirkende Erdanziehungskraft nie konstant ist, sind keine regelmäßig auftretenden Bedingungen nutzbar. Somit ist die erfolgreiche Umsetzung der Technik erschwert.

Wie der Abbildung 7.85 entnommen werden kann, erfolgt die Beckenbewegung in einer Wellenform, die zum Abschluss fast parallel zur Kletterwandneigung ausläuft. Möglich wäre auch nach einer Ausholbewegung ein direktes »Hochspringen«. Der KSP würde sich dann senkrecht nach oben zum Zielgriff bewegen. Damit würde sich aber der Beschleunigungsweg verringern und weit entfernte Griffe könnten nicht mehr erreicht werden. Gleichzeitig wäre es äußerst kompliziert, den optimalen Absprungwinkel zu treffen und es bestünde die Gefahr, unter dem Zielgriff gegen die Kletterwand zu springen oder, sofern es die Sprungkraft ermöglicht, am Zielgriff vorbeizuspringen.

Auch ein weiterer biomechanischer Aspekt ist bei der folgenden Art »Dynamo« zu beachten. Der Kletterer befindet sich in einer stark überhängenden Wand und der Zielgriff ist so weit entfernt, dass er nur durch einen Sprung mit einer Hand erreicht werden kann. In der Bewegungsphase kommt es jetzt zu einer Flugphase. Der stabilisierende Kontakt der Füße mit der Kletterwand ist nicht mehr gegeben. Entsprechend der oben beschriebenen Wellenbewegung springt der Kletterer in der letzten Beschleunigungsphase parallel zur Wand. Damit ist der erzeugte Kraftvektor nach oben-hinten gerichtet.

Im Moment, im dem der Zielgriff erreicht und fixiert wird, besitzt der Körper noch eine Bewegungskomponente, die ihn zwingend aus der Wand herausschwingen lässt. Damit wirkt am Zielgriff ein Drehmoment um eine feste Drehachse (vgl. Kap. 4.2.4). Pendelt der Kletterer jetzt weit von der Wand weg, vergrößert sich der Abzugswinkel für die am Griff wirkende Muskelkraft und er könnte vom Griff abgezogen werden und fallen. Deshalb ist es zwingend notwendig solche Pendelbewegungen schnell zu neutralisieren und damit die Kletterposition zu stabilisieren.

Biomechanisch betrachtet muss der Kletterer das Massenträgheitsmoment J vergrößern. Da die Masse (und die Teilkörpermassen) des Athleten als Konstante vernachlässigt werden kann, muss der Radius von Teilkörpermassen zur Drehachse vergrößert werden (vgl. Kap. 4.2.4). Bei solchen Dynamos wird ein Bein entgegen der Pendelrichtung in Richtung Wand ausgestreckt. Im Optimalfall wird ein Tritt geangelt und über Zug und Druck auf den Tritt kann das Drehmoment ausgeglichen werden. Im Klettern wird dann vom »Töten eines Pendlers« gesprochen. Dieses Prinzip gilt auch für »Sprungdynamos«, bei denen der Zielgriff seitlich zu den Tritten versetzt ist. Hier wird das produzierte Drehmoment durch eine Bewegung des Pendelbeins entgegen der Sprungrichtung nivelliert.

Merke

- Zentrales Problem des Kletterns stellt das Überwinden bzw. Widerstehen der Erdanziehungskraft dar.
- Eine Kletterbewegung – ein Kletterzug – ist einteilbar in vier Phasen (Ausgangsposition, vorbereitende Phase, Bewegungsausführung und Stabilisationsphase).
- Eine stabile Ausgangsposition/Ruheposition und damit ein stabiles Gleichgewicht wird im Klettern erreicht, wenn das Schwerelot des Körperschwerpunktes zwischen die beiden belasteten Tritte fällt.
- Ein unbelastetes Weitergreifen beim frontalen Klettern wird erreicht, wenn die Verbindungslinie von der Haltehand zum hauptbelasteten Tritt den KSP schneidet.
- Bei eingedrehtem Klettern soll das hauptbelastete Bein in der Falllinie der Greifhand liegen. KSP und Stabilisationsbein liegen entgegengesetzt zur Falllinie Hand-Fuß.
- In überhängenden Kletterwänden ist die Ermüdungsresistenz der Finger- und Unterarmmuskulatur das leistungslimitierende Kriterium.
- Eine ökonomische Klettertechnik ist durch eine tiefe und wandnahe KSP-Lage gekennzeichnet. Der Abzugswinkel α muss möglichst klein gehalten werden.
- Bei dynamischen Kletterbewegungen »Dynamos« durchläuft der KSP eine Wellenbewegung.
- Für Dynamos notwendige Pendelbewegungen werden durch ein erhöhtes Massenträgheitsmoment ausgeglichen.

7.6.4 Mechanische Aspekte der Sicherungstheorie

In Kletterhallen ist bis zu einer Kletterhöhe von 3 m – das sogenannten Bouldern – Klettern ohne Seilsicherung erlaubt. Soll eine größere Höhe in der Halle an Kunstwänden oder im Freien am Felsen erklettert werden, erfolgt eine Sicherung durch einen Partner. Dies dient der Unfallprophylaxe und soll Verletzungen bei Stürzen verhindern bzw. minimieren. Kommt es zu einem Sturz, überträgt das Seil Kräfte von einem Seilende in Richtung des anderen Seilendes. Dabei wird eine Sicherungskette belastet. Zur Sicherungskette gehören neben dem Seil, der Klettergurt, der Einbindeknoten, diverse Sicherungsutensilien wie Karabiner, Bohrhaken, Expressschlingen und auch der Kletterpartner mit seinem Sicherungsgerät. Die Belastung der Sicherungskette erfolgt unter physikalischen Gesetzen, auf die exemplarisch eingegangen wird.
Bewegt sich der Sportkletterer in einer Wand aufwärts, muss er dafür Hubarbeit leisten (vgl. Kap. 4.2.3). Diese geleistete Arbeit wird in Form von potenzieller Energie im Körper gespeichert und ist abhängig von der Körpermasse (plus Ausrüstung) des Kletterers und von der erstiegenen Höhe. Im Falle eines

Sturzes wandelt sich diese potenzielle Energie in Bewegungsenergie um und muss durch die Sicherungskette aufgenommen werden (Abb. 7.86). Im tiefsten Punkt des Fallens wird die gesamte kinetische Energie in Dehnungsarbeit des Seils umgewandelt. Sollte die Sturzenergie größer sein als die Sturzfestigkeit des Seils, zerreißt es. Ein weiterer Fall wäre dann ungebremst. Demzufolge muss die Sturzfestigkeit eines Kletterseils höher sein als die maximal auftretende Sturzenergie. Moderne Kletterseile sind so konzipiert, dass bei regulärem Gebrauch ein Zerreißen nicht mehr möglich ist.

Die Härte eines Sturzes wird von mehreren Faktoren beeinflusst. Einerseits sind die physikalischen Größen *Sturzfaktor f* und *Fangstoß(-kraft) F* bestimmend. Andererseits beeinflusst die Art der Sicherung statisch oder dynamisch ebenfalls den Sturz.

Bei einem Sturz fällt der Kletterer zunächst frei, bis das Seil anfängt, sich zu dehnen. Während der Seildehnung nimmt die den Sturz verzögernde Kraft permanent zu. Im Augenblick der größten Seildehnung tritt eine Kraftspitze – die maximale Fangstoßkraft – auf. Diese Kraftspitze wird auch als Fangstoß bezeichnet, da sie ausschlaggebend für die Belastung der Sicherungskette ist. Der Fangstoß darf spezifische Werte nicht überschreiten, da sowohl Verletzungen beim Kletterer als auch Zerstörung von Sicherungseinrichtungen möglich sind. Als höchstmögliche Belastung für einen Menschen wird ein Fangstoß von 12 kN (≈ 1200 kp) angesehen. Deshalb weisen Einfachkletterseile, die beim Sportklettern im Normalfall genutzt werden, eine maximale Fangstoßbegrenzung von 7–11 kN (≈ 700–1100 kp) auf. So können bei Stürzen keine lebensbedrohenden Fangstöße auftreten. Die Fangstoßkraft kann bei Vernachlässigung des Luftwiderstandes und der Seilmasse näherungsweise folgendermaßen bestimmt werden:

$$F = G + G\sqrt{1 + \frac{2 \cdot f \cdot M}{G}}$$

F – Fangstoß; G – Gewichtskraft des Kletterers (incl. Klettermaterial); f – Sturzfaktor; M – Seilmodul mit spezifischen Seilkenndaten (abhängig von Seilmaterial, -konstruktion, -querschnitt)

Da die Gewichtskraft des Kletterers *G* und die spezifischen Seilkenndaten *M* als Konstanten zu vernachlässigen sind, ist bei den weiteren Betrachtungen der Sturzfaktor *f* entscheidend. Er stellt das Verhältnis zwischen der Fallhöhe *h* und der ausgegebenen Seillänge l_{aS}.

$$f = \frac{h}{l_{aS}}$$

Die Fallhöhe und der sich daraus entwickelnde Sturzfaktor sind ganz wesentlich von gelegten bzw. geclippten Zwischensicherung abhängig.

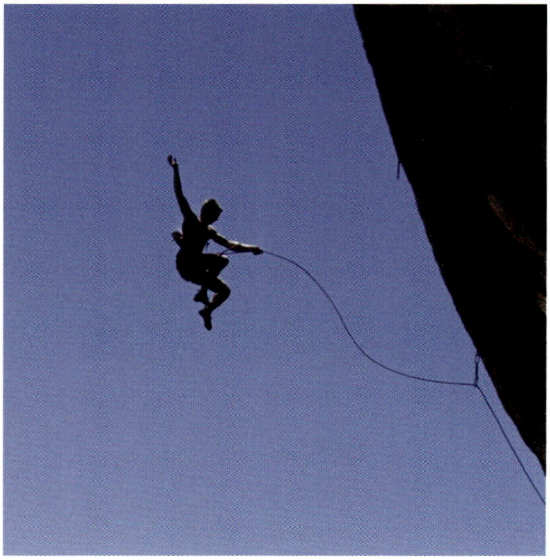

Abb. 7.86: Vorstiegssturz beim Sportklettern (Foto: *Rainer Eder, www.rainereder.com*)

Die Abbildung 7.87 stellt exemplarisch an drei Beispielen die Sturzhöhe und den sich daraus entwickelnden Sturzfaktor dar. Abgebildet ist ein Vorsteigersturz in 40 m Höhe. Der letzte Standplatz war in 30 m Höhe. Auf dieser Position befindet sich der Sicherungspartner. In allen 3 Varianten überklettert der Vorsteiger den Standplatz um 10 m und damit sind 10 m Kletterseil ausgegeben.

In der linken Skizze wurden mehrere Zwischensicherungen geclippt, die letzte Sicherung befindet sich in 37,5 m Höhe. Allgemein gilt: Der Sturz umfasst die doppelte Höhendifferenz zwischen aktueller Kletterhöhe und letzter Sicherungshöhe. Der Vorsteiger hat somit die letzte Sicherung um 2,5 m überklettert. In diesem Fall stürzt er 5 m. Der Sturzfaktor beträgt nach obiger Formel 0,5 ($h = 5$ m, $l_{aS} = 10$ m).

Im mittleren Beispiel beträgt der Sturzfaktor 1. Die Sturzhöhe und die ausgegebene Seillänge betragen je 10 m. Für die rechte Situation ist in der Kletterszene der Begriff »Faktor-2-Sturz« gebräuchlich (Sturzhöhe 20 m bei 10 m ausgegebenem Seil). Ohne Zwischensicherungen fällt der Kletterer direkt in den Fixpunkt, an dem sein Sicherungspartner steht. Dies kennzeichnet gleichzeitig auch den maximalen Sturzfaktor beim Seilschaftsklettern. Vereinfacht kann die Faustregel gelten: Hängt der Kletterer nach dem Sturz oberhalb des Sichernden, war der Fangstoß kleiner als eins. Fliegt er am Sichernden vorbei, ist der Fangstoß immer größer als eins. Somit ist zwingend, dass beim Klettern gezielt erste Zwischensicherungen so früh wie möglich gelegt werden müssen, um den Sturzfaktor zu reduzieren.

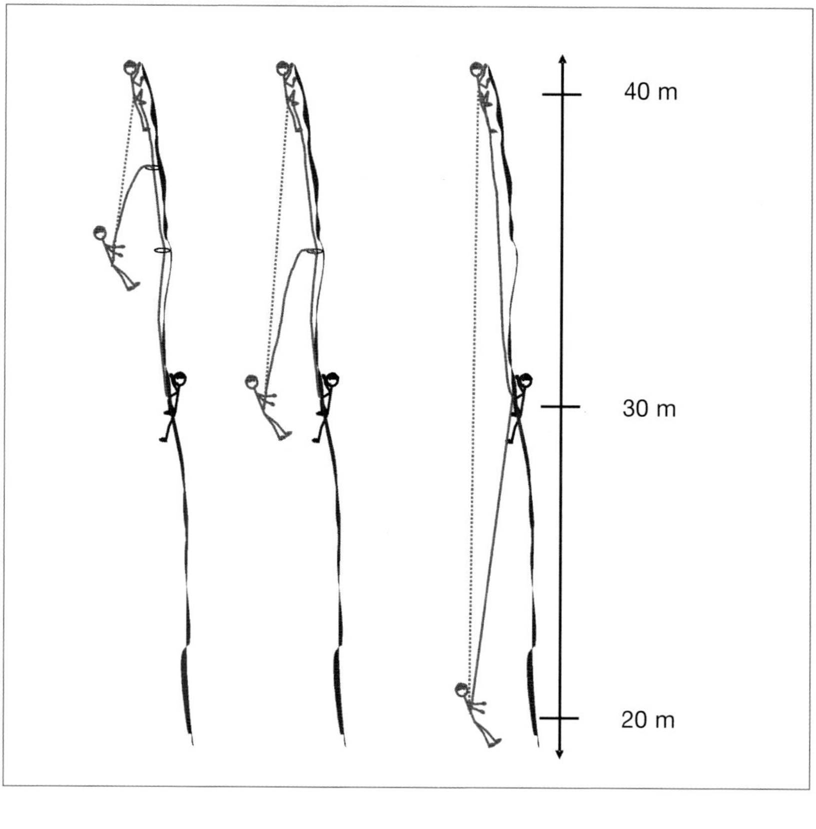

Abb. 7.87: Vorstiegssturz in 40 m Höhe bei Sicherung aus der Kletterwand (letzter Standplatz in 30 m Höhe) Links: mit Zwischensicherungen in 35 m und 37,5 m Höhe
Mitte: mit Zwischensicherung in 35 m Höhe
Rechts: ohne Zwischensicherungen

Die oben angeführten Betrachtungen zum Sturzfaktor beziehen sich vereinfacht betrachtet auf statische Sicherungen. In der Sportkletterpraxis sind aber dynamische Sicherungsverfahren beim Sturz üblich. Was kennzeichnet nun das dynamische Sichern?

Die modernen Kletterseile sind kleine technische Meisterwerke, bei denen unterschiedliche Materialien wie z.B. Polyamid verarbeitet werden. Unter Belastung dehnen sie sich bis zu 117 % ihrer Ausgangslänge, wie z.B. bei einem üblichen Sportklettersturz. Sie werden als dynamische Seile bezeichnet. Es wird damit gezielt eine Sturzstreckenverlängerung durch Seildehnung genutzt, um die maximale Fangstoßkraft zu verringern. Bei einem Vorstiegssturz von 5 m beträgt bereits durch die Seildehnung die absolute Fallstrecke bis 5,85 m. Generell gilt der Energieerhaltungssatz. Die erarbeitete potenzielle Energie wird während des Sturzes in kinetische Energie umgewandelt und muss durch die Sicherungskette verarbeitet werden. Hier wird das Impulsgesetz praktiziert. Je länger die Sturzenergie abgearbeitet werden kann, desto geringer sind die zu erwartenden Kraftspitzen der Fangstoßkraft (Abb. 7.88).

Bereits vorher wird durch die Umlenkung in der Sicherung ein Teil der Sturzenergie in Form von Reibung absorbiert. Bei Umlenkungen von 180° beträgt der Reibungsanteil ca. 40 %. Neben der Seildehnung entscheidet der Kletterer durch die Wahl des Sicherungsgerätes (statische Sicherung z.B. durch Grigri, dynamische Sicherung z.B. durch HMS-Karabiner oder Abseilachter) über die Härte des Sturzes.
Die meisten Kletterer bevorzugen dynamische Sicherungsgeräte. Damit kann durch einen gezielten Seildurchlauf während des Sturzes ebenfalls die Sturzstrecke verlängert und somit die maximale Fangstoßkraft verringert werden. So wird die Fangstoßkraft, welche sich aus der frei werdenden kinetischen Energie ergibt, über einen längeren Zeitraum absorbiert, und den Organismus schädigende bzw. die Sicherungskette überfordernde Belastungsspitzen werden vermieden.
Vergleichbar zum Kapitel »Biomechanische Aspekte im Judo – Abarbeiten der Fallener-

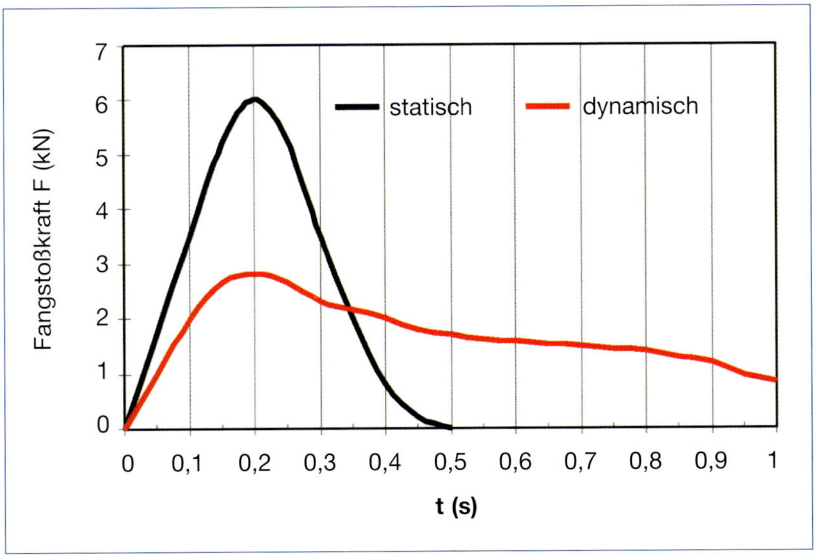

Abb. 7.88: Kraft-Zeit-Diagramm zweier Stürze – schwarz mit statischer und rot mit dynamischer Sicherung (mod. nach *Schubert* und *Stückl* 2003)

gie« stellt auch hier der Zeitfaktor das Kriterium für harte oder weiche Stürze dar. Für Nichtkletterer ist es schwer vorstellbar, dass ein statisch gesicherter 2-m-Sturz viel unangenehmer als ein dynamisch gesicherter 5-m-Sturz ist. Dabei sollte das Fallen aus Sicherheits- und Verletzungsgründen regelmäßiger Trainingsbestandteil sein. Denn dynamisch (»weich«) sichern ist eine Übungssache!

Merke

- Ab einer Kletterhöhe von drei Metern wird prinzipiell in einer Seilschaft geklettert. Die Sicherung eines möglichen Sturzes und Verminderung der Verletzungsgefahr erfolgt durch eine Sicherungskette (das Seil, der Klettergurt, der Einbindeknoten, diverse Sicherungsutensilien und die Kameradensicherung durch den Kletterpartner mit seinem Sicherungsgerät).
- Die Härte des Sturzes wird dabei durch die physikalischen Größen Sturzfaktor und Fangstoß und der Art der Sicherung dynamisch vs. statisch bestimmt.
- Der Sturzfaktor ist der Quotient aus Fallhöhe und ausgegebener Seillänge. Der maximale Sturzfaktor beim Sportklettern beträgt 2.
- Zwischen dem Sturzfaktor und der maximalen Fangstoßkraft besteht ein logarithmischer Zusammenhang. Fangstöße über 12 kN sind durch den menschlichen Organismus nicht mehr zu verarbeiten. Sportkletterseile haben deshalb eine Fangstoßbegrenzung von 7–11 kN.
- Bei dynamischen Sicherungen wird durch eine Sturzstreckenverlängerung und Verlängerung der Wirkzeit die maximale Fangstoßkraft deutlich verringert.

Kontrollfragen

1. Wo muss der KSP positioniert werden, damit eine stabile Ausgangsposition gegeben ist?
2. Welche Bewegungen werden in der Klettertechnik absolviert, um unbelastet weitergreifen zu können? Wie können diese Bewegungen biomechanisch erklärt werden?
3. Was kennzeichnet das Prinzip der diagonalen Belastung?
4. Bei welchen Klettertechniken werden Maximalkraftfähigkeiten der unteren Extremität benötigt? Erläutern Sie ihre Meinung.
5. Warum haben Hochleistungskletterer ein geringes Körpergewicht?
6. Warum wird beim dynamischen Klettern der KSP in Wellenform bewegt?
7. Wann entsteht beim Klettern eine Pendelbewegung? Erklären Sie, wie Kletterer in dieser Situation reagieren!
8. Welche Faktoren beeinflussen Sturzfaktor und Fangstoß?
9. Erklären Sie aus biomechanischer Sicht die Einteilung in »weiche« und »harte« Vorstiegsstürze!

7.7 Sportspiele aus biomechanischer Sicht

7.7.1 Die biomechanische Sicht auf das Spielen und die Sportspiele

Das Phänomen »Spiel« ist Gegenstand intensiver Betrachtungen aus unterschiedlichsten wissenschaftlichen Blickwinkeln. Die Pädagogik und die Psychologie setzen sich beispielsweise mit dem Wechsel von Anspannung und Entspannung im Spiel von Kindern auseinander oder betrachten die pädagogischen Wirkungen, die dem Spielgeschehen immanent sind. Die Medizin wendet sich unter anderem dem Spiel von Säuglingen und Kleinkindern zu, die ihre Umgebung spielerisch erforschen oder betrachtet im Sportspiel speziell die Wirkungen auf die energetischen Systeme der Spieler. Die Soziologie versucht zu erklären, warum gerade Sportspiele und insbesondere der Fußball »benutzt« werden, um gesellschaftliche Konflikte in die Stadien und Sporthallen zu tragen. Die Trainingswissenschaft befasst sich mit der sportlichen Leistung in den Sachzusammenhängen von Training und Wettkampf. Wie breit die Sicht auf das Sportspiel darüber hinaus noch sein kann, lässt sich dem »Handbuch Sportspiel« (*Hohmann* et al. 2005) entnehmen. Das »Sportspiel aus biomechanischer Sicht« wendet sich Spielaktionen zu und thematisiert diese aus bewegungswissenschaftlichem Blickwinkel und untersucht die Wirkung von Kräften auf das biologische System. Die Sicht auf die *Mechanik* des Haltungs- und Bewegungsapparates wird weitgehend von einer Außensicht bestimmt, die sich um die Aufklärung von Abfluggeschwindigkeiten und -winkel von Bällen, deren Flugeigenschaften und andererseits den sportmotorischen Fertigkeiten der Werfer oder der Handhabung von Schlägern leiten lässt.

Umfangreiche Betrachtungen zu biomechanischen Phänomenen von Sportspielern und Bällen in Einzel- und Doppelspielen sowie den Mannschaftsspielen liegen von *Ballreich* und *Kuhlow-Ballreich* (1992a, b) vor. Auch *Willimczik* (1989) widmet in der »Biomechanik der Sportarten« ein Kapitel den Sportspielen und von *Wesson* (2006) wird in einer Monografie der Fußball aus dem Blickwinkel der Physik betrachtet.

Weit häufiger ist aber eine Betrachtung biomechanischer Problemlagen aus Sicht der speziellen Sportarten oder aus einer eher anwendungsorientierten Sicht der Physik zu registrieren. Da befassen sich beispielsweise *Vetter* und *Nicol* (2004) mit dem »Einfluss des Sanduntergrundes auf die Sprungleistung im Beachvolleyball« oder der Physiker *Müller* (2006) erläutert die Grundgleichung der Mechanik anhand eines Sportspielbeispiels; hier wie der Ball ins Tor geköpft wird.

Allen Veröffentlichungen ist gemein, dass sie sich aus der umfangreichen Thematik des Spiels nur auf einen kleinen und eng definierten Bereich fokussieren: die Bewegungsspiele. Nimmt man die dominierende Spieltätigkeit zum Anlass, um Spiele zu gliedern, dann ließen sich neben den Bewegungsspielen noch weiterhin soziale Regelspiele wie u.a. Lernspiele, Wahrnehmungsspiele, Rollenspiele, Ratespiele und Singspiele unterscheiden, die voraussetzen, dass sich die Spielteilnehmer an die Spielregeln halten und sie befolgen können. Ein spezieller Typ von Bewegungsspielen sind die Sportspiele (vgl. Abb. 7.89), die neben einer starken Reglementierung und Internationalisierung der

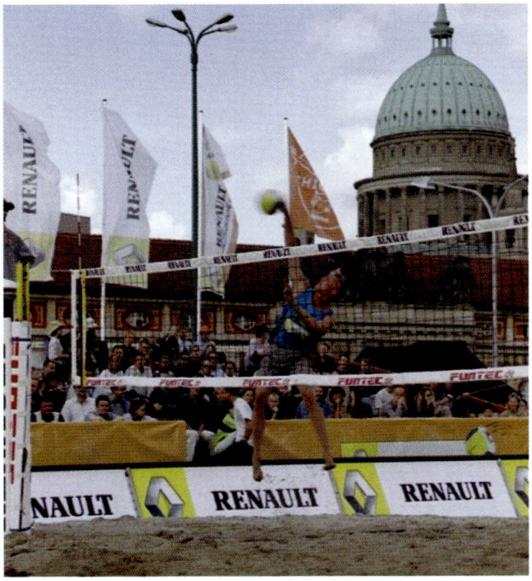

Abb. 7.89: Sportspiel – Beachvolleyball

Rahmen- und Wettkampfbedingungen auch sehr spezielle sportliche Spieltechniken und -taktiken hervorgebracht haben.

7.7.2 Die besonderen Aspekte der Sportspieltechniken

Die Suche nach den Ursachen für die im Sportspiel entscheidende Spielleistung führt zu unterschiedlichen Erklärungsmodellen, von denen *Hohmann* et al. (2002) ein Pyramidenmodell favorisieren, in dem technische Fertigkeiten als spezielle Leistungsvoraussetzungen für das Zustandekommen der Sportspielleistung einen Beitrag leisten. Diesem technisch-motorischen Leistungselement wendet sich die Biomechanik im Besonderen zu und macht die Sportspieltechniken zu einem zentralen und eigenständigen Gegenstand der Biomechanik (vgl. *Ballreich* und *Kuhlow-Ballreich* 1992a, b). Konditionelle und taktische Leistungskomponenten werden nur im Zusammenhang mit speziellen Technikanalysen und Technikoptimierungen betrachtet.

Wenn wir die sportliche Technik als ein in der Sportpraxis entstandenes motorisches Lösungsverfahren für eine sehr spezifische Situation sehen, dann weisen Sportspieltechniken einige sehr spezielle Merkmale auf. Beispielsweise entwickeln die blinden Goalballspieler (Abb. 7.90) spezielle Fall- und Abwehrtechniken, um taktisch abgestimmt in der Dreiergruppe einen »*Glockenball*« abzuwehren.

Alle eingesetzten Sportspieltechniken sind in der Regel taktisch bestimmt. Die abgebildeten Goalballspieler müssen sowohl das Zusammenspiel im eigenen Team organisieren, ihre Angriffstaktik – wenn sie Werfer sind – abstimmen und die gegnerischen Handlungen berücksichtigen. Charakteristisch ist auch die Variationsbreite des Bewegungshandelns in den Sportspielen. Eingebunden in ein System von vorbereitenden Handlungen und Zielhandlungen bewegt sich ein Sportspieler in einem sehr komplexen Gefüge unterschiedlichster Techniken und taktischer Herausforderungen.

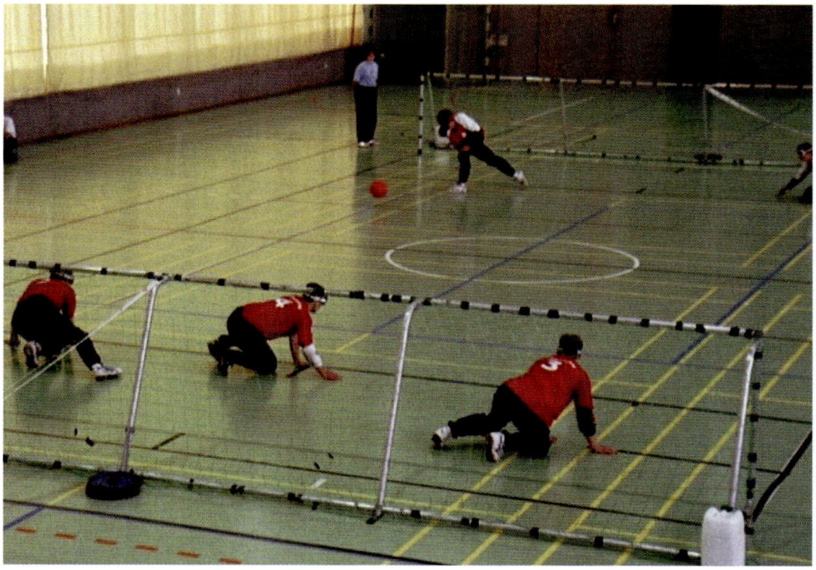

Abb. 7.90:
Goalballer beim Spiel

Es lassen sich Angriffs- und Abwehraktionen ohne und mit Ball unterscheiden. Gegenstand biomechanischer Technikanalysen sind dabei sowohl Vorbereitungsaktionen wie Lauf-, Sprung- oder Standaktionen ohne Ball als auch vorbereitende Aktionen mit dem Spielgerät, also Zuspiele (Würfe oder Stöße/Schläge) und Dribblings. Charakteristisch für die Abschlussaktionen ist das Zusammenwirken von Spieler und Spielgerät, wobei im Handball, Basketball oder Frisbee das Spielgerät geworfen wird. Zum einen werden Bälle im Volleyball oder Fußball mit einem Körperteil gestoßen, zum anderen werden Bälle und Scheiben in Sportspielen wie Badminton, Tennis, Eishockey oder Billard mit weiteren Hilfsmitteln (Schlägern oder Stäben) gestoßen.

Im folgenden Kapitel wird eingehender das Zusammenwirken von Körpersystemen und Spielgeräten im Sportspiel betrachtet. Die mechanischen Besonderheiten von Bällen sind dem Kapitel vorangestellt, um zu verstehen, welche besonderen Leistungen Sportspielern abverlangt werden, wenn ihre Spielleistung im Kontext von Spielumgebung und eigener sowie gegnerischer Spielhandlung betrachtet wird.

7.7.3 Mechanische Aspekte der Sportspiele

Rollende und fliegende Bälle

Wenn wir uns die Frage stellen, warum Bälle unterschiedlichster Größe prellen, rollen, in Kurven fliegen oder sogar im Fluge »flattern«, dann sollten einige grundsätzliche Bedingungen vorab erläutert werden.

Am Ende des 19. Jahrhunderts entstanden die ersten modernen Spielgeräte in Ballform. Eine Schweinsblase, umgeben von einer Lederhaut mit einem Ventil zum Befüllen mit Luft waren die ersten Fußbälle, die weder rund noch gewichtsstabil bei Nässe blieben. Heute sind moderne Spielbälle aus Kunststoff gefertigt, haben einen Umfang von ca. 65 cm wie ein Handball oder 78 cm wie ein Basketball und sind mit einem Druck von 0,5 bis 0,9 bar befüllt.

Die Einheit für Druck ist ein Pascal, was einem Newton pro Quadratmeter entspricht:

$$1\,Pa = 1\,\frac{N}{m^2} = 1\,\frac{kg}{m \cdot s^2}$$

Für höhere Drücke wird die Einheit Bar (bar) verwendet; 1 bar entspricht dabei 100.000 Pa oder 1.000 hPa oder 100 kPa.

In einem Spielball bewegen sich Gasteile (Moleküle) ständig in enormen Geschwindigkeiten hin und her, stoßen aneinander und natürlich auch an die Außenwand des Balles. Die Gasteile übertragen Impulse an die Ballaußenhaut und durch den höheren Innendruck des Balles behält er seine Form. Die Fähigkeit eines Balles von einer nicht verformbaren Fläche (dem Boden, dem Schläger oder Fuß) abzuprallen, hängt von seinen elastischen Eigenschaften ab. Der höhere Innendruck und sein elastisches Außenmaterial sind für das Abspringen des Balles verantwortlich.

Trifft ein Ball beim Dribbling z.B. auf den Boden, kommt es zunächst zu einer Kompression des Balles, was mit einer Erhöhung des Luftdrucks im Inneren und einer Abflachung des Balles am Auftreffpunkt einhergeht, das ist auch mit einer Volumenänderung im Ball verbunden. Gemäß dem *3. Newton'schen Bewegungsgesetz* existiert zu jeder wirkenden Kraft auch eine gleich große, entgegengesetzt wirkende Reaktionskraft. Die Druckkraft im Ball und die entgegengesetzt wirkende Bodenkraft heben einander auf und der Ball wird von der nach oben gerichteten Druckkraft an der Oberseite des Balles emporgeschleudert. Durch Veränderung des Luftdrucks im Ball lässt sich somit auch das Absprungverhalten beeinflussen. Die Regeln in den Sportspielen legen daher verbindlich den Innendruck und die Masse der Wettkampfbälle fest.

Aus unseren alltäglichen Beobachtungen wissen wir, dass die Beschaffenheit des Spielbodens einen großen Einfluss auf das Absprungverhalten der Bälle hat. Entscheidend für das Absprungverhalten des Balles ist der Energieverlust (e), den der Ball beim Aufprall erfährt:

$$e = \frac{\textit{Geschwindigkeit nach dem Aufprall}}{\textit{Geschwindigkeit vor dem Aufprall}}$$

Für einen Ball, der auf einen festen Boden trifft und völlig elastisch wäre, liegt die Elastizitätszahl bei e = 1. Ein Fußball (*Wesson* 2006, S. 11) erreicht einen Quotienten von 0,8 auf festem Boden und verliert auf einem Platz mit größerer Rasenhalmlänge durch Auf- und Abprall beständig an Geschwindigkeit und Absprunghöhe. In Verbindung mit einer leichten Erwärmung des Balles durch Energieumwandlung verliert der Ball auch Energie an den Rasen, dessen Halme er verformen muss. Es wäre aber zu einfach, nur die Geschwindigkeit des Abpralls zu betrachten, denn entscheidend für das Spielen des Balles ist auch der Absprungwinkel, der nach *Ballreich* und *Kuhlow-Ballreich* (1992a, S. 19) einen größeren Einfluss auf die Spielbarkeit des Balles hat.

Trifft ein Ball auf den Boden, ist dessen Beschaffenheit entscheidend für das Ballverhalten. Auf glatten wie nassen Böden gleitet der Ball aufgrund geringer Reibungskraft und bei rauen Böden rollt der Ball, da die auf der Unterseite des Balles auftretende Reibungskräfte und die an der Balloberseite wirkenden Kräfte zu einer Rotation führen. Bälle können sowohl gleiten als auch rollen bzw. nach anfänglichem Gleiten ins Rollen kommen.

Ballreich und *Mund* (1999, S. 69) beschreiben dieses Verhalten bei Golfschlägen. Wird ein Ball auf dem Grün ins Loch geschlagen (Putt), dann stehen dem Golfspieler unterschiedliche Schlagbewegungen zur Verfügung. Bei einem zentrischen Treffen des Balles fallen der Schwerpunkt des Schlägerkopfes und der des Balles zusammen, was zu einer gradlinigen Gleit- und Rollbewegung des Balles führt. Exzentrische Schläge führen je nach Treffpunkt zu einem Top- oder Backspin und lassen den Ball in einer Kombination zunächst gleiten und dann rollen. Beim anfänglichen Gleiten wird durch die Reibungskräfte zwischen Ball und Gras der Ball zum Drehen veranlasst, bis Umdrehungs- und Rollgeschwindigkeit übereinstimmen und das Gleiten entfällt. Die Autoren betonen, dass das Verhältnis von Gleit- und Rollstrecke von der Schlägerführung (zentrische oder exzentrische) und den auftretenden Reibungskräften (Bodenbeschaffenheit und Feuchtigkeitszustand des Grases) abhängig ist.

In Abbildung 7.91 wird dargestellt, wie sich ein elastischer Ball (Tennisball, Fußball, Handball o.Ä.) beim Auftreffen auf den Boden verhält. Beim Auftreffen kommt es zur Veränderung der Horizontalgeschwindigkeit ($e < 1$) und auch die Ballrotation verändert sich, was ganz wesentlich von der Elastizität des Bodens und des Balles abhängt.

Bei Bällen, die vorwärts rotieren, ist der Absprungwinkel $\beta < \alpha$ und bei Bällen mit Backspin springt der Ball in der Regel höher ab ($\beta > \alpha$). Dabei springt der rückwärts rotierende Ball langsamer vom Boden ab und vorwärts rotierende Bälle springen schneller ab. Für Tennisspieler leitet *Gabler* (1982, S. 67) daraus konkrete Handlungsanweisungen ab, die beispielsweise so formuliert sind, dass mit Rückwärtsrotation geschlagene Tennisbälle weiter fliegen als rotationslose Bälle, aber hoch vom Boden abspringen und relativ langsam werden, sodass der Gegenspieler mehr Erfolg beim »Return« haben kann.

In einigen Sportspielen ist das Flugverhalten der geschlagenen oder gestoßenen Bälle sehr entscheidend für den Erfolg im Spiel. Tennisspieler setzen bewusst den Spin beim Schlag ein und auch ein Golfspieler steuert mit dem Balltreffpunkt Richtung und Höhe des Ballfluges. In den Mannschaftsspielen ist ein Flatteraufschlag beim Volleyball ebenso ein taktisches Element, wie die »Bananenflanke« im Fußballspiel. Die variablen Flugeigenschaften von Bällen lassen sich erklären, wenn das Ballmaterial, die physikalischen Eigenschaften des Fluges (Schwerkraft, Eigenschaften und Geschwindigkeit der Luft) und die Abflugbedingungen ins Verhältnis gesetzt werden.

Die Bedingungen und Kriterien einer Flugkurve, die auch für den Ballflug gelten, wurden im Kap. 4.1.5 für den *schrägen Wurf* bereits erläutert. Die Bedeutung von Abflugwinkel und Abfluggeschwindigkeit soll nochmals hervorgehoben werden, daneben wirken aber insbesondere die physikalischen Eigenschaften der Luft und die Rotation des Balles.

Bewegt sich ein Körper (Ball) durch die Luft so entstehen zwei Formen von Strömungen:

1. *Laminare Strömungen*: Nur eine dünne Luftschicht verändert wegen des Körpers den Weg und kann unmittelbar hinter dem Körper wieder zusammenströmen. Die Wirkung auf den festen Körper ist weitgehend gering (Abb. 7.92a).
2. *Turbulente Strömungen*: Ein größeres Sportgerät, wie ein Fußball, beeinflusst wesentlich mehr Luftschichten, die ihre ursprüngliche Bahn verlassen müssen. Hinter dem Ball bilden sich Wirbel und ein Vakuum, das eine Sogwirkung auslöst (Abb. 7.92b).

Um den Ball bildet sich mit steigender Geschwindigkeit eine Grenzschicht von einigen

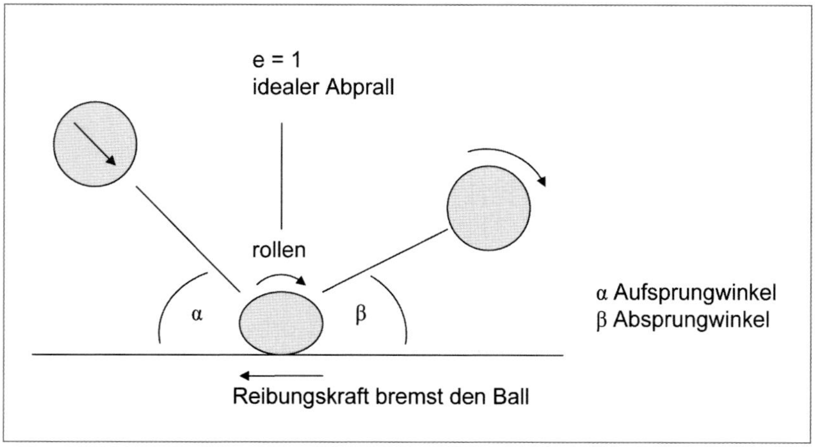

Abb. 7.91: Vorwärts rotierender Ball

Millimetern. Durch die Reibung in der Grenzschicht löst sich diese von der Oberfläche des Balles und bildet hinter der Ablösezone turbulente Strömungen. Diese turbulente Luft führt zu dem Druckwiderstand und bremst den Flug des Balles, denn die wirbelnde Luft entzieht dem Ball Energie. Der Druckwiderstand steigt mit dem Quadrat der Geschwindigkeit, erreicht aber ab einer bestimmten Geschwindigkeit einen kritischen Wert. Jetzt kommt es schon in der Grenzschicht um den Ball zu turbulenten Strömungen (vgl. Abb. 7.92c). Dadurch löst sich die Grenzschicht später vom Ball und dies führt hinter dem Ball zu einer reduzierten Wirbelbildung und letztlich zu einem verringerten Luftwiderstand. Das Erreichen des kritischen Wertes hängt von der Oberfläche der Bälle ab. Raue Oberflächen, wie sie bei Tennisbällen, Golfbällen und den Nähten von Fuß- und Handbällen vorkommen, führen schneller zum Erreichen des kritischen Punktes und lassen die Bälle weiter fliegen.

Die Flugbahn eines Balles ist aber zusätzlich auch stark abhängig von seinen Rotationen um die eigene Achse. Zur Erklärung des Flugverhaltens dient der Magnus-Effekt, benannt nach seinem Entdecker, dem deutschen Physiker und Chemiker *Heinrich Gustav Magnus* (1802-1870). Zu diesem Phänomen gibt es aber unterschiedliche Erklärungsansätze.

Ausgenutzt wird der *Magnus-Effekt* insbesondere beim Fußball und Volleyball, wenn die Spieler durch geschicktes Anstoßen und Anschlagen dem Ball eine Rotation geben. Aber auch Tennis- und Tischtennisspieler nutzen das Phänomen bei Topspin- oder Slice-Bällen. Die spezielle Form der Golfbälle ermöglicht weite Schläge, weil die Vertiefungen am Ball (Dimples) kleine Schaufeln bilden, die zusätzliche Wirbelbildungen ermöglichen und bei Backspin dem Ball einen zusätzlichen Auftrieb geben.

Nach der Theorie von *Bernoulli* entstehen bei unterschiedlichen Strömungsgeschwindigkeiten der Luft auch eine Differenz und eine Asymmetrie hinsichtlich des Luftdrucks (*Wesson* 2006, S. 59). In der Abbildung 7.93 ist zu erkennen, dass der Ball an der Unterseite von Luft schneller und länger umströmt wird. Zu dieser Seite hin entsteht ein Unterdruck. Auf der gegenüberliegenden Seite entsteht durch die gegenläufigen Bewegungen von Ballrotation und Luftströmung ein Überdruck bzw. ein früheres Abreißen des Luftstroms. Die Druckdifferenzen erklären aber nicht gänzlich den Effekt, denn insbesondere

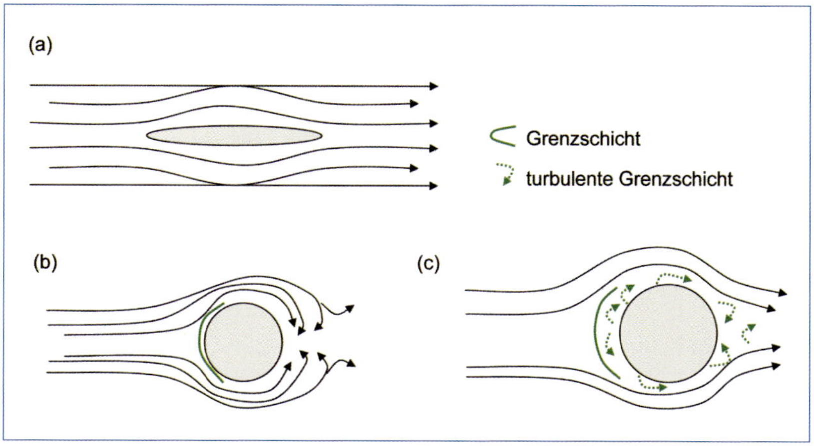

Abb. 7.92:
Luftströmungen

die turbulenten Wirbel, die in den Luftströmen entstehen führen zu zeitlich unterschiedlichen Strömungsabrissen. Die vom Ball abgelenkten Luftströme weisen einen seitlichen Verlauf aus und der Ball erhält jetzt einen entgegensetzten Impuls (F). Bei einem Golfball kann das eine aufwärts wirkende Auftriebskraft sein und bei einem Fußball entsteht die berühmte »Bananenflanke« (*Wesson* 2006, S. 74).

Mechanische Aspekte geworfener Bälle

Werden sportliche Aktionen mit Spielgeräten betrachtet, dann wird die Verweildauer des Balles in der Hand oder den Händen des Athleten als Kriterium genutzt, um zwischen geworfenen oder gestoßenen Bällen zu unterscheiden. Verweilt ein Ball mindestens 0,3 Sekunden in den Händen eines Spielers, wird die Aktion als Wurf bezeichnet. Die kinematische Betrachtung von Wurfaktionen führt dann zur quantitativen Analyse der Spielaktion. Dabei werden Weg- und Zeitmerkmale der sportlichen Bewegung betrachtet. Weitergehend werden die Kräfte analysiert, die zu der Richtung der Bewegung oder dem Ausmaß der Bewegung führen. Diese kinematische Analyse versucht also, den Ursachen der Bewegungsausführung näherzukommen. Werden die biomechanischen Kenngrößen betrachtet, die einen Aufschluss über die Bewegungsausführung geben, so analysieren wir die zurückgelegten Raumwege, die Geschwindigkeit und Beschleunigung. Kinetische Betrachtungen führen uns zu den Kräften, die auf den Ball wirken, ihn beschleunigen oder abbremsen, oder dessen Richtung verändern (vgl. Kap. 4.1 und 4.2).

In den Ballsportarten Handball und Basketball werden die unterschiedlichsten ein- und beidhändigen Würfe über kurze und lange Entfernungen ausgeführt. Die Ballmaße, die Spielfeldgröße und das Wurfziel (Korb oder Tor) bestimmen wesentlich die verschiedenen Parameter der Würfe. Generell lässt sich aber konstatieren, dass bei Handballwürfen das Erreichen eines Geschwindigkeitsmaximums bei größerer Zielentfernung im Vordergrund steht, während bei Basketballkorbwürfen die

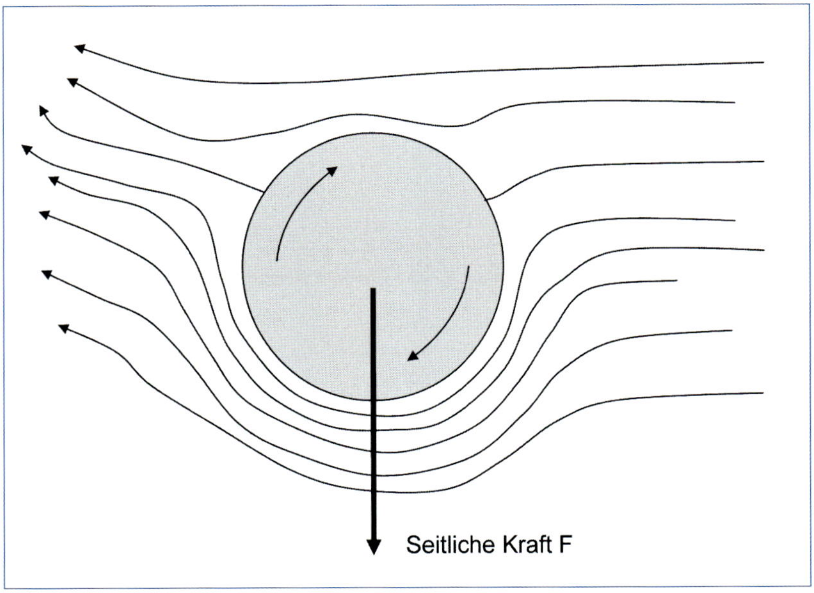

Abb. 7.93: Magnus-Effekt

Präzision und Zielgenauigkeit der Wurfaktion entscheidend sind.

Für Basketballwürfe (Korbwürfe im Stand) lassen sich als bestimmende Parameter Abfluggeschwindigkeit (v_0), Abflugwinkel (α_0) und Abwurfhöhe (h_0) des Balles beim Korbwurf als Wurfkriterien bestimmen. *Ballreich* und *Kuhlow-Ballreich* (1992a, S. 17) formulieren für Würfe von der Freiwurflinie (4,6 m) und einer Abwurfhöhe von 2,13 m einen Abwurfwinkel von 49° bis 55° als optimale Kenngrößen des Wurfes und führten experimentelle Untersuchung an, die zeigen, dass die Treffergenauigkeit insbesondere vom optimalen Abflugwinkel bestimmt wird.

Die Abbildung 7.94 zeigt eine typische Wurfsituation (Freiwurf) im Basketball. Dieser Wurf weist hinsichtlich der Wurfsituation eine Besonderheit auf, denn er wird im Stand bzw. in Ruhe ausgeführt, was in der Regel bei Sportspielwürfen selten vorkommt. Die Wurfsituation lässt sich gut standardisieren, da störende Einflüsse wie der variable Anlauf, verschiedene Wurfpositionen oder der Einfluss des Gegners entfallen. Aus einer durch die Spielregeln für Freiwürfe definierten Entfernung von 4,60 m vom Korb, der sich in 3,05 m Höhe an einem Brett befindet, wird der Wurf im Stand ausgeführt. Die Basketballspieler können die Freiwurfbewegungen durch beständiges Training automatisieren, und durch Technikanalyse und -korrektur der Wurfbewegung kann Einfluss auf die Wurfgenauigkeit genommen werden.

Betrachten wir den Freiwurf aus biomechanischer Sicht, erkennen wir den Zusammen-

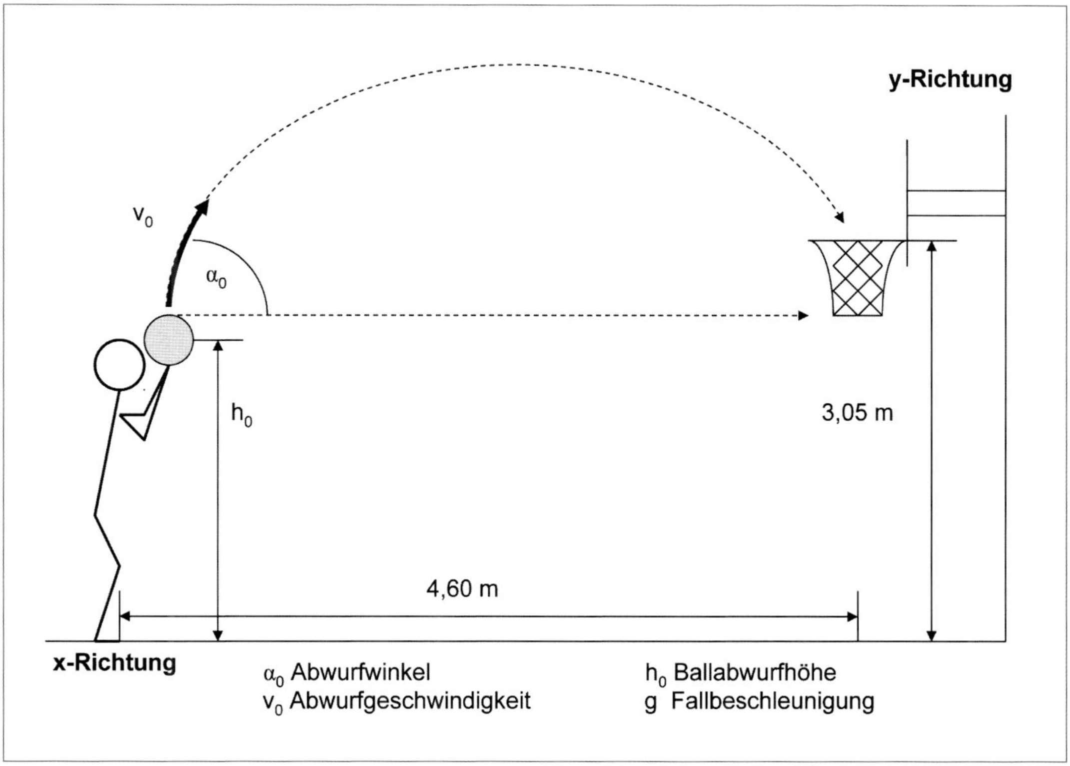

Abb. 7.94: Schräger Wurf am Beispiel eines Freiwurfs beim Basketball

hang zum »schrägen Wurf« (vgl. Kap. 4.1.5). Der Wurf setzt sich zusammen aus den Komponenten einer vertikalen Bewegung des Balles in die Höhe, der von der Fall- bzw. Erdbeschleunigung (g) beeinflusst wird, und von einer horizontalen Bewegung in die Weite, bei der formal keine Beschleunigungskräfte wirken.

Zwischen Ort, Geschwindigkeit und Beschleunigung existiert ein Zusammenhang. Beschreibt h_0 die Abwurfhöhe des Balles, also seinen Ort, so kann die Geschwindigkeit mit der 1. Ableitung dieser Ortsfunktion beschrieben werden. Für die Beschleunigung wird die 2. Ableitung der Ortsfunktion bestimmt.

Nehmen wir also bei der Bewegung in die y-Richtung die Existenz der Fallbeschleunigung an, so wirkt diese in negativer Richtung. Nach zweimaliger Integration von -g ergibt sich so das Orts-Zeit-Gesetz für Würfe in senkrechter Richtung:

$$y = -\frac{g}{2} t^2 + v_y \cdot t + h_0$$

Bei der Betrachtung der horizontalen Bewegung kann die Formel der Geschwindigkeit herangezogen werden:

$$x = v_x \cdot t$$

Die Geschwindigkeiten in y- bzw. x-Richtung werden durch v_y bzw. v_x dargestellt. Da v_0 jedoch weder vertikal noch horizontal verläuft, muss folgender Zusammenhang berücksichtigt werden: v_0 wird als Summe der senkrecht zueinander verlaufenden Geschwindigkeitsvektoren v_x und v_y dargestellt (Abb. 7.95).

Damit ergeben sich folgende Zusammenhänge:

$$v_y = \sin \alpha_0 \cdot v_0$$

$$v_x = \cos \alpha_0 \cdot v_0$$

Für die Ort-Zeit-Relation in horizontaler und vertikaler Richtung folgt dann:

$$y = -\frac{g}{2} t^2 + v_0 \cdot t \cdot \sin \alpha_0 + h_0$$

$$x = cos\ \alpha \cdot v_0 \cdot t$$

Somit kann die Wurfparabel wie folgt dargestellt werden:

$$y = -\frac{g}{2} \cdot \frac{x^2}{v_0^2 \cdot \cos^2 \alpha_0} + x \cdot \tan \alpha_0 + h_0$$

Wenn bei einem Basketballfreiwurf ein idealer Abwurfwinkel von $\alpha_0 = 45°$ und eine Abwurfhöhe/Ballhöhe von 2,00 m angenommen wird, lässt sich die Abwurfgeschwindigkeit wie folgt berechnen:

$$3{,}05\ m = \frac{-9{,}8\ \frac{m}{s^2}}{2} \cdot \frac{(4{,}6\ \mathrm{m})^2}{\frac{1}{2} \cdot v_0^2} + 4{,}6\ m \cdot 1 + 2{,}00\ m$$

$$3{,}05\ m = \frac{-9{,}8\ \frac{m}{s^2} \cdot 21{,}16\ m^2}{v_0^2} + 6{,}60\ m$$

$$-3{,}55 v_0^2 = -207{,}368\ \frac{m^2}{s^2}$$

$$v_0^2 \approx 58{,}4\ \frac{m^2}{s^2}$$

$$v_0 \approx 7{,}6\ \frac{m}{s}$$

Bei einem Dreipunktewurf, der im Basketball in einer Mindestentfernung von 6,25 m vom Korb erfolgen müsste, würde sich die Berechnung wie folgt verändern:

$$3{,}05\,m = \frac{-9{,}8\,\frac{m}{s^2}}{2} \cdot \frac{(6{,}25\,m)^2}{\frac{1}{2} \cdot v_0^2} + 6{,}25\,m \cdot 1 + 2{,}0\,m$$

$$-5{,}2 v_0^2 = -382{,}8125\,\frac{m^2}{s^2}$$

$$v_0 \approx 8{,}6\,\frac{m}{s}$$

Mit der Veränderung der Entfernung muss sich also zwangsläufig auch die Abwurfgeschwindigkeit erhöhen, wenn wie in unserer idealtypischen Berechnung der Abwurfwinkel konstant bleibt. Bei der Berechnung von Einflussgrößen auf die Flugkurve haben *Ballreich* und *Kuhlow-Ballreich* (1992a, S. 12 f.) noch weitere Berechnungen zur Wurfposition und Höhendifferenz zwischen Abwurf- und Treffpunkt des Balles durchgeführt. Sie kommen zu der Auffassung, dass sich der optimale Abflugwinkel in Abhängigkeit von Wurfposition und Abwurfhöhe verändert, was bisher in der Trainingspraxis wenig Beachtung findet.

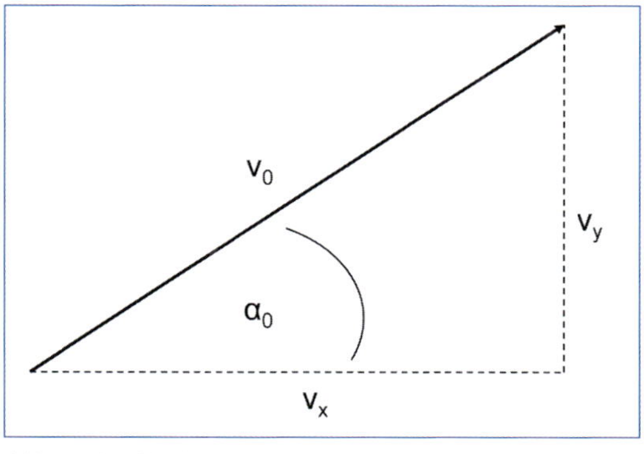

Abb. 7.95: Herleitung der Abwurfgeschwindigkeit v_0

Mechanische Aspekte gestoßener Bälle

Als Stoßvorgang werden physikalisch die Aktionen im Sportspiel charakterisiert, bei denen es zu extrem kurzen Kontaktzeiten zwischen Körpersystemen kommt. Dabei treffen bewegliche Systeme wie Bälle, Hand oder Fuß aufeinander oder unbewegliche Systeme wie der Boden und die Wand treffen auf Bälle als bewegliche Systeme.

Der Stoßvorgang wird bei den Spielsporttechniken in der Regel als »*Schlag*« bezeichnet. Gemeint ist z.B. der Kontakt von Ball und Hand beim Volleyball oder von Ball und Schläger beim Vorhandschlag im Tischtennis. Für das Verständnis von Stoß- bzw. Schlagvorgängen ist es bedeutsam, dass zwischen elastischen bzw. teilelastischen Stößen und nicht elastischen Stößen unterschieden wird. Nicht elastische Stöße sind gekennzeichnet durch den Energieverlust des Balles beim Auftreffen auf den Boden oder die Wand. *Ballreich* und *Kuhlow-Ballreich* (1992b, S. 73) geben als Maß für den Energieverlust bei nicht elastischen Stößen den Restitutionskoeffizienten e an, der sich aus der Fallhöhe (h_F) und der Rückprallhöhe (h_G) wie folgt berechnen lässt:

$$e = \frac{\sqrt{h_G}}{h_F}$$

Einfache Versuche mit Volley- oder Basketbällen zeigen, dass natürlich auch der Luftdruck oder die Temperatur auf das elastische Verhalten der Bälle Einfluss haben.

Schlagbewegungen im Volleyball können als teilelastische Stöße bezeichnet werden, denn durch den steuernden Einfluss der Unterarmmuskulatur bei der Abwehrtechnik Bagger oder dem beschleunigenden Einfluss des Handgelenkeinsatzes beim Angriffsschlag wird die Abfluggeschwindigkeit des Balles gesteuert und beeinflusst, die Eigenschaften des Balles bleiben aber konstant.

Umstritten ist der Einsatz des Impulserhaltungssatzes für den Stoßvorgang bei den Sportspielen, denn Schläge im Sportspiel sind nicht immer ausschließlich zentrisch, sondern es treten häufig Rotationsveränderungen durch exzentrische Stöße auf.

Zudem wirken beim Stoßvorgang komplexe Körpersysteme wie beim Fußballstoß beginnend von der Rumpf- über Oberschenkel- und Unterschenkelmuskulatur. Zusätzlich wirken auch Hüft-, Knie- und Fußgelenke als Drehpunkte auf einer angenommenen Kreisbahn. (*Wesson* 2006, S. 24)

Durch die Form des Körperteils, hier beispielsweise der Fuß oder auch die Hand, treten zusätzlich noch seitliche Drehbewegungen (Sidespin) auf, was zu einer zusätzlichen Modifizierung der Flug- oder Rollbahn des Balles führt.

Und dennoch gibt die folgende Formel einen guten Eindruck von der »idealen« Impulserhaltung und -übertragung bei Stößen, wie dem Angriffsschlag im Volleyball (vgl. *Ballreich* und *Kuhlow-Ballreich* 1992b, S. 73):

$$v_{0,B} = \frac{m_B v_B + m_{Ha} v_{Ha} - (v_B - v_{Ha})\, m_{Ha} \cdot e}{m_B + m_{Ha}}$$

$v_{0,B}$ *Abfluggeschwindigkeit*
v_B *Ballgeschwindigkeit zu Kontaktbeginn*
v_{Ha} *Handgeschwindigkeit zu Kontaktbeginn*
m_B *Masse des Volleyballs* ($m_B = 0{,}26 - 0{,}28$)
m_{Ha} *(effektive) Masse der Hand* ($m_{Ha} \sim 0{,}6$ % *der Körpermasse*)
e *Restitutionskoeffizient*

Zentrische Stöße

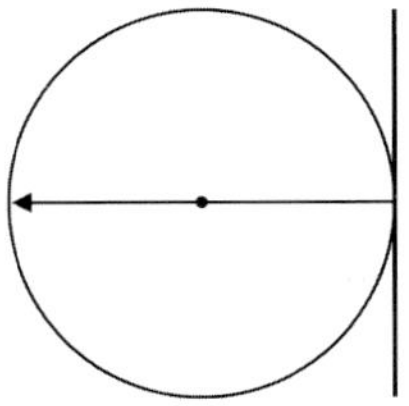

Der Schwerpunkt von Ball und Schlag- bzw. Stoßvorgang ausführendem Körperteil oder Sportgerät fallen zusammen. Es kommt zu einer gradlinigen Beschleunigung.

Abb. 7.96: Wirkung zentrischer Stöße

Exzentrische Stöße

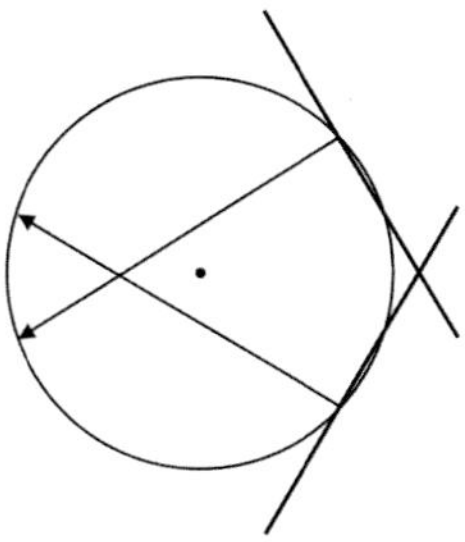

Der Schwerpunkt von Ball und Schlag- bzw. Stoßvorgang ausführendem Körperteil oder Sportgerät fallen nicht zusammen. Die Flug- oder Rollstrecke ist geringer und der Ball erhält einen Top- oder Backspin.

Abb. 7.97: Wirkung exzentrischer Stöße

Für den Schlagvorgang beim Angriffsschlag kann die Impulsübertragung von der Hand auf den Ball mit der dargestellten Gleichung beschrieben werden. Die Abfluggeschwindigkeit des Balles ist dabei abhängig von den Materialeigenschaften des Balles (Masse und Restitutionskoeffizient) und der Masse und Geschwindigkeit der Hand.

Weitere Faktoren, die Einfluss auf die Abfluggeschwindigkeit des Balles haben, sind die Flugbahn des Balles zum Zeitpunkt des Treffvorgangs und die speziellen Positionen von Rumpf, Arm und Hand bei der Kraftübertragung. Es ist nicht unerheblich, ob der Ball mit ansteigender Flugkurve so getroffen wird, dass die Hand vollständig den Ball abdeckt, oder ein Ball in einer abfallenden Flugkurve zentral von der Hand getroffen wird. Die Ballgeschwindigkeit kann in beiden Fällen zusätzlich durch eine Versteifung der Hand (Verringerung des Energieverlustes) oder eine Geschwindigkeitserhöhung der Hand im Treffvorgang vergrößert werden. (vgl. *Tilp* 2003, S. 108) Diese Veränderungen führen aber häufig zu anderen Effekten, wie größerer Ungenauigkeit in der Schlagrichtung oder fehlender Präzision beim Treffvorgang, was dann eine gesteigerte Abschlaggeschwindigkeit wieder in Frage stellt.

Mechanische Aspekte mit Sportgeräten gestoßener Bälle

Betrachten lassen sich auch die mechanischen Aspekte gestoßener Bälle, wenn der Treffvorgang zwischen einem Ball (Körper) und einem beweglichen Körpersystem mit einem Sportgerät (Schläger) erfolgt. Beim Abschlag des Golfballes können folgende Parameter charakterisiert werden, die die Abfluggeschwindigkeit bestimmen (*Ballreich* und *Mund* 1999, S. 50):

Die Stoßvorgänge im Golfsport sind exzentrische teilelastische Stöße. Eine Besonderheit ist der auf den Golfball auftreffende Schlägerkopf und dessen Geschwindigkeit. Wie im oben beschriebenen Beispiel zum Volleyballangriffsschlag wird auch hier die Abfluggeschwindigkeit $v_{0,B}$ des Golfballes von den Massen des Schlägers und des Balles sowie der Geschwindigkeit des Schlägerkopfes zu Kontaktbeginn und dem Restitutionskoeffizienten bestimmt. Somit wird die Ballabfluggeschwindigkeit proportional größer zur Schlägerkopfgeschwindigkeit (vgl. *Ballreich* und *Mund* 1999, S. 50).

$$v_{0,B} = \frac{m_s v_s \,(1+e)}{m_s + m_B} = v_s \cdot \frac{1+e}{1+ m_B/m_s}$$

$V_{0,B}$ *Abfluggeschwindigkeit*
m_s *Masse (Gewicht) des Schlägerkopfes*
m_B *Masse (Gewicht) des Golfballs*
v_s *Geschwindigkeit des Schlägerkopfes zu Kontaktbeginn (Impactbeginn)*
e *Stoßzahl (Elastizitätskoeffizient, Restitutionskoeffizient)*

Außer der Abschlaggeschwindigkeit bestimmen aber noch weitere Kriterien die Qualität des Abschlags. Am Schlägerkopf des Golfschlägers gibt es ein Stoßzentrum, in der Golfersprache »Sweetspot«, das erheblichen Einfluss auf die Flugweite des Abschlages hat. Vereinfacht lässt sich sagen, je weiter der Ball entfernt vom Sweetspot getroffen wird, umso deutlicher kann sich die Abschlagweite verringern. Weiterhin wird die Länge und Flugbahn des Balles noch von der Bahn des Schlägers beim Schwung und der Stellung des Schlägerkopfes beeinflusst. Schwingt der Schlägerkopf nicht Richtung Ziel, wenn er auf den Ball trifft, sondern weicht bei der Schwungbahn nach innen oder außen ab und ist zudem der Schlägerkopf in Richtung Ziel geöffnet oder geschlossen, gibt es eine Vielzahl von abweichenden Flugbahnen. Jeder Golfer kennt die Probleme, wenn der Ball bei geöffnetem Schlägerkopf mit einem Drall nach rechts dreht und zum Slice wird oder bei eher geschlossener Schlägerhaltung eher mit einem Linksdrall zu einem Hook wird.

Merke

- Charakteristisch für Sportspiele ist die Variationsbreite des Bewegungshandelns; eingebunden in ein System von vorbereitenden Handlungen und Zielhandlungen bewegt sich ein Sportspieler in einem sehr komplexen Gefüge unterschiedlichster Techniken und taktischer Herausforderungen.
- Beim Auftreffen von Bällen auf unterschiedliche Spielböden kommt es zur Veränderung der Horizontalgeschwindigkeit und der Ballrotation, was von der Elastizität des Bodens und der Beschaffenheit des Balles abhängt. Sportspieler müssen mit variabler Sportspieltechnik darauf reagieren.
- Abflugwinkel und Abfluggeschwindigkeit charakterisieren die unterschiedlichen Ballwürfe und daneben wirken insbesondere die physikalischen Eigenschaften der Luft und die spezifischen Eigenschaften des Balles.
- Schlagvorgänge sind mit einem Körperteil oder Schläger gestoßene Bälle, deren Kontaktdauer mit dem Körperteil oder Schläger unter 0,3 Sekunden beträgt. Die Abfluggeschwindigkeit des Balles ist abhängig von den Materialeigenschaften des Balles (Masse und Restitutionskoeffizient) und der Masse und Geschwindigkeit des Körperteils oder Schlägers

Kontrollfragen

1. Welche Beobachtung kann bei Fußbällen oder Handbällen gemacht werden, die in kalten Räumen gelagert werden? Hat die Temperatur Einfluss auf das Spielverhalten?
2. Warum verändern sich die Absprunggeschwindigkeit und -richtung von Tennis- oder Fußbällen, wenn diese auf einem Hallen- oder Sandplatz gespielt werden?
3. Wie kommt es zu »bananenartigen« Flugkurven von Fußbällen, und sind diese Effekte auch bei den Flugbahnen anderer Sportspielbälle erkennbar?
4. Welche Parameter sind für die Treffgenauigkeit und damit für den Erfolg bei Ballwürfen entscheidend? Gibt es zwischen den Sportspielen Basketball und Handball Unterschiede?
5. Wie kann die Ballgeschwindigkeit und damit die Schlaghärte beim Angriffsschlag im Volleyball erhöht werden?

8 Wesentliche Begriffe der Biomechanik

In diesem Kapitel werden die grundsätzlichen Termini der Biomechanik definiert. Erstmalig stellte *Marhold* (1989) in der Lehrbriefreihe für das Fernstudium an der Deutschen Hochschule für Körperkultur im Lehrbrief 1 »Zum Gegenstand, zu den Aufgaben und Fachtermini der Biomechanik sportlicher Bewegungen (Sportbiomechanik)« eine umfassende Begriffssammlung vor. Im Lexikon Sportwissenschaft von *Schnabel* und *Thieß* (1993) wurden diese weitestgehend übernommen.

Die hier dargestellten Fachtermini basieren auf diesen Quellen. Sie sind möglichst allgemein beschrieben. Weitere inhaltliche Erläuterungen findet der Leser über das Sachregister auf den angegebenen Seiten.

Abdruckgeschwindigkeit

= Abstoß-, Absprung-, Abflug-, Abwurfgeschwindigkeit

Resultierende Geschwindigkeit im Augenblick des Wechsels des Sportlers oder Sportgerätes von der Stützphase in die stützlose Phase (Flugphase). Bei allen Sprüngen, Würfen und Stößen, bei denen die sportliche Leistung sich in einer maximalen Weite oder Höhe ausdrückt, sind die jeweiligen Geschwindigkeiten leistungsbeeinflussende mechanische Größen.

Abflugwinkel

= Absprung-, Abstoß-, Abwurfwinkel

Winkel zwischen der Tangente an der Schwerpunktbahn des Wurf- oder Stoßgerätes und der Hozizontalen unmittelbar nach dem Abwurf; er wird mit $\alpha 0$ bezeichnet. Der Abflugwinkel ist wesentlich bei allen Sprüngen, Stößen und Würfen. Ansatzpunkt bei den Sprüngen ist der Körperschwerpunkt der Athleten. Für alle Disziplinen (Sprung, Stoß, Wurf) der Leichtathletik existieren optimale Werte des Abflugwinkels, die von der Abfluggeschwindigkeit und der Abflughöhe beeinflusst werden.

Achse

= Drehachse

Reale oder fiktive Gerade, die rechtwinklig zur Bewegungsebene durch den Drehmittelpunkt für Drehbewegungen (Rotationen) verläuft.

Amplitude

= Bewegungsamplitude

Schwingungsweite; größter Abstand eines schwingenden Körpers von seiner Ruhelage. Bei Schwingungen im Geräteturnen (z.B. Reck, Seitpferd, Ringe) bezeichnet die Amplitude die räumliche Weite von Bewegungen. Sie wird auch als Maß der (aktiven und passiven) Beweglichkeit der Gelenke herangezogen.

Anfangskraft

= Prinzip der Anfangskraft

Zum Beginn einer Bewegung in Bewegungsrichtung wirkende Beschleunigungskraft. Durch das Abbremsen einer Auftakt- oder Gegenbewegung ohne zeitliche Unterbrechung zur Hauptbewegung tritt eine Anfangskraft auf. Das Abbremsen der Gegenbewegung erfordert eine Muskelanspannung, die zu Beginn der Hauptbewegung für die Vergrößerung des Beschleunigungskraftstoßes genutzt werden kann.

Anstellwinkel

Der Anstellwinkel α_{AN} ist der Winkel zwischen der Längsachse des Gerätes und der Horizontalen bzw. der Winkel zwischen der Sehne des größten Profilquerschnittes eines angeströmten Körpers mit der Strömungsrichtung von Gasen oder Flüssigkeiten.
Mit der Veränderung des Körpers verändert sich gleichzeitig die Stirnfläche des Körpers (und damit die Widerstandskraft). Durch die Wahl eines günstigen Anstellwinkels z.B. im Schwimmsport entsteht ein dynamischer Auftrieb. Gleiches gilt für die Wurfdisziplinen der Leichtathletik (Speer und Diskus) und das Skispringen.

Arbeit

Physikalische Größe ($W = F \cdot s$ [Nm]) als Produkt aus Kraft und Weg, wobei die Kraft in Richtung des Weges wirken muss. Ist die Kraft nicht konstant, muss die verrichtete Arbeit durch das Wegintegral der variablen Kraft definiert werden. Im Training und der Rehabilitation wird die physiologische Arbeit mit speziellen Ergometern erfasst.

Auftrieb

= statischer und dynamischer Auftrieb, archimedisches Prinzip
Der Gewichtskraft eines Körpers entgegenwirkende äußere Kraft in Medien (Wasser, Luft). Der Auftrieb hat statische und dynamische Ursachen. Statischer Auftrieb ist gleich dem spezifischen → Gewicht der vom Körper verdrängten Flüssigkeits- bzw. Gasmenge (archimedisches Prinzip). Angriffspunkt des statischen Auftriebs ist der Volumenmittelpunkt des eingetauchten Körpers. Dynamischer Auftrieb entsteht bei einer Bewegung von geeignet geformten Körpern in Medien. Er wirkt senkrecht zur Anströmrichtung, d.h. durch Sog (Unterdruck) an der Oberseite und Stau (Überdruck) an der Unterseite.

Bahn

Allgemein im Sport markierte Wettkampfstrecke mit vorgegebener Breite und Länge. Im physikalischen Sinn der geometrische Verlauf der Ortsveränderung eines Körpers (Athlet, Sportgerät) bezogen auf seinen Körperschwerpunkt (Massemittelpunkt) oder andere Körperpunkte (z.B. Gelenkpunkte). Sie werden auch als Trajektorien bezeichnet.

Bahngeschwindigkeit

= Geschwindigkeit
Wegzu- oder -abnahme in der Zeiteinheit (Differentialquotient) bezogen auf den geometrischen Verlauf der Ortsveränderung eines Körpers oder Körperpunktes.

Belastung, mechanische

Einwirkung von Kräften auf einen Körper unter statischen und dynamischen Bedingungen. Bei sportlichen Bewegungen können auf den Körper des Athleten Zug-, Druck-, Biege- und Torsionsbelastungen wirken.

Beschleunigung

Durch Kräfte verursachte Geschwindigkeitsänderung eines Körpers in der Zeiteinheit. Die Beschleunigung wird als Differentialquotient der Geschwindigkeit nach der Zeit definiert. Bei geradlinigen Bewegungen (Translation) werden positive (Geschwindigkeit nimmt zu) und negative (Geschwindigkeit nimmt ab – Verzögerung) Beschleunigung unterschieden. Bei krummlinigen oder Kreisbewegungen müssen die Radial- oder Normalbeschleunigung (führt zum Halten oder Verändern der Kreisbahn) und die Tangential- oder Bahnbeschleunigung (führt zur Änderung der Bahngeschwindigkeit) differenziert werden.

Beschleunigungskraftstoß

= Beschleunigungsstoß

Das Produkt aus der einen Körper beschleunigenden Kraft und der Zeitdauer ihrer Wirkung (P = F · t [Ns]). Bei veränderlicher Beschleunigungskraft das Zeitintegral der variablen Beschleunigungskraft.

Beschleunigungsweg

Weg, den der Schwerpunkt eines betrachteten Körpers (Körperteil oder Sportgerät) während einer beschleunigenden Kraftwirkung in Bewegungsrichtung zurücklegt.

Bewegung

Im Sport der Bestandteil und zugleich Hauptmittel des Vollzuges sportlicher Handlungen. Bewegung entsteht vorwiegend als Folge regulierter Muskeltätigkeit und wird in einer zielgerichteten koordinierten Ortsveränderung des Körpers bzw. seiner Glieder sichtbar. Bewegung ist die grundlegende Daseinsweise der Materie. Sie drückt sich in der Veränderung von der einfachsten Form der Ortsveränderung von Körpern bis zum Denken und zu gesellschaftlichen Prozessen aus.

Bewegung, drehende oder fortschreitende

Ortsveränderung eines Körpers, die einmal drehend (Kreis, Rotation) erfolgen kann, wobei alle Körperpunkte konzentrische Kreise um einen festen Punkt (Drehpunkt, -achse) beschreiben, oder bei der sich die einzelnen Körperpunkte auf parallelen bzw. deckungsgleichen Bahnen bewegen.

Bewegungsfrequenz

Anzahl der Bewegungen (Schwingungen) von Körpern oder Körperteilen in einer Zeiteinheit. Im Sport ist die Bewegungsfrequenz eine wesentliche Kenngröße der Bewegungsausführung und eine Steuergröße im Training und Wettkampf (z.B. Schritt-, Schlag-, Trittfrequenz).

Bewegungsparameter

Charakteristische Größe bzw. deren quantitative Ausprägung (Messwert/Kennwert) sportlicher Bewegungen, die mithilfe spezieller Objektivierungsverfahren erfasst werden kann.

Bremskraftstoß

= Bremsstoß

Der für eine Verzögerung (Abbremsen) erforderliche Kraftstoß als Produkt aus der Bremskraft und der Zeitdauer ihrer Wirkung. Bei veränderlicher Bremskraft das entsprechende Zeitintegral der Kraft.

Dichte

Verhältnis der Masse eines Körpers zu seinem Volumen. Die Dichte hängt ab von Temperatur und Druck.

Drehimpuls

Produkt aus Drehmoment M und der Zeit t (Ursache) bzw. das Produkt aus Massenträgheitsmoment J und Winkelgeschwindigkeit ω (Wirkung). Der Drehimpuls beschreibt den mechanischen Zusammenhang von Ursache und Wirkung bei Rotationen (Drehbewegungen).

Drehmoment

Produkt aus der Kraft F und dem senkrechten Abstand ihrer Wirkungslinie zu einem Drehpunkt. Das Drehmoment ist die Ursache für das Entstehen einer Winkelbeschleunigung.

Druckbein / Druckbeinseite
Bezeichnet die untere Extremität / Körperseite, auf der das Gerät in allen Wurf- und Stoßdisziplinen gehalten wird. Bei Rechtshändern ist das Druckbein rechts. Entsprechend links bei allen Linkshändern.

Dynamometrie
Gesamtheit der Untersuchungsverfahren, bei denen mit speziellen Messgeräten Kräfte gemessen werden.

Dynamisches Grundgesetz
Aus dem Beschleunigungsgesetz abgeleiteter formaler Zusammenhang zwischen Kraft, Masse und Beschleunigung:

$$\vec{F} = m \cdot \vec{a} \text{ (N)}$$

Effet
Krummlinige Bewegungsbahn kugelförmiger Sportgeräte, hervorgerufen durch exzentrischen (außermittigen) Kraftstoß.

Ellbogen-vorn-Haltung
Optimale Stellung des Ellbogens senkrecht über bzw. unter der Hand in der Unterwasserphase des Schwimmens.

Energie, potenzielle und kinetische
Arbeitsvermögen physikalischer Systeme bzw. in einem physikalischen System gespeicherte Arbeit. Die Energie tritt in verschiedenen ineinander umwandelbaren Formen auf (mechanische, thermische, elektrische und magnetische Energie sowie verschiedene Arten von Bindungsenergien). Die SI-Einheit der Energie ist 1 Newtonmeter (Nm) = 1 Joule (J) = 1 Wattsekunde (Ws). Im Sport sind die Energie der Lage (potentielle Energie) und die Energie der Bewegung (kinetische Energie) von besonderem Interesse.

Formwiderstand
Komponente des → Wasserwiderstandes, die durch die angeströmte Fläche determiniert wird.

Freiheitsgrad
Auf ein Koordinatensystem bezogene Bewegungsmöglichkeiten eines Körpers. Ein frei beweglicher Körper kann maximal sechs Freiheitsgrade nutzen (drei translatorische und drei rotatorische). Im Sport werden die Freiheitsgrade zur Beschreibung von Bewegungen des Gelenks und der am Gelenk angeschlossenen Körperteile genutzt. Je nach Gelenktyp sind bis zu drei rotatorische Freiheitsgrade möglich. Durch die Verbindung der Körperglieder als kinematische Ketten werden translatorische Freiheitsgrade möglich.

Frequenz
Anzahl der Schwingungen oder Wiederholungen ein und desselben Vorganges bzw. Ereignisses in der Zeiteinheit (z.B. Impulsfrequenz, Schrittfrequenz, Schlagfrequenz, Bildfrequenz). Die SI-Einheit der Frequenz ist Hertz (Hz): 1 Hz = 1 Ereignis je Sekunde.

Gegenwirkung
Drittes Newton'sches Axiom. Durch die Aktion eines Körpers (Kraft) hervorgerufene gleich große Reaktion (Gegenkraft) eines zweiten Körpers. Aktion und Reaktion bilden stets eine Einheit, d.h., ohne entsprechende Reaktion (z.B. Stützstelle) ist keine Aktion möglich (z.B. Verlagerung des Gesamtsystems des Sportlers).

Geschwindigkeit
Definiert als Differentialquotient des Weges nach der Zeit. Die Geschwindigkeit ist relativ und man benötigt für ihre Bestimmung ein Bezugssystem. In Abhängigkeit vom zeitlichen Verhalten werden die konstante (v =

konstant, immer gleicher Wert) und die momentane (v = f[t] Geschwindigkeit zu einen bestimmten Zeitpunkt) Geschwindigkeit unterschieden.

Geschwindigkeitsmessung
Bestimmung des Geschwindigkeitswertes mithilfe geeigneter Messverfahren. Es werden indirekte und direkte Messverfahren unterschieden.

Gesetz
Objektiver, notwendiger, allgemeiner und damit wesentlicher Zusammenhang zwischen Dingen, Sachverhalten und Prozessen der Natur, der Gesellschaft und des Denkens. Im Sport wirken sowohl Naturgesetze – u.a. mechanische, biochemische, physiologische – als auch soziale, historische. Spezifische Gesetze des sportlichen Trainings haben biosozialen Charakter.

Gewicht
= Schwerkraft
Auf der Erde eine durch ihr Schwerefeld und ihre Eigenrotation hervorgerufene, zum Erdmittelpunkt gerichtete Kraft ($G = m \cdot g$ [N]).

Gewicht, spezifisches
Die Zahl, die ausdrückt, wie viel mal schwerer ein Körper ist als ein gleiches Volumen Wasser.

Gleichgewicht, statisches oder dynamisches
Zustand eines Körpers oder Systems, in dem keine äußerlich erkennbaren Veränderungen mehr ablaufen.

Gleichgewichtslagen
Bei drehbarer Lagerung eines starren Körpers um eine Achse werden drei Gleichgewichtslagen unterschieden:
Stabile Gleichgewichtslage: Bei einer Drehung entsteht ein Kraftmoment, das den Körper wieder in die Ausgangslage zurückdreht.
Indifferente Gleichgewichtslage: Der Körper kommt nach der Drehung um einen beliebigen Winkel in seiner neuen Lage zur Ruhe.
Labile Gleichgewichtslage: Bei einer Drehung des Körpers verstärkt das entstehende Drehmoment die Drehung so lange, bis eine stabile Gleichgewichtslage erreicht ist.

Gleichschlagbewegungen
Gleichzeitiger Einsatz der Beine beim Schwimmen im Gegensatz zum Wechselschlag.

Gleichzugbewegungen
Gleichzeitiger Einsatz der Arme beim Schwimmen im Gegensatz zum Wechselzug.

Gleitlage
= Gleitbootlage
Position eines Körpers bei einer gleitenden Bewegung in einem fluiden Medium bzw. auf einer Unterlage.

Hangabtriebskraft
Auf einer schiefen Ebene entstehende Komponente der Gewichtskraft.

Hebel, ein- und zweiarmig
Um eine Achse drehbarer Körper, an dem in beliebigen Punkten außerhalb der Achse mindestens zwei Kräfte angreifen, die einander entgegengesetzte Drehmomente erzeugen. Die Glieder des menschlichen Bewegungsapparates wirken als Hebel.

Hebelarmverkürzung
Beugen und Strecken der Arme in der Unterwasserphase des Schwimmens.

Hill'sche Gleichung
Ein am isolierten Tiermuskel experimentell abgeleiteter funktioneller Zusammenhang zwischen Kontraktionskraft des Muskels (F_m) und der Kontraktionsgeschwindigkeit (v_k). Allgemein wird die Hill'sche Gleichung wie folgt definiert:

$$(\vec{F}_m + a) \cdot (v_k + b) = constant$$

a und b sind Konstanten und kennzeichnen den Wirkungsgrad des jeweiligen Muskels. Die Hill'sche Gleichung wird als eine theoretische Grundlage für die Methodik des Trainings der Kraftfähigkeiten verwendet.

Impuls
= Kraftstoß, Bewegungsimpuls
Produkt aus Masse und Geschwindigkeit eines Körpers (m · v = Bewegungsimpuls). Die Impulsänderung ist gleich dem auf einen Körper bzw. Körperteil wirkenden Kraftstoß.

Impulserhaltungssatz
In einem geschlossenen System ist die Summe der Impulse konstant.

Impulssatz
Der formale Zusammenhang zwischen Kraftstoß und Bewegungsimpuls:

$$\int F \cdot dt = m \cdot \Delta v \quad (\text{Ns})$$

Kennlinie, biomechanische
Charakteristischer Kurvenverlauf eines bestimmten Merkmales in Form einer definierten Größe bzw. deren Wert in Abhängigkeit von den Werten einer oder mehrerer anderer mechanischer Größen. In der Biomechanik werden kinematische, dynamische und elektromyografische Kennlinien unterschieden und für die Bestimmung einer bestimmten sportlichen Technik genutzt.

Kennwert
Charakteristischer Wert (Maßzahl und Maßeinheit) einer mechanischen oder physiologischen Größe. Sie kann ein diskreter Auszug aus einer Kennlinie zu einem bestimmten Ereignis sein.

Kette, kinematische
Aus einzelnen Gliedern (z.B. Knochen) über Gelenke verbundenes bewegliches System. Beim Menschen treten sowohl offene (Endglied ist frei beweglich) als auch geschlossene (Kettenglieder sind endlos miteinander verbunden) kinematische Ketten auf.

Kinegramm
Reale oder abstrakte Aufzeichnung bzw. Darstellung von Bewegungen. Aus Filmaufnahmen werden Umrisszeichnungen als abstrakte bzw. Fotomontagen oder Reihenbilder als reale Widerspiegelung der Bewegungen hergestellt.

Kinemetrie
= Zeitmessung, Winkelmessung, Geschwindigkeits- und Beschleunigungsmessung
Gesamtheit aller Verfahren zur Messung kinematischer Größen bei allen Bewegungen im Sport.

Körperachsen
Durch den → Körperschwerpunkt des Menschen gedachte Achsen. Es werden drei Achsen unterschieden: Längsachse, Breitenachse und Tiefenachse.

Körperschwerpunkt (KSP)
Fiktiver Punkt, in dem die gesamte Masse des Körpers vereint (Massemittelpunkt) und an dem die Schwerkraft angreifend gedacht werden kann. Der KSP kann auch außerhalb des Körpers liegen. Er kann als Angriffspunkt einiger äußerer Kräfte (z.B. Gewichts- und Be-

schleunigungskraft) und bei wechselnden Körperpositionen als Bezugspunkt für die Körperteile angesehen werden. Im Stütz wird durch den Abstand der Kraftwirkungslinie zum Körperschwerpunkt das Drehmoment bestimmt. Im freien Flug ist die Bewegung des KSP durch innere Kräfte nicht zu beeinflussen. Bei biomechanischen Untersuchungen ist die Ermittlung des Körperschwerpunkts deshalb häufig von Bedeutung.

Kraft, physikalische

Ursache von Bewegungen. Sie beschleunigt frei bewegliche Körper (dynamische Wirkung) oder verformt (deformiert) festgehaltene Körper (statische Wirkung). Die Maßeinheit der Kraft ist das Newton (1 N = 1 $kgms^{-2}$). Nach dem Grundgesetz der Mechanik ist die Kraft bei konstanter Masse direkt proportional zur Beschleunigung. Bei der Bewegungsanalyse werden äußere und innere, aktive und passive sowie mittlere momentane und reaktive Kräfte unterschieden.

Kraftarm

Teil eines Hebelsystems, an dem die Kraft wirksam wird. Der Kraftarm ist der kürzeste Abstand zwischen Kraftwirkungslinie und Drehpunkt. Bei Bewegungen des Menschen ändern sich bei Gelenkaktionen sowohl die Muskelkräfte als auch die Länge der Kraftarme.

Kraftkomponente

Bei biomechanischen Bewegungsanalysen lassen sich mit bestimmten Kraftaufnehmern (u.a. piezoelektronischen Bauelementen) die Kraftkomponenten in x-, y- und z-Richtung getrennt erfassen.

Kraftmessung

Bestimmung des Wertes von Kräften mithilfe geeigneter Messverfahren (z.B. Dehnungsmessstreifen, Kraftmessplatten). Im Sport sind es wesentliche Methoden zur detaillierten Leistungserfassung, deren Ergebnisse sowohl zur Analyse der sportlichen Technik als auch des Niveaus der konditionellen Fähigkeiten genutzt werden.

Kraftstoß

Bei einer konstanten Kraft (z.B. Gewichtskraft) das Produkt aus Kraft und Zeitdauer der Kraftwirkung. Bei veränderlicher Kraft ist der Kraftstoß gleich dem Zeitintegral dieser Kraft. Durch einen Kraftstoß werden Impulsänderungen ($m \cdot v$) gleicher Beträge und Richtung hervorgerufen. Resultat des Wirkens von Kraftstößen sind translatorische Bewegungen von Körpern, Körperteilen oder Sportgeräten.

Leistung

Geleistete Arbeit je Zeiteinheit. Die verbindliche Maßeinheit ist das Watt (W).

Luftwiderstand

= Luftkraft, Strömungswiderstand

Kraft, die sich aus der relativen Strömungsgeschwindigkeit, der Widerstandsfläche (Stirnfläche) und der Form (c_w-Wert) des umströmten Körpers sowie der Dichte der Luft ergibt.

Masse

Eine Grundgröße der Physik. Jede Materie besitzt eine Masse. Die Maßeinheit der Masse ist das Kilogramm (kg). Der Wert oder Betrag der Masse eines Körpers ist das Maß seiner Trägheit. Sie entspricht dem Widerstand, den der Körper einer Änderung seines Bewegungszustandes entgegensetzt.

Massenträgheitsmoment

Maß der Trägheit rotierender Körper. Die Massenträgheit ist der spezielle Ausdruck der Masse für drehende Körper. Sie beschreibt den Widerstand, den ein Körper der Änderung seiner Winkelgeschwindigkeit (Rotation, Drehbewegung) entgegensetzt. Das Massenträgheitsmoment wird bestimmt durch das Produkt der einzelnen Masseteile eines Körpers und den Quadraten ihrer jeweiligen Entfernungen von der Drehachse.

Maximalkraft

= Maximalkraftwert
Der höchste Wert einer Kraft-Zeit- oder Kraft-Weg-Funktion.

Messen

Das Abbilden von Ausprägungen objektiver Eigenschaften oder Relationen auf Werte in Messskalen. Dabei wird der Wert einer Größe mit einem bekannten, als Maßeinheit dienenden Wert dieser Größe verglichen bzw. in Teilen oder Vielfachen von diesem ausgedrückt. In der Biomechanik werden beim Messen insbesondere Intervallskalen benutzt.

Messgröße

Als Ausdruck der objektiven Eigenschaften oder Relationen festgelegte und zu messende Größe, z.B. die Abfluggeschwindigkeit, der Abflugwinkel oder die Abflughöhe.

Messwert

Durch Messen (Vergleich zur Maßeinheit) ermittelter Betrag einer Messgröße. Er besteht aus Zahlenwert und Maßeinheit.

Muskelkraftmoment

Produkt aus der Muskelzugkraft und dem kürzesten senkrechten Abstand der Wirkungslinie dieser Kraft zur Drehachse.

Objektivierung

Vergegenständlichung oder gegenständliche Darstellung eines Sachverhaltes, von Merkmalen und Zusammenhängen. Durch die Objektivierung wird bei wissenschaftlichen Untersuchungen, bei der Leistungsdiagnostik im Sport, das Ziel verfolgt, objektive Ergebnisse zu gewinnen, die unabhängig von den subjektiven Wahrnehmungen der erfassten Informationen durch Untersucher, Beobachter, Beurteiler usw. in graphischer oder digitaler Registrierung vergegenständlicht vorliegen (Film- und Videoaufzeichnungen, Kennlinien, digitale Messdaten).

Piezoelektrischer Effekt

= Piezo-Effekt
Interaktion von mechanischem Druck und elektrischer Spannung in Festkörpern. Er basiert auf dem Phänomen, dass einerseits bei der Verformung bestimmter Materialien (meist Kristalle) elektrische Ladungen auf der Oberfläche auftreten (*direkter Piezoeffekt*) oder umgekehrt diese sich bei Anlegen einer elektrischen Spannung verformen (*inverser Piezoeffekt*).

Prinzip, biomechanisches

Allgemeiner Grundsatz der Handlungsorientierung für die biomechanisch zweckmäßige Lösung von Bewegungsaufgaben innerhalb einer biomechanisch gleichartigen Klasse von Bewegungsaufgaben. Die biomechanischen Prinzipien haben keine universelle Gültigkeit. Sie zielen auf eine effektive Nutzung mechanischer Gesetze unter gegebenen biomechanischen Bedingungen für die Anwendung einer zweckmäßigen sportlichen Technik. Folgende Prinzipien werden beschrieben:

- Prinzip der Anfangskraft
- Prinzip des optimalen Beschleunigungsweges
- Prinzip der optimalen Tendenz im Beschleunigungsverlauf
- Prinzip der zeitlichen und räumlichen Koordination von Teilimpulsen
- Prinzip der Gegenwirkung

- Prinzip der Drehimpulserhaltung
- Prinzip der Kinetion und Modulation

Qualität
Beurteilungswert, -grad oder -standard für die Güte einer erbrachten Leistung. (wird u.a. in den Sportarten Turnen, Eiskunstlaufen, Turmspringen etc. durch die Punktrichter ermittelt).

Quantität
Ausmaß, Menge oder Größe eines Objekts oder eines Phänomens. (Ist das Resultat von Messungen; im Sport z.B. die Weite bei Würfen oder Sprüngen oder das Hantelgewicht beim Gewichtheben).

Quantifizierung
Vorgang, mit dessen Hilfe die Ergebnisse von empirischen Beobachtungen in numerischen Größen ausgedrückt werden, um eine Analyse bzw. einen Vergleich durchführen zu können.

Reibungskraft
= Haft-, Gleit- und Rollreibung
Kraft, die bei einer Relativbewegung zweier sich berührender Körper durch eine in den Berührungsflächen wirkende Kraft entsteht und diese Bewegung hemmt bzw. verhindert. Die Größe dieser Kraft wird von den spezifischen stofflichen Beschaffenheiten der sich berührenden Flächen (Reibungskoeffizient) und der Normalkraft (Kraftwirkung senkrecht zur Fläche) bestimmt.
Im Sport ist die Reibungskraft eine notwendige Voraussetzung für die Fortbewegung (Haftreibung) durch Abdrücken oder Abstoßen. Sie ist aber gleichzeitig die Quelle von Energieverlusten und wirkt leistungsmindernd (Rollreibung beim Radsport, Gleitreibung beim Skilaufen, Reckturnen usw.).

Reibungswiderstand
Komponente des → Wasserwiderstandes, die durch die Reibung zwischen Körper und anliegender Wasserschicht (Grenzschicht) determiniert wird.

Rotation
→ Bewegung, drehende

Schwerkraft
= Gewicht, Gewichtskraft
Eine durch das Schwerefeld zweier Massen hervorgerufene Anziehungskraft. Auf der Erde entspricht die Schwerkraft der Gewichtskraft.

Standfestigkeit
Mechanische Größe, die den Grad der Sicherheit eines Körpers gegen Umfallen oder Umkippen bestimmt. Es werden drei Maße der Standfestigkeit unterschieden: geometrisches, energetisches und dynamisches Maß.

Stirnfläche
Geometrisches Maß als Projektion eines angeströmten Körpers auf eine senkrecht zur Strömungsrichtung stehende Fläche. Sie beeinflusst den Strömungswiderstand eines Körpers und sollte im Interesse hoher Bewegungsgeschwindigkeiten sehr klein sein.

Stoß
Entsteht, wenn zwei Körper aufeinanderprallen und ein Impuls übertragen wird. Es werden elastische, teilelastische und unelastische Stöße unterschieden.

Technik, sportliche
In der Praxis erprobte, aufgrund der allgemeinen Voraussetzungen der Menschen realisierbare charakteristische Art und Weise des Lösens einer sportlichen Bewegungsaufgabe.

Tauchreflex
Pulsverminderung beim Aufenthalt im Wasser durch die zentrale Blutverschiebung, verursacht durch den Wasserdruck. Beim Schwimmen (ca. 5 kp) beträgt die Minderung etwa 10–15 Schläge/Minute. Sie nimmt mit der Tauchtiefe zu.

Technikentwicklung
Es werden zwei Richtungen der Technikentwicklung unterschieden: zum einen die historische Weiterentwicklung der sportlichen Technik und zum anderen die individuelle Entwicklung der sportlichen Technik im motorischen Lernprozess.

Technikmodell
Auf der Grundlage biomechanischer Gesetzmäßigkeiten und spezieller Forschungsergebnisse, koordinationstheoretischer Erkenntnisse sowie u.U. auch verallgemeinerter sportpraktischer Erfahrungen gewonnene Vorstellung über das optimale Lösungsverfahren einer sportlichen Bewegungsaufgabe.

Trägheitskraft
Bei Veränderungen des Bewegungszustandes eines Körpers wirksame Kraft. Sie setzt der → Beschleunigung einen Widerstand entgegen.

Volumenmittelpunkt
Mittelpunkt eines von der Oberfläche eines Körpers umschlossenen Raumes. Der Volumenmittelpunkt ist der Angriffspunkt des statischen Auftriebes und liegt beim Menschen in der Regel unter dem → Körperschwerpunkt.

Wasserwiderstand
Kraft, die einen sich im Wasser bewegenden Körper entgegenwirkt. Der Wasserwiderstand ist abhängig von der Strömungsgeschwindigkeit, der → Stirnfläche, der Körperform und der → Dichte des Wassers. Wasserwiderstand als Oberbegriff setzt sich aus den Komponenten → Formwiderstand, → Reibungswiderstand und → Wellenwiderstand zusammen.

Wellenwiderstand
Komponente des → Wasserwiderstandes, die durch die Erzeugung von Eigenwellen und die Überwindung von Fremdwellen determiniert wird.

Widerstandskraft
Hemmende oder verhindernde Kraft, die bei Bewegungen von Körpern in Medien (Luft, Wasser) auftritt. Bei umströmten Körpern setzt sich die Widerstandskraft aus mehreren Komponenten zusammen, wozu u.a. gehören: Form-, Oberflächen-, Stirnwiderstand. Bei sportlichen Bewegungen sind insbesondere die Luft- und die Wasserwiderstandskraft bedeutungsvoll.

Zentrifugalkraft
= Fliehkraft
Die bei einer Rotation, Drehbewegung oder Bewegung auf einer krummlinigen Bahn auf einen Körper nach außen wirkende → Trägheitskraft.

Zentripetalkraft
= Radialkraft
Auf einen Körper einwirkende Kraft, die ihn auf eine krummlinige Bahn zwingt und ihn hindert, sich der Trägheit folgend tangential weiter fortzubewegen.

9 Über die Autoren

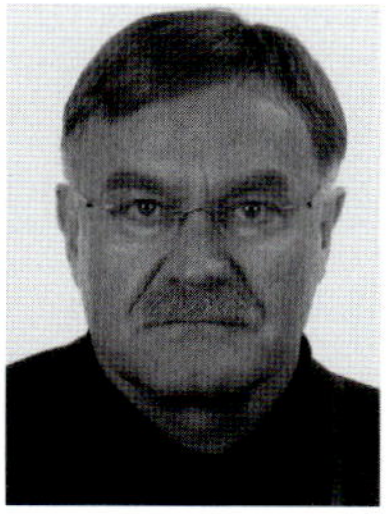

Apl. Prof. Dr. Ditmar Wick
geb. 1953, studierte an der Humboldt-Universität zu Berlin Sport und Geographie, promovierte 1982 zu Aspekten der Fertigkeitsentwicklung im Rudern, habilitierte 1987 an der Pädagogischen Hochschule Potsdam zu Fragen der Sportlehrerausbildung, seit 1987 wissenschaftlicher Mitarbeiter am Institut für Sportwissenschaft im Arbeitsbereich Trainings- und Bewegungswissenschaft der Universität Potsdam.
Lehre in den Bereichen Biomechanik sportlicher Bewegungen und Bewegungswissenschaften/Sportmotorik. Verantwortlicher für die Windsurfausbildung

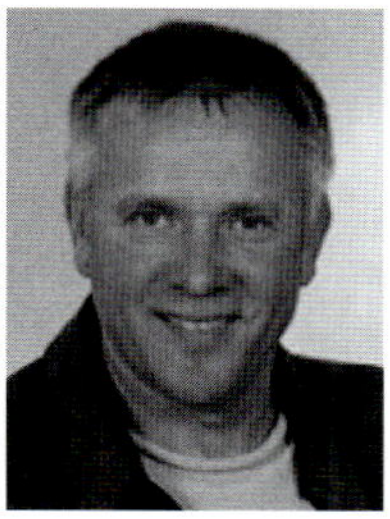

Dr. Henning Ohlert
geb. 1952, studierte Sportwissenschaft an der Pädagogischen Hochschule Potsdam, Diplom-Sportlehrer 1977, Promotion an der Pädagogischen Hochschule Potsdam 1985.
Seit 1989 wissenschaftlicher Mitarbeiter am Institut für Sportwissenschaft der Universität Potsdam im Arbeitsbereich Trainings- und Bewegungswissenschaft.
Verantwortlicher für den integrativen Behindertensport und die Segelausbildung
Junioreneuropameister über 800 m 1970, Bestzeit: 1:45,9

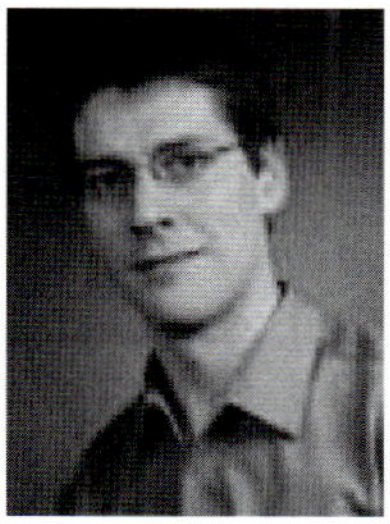

Dr. René Kittel
geb. 1970, studierte Sport und Mathematik an der Universität Potsdam, promovierte 2002 zu zyklischen Bewegungen der Halswirbelsäule. 1997–2006 wissenschaftlicher Mitarbeiter am Institut für Sportmedizin und Prävention, seit 2006 wissenschaftlicher Mitarbeiter am Institut für Sportwissenschaft.
Lehrkraft für Zweikampfsport, Klettern, Schneesport, Fußball

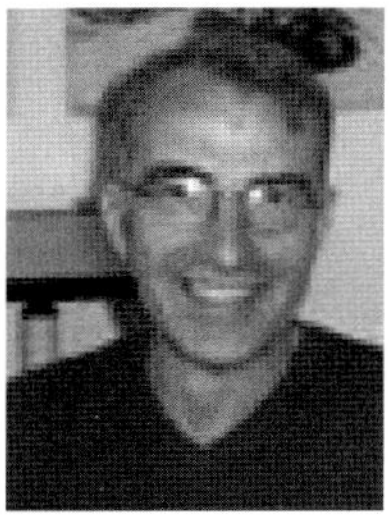

Dr. Martin Fritzenberg
geb. 1951, studierte an der Pädagogischen Hochschule Potsdam, 1972 – 1984 Fachlehrer an einer Oberschule in Ludwigsfelde, 1987 Promotion, wissenschaftlicher Mitarbeiter am Institut für Sportwissenschaft im Arbeitsbereich Sportpädagogik/Sportdidaktik der Universität Potsdam.
Verantwortlicher für die Sportspielausbildung

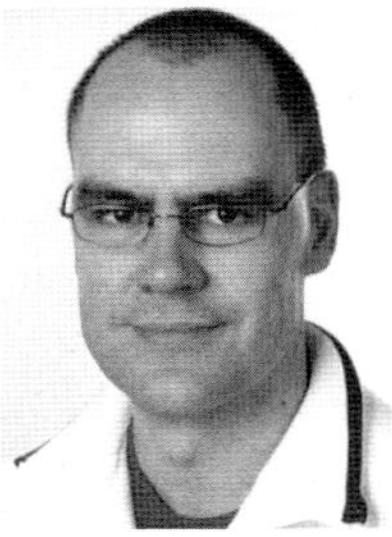

Dr. Tom Krüger
geb. 1968, studierte Sportwissenschaft an der Universität Potsdam, promovierte 2005 zu Aspekten der Lateralität in zyklischen Sportarten. Seit 2003 wissenschaftlicher Mitarbeiter am Institut für Sportwissenschaft im Arbeitsbereich Trainings- und Bewegungswissenschaft der Universität Potsdam.
Verantwortlicher für die Leichtathletikausbildung, B-Trainer-Lizenz Leichtathletik; ehemaliger Leistungssportler (Mittel- und Langstreckenlauf)

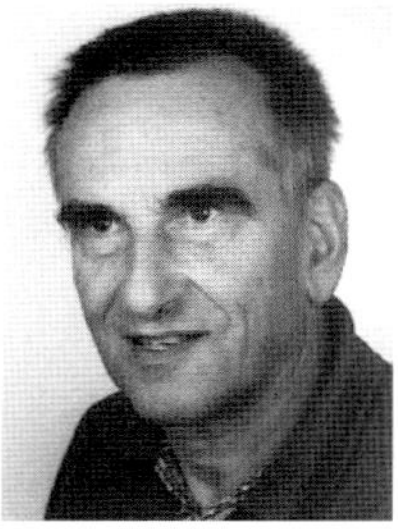

Dr. Wolfgang Thielscher
geb. 1943, studierte Sport und Germanistik an der Pädagogischen Hochschule Potsdam, promovierte 1983 zu Kriterien der sportlichen Eignung zukünftiger Sportlehrer, wissenschaftlicher Mitarbeiter am Institut für Sportwissenschaft Arbeitsbereich Theorie und Praxis der Sportarten bis 2003.
Verantwortlicher für die Schwimm- und Rettungsschwimmerausbildung

10 Literatur

Adam, K.: Rudertraining. Limpert-Verlag, Bad Homburg 1977

Asmussen, E.: Observation on experimental muscular soreness. Acta Rheumat Scand 2 (1956) 109-116

Ballreich, R.: Weg- und Zeitmerkmale von Sprintbewegungen. Bartels & Wernitz, Berlin 1969

Ballreich, R. Einführung in die Biomechanik des Sports. In: *Ballreich, R. & Baumann, W.* (Hrsg.): Grundlagen der Biomechanik des Sports. Probleme Methoden Modelle. Enke, Stuttgart 1988, 13-53

Ballreich, R. & Gabel, H.: Einfluss von Schrittlänge und Schrittfrequenz auf die Laufzeit in Sprintdisziplinen. Leistungssport 5 (1975) 346–351

Ballreich, R. & Kuhlow, A.: Biomechanik der Sportarten. Band 1. Biomechanik der Leichtathletik. Enke, Stuttgart 1986

Ballreich, R., Kuhlow-Ballreich, A.: Biomechanik der Sportarten. Band 3. Biomechanik der Sportspiele. Teil I. Doppel- und Einzelspiele. Enke, Stuttgart 1992a

Ballreich, R., Kuhlow-Ballreich, A.: Biomechanik der Sportarten. Band 3. Biomechanik der Sportspiele. Teil II. Mannschaftsspiele. Enke, Stuttgart 1992b

Ballreich, R., Mund, R.: Biomechanik des Golfspiels. Lehrbrief 2. E. Albrecht, Wiesbaden 1999

Banzer, W., Pfeifer, K., Vogt, L.: Funktionsdiagnostik des Bewegungssystems in der Sportmedizin. Springer Verlag, Berlin, Heidelberg, New York 2004

Bartmus, U. et al.: Aspekte der Sinnes- und Neurophysiologie im Sport. Sport & Buch, Köln 1996

Bartonietz, K.: Der Impuls für weite Speerflüge. Leichtathletiktraining 7 (15) (2004) 4–8

Bartonietz, K., Güllich, A.: Die Bedeutung der Pick-up-Beschleunigung bei Höchstleistungen im 100-m–Sprint. Lehre Leichtathl 31 (1992) 15-18

Bauersfeld, K.-H., Schröter, G.: Grundlagen der Leichtathletik. 5., überarb. Aufl., Sportverlag, Berlin 1998

Baumann, W.: Biomechanische Messverfahren. In *Ballreich R., Baumann, W.* (Hrsg): Grundlagen der Biomechanik des Sports. Probleme Methoden Modelle. Enke, Stuttgart 1988, 76-103

Bäumler, G., Schneider, K.: Sportmechanik. BLV Verlagsgesellschaft, München 1981

Bernstädt, W., Kittel, R.: Kletterspezifische Grundlagen. In *Lazik*, D. (Hrsg.): Therapeutisches Klettern. Thieme, Stuttgart 2007

Billeter, R., Hoppeler, H.: Die Bedeutung endokriner Faktoren für die muskuläre Leistung. In: *Komi, P.V.* (Hrsg.): Kraft und Schnellkraft im Sport. Deutscher Ärzteverlag, Köln 1994, 51-74

Boddien, W.: Gerätturnen in der Schule. Volk und Wissen, Berlin 1986

Böning, D.: Muskelkater. Dtsch Z Sportmed 51 (2000) 63-64

Böning, D.: Muskelkater. Dt Ärztebl 99 (2002) A372-375

Bös, K.: Handbuch sportmotorischer Tests. Hogrefe Verlag, Kassel 1987

Bührle, M.: Dimensionen des Kraftverhaltens und ihre spezifischen Trainingsmethoden. In: *Bührle, M.* (Hrsg.) Grundlagen des Maximal- und Schnellkrafttrainings, Hofmann, Schorndorf 1985, 82-111

Burstein, A. H., Wright, T.M.: Biomechanik in Orthopädie und Traumatologie, Hippokrates Verlag, Stuttgart 1997

Coh, M.: Kinematische und dynamische Analyse der Technik der Hürdenüberquerung. Leistungssport 4 (2002) 43-46

Coh, M., Stuhec, S.: 3–D kinematic analysis of the rotational shot put technique. New Studies in Athletics 20 (3) (2005) 57–66

Denk, R.: Handbuch Segeln. 3. Aufl., Neuausg., BLV, München 1991

Deutscher Leichtathletik-Verband (DLV) (Hrsg.): Schülerleichtathletik. Offizieller Rahmentrainingsplan des Deutschen Leichtathletik-Verbandes für das Grundlagentraining. Philippka Verlag, Münster 2004

Dick, F. W.: Zur Entwicklung der Sprintschnelligkeit. Lehre Leichtathl 27 (1988) 1053–1054

Dickhuth, H.-H.: Genetik und Grenzen der menschlichen Leistungsfähigkeit. Leistungssport 1 (2004) 5-11

Dickwach, H.: Leichtathletik – Sprung. Sportverlag, Berlin 1991

Dobner, H.-J., Perry, G.: Biomechanik für Physiotherapeuten. Hippokrates Verlag, Stuttgart 2001

Donskoi, D.D.: Grundlagen der Biomechanik. Sportverlag, Berlin 1975

Edington, D.W., Edgerton, V.R.: The biology of physical activity. Houghton Mifflin, Boston 1976

Ellwanger, S., Ellwanger, U.: Boxen basics. Training, Technik, Taktik. Motorbuch Verlag, Stuttgart 2005

Frank, G.: Koordinative Fähigkeiten im Schwimmen. Hofmann, Schorndorf 1998

Freiwald, J., Baumgart, C., Konrad, P. (Hrsg.): Einführung in die Elektromyographie. Spitta, Balingen 2007

Friden, J., Sjöström, M., Ekblom, B.: Myofibrillar damage following intense eccentic exercise in man. Int J Sports Med 4 (1983) 170-174

Friedmann, B.: Neuere Entwicklungen im Krafttraining. Muskuläre Anpassungsreaktionen bei verschiedenen Krafttrainingsmethoden. Dtsch Z Sportmed 58 (2007) 12-18

Fritsch, W.: Handbuch für das Rennrudern. Verlag Meyer & Meyer, Aachen 1990

Gabler, H.: Tennis. Zur Theorie der Sportarten. Hofmann Verlag, Schorndorf 1982

Gill, J.: The Art of Bouldering. American Alpine Journal 1969

Göhner, U.: Bewegungslehre und Biomechanik des Sports – Fundamentum mit Hoch- und Weitsprung. Eigenverlag, Tübingen 2002

Goldmann, W.: Die Kugel maximal beschleunigen! Leichtathletiktraining 18 (8) (2007) 14–19

Gollhofer, A., Gruber, M., Bruhn, S.: Muskelphysiologie. In: *Mechling, H., Munzert, J.* (Hrsg.): Handbuch Bewegungswissenschaft – Bewegungslehre. Hofmann Verlag, Schorndorf 2003, 57-81

Grosser, M., Zintl, F.: Training der konditionellen Fähigkeiten. Studienbrief 20 der Trainerakademie Köln des DSB. 2. Aufl., Hofmann Verlag, Schorndorf 1994

Grosser, M., Herrmann, H., Tusker, F., Zintl, F.: Die sportliche Bewegung, BLV, München, Wien, Zürich 1987

Gundlach, H.: Laufgeschwindigkeit und Schrittgestaltung im 100-m-Lauf. Teil 1. Theor Prax Körperkultur 3 (1963a) 254–267

Gundlach, H.: Laufgeschwindigkeit und Schrittgestaltung im 100-m-Lauf. Teil 2. Theor Prax Körperkultur 4 (1963b) 346-359

Gundlach, H.: Laufgeschwindigkeit und Schrittgestaltung im 100m-Lauf. Teil 3. Theor Prax Körperkultur 5 (1963c) 418–425

Gundlach, H.: Systembeziehungen köperlicher Fähigkeiten und Fertigkeiten. Theor Praxis der Körperkultur 17(1968) Beiheft Teil II, 198-205

Güllich, A., Schmidtbleicher, D.: Struktur der Kraftfähigkeiten und ihrer Trainingsmethoden. Dtsch Z Sportmed 50 (1999) 223-234

Gutewort, W.: Biomechanik sportlicher Bewegungen als eine der naturwissenschaftlichen Grundlagen der Sportwissenschaft. In: *Gutewort, W., Schmalz T., Weiß T.* (Hrsg.): Aktuelle Hauptforschungsrichtungen der Biomechanik sportlicher Bewegungen. Academia Verlag, Sankt Augustin 1993, 39-46

Hess, W.D.: Leichtathletik – Sprint – Laufen – Gehen. Sportverlag, Berlin 1994

Hinz, L.: Leichtathletik – Wurf und Stoß. Sportverlag, Berlin 1991

Hirtz, P.: Vielfalt und Reichtum der Individualentwicklung – die motorische Ontogenese. In: *Hirtz, P., Kirchner, G., Pöhlmann, R.* (Hrsg.): Sportmotorik. Grundlagen, Anwendungen und Grenzgebiete. Gesamthochschule Kassel, Kassel 1994, 207-217

Hochmuth, G.: Biomechanik sportlicher Bewegungen. 1. Aufl., Sportverlag, Berlin 1967

Hochmuth, G.: Biomechanik sportlicher Bewegungen. 4., stark überarbeitete Aufl., Sportverlag, Berlin 1981

Hochmuth, G.: Biomechanik sportlicher Bewegungen. 10., stark überarbeitete Aufl., Sportverlag, Berlin 1987

Hoeger, W., Barette, S., Hopkins, D.: Relationship between repetitions and selected percentages of one repetition maximum. J Appl Sport Sci Res 1 (1987) 11-13

Hohmann, A., Kolb, M., Roth, K. (Hrsg.): Handbuch Sportspiel. Hofmann Verlag, Schorndorf 2005

Hohmann,A., Lames, M., Letzelter, M.: Einführung in die Trainingswissenschaft. Limpert Verlag, Wiebelsheim 2002

Hollmann, W., Hettinger, T.: Sportmedizin. Grundlagen für Arbeit, Training und Präventivmedizin. 4. Aufl., Schattauer, Stuttgart, New York 2000

Hüter-Becker, A., Schewe, H., Heipertz, W. (Hrsg.): Physiotherapie Biomechanik, Arbeitsmedizin, Ergonomie. Thieme Verlag, Stuttgart 1999

Huxley, F.: Muscle structure and theories of contraction. Prog Biophys Biophysical Chem 7 (1957) 255-318

Iwoilow, A.W.: Volleyball-Biomechanik und Methodik. Sportverlag, Berlin 1984

Jöllenbeck, Th.: Drehimpulse im Weitsprung. Wissenschaftsverlag, Aachen 1994

Jonath, U., Krempel, R., Haag, E., Müller, H.: Leichtathletik 1. Rowohlt, Reinbek bei Hamburg 1995a

Jonath, U., Krempel, R., Haag, E., Müller, H.: Leichtathletik 2. Rowohlt, Reinbek bei Hamburg 1995b

Jonath, U., Krempel, R., Haag, E., Müller, H.: Leichtathletik 3. Rowohlt, Reinbek bei Hamburg 1995c

Kassat, G.: Biomechanik für Nichtbiomechaniker. Fitness-Contur-Verlag, Bünde 1993

Klein P, Schunk E: Koordinativ-orientierte Sportarten – Klettern. Hofmann Verlag, Schorndorf 2005

Komi, P. V. (Hrsg.): Kraft und Schnellkraft im Sport. Deutscher Ärzteverlag, Köln 1994

Körner, T., Schwanitz, P.: Rudern. Sportverlag, Berlin 1986

Krüger, T., Schulze, H., Venner, S.: Kinematische Analyse der Stützphase im 100-m-Sprint. In: *Backhaus, J., Borkenhagen, F., Funke-Wieneke, J.* (Hrsg.): SportStadtKultur (Schriftenreihe der Deutschen Vereinigung für Sportwissenschaft, Bd. 168). Czwalina, Hamburg 2007, 194-195

Krüger, T., Wick, D., Hohmann, A., El-Bahrawy, M., Koth, A.: Biomechanics of the Grab and Track Start Technique. In: *Chatard, J.C.* (Ed.): Biomechanics and Medicine in Swimming IX. Universite de Saint-Etienne, Saint-Etienne 2003, 219-223

Lehmann, G., Müller-Deck, H.: Judo – Ein Lehrbuch für Trainer, Übungsleiter und Aktive. 2. Aufl., Sportverlag, Berlin 1990

Letzelter, M.: Schrittzahl, Schrittlänge und Schrittfrequenz beim Sprint der Frauen. In: *Knebel P.* (Red.). Olympische Analysen. Verlag Bartels & Wernitz, Berlin 1974

Letzelter, M.: Leistungsdiagnostik und Trainingsberatung. Teil 1. Lehre Leichtathl 20 (1979a) 627–630

Letzelter, M.: Leistungsdiagnostik und Trainingsberatung. Teil 2. Lehre Leichtathl 21 (1979b) 657–664

Letzelter, M.: Leistungsdiagnostik und Trainingsberatung. Teil 3. Lehre Leichtathl 22 (1979c) 691–693

Letzelter, M., Letzelter, S.: Wettkampfdiagnostik im Sprint. Leistungssport 2 (2002) 16–20

Letzelter, M., Letzelter, S.: Der Sprint. Eine Bewegungs- und Trainingslehre (Mainzer Beiträge zur Sportwissenschaft, Bd. 21). Schoers, Nauenheim 2005

Letzelter, M., Letzelter, S., Fuchs, P.: Prioritätskatalog der Sprintfähigkeit in der Weltklasse. Leistungssport 6 (2000) 56–62

Lind, W.: Lexikon der Kampfkünste. Sportverlag, Berlin 1999

Lindinger, S., Müller E.: Die Bedeutung biomechanischer Analysen von Skatingtechniken im Skilanglauf. Leistungssport 2 (2003) 27-35

Lippmann, R. (Hrsg.): Ausbildungsscript – Fachübungsleiter-/Trainer-C-Ausbildung. 1. Aufl., Bod Verlag, Hamburg 2001

Liu, Y., Schlumberger, A., Wirth, K., Schmidtbleicher, D., Steinacker, J. M.: Different effects on human skeletal myosin heavy chain isoform expression: strength vs. combination training. J Appl Physiol 94 (2003) 2282-2288

Loosch, E.: Allgemeine Bewegungslehre. Limpert Verlag, Wiebelsheim 2000

Malisoux, L., Francaux, M., Theisen, D.: What do single-fiber studies tell us about exercise training? Med Sci Sports Exerc 39 (2007) 1051-1060

Mann, R.: Sprintlauf – Ein Technikleitbild. Lehre Leichtathl 12 (1999) 43–45

Marhold, G.: Der Beitrag der Biomechanik sportlicher Bewegungen für die Entwicklung sportmotorischer Fähigkeiten. Lehrheft zum Lehrgebiet Biomechanik sportlicher Bewegungen. Deutsche Hochschule für Körperkultur und Sport, Leipzig 1987

Marhold, G.: Zum Gegenstand, zu den Aufgaben und Fachtermini der Biomechanik sportlicher Bewegungen (Sportbiomechanik), Lehrbriefreihe für das Fernstudium zum Lehrgebiet Biomechanik sportlicher Bewegungen. Deutsche Hochschule für Körperkultur und Sport, Leipzig 1989

Mehanni, A.M.S.: Kinematische und dynamische Biomechanik des Prellstoßes Kizamizuki beim Karate. Dissertation an der Universität Konstanz Fachgebiet Sport 2004

Meinel, K., Schnabel, G.: Bewegungslehre – Sportmotorik. Sportverlag, Berlin 1998

Möller, S., Kittel, S., Krüger, T., Wick, D.: Analyse und Optimierung angriffsspezifischer Technikelemente – individuelle Bewegegungsprofile bei Spitzenjudoka – Zeitschrift für angewandte Trainingswissenschaft (15) 72-78

Müller, R.: Kapitel 3: Das Newtonsche Bewegungsgesetz: die Grundgleichung der Mechanik. Kinematik und Dynamik/Das Newtonsche Bewegungsgesetz/Umgang mit der Newtonschen Bewegungsgleichung. http://www.tu-braunschweig.de/ifdn/physik/alltagsphysik/mechanik. (letzte Änderung: 19. 5. 2006)

Murakami, M., Tanabe, S., Ishikawa, M., Isolehto, J., Komi, P.V., Ito, A.: Biomechanical analysis of the javelin at the 2005 IAAF World Championships in Athletics. New Studies in Athletics 21 (2) (2006) 67–80

Neumann, U.: Lizenz zum Klettern 2.5. Udini, Köln 2001

Noth, J.: Die motorischen Einheiten. In: *Komi, P.V.* (Hrsg.): Kraft und Schnelligkeit im Sport. Deutscher Ärzteverlag, Köln 1994, 33-40

Okazaki, T., Stricevic, M.: Modernes Karate. Falken, Niedernhausen 1994

Olivier, N., Rockmann, U.: Grundlagen der Bewegungswissenschaft und -lehre. Hofmann Verlag, Schorndorf 2004

Overschmidt, H., Gliewe, R.: Sportbootführerschein Binnen. 11. Aufl., Delius Klasing, Bielefeld 2004

Pach, M.: Empirische Untersuchungen zur Abgrenzung verschiedener Kraftausdauerfähigkeiten. Unveröff. Dissertation, TU München 1991

Paddon-Jones, D., Leveritt, M., Lonergan, A., Abernethy, P.: Adaptation to chronic eccentric exercise in humans: the influence of contraction velocity. Eur J Appl Physiol 85 (2001) 466-471

Pauwels, F.: Gesammelte Abhandlungen zur funktionellen Anatomie des Bewegungsapparats. Springer Verlag, Berlin, Heidelberg 1965

Perlt, B., Adamczewski, H.: Abwurfparameter im Speerwurf. Leichtathletiktraining 6 (15) (2004) 22–26

Peterson, L., Renstöm. P.: Verletzungen im Sport. 2. überarb. Aufl., Deutscher Ärzteverlag Köln 2001

Pette, D.: Das adaptative Potential des Skelettmuskels. Dtsch Z Sportmed 50 (1999) 262-271

Platzer, W.: dtv-Atlas der Anatomie – Bewegungsapparat, Bd. 1. 6., überarb. Aufl., Thieme, Stuttgart, New York 1991

Reischle, K.: Biomechanik des Schwimmens. Verlag Sport Fahnemann, Bockenem 1988

Saziorski, W.M., Aruin, A.S., Salujanow, W.N.: Biomechanik des menschlichen Bewegungsapparates. 1. Aufl., Sportverlag, Berlin 1984

Scheid, V., Prohl, R.: Bewegungslehre. Kursbuch Sport. 6., völlig neu bearb. Aufl., Limpert Verlag, Wiebelsheim 2001

Schewe, H: Biomechanik – wie geht das? Thieme Verlag, Stuttgart, New York 2000

Schlumberger, A., Wirth, K., Liu, Y., Steinacker, J., Schmidtbleicher, D.: Effekte eines Trainings mit einer Schnellkraftmethodenkombination. Leistungssport 4 (2003) 14-18

Schmalz, T.: Biomechanische Modellierung menschlicher Bewegungen. Hofmann Verlag, Schorndorf 1993

Schmidt, R.F.: Neuro- und Sinnesphysiologie. Springer, Berlin 1993

Schmidt, R.F., Tews, G., Lang, F.: Physiologie des Menschen. Springer, Berlin, Heidelberg, New York 2000

Schnabel, G., Thieß, G. (Hrsg.): Lexikon Sportwissenschaft. Leistung – Training – Wettkampf. Sportverlag, Berlin 1993

Schnabel, G., Harre, D., Borde, A.: Trainingswissenschaft. Sportverlag, Berlin 1994

Schneider, F. J.; Mielke, A.; Mester, J.: Die Beziehungen zwischen der neuromuskulären Erregbarkeit und Bodenreaktionskräften bei reaktiven Sprüngen. Leistungssport 6 (1998) 55-57

Schneider, K.: Angleittechnik von drei Kaderathletinnen. Leichtathletiktraining 6 (11) (2000) 18–23

Schramm, E.: Sportschwimmen – Hochschullehrbuch. Sportverlag, Berlin 1987

Schubert, P., Stückl P.: Alpin-Lehrplan Bd. 5 Sicherheit am Berg. BLV, München, Wien, Zürich 2003

Schult, J.: Seglerlexikon. Delius Klasing, Bielefeld 2001

Schwameder, H.: Biomechanische Belastungsanalysen beim Berggehen. Meyer & Meyer, Aachen 2004

Seagrave, L.: Neurobiomechanische Aspekte des Sprintens mit maximaler Geschwindigkeit. 8. NACACTFCA–Kongress vom 08.–11. Oktober 1998 in San Jose, Costa Rica 1998

Seiler; R.: Kognitive Organisation von Bewegungshandlungen. Academia Verlag, Sankt Augustin 1995

Steinacker, J. M., Wang, L., Lormes, W., Reißnacker, S. & Liu, Y.: Strukturanpassungen des Skelettmuskels auf Training. Dtsch Z Sportmed 53 (2002) 354-360

Stone, M.H.: Endokrine Reaktionen und Adaptationen unter einem Krafttraining. In: *Komi, P.V.* (Hrsg.): Kraft und Schnellkraft im Sport. Deutscher Ärzteverlag, Köln 1994, 277-290

Suleder, M.: AVA-Automatische Videoanalyse. 2003, Abgerufen 02.12.2007, unter http://didaktik.physik.uni-wuerzburg.de/~suleder/software/ava/index.html

Thomas, A: Psychologie der Handlung und Bewegung. Verlag Anton Hain, Meisenheim am Glan 1976

Tidow, G., Wiemann, K.: Zur Interpretation und Veränderung von Kraft-Zeit-Kurven bei ballistischen Krafteinsätzen. In: *Voigt, H.-F.* (Red.): Bewegungen lesen und antworten. Czwalina, Ahrensburg 1993, 153-192

Tidow, G., Wiemann, K.: Zur Optimierung des Sprintlaufs – Bewegungsdiagnostische Aspekte. Teil 1. Leistungssport 5 (1994a) 14–19

Tidow, G., Wiemann, K.: Zur Optimierung des Sprintlaufs - Bewegungsdiagnostische Aspekte. Teil 2. Leistungssport 6 (1994b) 11–16

Tilp, M.: Biomechanische Aspekte des Volleyballspiels Sprung, Schlag und Ballflugbahn. In: *Zentgraf, K., Langolf, K.* (Hrsg.): Volleyball – europaweit 2003. Czwalina, Hamburg 2004

Tittel, K.: Beschreibende und funktionelle Anatomie des Menschen. FischerVerlag, Jena, Stuttgart 1994

Tsamourtzis, E.; Salonikidis, K.; Sikos, A.; Athanailidis, I.: Effektivität von unterschiedlichen Korbwurfarten im Basketball in Bezug auf die Ausführungsposition. Leistungssport 2 (2003) 39-44

Vetter, K., Nicol, K.: Zum Einfluss des Sanduntergrundes auf die Sprungleistung im Beachvolleyball. Leistungssport 2 (2004) 57-62

Wank, V., Frick, U., Schmidtbleicher, D.: Vergleichende Betrachtung der Bewegungsmuster beim Laufen auf dem Laufband und auf der Bahn. Leistungssport 1 (1998) 48-53

Weineck, J.: Optimales Fußballtraining. 4., überarb. Auflage, Spitta, Balingen 2004

Weineck, J.: Optimales Training. 15., überarb. Aufl., Spitta, Balingen 2007

Weineck, J.: Sportbiologie. 9. Aufl., Spitta, Balingen 2004

Weinmann, W.: Kombination und Kontertechnik im Judo-Kampf. 14. Aufl., Weinmann, Berlin 2002

Werchoshanskij, J.V.: Grundlagen des speziellen Krafttrainings im Sport. In: Theorie und Praxis der Körperkultur, Beiheft 3 (1971)

Wesson, J.: Fußball-Wissenschaft mit Kick. Spektrum, München 2006

Wick, D., Krüger, T., Hohmann, A.: Biomechanische Kriterien der Effektivität von Grab- und Trackstart im Schwimmen. Leistungssport 3 (2003) 47-52

Willimczik, K.: Biomechanik der Sportarten. Rowohlt, Reinbek 1989

Wirth, K., Schmidtbleicher, D.: Periodisierung im Schnellkrafttraining. Teil 1: Physiologische Grundlagen des Schnellkrafttrainings. Leistungssport 1 (2007) 35-40

Zalpour, C. (Hrsg): Anatomie Physiologie. Urban & Fischer, Jena, München 2002

Zschorlich, Z.: Elektromyographie und Dynamometrie in der Bewegungsforschung. Czwalina, Hamburg 1987

Sachregister